U0391935

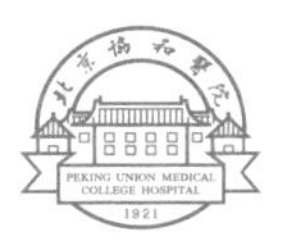

协和记忆

老专家口述历史

（第二辑）

北京协和医院　编著

人民出版社

序

历史是最好的教科书。

当我们翻开中国现代医学的百年画卷，北京协和医院无疑是镶嵌在史册上一颗璀璨的明珠，承载了无数人生的希望，更亲历和见证了中国现代医学发展历程的百年峥嵘。

历史是由人民群众创造的。百余年来，几代协和人励精图治、辛勤躬耕，书写了勇于探索创新、持续攻坚克难、注重培养人才、攀登医学高峰的壮丽篇章。2017 年，医院设立“老专家口述历史文化传承教育项目”，对为医院发展作出杰出贡献的协和老前辈进行口述史的抢救性采集和整理。这是一项与时间赛跑的工程。项目的开展，使得大家在仰望浩瀚星空的同时，也能领略到每一颗星星的闪耀。

2021 年，中国共产党成立 100 周年之际，北京协和医院迎来百岁华诞。医院将首批采访的 20 位协和老前辈的访谈录汇编成册，出版了《协和记忆——老专家口述历史（第一辑)》，收获好评如潮。

这是协和在医学人文领域的一个创新探索，也是一个良好的开端。三年来，记录的脚步片刻未停，又有多位协和老前辈走上屏幕讲述。经过项目组马不停蹄的整理，第二批采访的 20 位协和老前辈的访谈录今天得以汇编出版。

翻开第二辑，再次踏上一段探寻协和精神的旅程，太多铭刻着光荣印记的历史瞬间一一呈现，协和人在不同历史时期的责任担当与创新求索跃然纸上。烽火岁月中的侠肝义胆、舍生忘死，风雨兼程里的为民坚守、百折不挠，改革开放后的走出国门又回归、开拓创新，新时代依然老骥伏枥、壮心不已……他们讲述时飞扬的神采、坚毅的目光、饱含的情感，是对医学矢志不渝的热爱和对生命难能可贵的珍视，是对“严谨、求精、勤奋、奉献”的协和精神最生动的诠释，是对“立院为国、立医为民、立学为真”的协和品格最鲜活的注脚。协和老前辈的个人记忆为我们展现了一个时代的集体记忆，他们的名字，他们的声音，他们的皱纹和白发，就像一首首与国家记忆的宏大叙事相伴随的散文诗，直达读者心底，温暖，踏实，振奋，沁人心脾。

我们衷心希望，这本书能成为连接过去与未来的桥梁，带给每位读者思考和感悟，从而铭记前辈伟绩，坚守做中国最高质量工作的初心使命，汲取勇往直前的精神力量。

用记忆触摸历史，以历史昭示未来。协和赋予了我们共同的文化基因和精神内核，新一代协和人决心在新时代新征程上，赓续优良传统，坚持一切为民，沿着前辈的足迹继续前行，续写不负时代不负人民的崭新篇章。

张抒扬 吴沛新

2024 年 12 月

目　录

Contents

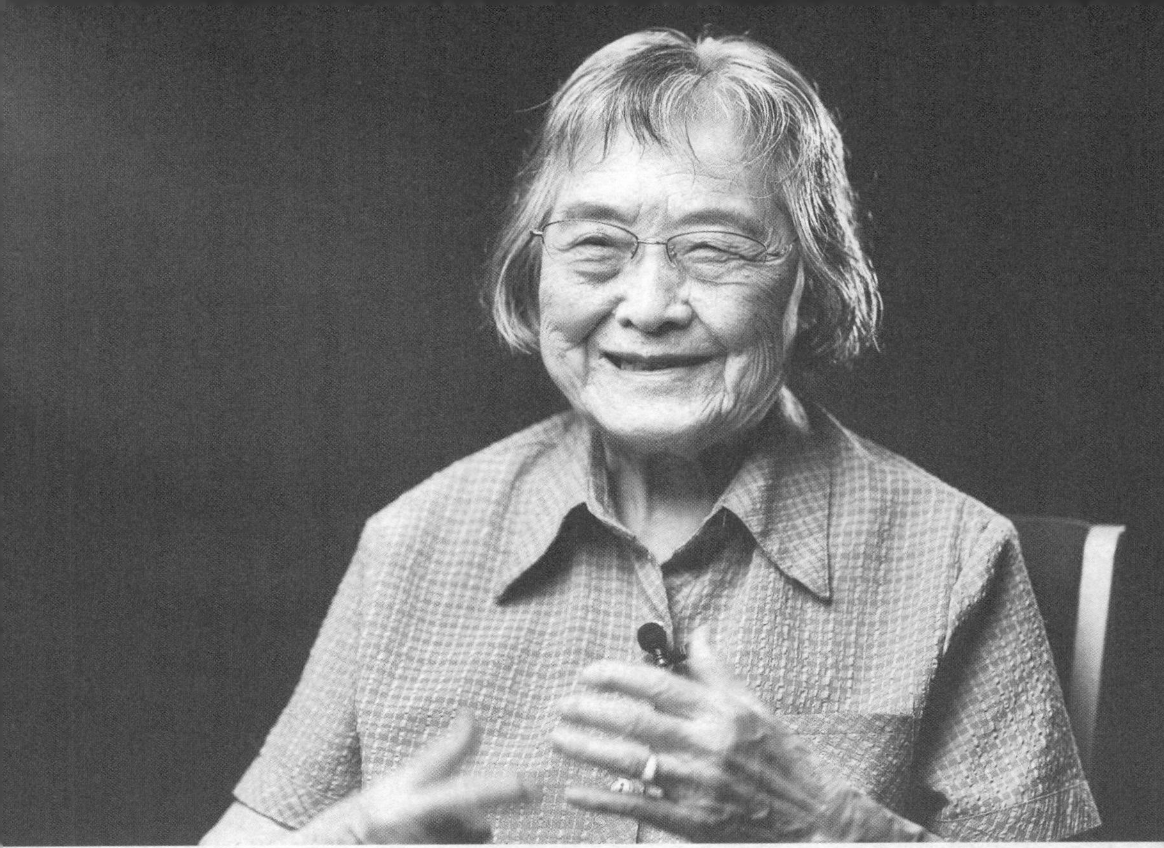

凌秀珍

护理是我钟爱一生的事业

凌秀珍，1923 年 12 月出生于河北安新，著名护理学专家。1941 年 12 月因太平洋战争肄业于山东德县博济医院高级护士学校，1948 年 1 月毕业于山西太谷仁术医院护士学校，先后在太原市第七防疫大队、北京东四钱粮胡同妇婴保健所、北京府右街南口儿童医院等地工作。1948 年 12 月进入北京协和医院，先后在门诊、妇产科病房、内科病房、外宾病房轮转。1952—1953 年参加抗美援朝志愿手术队，先后任供应室护士长、手术队秘书，荣立个人三等功。1953—1990 年任神经科病房护士长、门诊护士长。

凌秀珍在工作中始终践行全心全意为病人服务的理念，曾多次被评为医院先进工作者、优秀护士，在她带领下，神经科病房连续多年被评为先进病房。曾任中国医学科学院第一届学术委员会护理委员会委员。1982 年获北京市人民政府授予的 1981 年度北京市劳动模范称号，1983 年获中华全国妇女联合会授予的全国三八红旗手称号，1991 年获北京协和医院优秀共产党员称号，2021 年获国家卫生健康委直属机关优秀共产党员称号。

凌秀珍护士长访谈视频

口述：凌秀珍

采访：董　琳

时间：2022年8月11日、25日

地点：北京协和医院院史馆

整理：董　琳　严晓博

坎坷求学　终圆白衣天使梦

董琳（以下简称"董"）：您是哪里人？小时候的生活是什么样的？

凌秀珍（以下简称"凌"）：1923年农历十一月十五，我出生在河北省安新县增家庄一个贫农家庭。家里以种地为主，因为在白洋淀附近，父亲有时打点鱼，母亲纺线织布，就这样维持生活。小时候我曾在村里上过几天小学，后来因为家里困难，就不上了。

大概在我11岁那年，保定基督教长老会的一个美国传教士，也是保定西关长老会思罗医院的护士长，名叫启爱德，她带着几个人来到我们村，一方面传教，同时也给村民们看病。当时我得了很严重的沙眼，她们很耐心地给我治疗，没多久就帮我治好了。她们还教我认字、

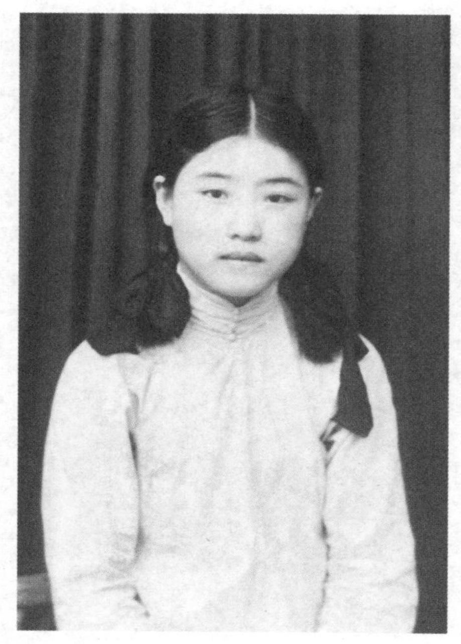
▲小学时期的凌秀珍

唱歌。启爱德看我还算聪明，又听说我大姨在保定西关长老会教会学校念书，便和我家里商量，想带我去保定找我大姨念书，由教会资助。我父母考虑家里孩子多，生活也困难，就同意了。

1935年，我离开家去保定投奔大姨，开始在保定西关福音女子学校上小学，1938年9月高小毕业。毕业后教会的资助就没有了，小学的一位老师把我介绍到通县富育女子中学①上初中，这是一所半工半读的学校，由基督教公理会创建，对贫民有些照顾，我的条件正好符合。

董：没有教会的资助，您是如何继续读书的？有没有向家人寻求帮助？

凌：我离家后不久，日军侵占了保定②，安新县是抗日游击区，战火之下，我与家人音信断绝，一直到1949年北平和平解放，我才再次和家人取得联系。

---

① 该校由美国传教士富善与其夫人富柯慕德创建于1904年，初为七年制小学，1923年改为六年制小学并招收初中生，1927年校名由富育女子学校改为富育女子中学，现为北京市通州区第二中学。

② 1937年9月24日，日军侵占保定，直至1945年8月投降。8年间，日军在保定实行残酷的“三光政策”，制造了无数惨案。

离开保定到通县上初中后，我就再没见过启爱德，后来听说她回美国了。富育女中也是教会学校，学生们在学习之余做挑十字花的手工，加工成桌布、枕巾，校长把成品拿去卖，卖的钱用来接济我们这些穷学生。暑假我没有地方去，就留在学校继续做手工，挣点钱，生活就靠这个维持着，一直到1941年中学毕业。

董：当护士是您的理想吗？

凌：我很早就喜欢护士。小时候得沙眼，教会医院的护士免费给我治好了，我特别感激。在农村不花钱就把病治好了，这多好啊，我也想有帮人治病的本事。念小学时，学校旁边是教会医院，我常见到护士们穿着白衣，像天使一样，觉得她们很美，也羡慕她们的生活，从那以后就喜欢上护士这个职业了。

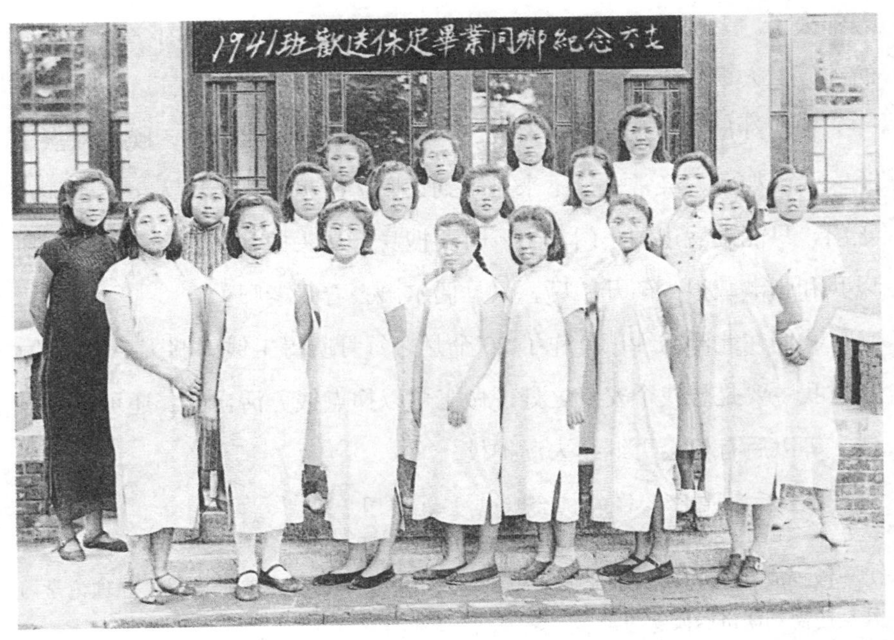

▲1941年6月，富育女子中学1941班欢送保定毕业同乡合影，前排左三为凌秀珍

初中毕业时，山东德县博济医院高级护士学校[①]来招生，我考虑到自己没有经济来源，家里又联系不上，学护士可以暂时不花钱，我也喜欢这个职业，于是就和好朋友张淑敏[②]一起报了名，她的情况和我差不多。这个护士学校也是教会学校，校长是外国人，学费和吃饭都不要钱。为了攒去山东的路费，初中毕业后我和张淑敏又在学校继续做了两个月的挑花手工活。

1941年9月，我们到了山东。但只上了两个多月的课，12月太平洋战争爆发，因为医院和护校是美国人负责，很快就来了日本兵，宣布医院关闭、护校解散。

董：学校解散后您去了哪里？

凌：有吃有住的护校解散了，我和张淑敏没了安身之处。我们有一个小学老师叫刘兰芳，她当时在天津恩光医院工作，我们就跑到天津找老师去了。老师的一个朋友，是个老太太，她的爱人在天津海河路北洋纺纱厂做人事工作，她便把我们两个人介绍到厂里做了女工。

在纺纱厂，我们每天工作12个钟头，早上六点上工，晚上六点下工，天天如此，经常一天下来见不到太阳。厂里还规定工人下工不能走正门，只能走后边的小门，出厂时要搜身，从头搜到脚，备受侮辱。所以我和张淑敏很少离开工厂，只是偶尔出去看看老师。

我们在北洋纺纱厂工作了20个月，每月所得工钱仅够买一袋面粉。当时我主要是想找个安身之处，做工可以挣点钱养活自己，还可以攒点钱，等以后有机会再继续去读护校。

董：后来是什么样的机会让您重返校园？

---

① 该校成立于1915年，学制4年，课程按照中华护士会要求设置，除理论学习外，还需到博济医院实习。

② 张淑敏，曾任北京积水潭医院内科门诊护士长。

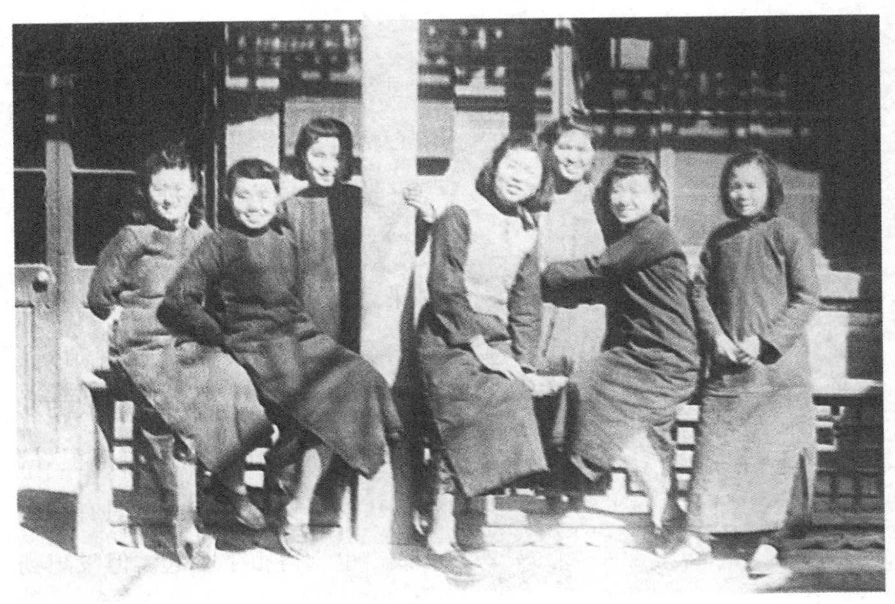

▲1942 年，凌秀珍（左三）、张淑敏（右三）与纺纱厂工友合影

凌：1943 年 8 月，继续读护校的机会来了。刘老师告诉我们，山西太谷仁术医院[①]护士学校在招生，而且有我们的同学在那里。听到这个消息，我们可高兴了，赶快和同学联系。我和张淑敏省吃俭用攒了一点钱，但那个年代钱容易毛[②]，我们就买了点花布带在身上，想之后再拿花布换钱，就这样离开纺纱厂去了山西。

董：再次回到护校您的心情如何？学习和生活是什么样的？

---

① 太谷仁术医院是一家教会医院，由美国公理会韩明卫（Willoughby A. Hemingway）夫妇创建于 1904 年，现为山西省晋中市太谷区人民医院。1917 年，仁术医院建立山西第一所护士学校。1920 年，仁术医院护士学校在中华护士会正式注册，学制 4 年。该校男女都收，年龄须满 18 周岁，女子已嫁者不收，毕业前不准嫁娶。学生修完 4 年课程并通过中华护士会考试后才能获得毕业证书。

② 即货币贬值，通货膨胀的意思。

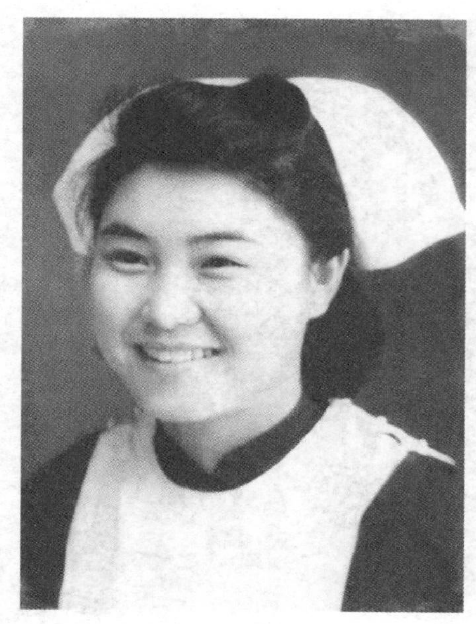
▲在护校读书期间的凌秀珍

凌：离开暗无天日的纺纱厂，回到日思夜盼的护士学校，我的心情非常愉快，下定决心要好好学习，成为一名护士。护校的学习内容和现在差不多，有文化课、操作课，学习解剖学、药理学等，理论课上完以后有临床实习，就在仁术医院。那时我的功课和护理操作技术成绩都很好，还获得了奖学金，虽然只有几块钱，也觉得很了不起。但没想到 1944 年 12 月，日军侵占了医院，护士学校也停课关门了。

董：*又一次被迫离开学校，您去了哪里？*

凌：学校关闭后，很多同学都回家了，我和张淑敏生活又没了着落。我心里很难过，因为我的护士学业还没有完成。当时，曾和我们在北洋纺纱厂一起做工的刘家兰、刘家惠、刘家琦三姊妹也离开天津来到阳泉工作，听说我们无处可去，便把我们接到了阳泉。到了阳泉以后，根本不敢出门，街上都是日本兵，整天就在家里头。后来，在我中学同学戎风兰的丈夫王靖国帮助下，我和张淑敏暂时找到了工作，我被介绍到阳泉市电灯公司营业所，做抄写用户电表和电费的工作。

1946 年农历正月初二，太谷仁术医院护校复校。得到消息后，我和张淑敏赶快回到太谷继续上学，一直到 1948 年 1 月毕业。我这护士学校可算是念完了，前前后后加起来将近四年。

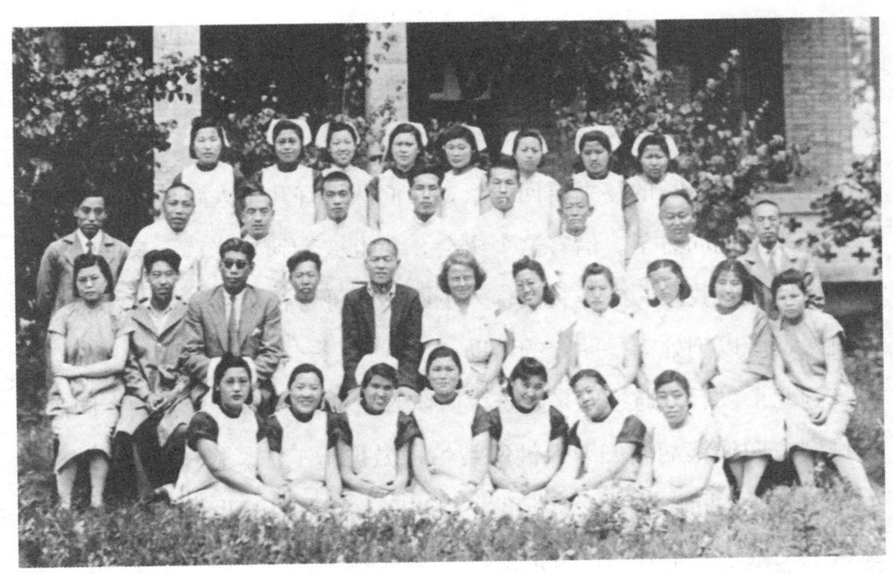

▲山西太谷仁术医院护士学校师生合影，前排右三为凌秀珍，右五为张淑敏

董：现在回想这段曲折的生活和求学经历，您有哪些感悟？

凌：这段经历对我的影响很大。人的生活不容易，要生活就得奋斗，做什么都得要做好，否则你可能就没机会继续做这个工作了。像我在纱厂做工，如果不按人家的钟点工作，人家就不要你了。学护士也是，如果不好好学，人家也不要你了。特别是抗日战争那个时期，真是不容易，只能是自己奋斗，好好地做人。当然这一段我也是靠着老师和同学的帮助，他们给我介绍工作，我努力挣点钱才把护校读完了，不然也不行。

辗转西东　缘定协和

董：毕业后您的第一份工作是什么，做护士的理想是不是如愿以偿？

凌：毕业的时候，太原有一个第七防疫大队，队里好几个护士是从我们学校毕业的，她们就把我们介绍过去，主要工作是打防疫针。

半年后，队长的秘书要回北京，我们队里好几个人跟他商量，也想一块儿来，他同意了。借着这个机会，我也被带到了北京。来的时候是坐飞机，那是我第一次坐飞机，一个同学的哥哥在机场工作，帮着买了飞机票，所以到处都是朋友的帮助。

到北京以后，通过原来防疫大队队长王迪民的介绍，我们女同志被安排到东四钱粮胡同妇婴保健所帮忙，做护士工作。做了大概一个月，妇婴保健所的同事陆月英又把我介绍到府右街南口的儿童医院，我在儿童医院又做了一个月的夜班护士。

董：您后来是怎么来到北京协和医院工作的？

凌：1948 年 11 月，一起从太原来北京的同事把我叫回钱粮胡同新成立的第十一防疫大队，大队要组织医生、护士等下乡防疫。我还是想在医院里做护士，于是准备另找地方工作。我和张淑敏等朋友商量，她们都劝我来协和。我担心自己是小医院护校出身，怕自己学的跟不上工作，但她们鼓励我试一下，张淑敏替我要了协和医院的护士报名单，我鼓起勇气，拿着仁术医院护校的毕业文凭来到了协和。

我从医院西门进去，走到老楼 5 号楼楼下的护理部办公室，找到了护理部主任聂毓禅①，她是我在协和见到的第一个人。我把文凭递给她，她问了我以前的工作情况，问我有没有来过协和，聊了一会儿，她说："好，你 13 号来查体，查体没什么问题就上班。"她很精干，也很和气，

① 聂毓禅（1903—1997 年），河北抚宁人，著名护理学家、护理教育家，北京协和医学院护士学校首任中国籍校长，曾任北京协和医院护理部主任。

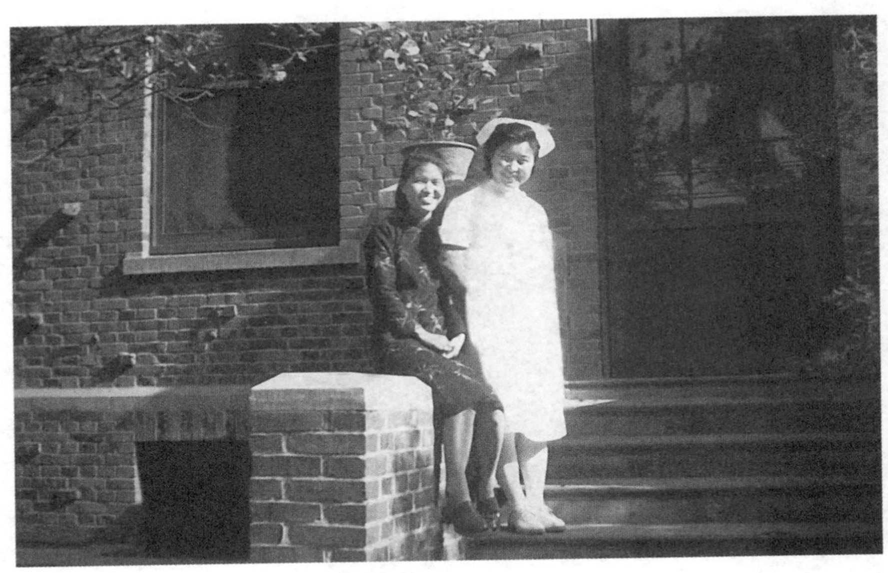

▲凌秀珍（右）与张淑敏（左）在协和护士楼前合影

说话非常有条理，也挺果断。

这是我盼望的结果，心里头特别高兴，一个是有固定的工作了，再一个是终于稳定下来了。1948 年 12 月 13 日，我正式进入协和，从那以后就是协和人了，一直到 1990 年春节离开协和，我的大半辈子、我的主要生活都在协和，所以对协和的感情比家还要亲。

董：刚进入协和医院工作时有哪些深刻的印象？与之前相比，护理工作有哪些不同？

凌：我到协和之后，首先感受到的是建筑的雄伟，这是第一印象。设备设施各个方面都很好，这样工作起来就很方便。像山西太谷仁术医院，条件要差一些，很多是因陋就简。

另外就是对病人的态度真是好。我工作后先被分配到门诊，就在现在的老楼 10 号楼 1 层，主要是陪着病人看大夫。我特别记得，有一个妈妈带着六七岁的孩子来看病，孩子腿上长了一个疮，哭着闹着害怕见

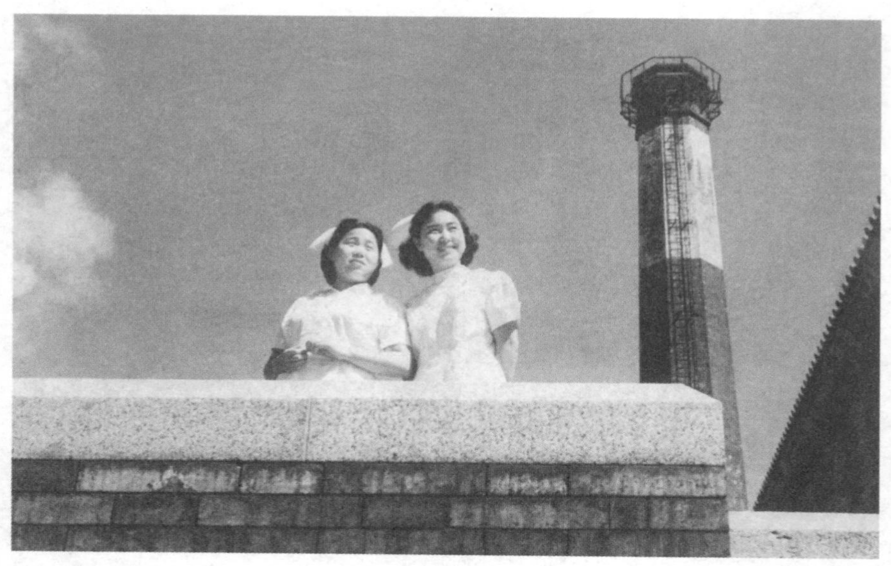

▲凌秀珍（右）与同事在北京协和医院老楼平台合影

大夫。出诊的吴蔚然[①]大夫态度特别好，说话温和又有技巧，孩子跟他聊着聊着就不哭闹了，吴蔚然大夫把孩子拢到怀里就把病给看了。旁边的护士也说："小朋友，我给你弄，不疼。"大夫这么一说、护士这么一哄，孩子不哭了，乖乖跟着护士换药去了。从往妈妈身后钻到跟着护士走了，你看这个改变多大吧。我在旁边看着，心想这大夫多好、这护士多好，病人不受罪啊。这是对我的教育，所以之后的工作中我也学习他们，从来不对病人大声嚷嚷。

后来我从门诊调到妇产科，待了一段时间后又到了内科。当时内科病房在老楼 8 号楼 2 层，护士长叫李懿秀，是协和护校毕业的。她要求特别严，对我的教育也挺多，比如在病房不能大声说话，不能穿硬底

---

① 吴蔚然（1920—2016 年），江苏常州人，著名外科学家，1948—1973 年在北京协和医院外科工作，后调入北京医院，曾任北京医院名誉院长。

鞋，上班期间不能吃蒜、葱之类有味道的食物。另外，上班时要多在病人床旁巡视，不能在办公室扎堆闲聊。她检查也很严，看见你哪儿做得不对了，马上就指出来，完了之后再检查，工作中不知道什么时候她就站在你身后看着你。她经常在早会上讲课，也鼓励我们多和病人谈谈、聊聊，我很多护理方面的知识都是从她那儿学的。我觉得护士就应该这样，要严肃、庄重，但是也可爱、温柔。

从内科病房出来之后，我又去外宾病房工作了一段时间。1951 年，医院要成立单独的神经精神科，就把我调到神经精神病房去了。

董：神经精神病房的工作有什么特点？

凌：为防止精神病人跳楼，神经精神病房在老楼 8 号楼地窖子，有

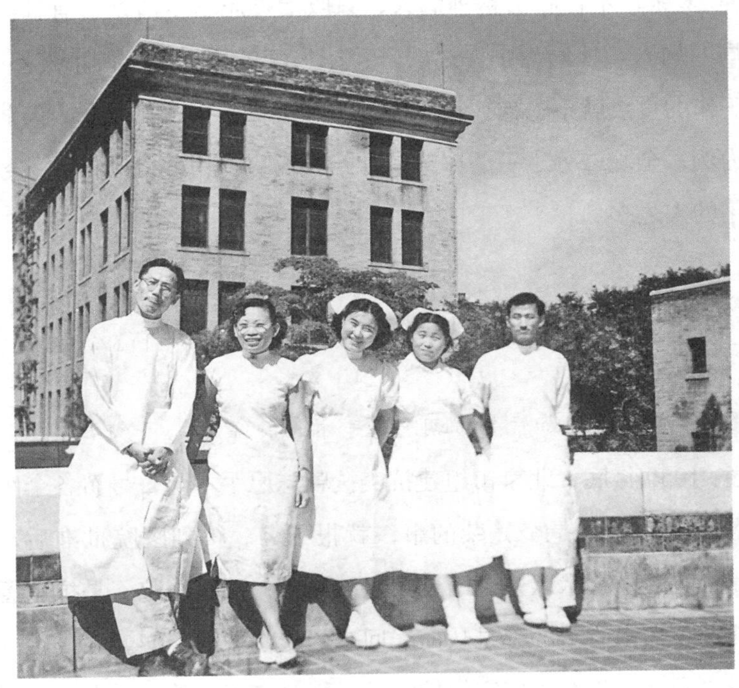

▲凌秀珍（左三）与神经精神科同事合影，左一为王积钴，左二为郭菊芬，右一为侯灿

20多张病床。病房分大房间和小房间，中间有一个像客厅一样的地方，病人可以在那儿做手工，进行工娱治疗。护士长郭菊芬也是协和护校毕业的，她的工作方法、工作态度也让我很受教育。与内科病房的病人不同，神经精神病房主要是精神分裂症的病人，他们有的意识完全不清楚，有的时清楚、时昏迷。除了医疗、护理工作之外，还要防止他们自杀、伤人。当时病房里有两三位男护士，每个工作人员都有一把钥匙，门要保持锁着，不然病人就跑出去了。有一次，一个病人跑出去了，一边跑一边喊："我跑咯，我跑咯！"结果被门卫拦下来，赶紧打电话告诉我们。

后来神经精神科改为神经科，病房搬到老楼8号楼1层，病床也增加到40多张，不再收治精神病人，只收治神志基本清楚、有神经器质性疾病的病人，他们当中昏迷的多、尿失禁的多。病人的情况不一样，护理工作的重点就不一样。神经科的护理工作量很大，以尿失禁病人换尿垫为例，全院二分之一的尿垫是神经科病房在用，可见换的次数之频繁、用的人之多。

抗美援朝　照护最可爱的人

董：请您谈谈参加抗美援朝志愿手术队的经历。

凌：1950年底，北京市组建抗美援朝志愿手术队，号召各个医院积极报名。我觉得这是个光荣的事，就报了名。得到医院批准后，1952年4月，我跟随手术队来到了辽宁兴城第十三陆军医院，是抗美援朝的后方战场，那里收治的都是从前线回来的受伤的战士们。

我去了之后先在供应室做护士长，当时有很多外科手术，他们医院的供应室挺大，有几个小护士在那儿，我们就交流经验，我向她们介绍

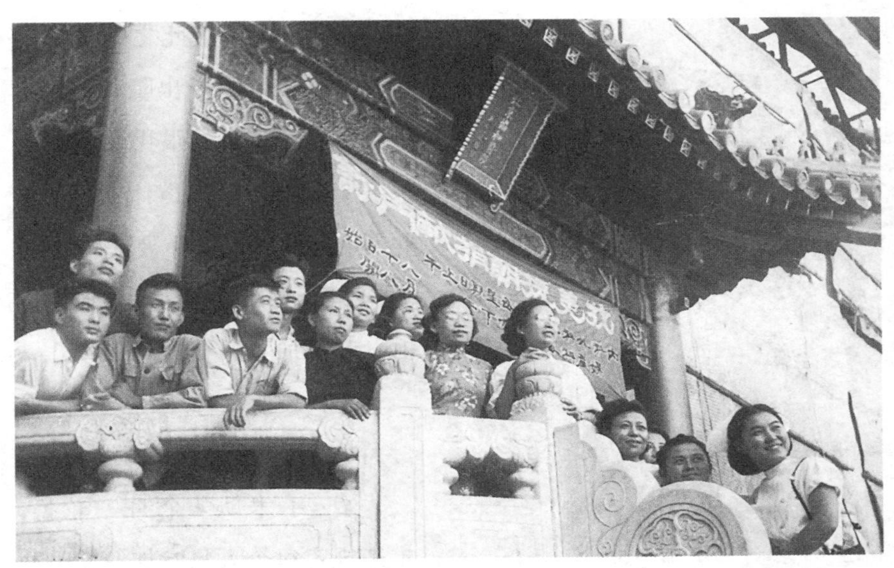

▲1951 年，凌秀珍（右一）与同事在协和老楼西门“抗美援朝捐献门诊”横幅下留影，右五为匡培根，右六为郭菊芬

协和的情况，大家合作挺愉快。虽然我之前没在供应室工作过，但手术器械哪些该包、哪些该蒸、该消毒多长时间，这些一般护士都是知道的，其实就是物资管理。我结合当时的具体情况，和她们一起商量流程，让工作更方便。

工作有序开展以后，腾出时间我就去病房，看到战士们有的只有一只眼睛，有的缺了胳膊，有的断了腿，有的少了耳朵，有的只有一半脸……我心里特别不是滋味。我就尽自己所能去帮助他们，比方帮他们写信、念报、讲故事。但我觉得更重要的是他们给我讲，讲他们在前线怎样杀敌，讲他们身上的伤是怎么来的，都是一些英勇的、忘我的行为，对我教育很大，我觉得他们真是可爱又可敬。

就这样，我一有空就往病房跑，和战士们慢慢也熟了。有时候去晚了或者一天没去，他们就问我：“你怎么今天来晚了？”“你怎么昨天

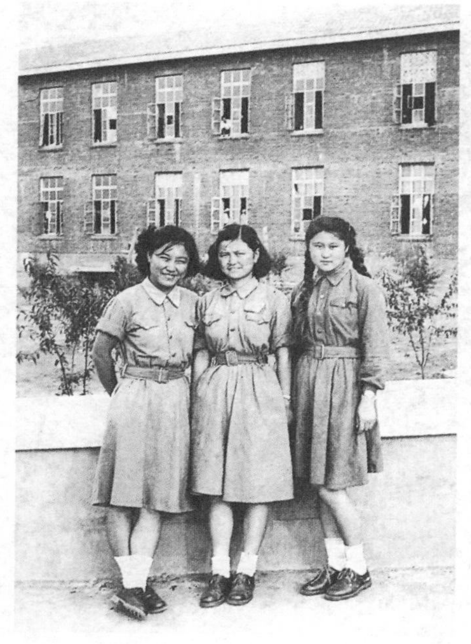

▲1952 年，凌秀珍（左）与手术队同事在第十三陆军医院合影

没来啊？”大家彼此之间都挺有感情的，有的战士出院时还送给我照片留念，有的跟我说：“护士长我走了啊，不知道什么时候能再见面啊！”他们需要心理上的安慰和帮助，但在帮助他们的同时，我更加受到了教育。

董：您在那里工作了多长时间？

凌：手术队 4 个月一轮换，本来规定每个人只参加一期，我第一期做护士长结束后，组织又安排我留下继续做手术队秘书的工作，当时队长是张金哲①。所以我 1953 年初才返回协和，在那儿工作不到一年。

那一段生活有紧张也有快乐，病房里的战士和我们的饮食都不错，吃完了饭每个人还给个大苹果，都放在床上，寓意平平安安。兴城靠海，每个星期天队员们可以结伴去海边。我还利用业余时间组织第十三陆军医院的员工和手术队一块打篮球。

董：这段工作经历给您带来哪些影响？

凌：这几个月做的工作不多，要是有时间，可以做得更多。志愿军的事迹应该宣扬，他们在前线英勇奋战，是在为我们付出、为我们流

① 张金哲（1920—2022 年），天津人，小儿外科学专家，中国工程院院士。

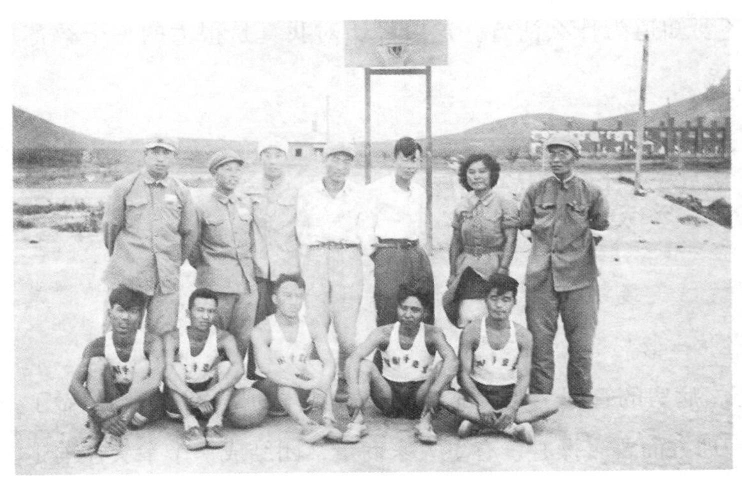

▲1952 年，凌秀珍（后排右二）通过组织篮球赛等文体活动，丰富抗美援朝志愿手术队的业余生活

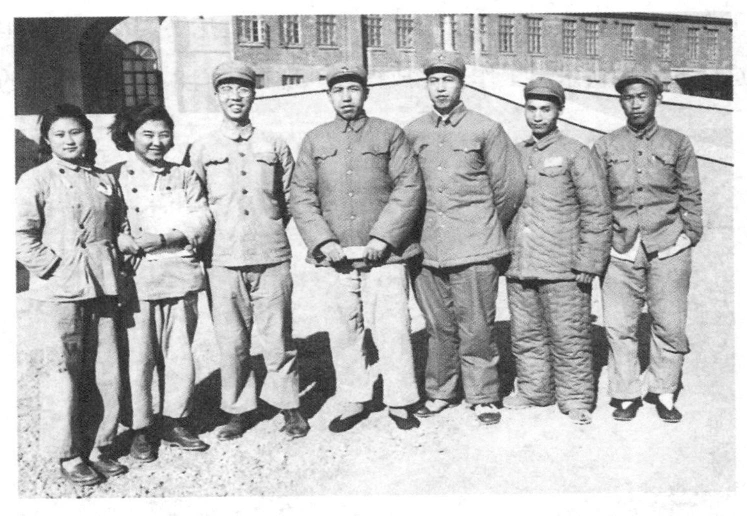

▲1952 年，凌秀珍（左二）、张金哲（左三）等与部队教导员合影

血，那我们应该怎么做？我们起码要出力吧。回来以后我经常想起那些战士们，特别是在工作中遇到当兵的，我会对他们特别好。到协和工作之前，我是拼命活着，参加抗美援朝志愿手术队之后，我想不但要活

着，还要知道为什么活着。这段经历对我真是很大的一个教育，没有白去。

人人当家　共同管好病房

董：*抗美援朝回来后您担任了神经科病房护士长，一干就是三十多年，当护士长您有哪些心得？*

凌：病房的管理主要还靠护士长，具体的操作护士们都做了，护士长在管理方面要多操心，有事大家商量，团结成一个拳头往前走。护士长带头做很重要，光说不行，也得做，而且还要真心，你付出真心了，你说话算数了，同志们也会看得出来的。

工作几十年，我没有和任何一个人心里有过疙瘩，都是非常坦诚相待，这样大家也快乐，工作也完成得好。现在我们8楼1病房[①]的同志

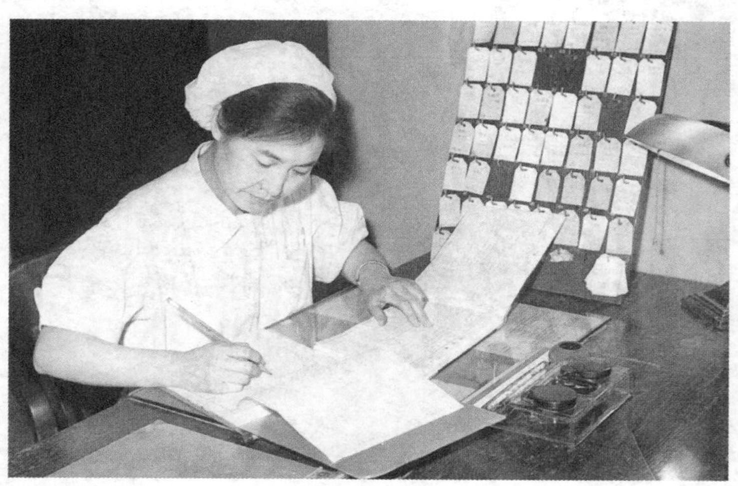

▲凌秀珍在病房工作

① 指位于北京协和医院老楼8号楼1层的神经科病房。

们还经常聚会，还怀念工作的时候，这种情谊就是在工作中互相帮助、互相团结形成的。所以我觉得做护士长容易，也不容易。

董：您在护理工作中有没有一些创新的做法？

凌：惭愧，这一辈子没有什么创新，就是在平凡的工作中努力把工作做好。

粉碎“四人帮”以后，医院号召整顿病房，加强临床护理，提高医疗护理质量。怎么做呢？我就和同志们商量，大家纷纷出主意，有一些老同志就提出，要恢复过去行之有效的制度。我们把病房的工作分类，做到“事事有人管，人人有事管”，大家都当家作主。

整顿病房首先从陪伴制度开始。那时候 43 张病床，23 个陪伴家属，再加上医生、护士，几十个人在病房里来来回回，真是乱哄哄的，有人说我们病房是小东安市场，所以一定要减少陪伴。有一个病人，四肢完全瘫痪，但是神志清楚，体重 200 多斤，家里不只一个人来照顾，病房两个护士给他翻身都费劲。听到病房要求家属不能陪床，病人马上就哭起来了，家属也难受，我们就耐心地跟他解释，同志们也都悉心照顾，三天以后这个病人说：“护士长，我不用家人陪了，你们比他们做得还好！”我们完成了医院的任务，病人感觉也挺好，这就是大家一起努力的结果。

对于预防病人从床上掉下来，我们有个护士同志老孙就想，病人掉地是因为床的两边没有围挡，编网或许有用。我给他领了粗的线绳，他编成网，安在床的两边，病人就安全了。有一次护士巡视的时候，发现一个病人正在网兜里，就赶快把他弄起来。所以这么多年我们从来没有病人掉过地。

病房的被服管理也是个难题，因为重病人多，更换次数多，我们就安排专人负责，定了好些规矩，在和洗衣房交接的时候加强清点，确保

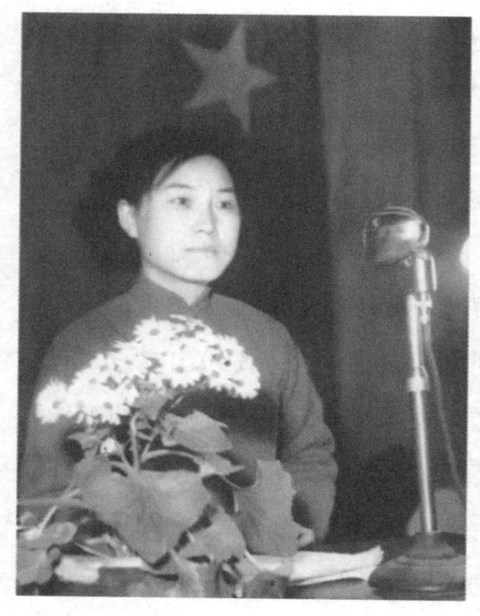
▲凌秀珍在协和礼堂向全院作病房管理经验报告

数量正确，不影响大家使用。

提高医疗护理质量有一项是加强晨晚间护理，因为神经科卧床、尿失禁的患者多，容易长褥疮，所以我们早晚都给病人“小擦澡”，这样病人既干净、又舒服，我们也能仔细观察、及时察觉到病人情况的变化。床旁交班时，会给稍有褥疮前期征兆的病人在床头做个标记，所以我们这儿没有病人长过褥疮。

除了临床护理工作之外，其他一些辅助的事也要做好。我们还整顿病房环境，规范物品管理，做到物各有处，做好环境的清洁等。等到医院做整顿病房工作总结时，指定我向全院作报告，介绍我们8楼1病房的经验。

董：“事事有人管，人人有事管”是特别好的理念，这也是神经科病房多年获评医院先进集体的原因吧？

凌：工作都是依靠大家努力一块儿做，所以有成绩出来，大家都高兴。病房的事虽然琐碎，但大家都有当家作主的思想，认真负责，分着管就容易管好。对于定的规矩、措施，我们经常检查。比方在早会上，每人一张纸、一支笔，我就提问，洗衣袋放在何处？治疗盘放在何处？急救盘里应该有什么？像考试一样。另外有好人好事我也在早会上集中宣扬。发动群众，做事也是锻炼群众，这是我的一个收获，我们病房先后出了5个护士长。

我们强调不在办公室扎堆，鼓励病房所有护士多去巡视、观察病人的情况，也在这过程中发现了好多患者的病情变化。有个护士在巡视时发现一位病人面色不好、呼吸不畅、脉搏快、瞳孔也不等大，心里特别着急，赶紧和身边经过的同事说："你赶快准备 20%的甘露醇，把抢救车拉来，我去告诉大夫！"等大夫来了，抢救车已经就位，马上输液，病人瞳孔慢慢恢复了。后来请神经外科会诊、做完手术，病人康复出院了。如果没有扎实的业务知识，这位病人不可能被及时发现、抢救。

除了在临床实践中提升护士对疾病的认知以外，我们还组织培训，比如有些护理技术操作，就请高年资护士给年轻的或者不熟悉的护士讲；有些业务知识，我们请专科的大夫来讲，大家通过学习就都提高了。8 楼 1 病房的医护人员非常团结，工作氛围融洽，所以大家工作起来不叫苦也不叫累。

董：*在神经科病房工作期间，有没有让您印象特别深刻的病人？*

凌：有一个当时 21 岁的小伙子小梁，我记得很清楚，是格林巴利综合征病人，四肢软瘫，呼吸肌麻痹，还患有大叶性肺炎，到病房马上就抢救，进入铁肺①。他自己不能喘气，完全靠铁肺压迫他呼吸，而且吸着氧气。尽管人手很紧张，我们还是抽出三班人做特护，在保护隔离下为他吸痰，观察痰量和颜色。他的身体不能动，我们给他擦洗、活动肢体。他不能说话，但是神志清楚，脸上有表情，我们就写字和他交流。写"你腿疼是吗"给他看，他一闭眼我们就知道是猜对了。有一次，写了好几张都不对，结果不小心碰到了他的鼻子，他笑了，我们就写"是鼻子吗"，他闭上了眼睛，原来是鼻子痒了。

---

① 铁肺是第一个代替人体器官功能的机器，铁肺中的气泵通过抽气和排气来调节内部气压，以此来按压胸膛达到刺激呼吸的目的，可以帮助无法进行自主呼吸的患者维持正常呼吸，延长生存时间。

他一刻也不能离开氧气，有一次老孙同志知道医院氧气快没有了，他在下班路上碰到医院运氧气的车，就赶快跑回来告诉病房的同志："咱们医院拉氧气的车回来了，你们赶紧去换！"还有一次，铁肺不能支持小梁的呼吸了，需要更换海燕呼吸机，协和医院没有，要到301医院借，老王同志顾不上吃饭马上就去借机器。但借机器需要几个小时，这期间小梁的呼吸不太平稳，我们赶紧制定了细致周密的护理计划，在呼吸机借来之前，组织护士无间断地用人工球囊维持他的呼吸，为救治争取宝贵的时间。你看，大家都是为着一个病人在努力，这些行动多么可爱！

小梁在神经科治疗了318天，其中特护记录4个月22天，使用人工呼吸器71天，氧气200多桶，输液120多次。在多个科室的共同努力下，经过中西医结合治疗，医护的密切配合，小梁终于康复出院。看到病人治愈出院，大家高兴得不得了。

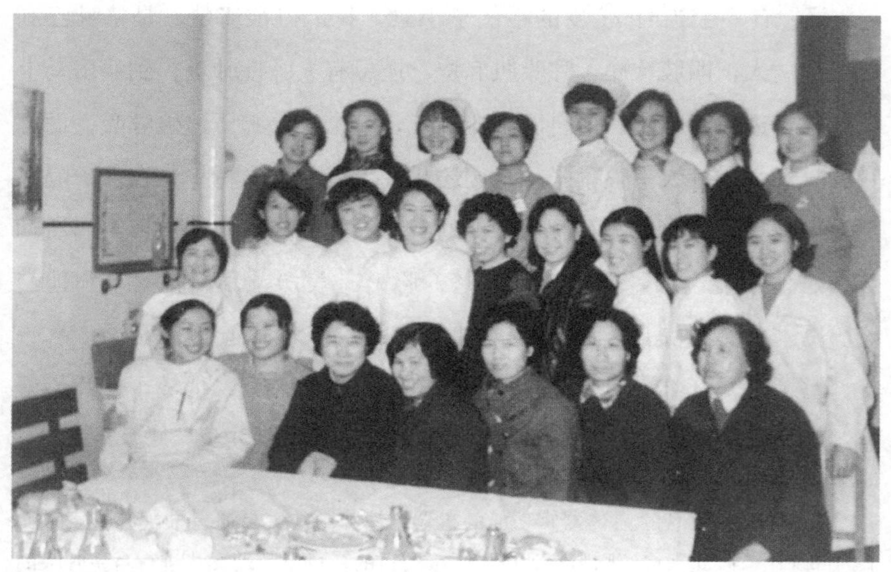

▲凌秀珍（前排左三）与同事合影

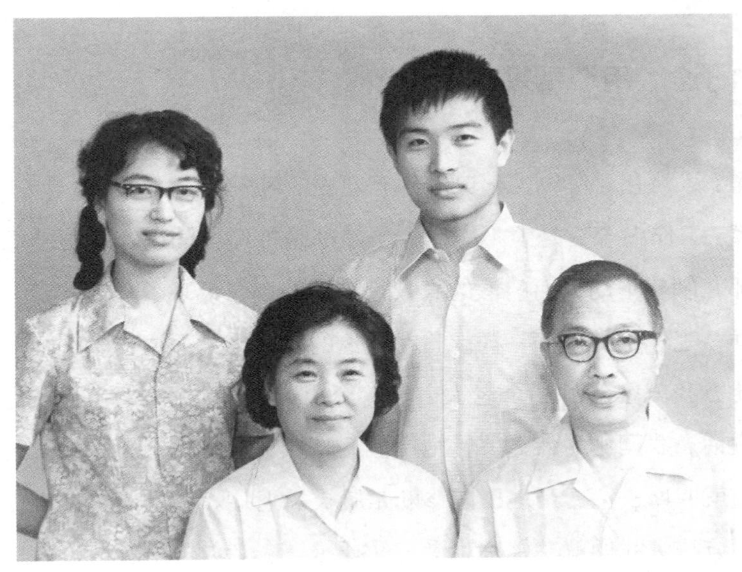

▲凌秀珍全家福

董：您是不是把病房当成了另外一个家？

凌：不是另外一个家，恨不得就是一个主家。就觉得病房的工作是主要的，很多工作也是拿回家做，孩子小的时候，都没时间带他们上公园玩。我那一半呢，他也挺支持，因为他在中国历史博物馆做行政工作，有上班下班的时间，咱们这儿那就不一定了。再有呢，街坊们也好，他们帮忙看着孩子，所以也省心。

家人跟我说，你没有家。我说，我这病房不是家吗？哈哈。这病房是个家，做好了是个愉快的事，病人感激你，大夫也高兴。我做了一辈子工作没做够，1986 年退休后，科里留我，我也愿意，又在门诊待了四年。

值守门诊　用心帮助患者

董：从病房到门诊，护理工作有哪些不同？

凌：工作内容真是大不一样，虽然都是神经科的病，病房的病人通常在那儿躺着不动，而门诊的病人是流动的，今天来了马上就走，性质不一样，工作重点也不一样。我在门诊的时候也是强调要多观察病人。

比方我就曾碰见一个老太太抱着个男孩，坐在候诊室的椅子上哭，也不说话。我问她为什么哭，她说他们是从外地来的，大夫也没给孩子开药，就叫回去治。当地医院诊断是脑炎后遗症，从神经科来讲也没太多治疗方法。我们就劝她别难受，又找了一个老大夫给看，也是这个诊断，就给孩子开了点营养药，老太太放心地回去了。假如我们没有观察，没发现老太太的问题，这问题就解决不了，她抱着孩子得多难受啊，回去家里人也难受，给他们那一片的人一说，一片人都不满意协和

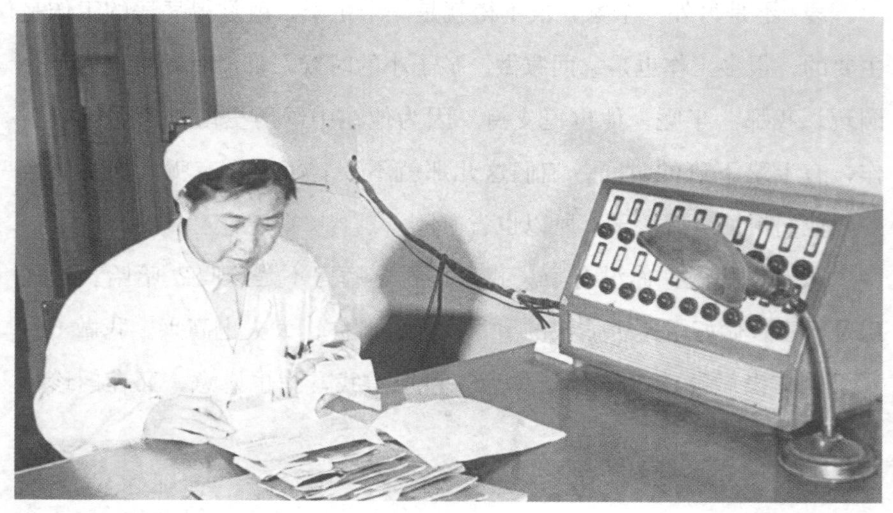

▲凌秀珍在神经科服务台

医院。这样解决，她心平气和，也就没什么问题了。

还有一次，我看到一个男同志在那儿嚷嚷，旁边小女孩在哭，就过去问是什么情况。那个男同志说医生要给孩子做脑电图检查，但孩子头上有虱子，得先理发去。女孩七八岁，扎了俩小辫，不愿意理发，一说就哭起来了。我就带着他们到东单找了个理发馆，让他们给女孩理了个运动头，有头帘儿，女孩照照镜子，挺高兴的，回来就把脑电图做了。他们是蒙古族，不太会说普通话，一个劲儿对我们说谢谢。门诊基本是这类的事，就是得多关心、多观察，及时帮助患者解决。

在门诊工作好像挺简单，但有时会碰到好多问题，牵涉到很多方面，比如病人有外地的、有少数民族的、有农民、有华侨等，都要想到党对不同群体的政策是什么，要贯彻落实。

董：听说您还对患者开展健康宣教，主要通过哪些形式？取得了什么效果？

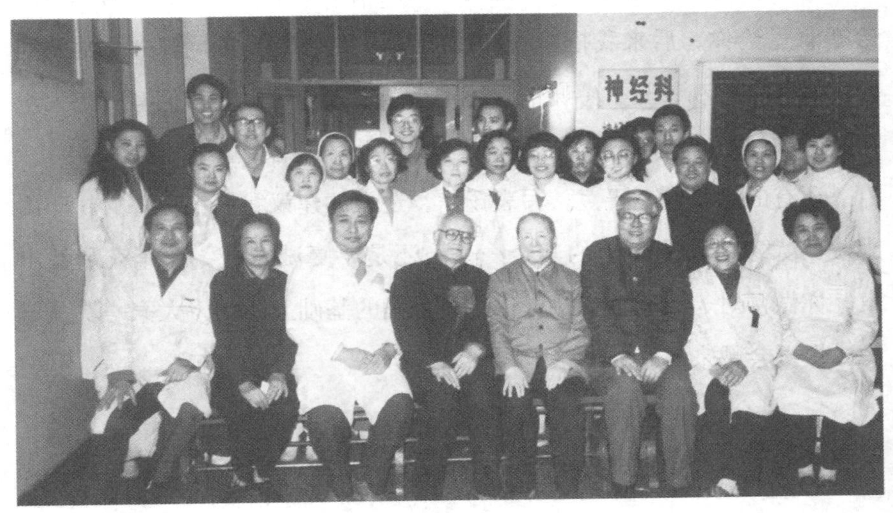

▲1989 年，神经科医护人员在门诊合影。前排右起：凌秀珍、黄惠芬、谭铭勋、冯应琨、赵葆洵、郭玉璞、汤晓芙、李舜伟

凌：患者宣教我们也觉得非常要紧，当时主要通过口头宣讲、黑板报、小卡片等形式。内容除了疾病知识以外，还有像预防煤气中毒这类常识科普，有的病人看了之后说，我得回去好好收拾收拾家里的炉子。

除了听的、看的，还有想的。我们引导患者候诊时仔细想想自己是什么时候得的病、看过大夫没有、做了哪些治疗、治疗效果如何、现在情况怎么样……这样等见到大夫的时候说得就全面了，大夫也能更好地了解病情。

我们这样做宣教，大家安静下来，就诊秩序也变好了。后来医院鼓励我们，奖给我们一台录音机，我们就录好音，讲和人民健康、生活有关系的故事，大家都爱听。

董：您为患者做了很多，有没有患者做过让您感动的事？

凌：有一个内蒙古太仆寺旗的女中学老师来看病，做了好些检查，但结果还没出，她跟我们说她不能再等了，因为要开学了，不能耽误学生上课。我说那你先走，我们把这些检查结果集中给大夫看，看完写出诊断意见给你。后来我把检查和诊断结果给她寄了去，解决了她的问题。她非常感动，写了感谢信，还寄来了一大包黄豆。我们有“三大纪律、八项注意”①，不拿群众一针一线，所以又把黄豆给她寄了回去。

还有的给我们拿土豆，写表扬信，还有的建议我们把科普材料印出来卖给大家，作为护士的奖金……人还是要真诚相处，从病人利益出发，你做得对，大家会支持，在这个正确的基础上团结，大家一块儿努力，慢慢会越来越好。

① 三大纪律是：一、一切行动听指挥；二、不拿群众一针一线；三、一切缴获要归公。八项注意是：一、说话和气；二、买卖公平；三、借东西要还；四、损坏东西要赔；五、不打人骂人；六、不损坏庄稼；七、不调戏妇女；八、不虐待俘虏。

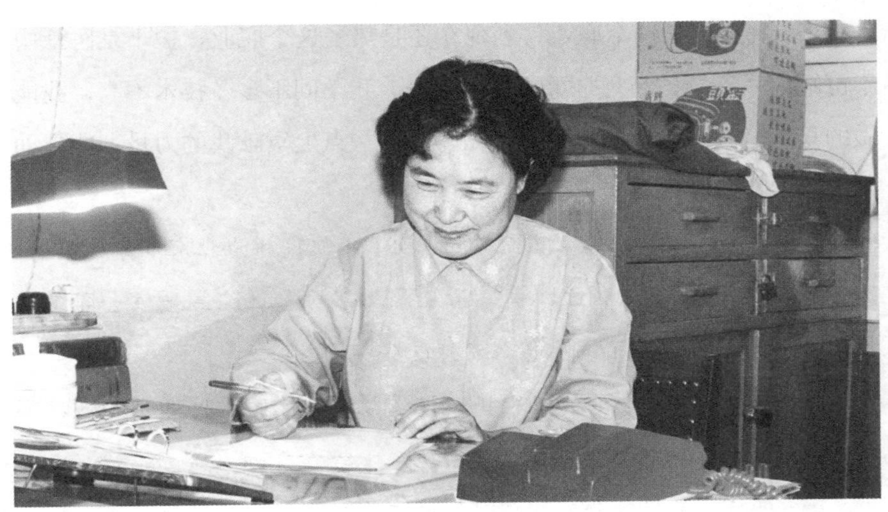

▲凌秀珍在家中工作

淡泊名利　与爱同行

董：退休以后您的生活是怎么安排的？

凌：我的生活挺平淡的，退休以后出国去我女儿那儿待了两年。回来以后觉得光这么待着也不是事儿，就订了好多报纸杂志，有些文章挺好的，我就剪下来、粘成册，国家大事、英雄人物、健康知识、花鸟、中国画……分门别类整理了十箱，我想等孩子们回来，让他们看看国家发生了这么多大事，对他们是个教育，这是我生活的大部分内容。另外我也从网上学习健康知识，每天坚持走路 30 分钟，就在门外的走廊，刚开始挺困难，时间久了就很自然了。我没想过怎么能够长寿，也没觉得现在我已经挺老了，没那个感觉。

董：从萌生做护士的理想，到从事护理工作大半生，您怎么看待护士这个职业？

凌：我选择了这个职业，到现在还是热爱这个职业，护士是医疗中不可缺的一部分，而且是重要的一部分。我学问不多、技术不高，我能做的只有这么一点，所以我好好做，在这一点上贡献我的力量。能帮助别人一点，我就很高兴。

董：抗美援朝时您荣立了三等功，1981 年您被评为北京市劳动模范，1983 年又获得全国三八红旗手，而且是北京协和医院第一位全国三八红旗手，几十年过去了，您怎么看待这些奖励？

凌：我觉得没有什么，所有的这些表扬，我不觉得好像是个事，奖发了，这个意义也就过去了。

董：那对您来说最有成就感的事是什么？

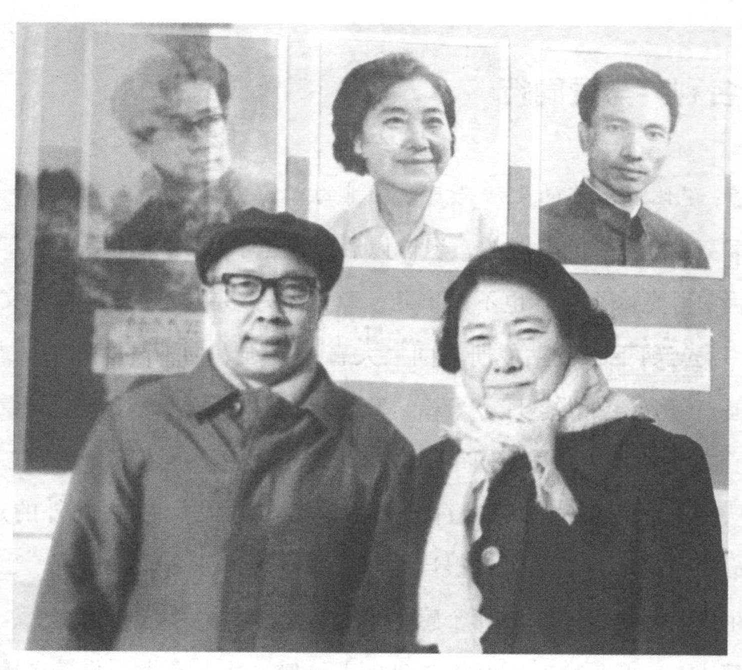

▲1981 年，凌秀珍被评为北京市劳动模范，其照片和事迹介绍在北京市劳动人民文化宫展出，凌秀珍与爱人敖平在照片前合影留念

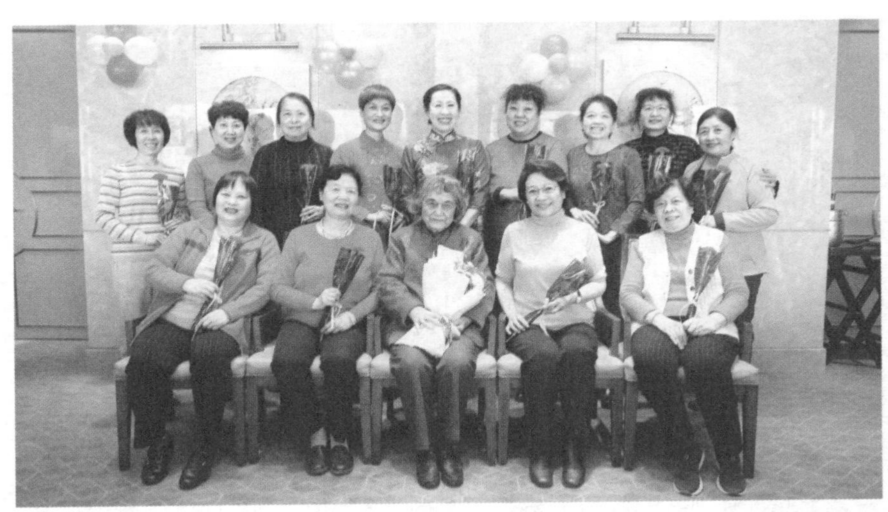

▲2022 年 11 月 10 日，8 楼 1 病房的“姐妹”为凌秀珍庆祝百岁生日。前排左起：姜学伶、刘秀莹、凌秀珍、崔丽英、高美丽，后排左起：刘秀荣、王卫红、王莉芳、张玉珍、梅晨、祖云岭、余国英、敖红、于宏跃

凌：我没有什么成就，就是在工作中努力团结同志们，一起把党交给的任务完成好。响应医院号召整顿病房，经过半年时间完成，能够作为典型向全院汇报，虽然是小的成绩，但却是同志们一起努力做出的结果，在这个过程中结下了深厚的友谊，到现在她们还都惦记我，我觉得这是成就。希望能把 8 楼 1 病房的故事传下去，鼓舞年轻人做好工作。

董：对年轻人您有哪些寄语和嘱托？

凌：对于年轻的同志们，我希望一个是要听党的话，再一个严格要求自己，努力把工作做好，严格遵守各种规章制度，没规矩不成方圆。同时有所创新，在协和这么好的条件下，努力争做德才兼备、全心全意为病人服务的护士，做中国护理界的排头兵，在国际上争光。

协和培养了很多医疗与护理人才，协和人工作非常严谨、精益求精，救治了无数疑难重症的病人，这都是伟大的贡献。希望以后咱们协

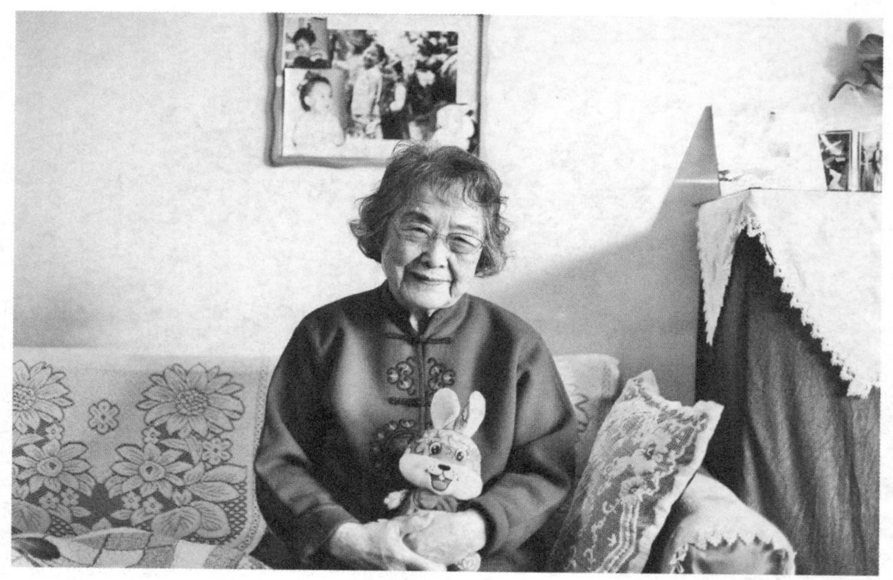

▲2023 年元宵节，凌秀珍在北京家中

和继续为人民的健康保驾护航，与爱同行，再创辉煌。

（本文内容节选自凌秀珍护士长 2 次访谈记录，文中部分图片由凌秀珍提供。）

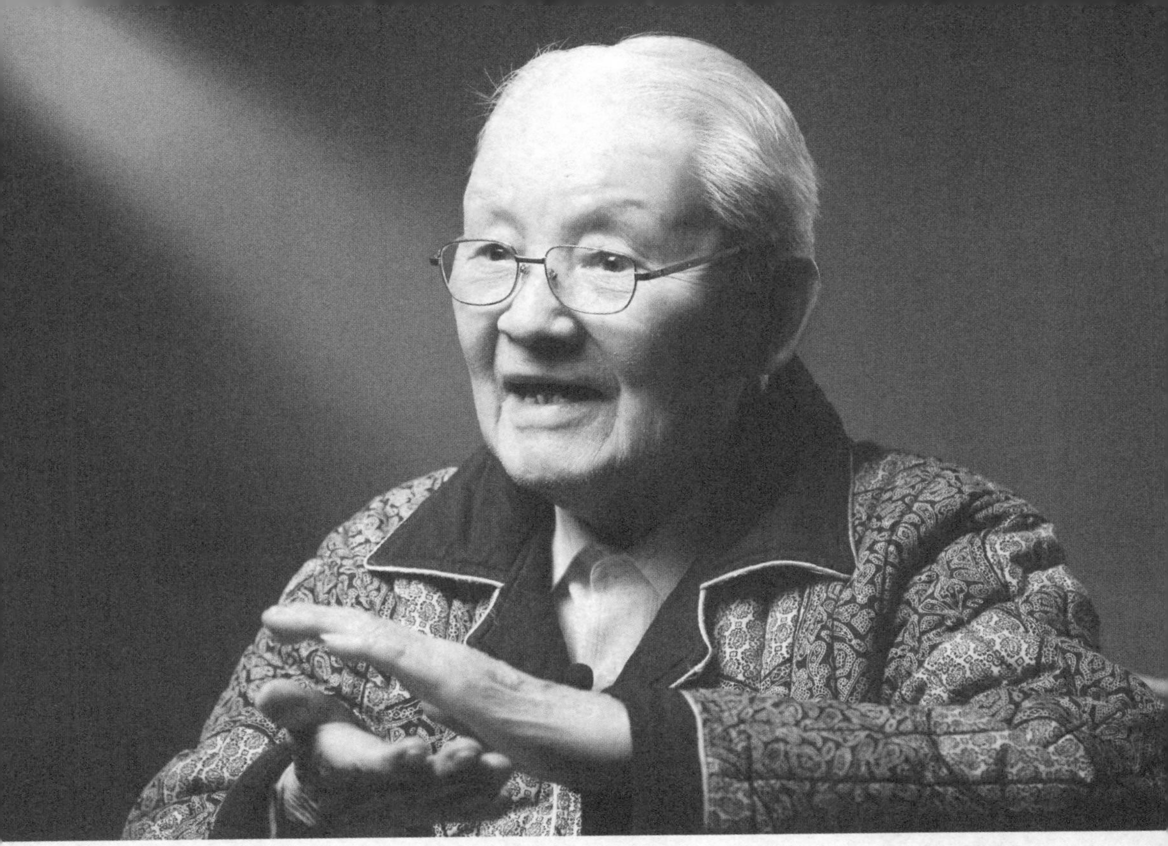

苏萌

从抗战烽火中走来，初心使命从未改变

苏萌，1924 年 12 月生于江苏苏州。1938 年 8 月参加革命，加入东北救亡总会战地服务团，1939 年 7 月加入中国共产党。曾任冀中军区政治部火线剧社副队长、冀察军区挺进剧社队长，1946—1948 年任察哈尔军区卫生学校政治指导员，1949 年任解放军接收国民党陆军第三十一医院首席军代表。新中国成立后，历任华北军区后方医院四分院党委书记、中国医学科学院血液学研究所党办副主任、中国医学科学院病毒学研究所总务科长、中国医学科学院行政处副处长，1983—1986 年任北京协和医院副院长。2008 年获北京协和医院特殊贡献奖。

苏萌老院长访谈视频

口述：苏　萌

采访：王　璐

时间：2020 年 12 月 9 日、29 日

地点：北京 · 苏萌老院长家中

整理：王　璐

“东战团”里的“小弟弟”

王璐（以下简称“王”）：请介绍一下您的童年经历。

苏萌（以下简称“苏”）：我 1924 年 12 月 26 日出生在江苏北部，原名叫叶篯。我家客厅有一个国民党元老于右任[①]送的大匾，上面写着四个字“衮内彭篯[②]”。南方管爷爷叫爹爹，我爹爹说你就叫叶篯吧。我原名是这么来的。

---

① 于右任（1879—1964 年），陕西三原人，中国近现代政治家、教育家、书法家。

② “衮内”这个词在佛教的宁玛派祈祷大法会法本中有所提及，可能是在描述某种仪式或修法过程中的一部分，但并非一个常见的词汇组合或固定术语。“彭篯”即彭祖，出处是《觚賸 · 序赋创格》。

小学六年级我没有上全，但也认识不少字，因为6岁之前我爹爹一直教我认字。我自己还写过一个顺口溜："今非昔比马陵山①，周日有人来参观，鸟在空中鱼在水，大家留恋不心甘。"我爹爹觉得我写得不错，就让我交给老师了。老师看到之后说："哟，这小孩才9岁就能写诗了。"

我4岁就离开苏州了。我家算是官僚家庭，家风很严，凡是在外头工作、当官的一律不许娶姨太太，否则不许进叶家门。后来我父亲娶了个姨太太，我们就搬到江苏宿迁了。那时候他们主要就是三件事儿：抽大烟、打麻将、听戏。那时候抽大烟是可以的，大人听戏时，我就跟着一起看了好多京剧，也会唱好多戏。

王：您是怎么参加革命的？

苏：当时侵华日军占领了南京、上海，我爸爸是国民党西北军的旅长，他在西安有些部下，就把我送到了西安。实际上那不叫参加革命，叫躲难。我是1937年到的西安，通过我父亲老战友的关系，我被安排到西安乐育中学一年级插班。

1938年7月，我参加了陕西省西安市八路军办事处直接领导的东北救亡总会战地服务团（以下简称"东战团"）。我当时14岁，是团里最小的，团里还有3个江苏的老乡，大家都管我叫小弟弟。后来大家说我这个名字谁都不认识，鑯（jiān）会错念成"qián"，改了吧。又说我是江苏苏州人，占两个苏，就姓苏吧。当时苏州像我那个年纪的还没有参加革命的，说我是苏州革命的萌芽，就叫苏萌吧。我现在的名字就是这么来的。

王：能不能谈谈您入党的经历？

---

① 马陵山为我国著名自然人文景观，地跨山东临沭、山东郯城、江苏新沂三县，是一条低山丘陵。它北起临沭县曹庄，南到江苏，北南走向，绵延60余公里，以状如奔马而得名。

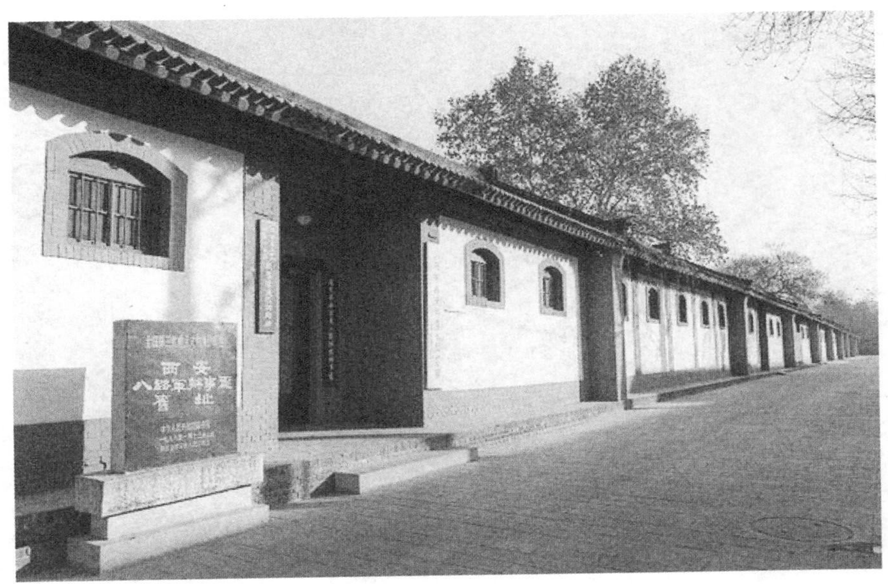

▲八路军西安办事处

苏：当时我在西安参加革命，我的初心是打日本、救中国，不做亡国奴。后来大家说这是我参加八路军的初心，入党了就要为共产主义奋斗。他们说共产主义是没有阶级和压迫剥削，我想这不错，而且我的几个江苏老乡都入党了，我想他们都入党了，干脆我也入党吧，就跟着写了入党申请书。我是 1939 年 7 月 10 日成为预备党员，3 个月的候补期①一过，支部投票全体通过，我就正式入党了。我是 14 岁参加八路军，15 岁入的党。

---

① 1923 年党的三大议决的《中国共产党第一次修正章程》规定：“党员入党时，须有正式入党半年以上之党员二人之介绍，经小组会议之通过，地方委员会之审查，区委员会之批准，始得为本党候补党员。候补期劳动者三个月，非劳动者六个月，但地方委员会得酌量情形伸缩之。”1956 年党的八大通过的《中国共产党章程》将“候补党员”改为“预备党员”，相应地将“候补期”改为“预备期”。

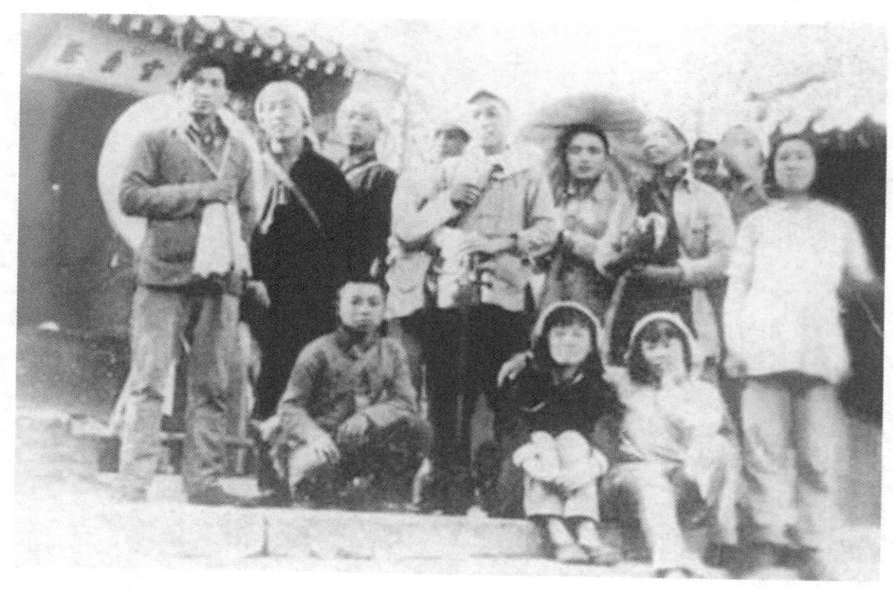

▲苏萌（后排左六）在“东战团”时的留影

王：请您聊聊抗战期间印象深刻的人。

苏：后来我们跟着部队从西安挺进冀中军区，我八年抗战都在冀中军区①。冀中，就是北平、天津、保定三角地带的平原，整个晋察冀边区的粮食、棉花、兵源都依靠冀中。1939 年 3 月，我们与从加拿大到中国支援抗日战争的白求恩②大夫一行差不多同时到达冀中军区。部队有个欢迎仪式，台上挂着横幅写着“欢迎东战团和白求恩大夫”。白求恩上台讲话：“我是诺尔曼 · 白求恩，我要上前线，我要打仗，我要做手术，我明天就去。”我们就感觉这个外国人跟别人不一样。

① 冀中军区，晋察冀军区所辖的一个二级军区。1938 年 4 月，与八路军第三纵队同时成立，吕正操任司令员。

② 白求恩（1890—1939 年），全名亨利 · 诺尔曼 · 白求恩，加拿大共产党员，国际主义战士，著名胸外科医师。

我们团里有一个江苏老乡叫沈乃然①，她背后长了个鸡蛋大的瘤子，大家说白求恩是加拿大来的外科专家，请他给看看吧。我们就带着沈乃然去找白求恩了。白求恩拿听诊器给她听，用手按压各处，问她痛感，详细检查以后，他说，目前不像恶性肿瘤，但要很快手术，不然将来有可能会变恶性。北平有个协和医院，我有老同事在那儿，我给他写信，但你们得找军区首长通过"敌工部"②把她送到协和医院。白求恩写了信之后，我们找了冀中司令员吕正操③，并委托政治部"敌工部"派专人化妆进入北平，把沈乃然送到了协和。不到 3 个月，她就做完手术回来了，大伙都竖起大拇指，说协和很厉害。我从那时候才知道，北平有个协和医院。万万没想到，30 年之后我成了协和医院副院长，这也是一种缘分吧。

当时延安那边让冀中军区一个月给白求恩 100 块现大洋。白求恩说，我在解放区用 100 块现大洋买什么？我在加拿大做一个手术的收入超过 100 块现大洋几倍。我在解放区顶多到老百姓家买鸡蛋，现在天天给我一个鸡蛋，我也不需要特别买啊。他坚决不要，后来这个钱就没给他了。

王：您和白求恩之间还有其他难忘的事情么？

苏：我们到冀中军区后，吕正操司令员觉得我们"东战团"在部

---

① 1939 年 6 月 8 日，16 岁的沈乃然化名 Shen Wan-ju（译音：沈婉如）到北京协和医院就诊，6 月 10 日行背部脂肪瘤切除术，术后出院。

② "敌工部"是"敌军工作部"的简称，中国人民解放军政治机关设立的负责开展敌军工作，争取和瓦解敌军的专门工作部门。

③ 吕正操（1904—2009 年），原名吕正超，辽宁海城人，开国上将，政协第六届全国委员会副主席。1922 年参加东北军。抗日战争爆发后，任冀中人民自卫军司令员、八路军第三纵队司令员、冀中军区司令员兼冀中行政公署主任、冀中区总指挥部副总指挥。1943 年任晋绥军区司令员、中共中央晋绥分局委员。

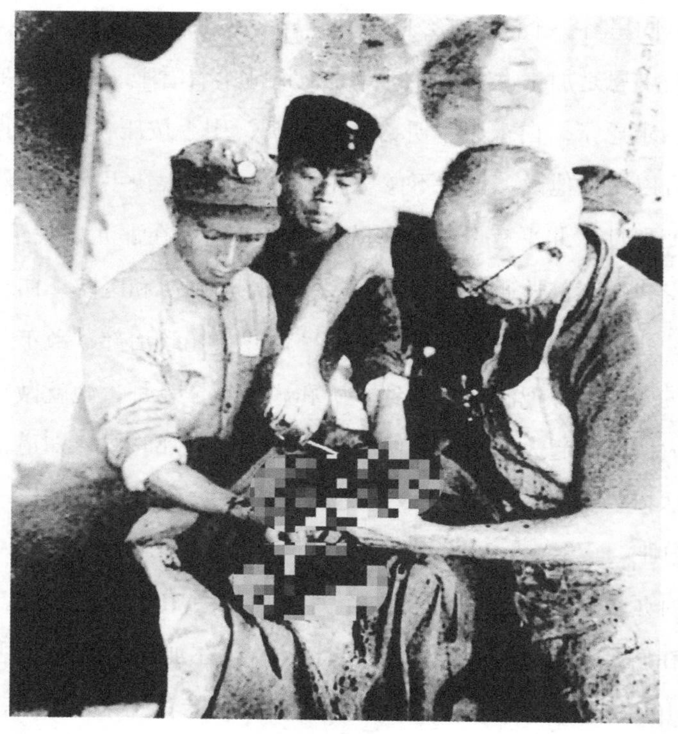

▲1939 年 6 月，白求恩大夫（右一）用中共北平地下党从协和医院筹集并输送到解放区的药品器材为八路军伤员做手术

队穿得花花绿绿的不合适，就要给我们订制一批衣服。我们都很喜欢白求恩身上穿的列宁服，它跟普通衣服不一样，下面没有扣。吕司令员就让我们找白求恩把衣服借来。白求恩听到之后，马上脱下来，和他的翻译董越千[①]比划，让我们做出新的来，给他和翻译一人一套。一个礼拜以后，我们穿着新衣服来了。他的翻译说让白求恩看看我们穿上新列宁服的样子。白大夫说我穿列宁服很像个小八路，要给我照

① 董越千（1914—1978 年），北京人。1937 年毕业于北京大学外语系，曾任白求恩大夫的翻译。新中国成立后，历任外交部办公厅副主任、国际司司长，中国驻瑞典大使，外交部部长助理兼办公厅主任。

相留纪念。这张照片就是他照的，那是我到现在为止保留的最早的一张照片。

我当时弄了两个小板，把这张照片夹在中间，中间搁点棉花，怕压坏了。然后在老百姓家找了一块猪尿泡包着，放在贴身的衣袋里。猪尿泡就是猪的膀胱，那时候老百姓的酒坛子都是猪尿泡包上棉花盖着保存的。所以整个战争那么长时间，我好多东西都丢了，但是白求恩给我照的照片没有丢。

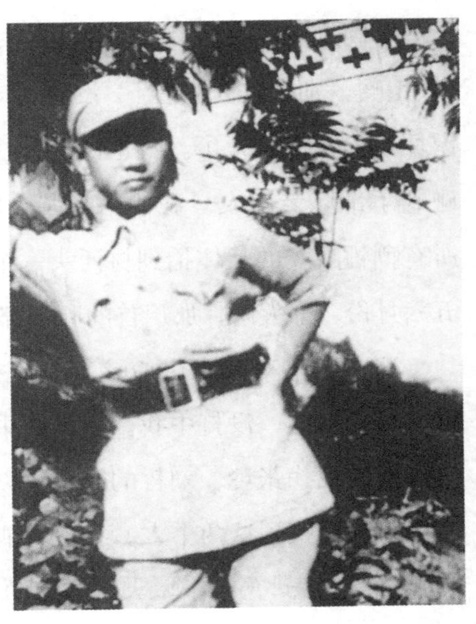

▲1939 年 5 月白求恩大夫为苏萌拍摄的照片，苏萌当时 15 岁，任冀中军区火线剧社二队副队长

死里逃生的抗战老兵

王：听说您亲历了冀中区“五一”反“扫荡”①，当时是什么情况？

苏：在解放区，白天是日本人的天下，晚上就是我们八路军的天下，我们每天晚上都行军。有一天傍晚，部队决定突围出去。就让一个男同学拉着一个女同学，结果我们刚走没多久，看到刘哲一个人蹲在一个坑里头，负责她的段月波不见踪影，她说段月波把她给扔下了。我就一手拉着她、一手拉着张玲往前接着跑。走了没多远，有个小低坡，我们刚

① 1942 年，日军为实现“确保华北必先确保平原”的计划，自 5 月 1 日起，集中 5 万多人，在华北方面军司令冈村宁次指挥下，采取“铁壁合围”、“拉网扫荡”战术和“三光政策”，对冀中军区进行空前规模的大“扫荡”。

上去，俩人突然都倒了，我一看后头，她们都中弹了，流血不止。我说：“快走啊，别在这儿躺着！”没有反应，我一摸她俩，呼吸都没有了，我说坏了，大概是死了。我也没有办法，只能往前走，结果前面不远，就碰到了部队老战友。我俩一商量，晚上去村子里借了门板和铁锹，把所有牺牲战友的尸体抬到村西头一个杨树林子给埋上了。但因为当时是五六月份，下大雨，那尸首的肚子都胀起来了。我们一边埋一边哭。

这个战斗对我来讲应该算是死里逃生了，因为日本人一梭子机关枪，哒哒哒哒，没打中我。后来新中国成立以后，我给北京安平县委写信让帮忙找找张玲、刘哲的家属，以烈士待遇对她们，但县政府翻了很多档案都没找到这两个人。我也只能含着眼泪把这事过去了。

王：请讲讲您入“抗大”学习的经历。

苏：我们冀中军区有个副政委叫谭冠三①，他当时要到一分区当政委，就跟我说：“小鬼，跟我走吧。你现在演小孩的戏太大了，演大人的戏又太小，来给我当秘书吧。”到了一分区之后，中央决定让谭冠三带一分区改名南下支队，去支援宋任穷②的部队。后来他跟我说：“小

① 谭冠三（1901—1985年），湖南耒阳人，开国中将，中国人民解放军高级将领。1936年入抗日红军大学学习。抗日战争爆发后，任抗日军政大学政治部俱乐部主任、秘书科科长。1938年冬赴冀中，先后任八路军第3纵队兼冀中军区政治部副主任、第一军分区政治委员兼第7支队政治委员。1940年春任南进支队政治委员，率部在冀鲁豫边区开展抗日游击战争。

② 宋任穷（1909—2005年），湖南浏阳人，开国上将。抗日战争爆发后，任八路军第一二九师政训处副主任、政治部副主任，历任东进纵队政委，冀南军区司令员、政委，冀南军区党委书记，冀南行政公署副主任、主任。新中国成立后，曾任中国共产党第八届中央政治局候补委员、第十一届中央书记处书记、第十二届中央政治局委员，中共中央顾问委员会副主任，中国人民政治协商会议第四、五届全国委员会副主席。

鬼啊，秘书又没什么大事，真正的发言稿你又写不好，上抗大去吧。”我就去了。

到了抗大，我在政治队，当时抗大叫抗大三团，指导员是黄中①。那时候都不叫文工团，叫剧社，抗大三团的剧社叫烘炉剧社。后来因为我在抗大学习表现比较好，还被评为模范学员、模范党员。

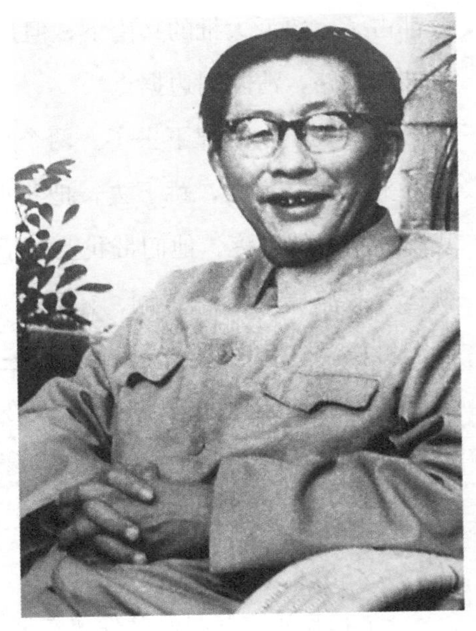

▲抗大三团指导员黄中

王：您在抗大的时候是不是还亲历了“百团大战”②？能讲讲这段经历么？

苏：我到抗大没多久，共产党就在晋察冀发动“百团大战”。那时候日本人控制住了平汉路和津浦路。他们在铁路两旁都设置了口小、底大的护路沟，沟里有水，还有铁棍和木棍杵在沟里，人要是掉下去了，爬不上来。那会儿我们抗大学生也没有武器，部队就让每个连队、每个班安排一个人参与破路。为什么要破路？因为知道日本人把南京、上

① 黄中（1915—1996 年），奉天凤城人（今属辽宁岫岩）。1938 年去延安抗大学习。同年参加东北救亡总会战地服务团。曾任八路军冀中军区火线剧社政治指导员。后从事教育工作任抗大二分校三团指导员、政治教员。新中国成立后，曾任国家体委副秘书长、副主任、顾问，全国体总、中国奥委会副主席，中国体育科学学会理事长。

② 百团大战是抗日战争相持阶段八路军在华北地区发动的一次规模最大、持续时间最长的战役。由于参战兵力达 105 个团，故称“百团大战”。

海都占了，要派大批的兵南下，但是铁路都掌握在日本人手里，我们就得破坏铁路，清除周边据点。

结果我不小心掉下去了。两个战友就拿着绳子一头拴在自己身上，另一头拴在铁道上，跳下去，把我也捆上，再一起爬上来。上来以后，我感觉胳膊特别疼，他们带我上村子里找大夫，结果找了一个巫医。他就边弄我胳膊边念念有词，还有两个人抱着我，疼极了。到第二天白天，村长说，3 里路外有一个老中医，他会推拿，让我去看看。到那儿以后，老中医问："小八路，小弟弟，谁动过你？"我就和他讲了。他说："那是跳大神的巫医啊，我来看看。"他就摸着我的胳膊一推，我听到"嘎吧"一声。后来他又拿绳子、小板固定住我的胳膊，这就算复位了。

王：抗日战争胜利的时候您在做什么？

苏：我们当时没有任何思想准备，解放军区也没有电视、电台，也没有得到什么消息，碰见老百姓都说"日本鬼子投降了！"我们就问怎么回事，他们说是城里"话匣子"说的。那"话匣子"也不是电视，就一个小小的收音机。后来部队通知我们赶快回去，让我们写一个叫《李自成》的剧本。李自成到了北京没做几天皇帝，就让清军赶走了。我们马上写了一个《李自成》的话剧，就开演了，我在里面演的角色叫李岩①。我们就在解放区演话剧、唱歌、跳舞、演京剧，很多老百姓都半夜三更带着饭来看我们演出，都说不错。

---

① 李岩（？—1644 年），原名李信，明朝河南开封府杞县青龙岗（今开封杞县黄土岗）人。原为明王朝天启丁卯年举人，后投奔李自成，被牛金星诬陷，惨遭冤杀。

有个演员叫郭兰英[①]，我们在张家口看她演晋剧，就是山西梆子，演得挺好。张家口解放以后，我跟我们团里一位女演员一起去了郭兰英家里，希望她参加八路军。郭兰英一听，还有点动心，就去问她的养母。后来她们说要再商量商量，我们就先走了。结果部队正好要转移，我们就跟部队转移了，没能成行。后来听说她参加了华北联合大学文工团，现在是歌唱家。

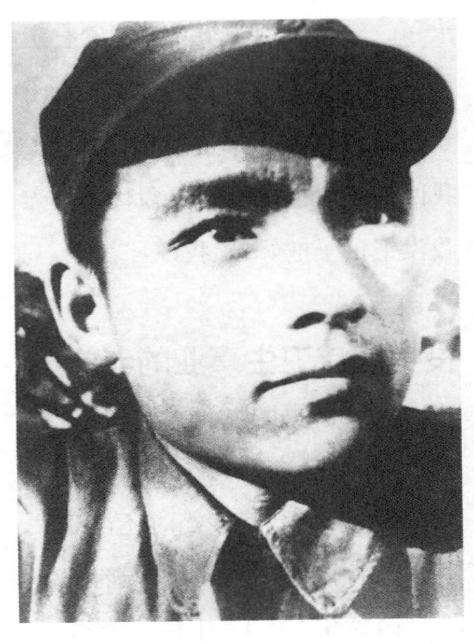

▲1945 年 8 月解放张家口时，身穿连级干部军服的苏萌

王：您还参加了 1949 年开国大典，当时是以什么身份去的，有哪些难忘的回忆？

苏：我当时是作为原华北军区总医院宣传科长身份去参加的开国大典，当时医院选派了 4 位大夫、8 位护士分乘两辆红十字救护车前往，由我带队。按照指挥部要求，我们夜里 11 点之前到了太庙，就是现在的劳动人民文化宫南门那儿。观礼台分东西观礼台，人很多，他们给了我一张东观礼台的通行证。毛主席在天安门上宣布："中华人民共和国中央人民政府今天成立了！"

当时我们有坦克，朱德总司令阅兵。有一辆坦克到中山公园门口熄

① 郭兰英，1930 年 12 月出生于山西平遥，中国女高音歌唱家，晋剧表演艺术家，歌剧表演艺术家，民族声乐教育家。中国文联第四届全国委员，中国音乐家协会第二、三届理事。中国文学艺术界联合会第十届荣誉委员。

火了，它后头那个坦克就顶着它走，台下观众看不见，台上的我们看见了，后来听说后面顶着它的那个驾驶员立了一个小功。苏联飞机从天安门飞过，大家都抬头看，我突然感觉背后发热，回手一摸发现湿了，我回头一看，是一个民盟代表抱着的小孩尿了我一身。她说："对不起，我没把孩子抱好。"我说："不对，这是这个小宝宝给我们最好的礼物。"

投身医疗卫生事业的老党员

王：*您是怎么转入医疗体系的？后来又怎么来协和的呢？*

苏：1946年，我当时还在部队，领导说要成立察哈尔军区卫生学校，里面有军医班、护士班、调剂班。我作为共产党员要服从分配，就去了。

1983年3月15日上午10点，医科院吴阶平①找我说，崔月犁②部长点名要调我去协和医院，下午就要去。崔部长之前在一个会上听我说过一个观点"管理事情不是发号施令，管理是一门科学"，他觉得我把管理提升到科学的层面，决定调我到协和。后来崔部长到协和宣布了新一届领导班子，包括陈敏章③、艾钢阳④、彭玉⑤、王荣金⑥和我五个人。

---

① 吴阶平（1917—2011年），江苏常州人，著名泌尿外科学家、医学科学家、医学教育家、社会活动家。

② 崔月犁（1920—1998年），河北省深县人，1937年6月参加革命。1982年4月任卫生部部长、党组书记，兼任全国爱国卫生运动委员会副主任。

③ 陈敏章（1931—1999年），浙江杭州人，著名消化内科学家，北京协和医院消化内科教授。1983—1984年任北京协和医院院长，1987—1998年任原卫生部部长。

④ 艾钢阳（1930—1991年），1983—1986年任北京协和医院副院长。

⑤ 彭玉，江西于都人。1965毕业于北京医学院医疗系。曾任北京协和医院副院长、国家计划生育委员会副主任、卫生部副部长。

⑥ 王荣金，1931年6月出生于山西临县，1985—1993年任北京协和医院党委书记。

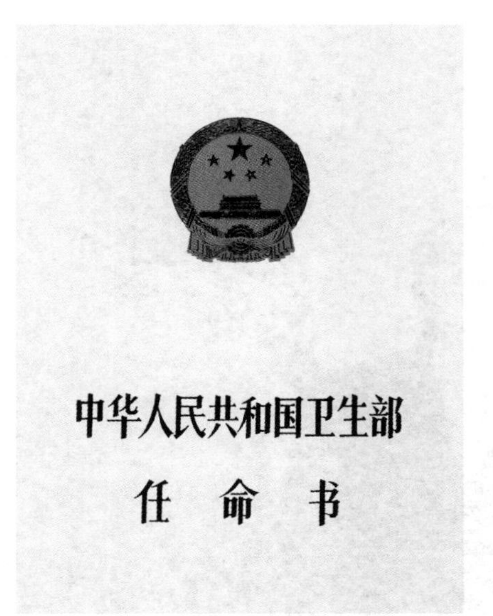

中华人民共和国卫生部

任 命 书

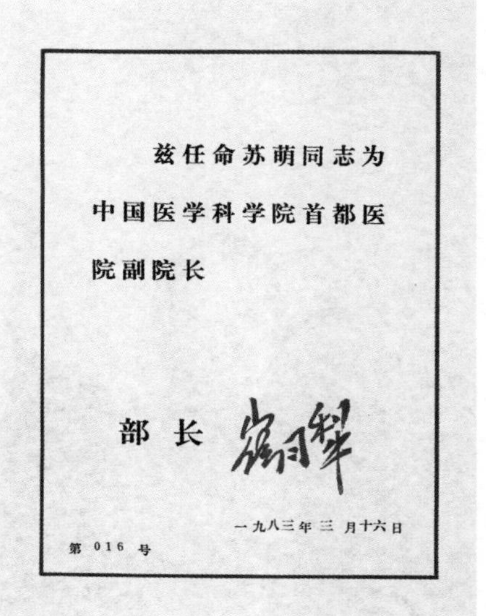

兹任命苏萌同志为

中国医学科学院首都医

院副院长

部 长 崔月犁

一九八三年三月十六日

第 016 号

▲卫生部任命苏萌同志为协和医院（1983 年名为首都医院）副院长的任命书

他还说："卫生部根据国务院指示，确定北京协和医院为全国医药卫生战线改革试点单位，改革只能成功不能失败。希望你们不要畏首畏尾，要敢于做医药卫生战线第一个吃螃蟹的人……"我是这么到协和的。

王：请谈谈 1983 年您在崔部长带领下开展工资改革的情况。

苏：我到协和的时候，大夫、护士的一个夜班费是 7 毛 5 分钱。后来崔部长带着我到国务院找了当时的财政部部长，想把夜班费从 7 毛 5 分钱提高到 1 块钱。我们把情况汇报完以后，财政部部长说："那不行，协和医院是大医院的代表，你们改了全国很快就都得改，财政部拿不了这么多钱。"崔部长当时就说："我这个卫生部长当得也太寒酸了，连 1 块钱的权力都没有。"财政部部长一看崔部长有点要发火，他就说："哎，崔部长，这样吧，你们不要对外宣传，你们把自己的夜班费提到 1 块钱。"崔部长说："偷偷摸摸这叫什么改革？那不行！我当这部长有

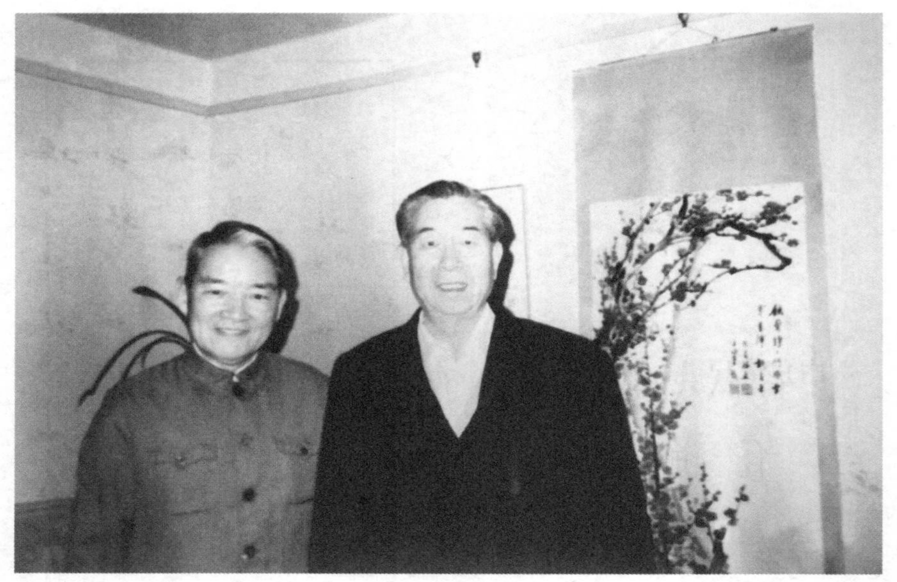

▲1992 年 10 月，苏萌（左）与崔月犁（右）部长合影

什么用？”

后来财政部部长经过一番考量，还是同意把协和的夜班费从 7 毛 5 分钱改成 1 块钱。回来后，崔部长和我们说：“改，改出成绩是你们大家的，有错误大不了我再去秦城监狱待 7 年！”崔部长曾因“六十一人叛徒集团”案①在秦城监狱②待过7年。后来，在卫生部和财政部的共同努力下，全国也陆续都跟着改了。所以改革不论大小，可能会遇到这

① 1931 年，因河北省委遭破坏，61 人被捕，后在抗日战争中经党组织批准出狱，“文革”中被打成叛徒，成为一起冤案。1978 年，由曾彦修作证，时任中组部部长的胡耀邦顶住种种压力，积极拨乱反正，“六十一人叛徒集团”案得到平反。“文革”中幸存下来的老同志从“叛徒身份”的枷锁下解放出来继续从事党的工作。

② 位于北京市北部，燕山东麓。是中国最著名的监狱之一，曾关押过众多高级别囚犯，有“中国第一监狱”之称。

样那样的阻力，但不改革是不行的。

王：听说您来协和之后给大家盖了职工宿舍，能讲讲当时的情况么？

苏：1951 年中央人民政府正式把协和收归国有，当时周总理就有个批示，美国人能把协和办成这样，我们自己有五千年的历史文化，应该比美国人办得更好。美国人管的时候一般人的住宿问题是不管的。国家接管之后，就在政府帮助之下在东单建了老职工宿舍。

我们来了协和之后，陈敏章院长一年多以后就调到卫生部当副部长了，彭玉被调到计划生育委员会，艾钢阳因为身体不好卸任了，后来去世了，就剩我和王荣金，我们非常想给职工解决一些后顾之忧，所以就决定给大家修建职工宿舍。

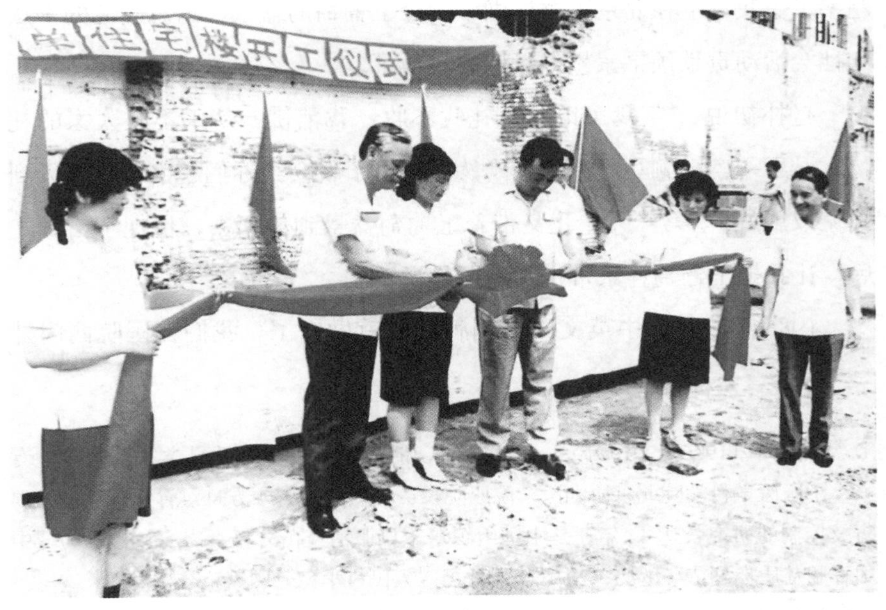

▲1985 年，苏萌（右一）主持东单北大街协和医院职工宿舍楼开工仪式，时任医科院院长顾方舟（左二）、协和医院党委书记王荣金（右三）共同剪彩，这是协和医院在新中国成立后自建的第一栋职工宿舍

建成之后，我们还找了医科院的顾方舟[1]给剪彩。后来随着医院员工增加，一个宿舍已经解决不了问题，干脆就把原来协和医院幼儿园也变成宿舍了，就在北极阁。

王：老楼西门的蓝底金字牌匾是协和的标志，请您谈谈牌匾上题字的由来。

苏：1983 年我到协和的时候，协和还叫首都医院，那时候就和卫生部申请改回协和，1984 年卫生部就批准了，现在协和医院西门“北京协和医院”的牌子就是这么来的。“北京协和医院”这几个字是赵朴初[2]1985 年给写的。

陈敏章当时已经调到卫生部了，经常和赵朴初一起参加统战会。有一天陈敏章就给我打电话，说已经和赵朴初打过招呼，我们可以找他给题字了。我马上在北京玉器厂做了一个玉葡萄的盆景，寓意赵老的书法和社会活动贡献硕果累累，就跑去找他了。

赵朴初说：“字我可以写，礼我不收。我信佛，从来不收人家的礼物。君子一言，驷马难追，我既然已经说了就会给你们题字，你明天到我家取就好。”第二天，我又带着玉葡萄盆景到他家去，他把字给我之后，让我把玉葡萄盆景带走，他还是没要。

1985 年 6 月，中英文两块铜牌院名就做好了，我们在医院西门外

---

① 顾方舟（1926—2019 年），生于上海，浙江宁波人，医学科学家、病毒学专家，中国医学科学院北京协和医学院原院长、一级教授。顾方舟对脊髓灰质炎的预防及控制的研究长达 42 年，是中国组织培养口服活疫苗开拓者之一，被称为“中国脊髓灰质炎疫苗”之父，2019 年被授予“人民科学家”国家荣誉称号。

② 赵朴初（1907—2000 年），安徽太湖人。著名社会活动家、爱国宗教领袖，中国民主促进会的创始人之一。曾任中国佛教协会会长，中国民主促进会中央名誉主席，中国人民政治协商会议全国委员会副主席。

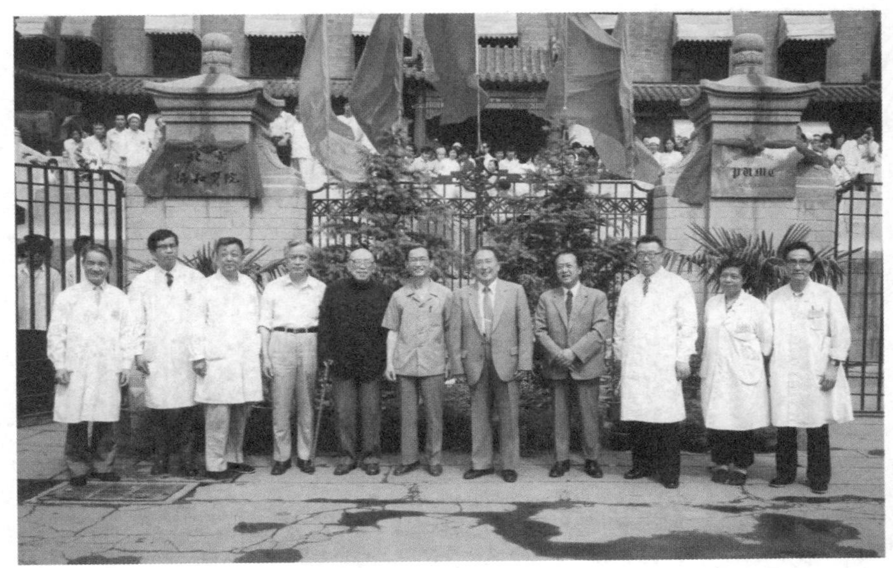

▲1985 年 6 月 5 日，首都医院恢复为北京协和医院，部分领导和教授在医院西门前合影。左起：苏萌、黄永昌、王荣金、顾方舟、张孝骞、陈敏章、吴阶平、朱预、张义芳、戴玉华、艾钢阳

举行了挂牌仪式。仪式由我主持，卫生部陈敏章部长、中国医学科学院院长顾方舟，以及北京协和医院朱预①院长、张义芳书记、张孝骞②教授等 11 人参加了仪式。

王：您在协和工作时，党建工作是如何开展的？

苏：那会儿都说“工农商学兵，东西南北中，党是领导一切的”。1985 年张孝骞老教授已经 88 岁了，还要入党，他的入党宣誓大会朱预、

① 朱预（1927—2013 年），江苏苏州人，著名外科学家，曾任北京协和医院院长。

② 张孝骞（1897—1987 年），湖南长沙人，中国胃肠病学创始人，著名内科学家，北京协和医院内科教授，曾任北京协和医院内科学系主任，1955 年被推选为中国科学院学部委员。

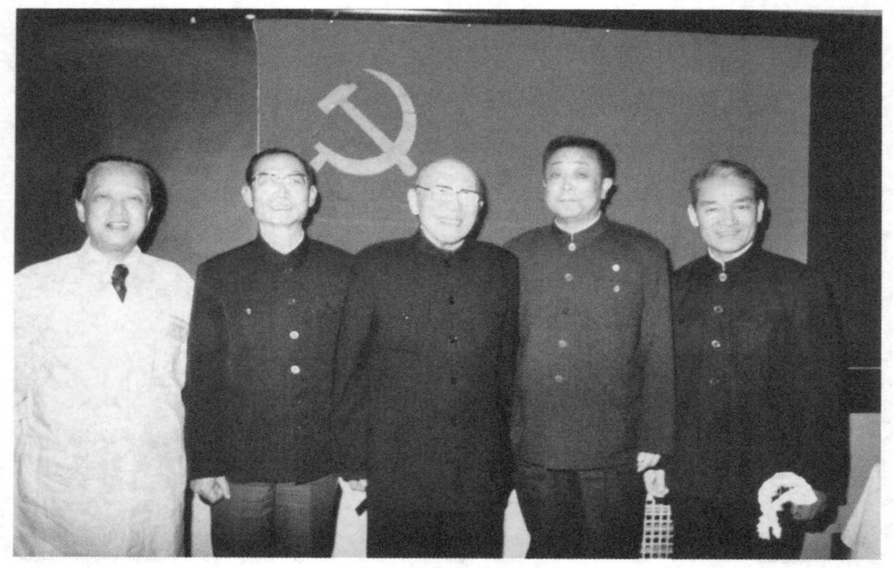

▲1985 年 12 月 18 日，北京协和医院内科党总支胃肠血液组党支部召开党员大会讨论张孝骞教授入党申请，与会党员一致通过了他的入党申请，图为会后合影。左起：朱预、陈敏章、张孝骞、王荣金、苏萌

陈敏章、王荣金还有我都去了。张孝骞入党很让人振奋，我们都赶到现场为他祝贺，大家都很感动。

党建工作要牢牢记住，什么叫有中国特色的社会主义。美国两党，英国、法国都是几个党轮流执政，中国不能这样，我们从新中国成立到现在都是共产党领导的，这是中国特色社会主义。我是一个老八路，我14 岁参加八路军，15 岁入党，现在 80 多年了，我觉得无论什么时候，说真话、做实事的才是好共产党员。有的人光说不练嘴把式，有的人光练不说傻把式，又有的人又说又练真把式，咱们都要当真把式。

王：协和即将迎来 100 年院庆，您对协和年轻一代有什么嘱托？

苏：协和院训是“严谨、求精、勤奋、奉献”，但原来这个院训是“严谨、求全、勤奋、奉献”。后来好多老专家说咱们不应该“求全”

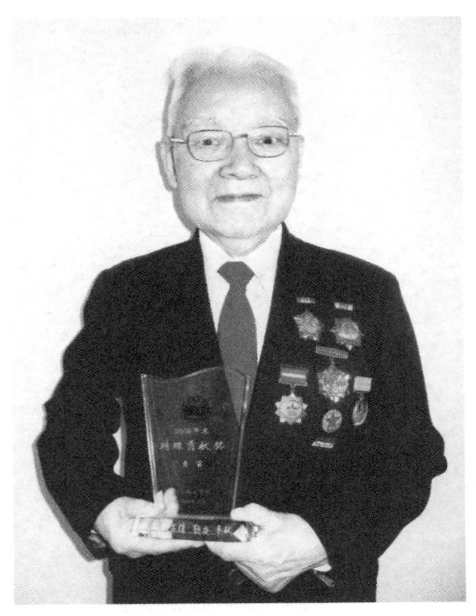

▲苏萌老院长获得 2008 年度北京协和医院特殊贡献奖

了，时代不一样了，应该改了，大家就开始研讨。后来朱预院长在任时，根据大家的意见把“求全”改成“求精”。现在的协和年轻人要把这 8 个字印在脑子里，就像习近平总书记讲的，初心不变，除此之外，还要把它承担起来。

（本文内容节选自苏萌老院长 2 次访谈记录，文中部分图片由苏萌提供。）

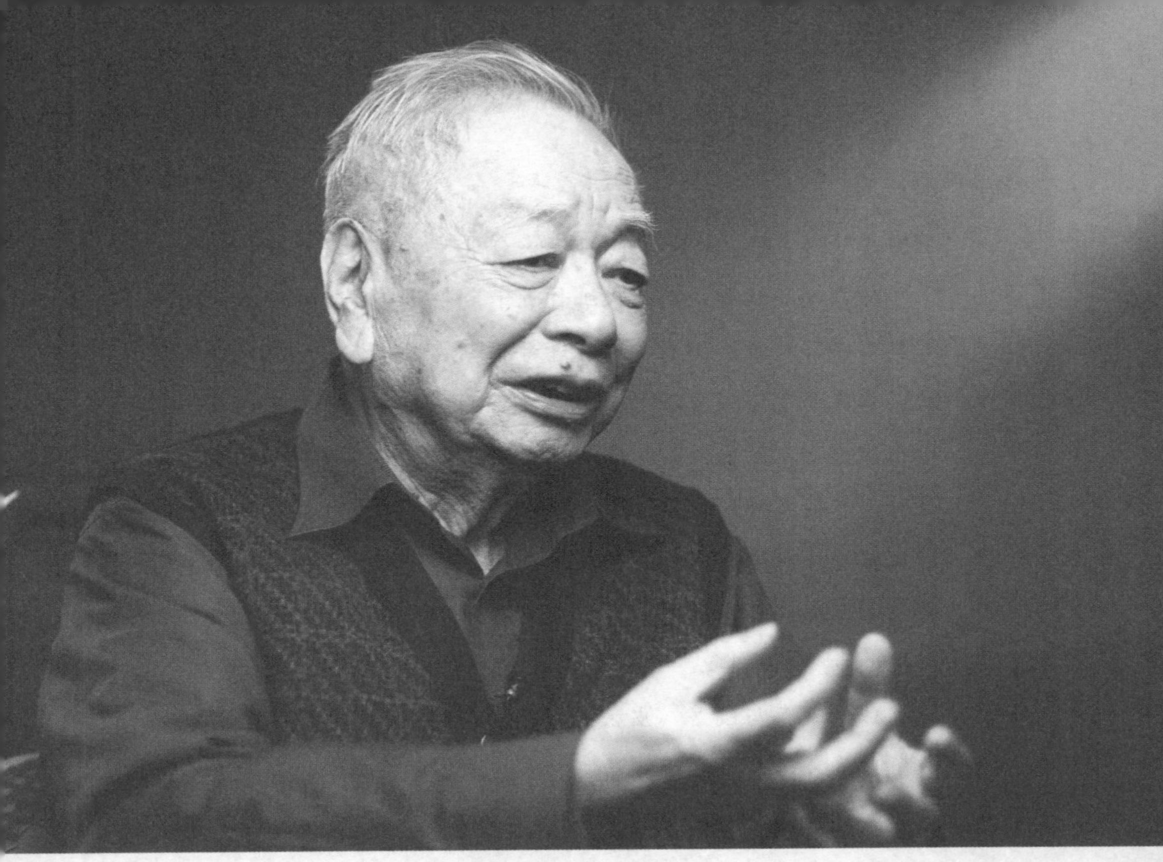

周光霁

全心全意为病人服务

周光霁，1928 年 9 月出生于四川广安，著名皮肤病学专家，北京协和医院皮肤科教授。1949 年 4 月加入中国共产党。1952 年毕业于上海同济大学医学院，分配到北京协和医院工作。1958—1961 年，调往中国医学科学院皮肤病研究所从事梅毒麻风防控工作。1962 年调回北京协和医院。1978—1985 年，任北京医院皮肤科主任。1985—1991 年，任北京协和医院皮肤科主任。

从事皮肤病和性病临床工作五十余年，在疑难皮肤病诊治方面具有丰富经验。20 世纪五六十年代，曾从事梅毒和麻风病的实验、临床和现场防治研究。1958 年作为主要参加者在国内首次研制出梅毒血清试验的心拟脂抗原，建立诊断梅毒螺旋体的 VDRL 试验，其敏感性和特异性达国际水平。在广东省潮安县牵头完成麻风病综合防治研究和流行病学调研。参与的“我国高纯度鬼臼毒素的基础与治疗生殖器疣应用研究”项目获得 1998 年教育部科技进步奖二等奖。

独自或参与编著《皮肤科考题解》《中国医学百科全书》部分条目等 8 部专业书籍。曾任中华医学会皮肤病学分会常务委员等职。1993 年起享受国务院政府特殊津贴。2008 年获评中华医学会皮肤病学分会第一届有突出贡献的专家。2010 年获北京协和医院杰出贡献奖。

周光霁教授访谈视频

口述：周光霁

采访：董　琳

时间：2021 年 3 月 17 日、18 日、21 日

地点：北京 · 周光霁教授家中

整理：王　晶

乱世求学：结缘医学参加革命

董琳（以下简称“董”）：请谈谈您小时候的家庭情况和读书经历。

周光霁（以下简称“周”）：我是四川广安人，我的祖父在县城里当教员，等我知事的时候已经在家养老了。我的名字可能是祖父取的，我们家族有个取名的辈分叫“名光尚国”，我是“光”字辈，“霁”来自“光风霁月”。我父亲当时到北京学医，在北京医科大学，现在北医的前身，因为家里没钱，他就半工半读，一边念书，一边晚上在报馆当校对。他毕业后在县里开了一个诊所，还是比较知名的。家里人多，我们兄弟姐妹就四个，再加上我继母生的，十来个孩子，诊所还有助手，一大家就靠他的收入。

我母亲三十多岁就因病去世了，当时父亲忙得厉害，所以我从小学

开始就住校了。初小、高小都在县里小学，初中正是抗日战争时期，为了躲日本轰炸，学校迁到一个乡镇上。初中快毕业时，我有个堂伯父周建侯①曾是北大农学院的院长，因为抗战回到家乡，谈到他跟原来北大医学院的院长徐诵明②比较熟。他说徐诵明又被任命为同济大学的校长了，同济大学有个附属高中，我可以到那里去上学，将来学医，当时还可以公费，那是很好的机会，我父亲很赞成，我也同意，这大概是我人生的一个转折点。

当时同济大学整个搬到四川宜宾的李庄，我就跟那个校长一道，到了同济附中念高中。抗日战争胜利以后，1946 年跟学校一道回到上海，我那时十几岁，在高中读三年级，然后经过考试升到医学院，我的学习就比较顺当了。那时经济上困难，离开四川之后我就没回去，直到 1957 年父亲病重，他临终前我回去了一次。

董：您对抗日战争胜利后的上海是什么印象？

周：大家经受了日本侵略下生活的艰苦，都希望抗战胜利以后国家能够建设得很好。可是我们到了上海以后了解到情况，心里就冷了，因为国民党不搞建设。当时在上海全是“接收大员”③，胜利以后很多汉奸、敌伪的财产都由他们自己接收，不是接收到国家。同济大学的医院以前是德国支持的，而德国是战败国，后来就改成中美医院了，由美国

---

① 周建侯（1886—1973 年），四川广安人，农业化学家、教育家，我国农业化学学科的先驱。

② 徐诵明（1890—1991 年），浙江新昌人，我国现代医学教育先驱及病理学奠基人之一。曾任北平大学医学院院长、北平大学校长、同济大学校长、沈阳医学院院长等职，新中国成立后任卫生部教育处处长、人民卫生出版社社长等职。

③ 日本投降后，国民党政府派出大批军政官员到沦陷区接收敌伪财产，他们疯狂掠夺人民财富，中饱私囊。

人支持。医院的重新建设就靠太平洋战争中美军的剩余物资，我们吃的、穿的不少都是美国大兵剩的。所以我那时看到的，一方面是“接收大员”，再一方面就是美国人，黄埔江里停的是美国军舰，街上横冲直撞的是美军吉普车，我心里特别反感，整个思想就有些变化。

董：您从什么时候开始接触进步思想的？

周：第一次对我思想上有大的影响是沈崇事件①，一个女大学生在东单广场被美军强奸了，这下大家的怒火被激起来了，在全国大城市里搞了大的游行。再加上国民党在昆明暗杀了民主人士李公朴和闻一多，也对我们影响很深。从那次大游行以后，那一年多我们几乎经常罢课，搞聚会、游行、晚会，主题都是反国民党，当然现在知道，这实际上是在共产党领导之下的两条战线②。

我们学校搞学生运动最厉害的一次是“一・二九”运动③。1948 年 1 月 29 日，因为反内战、反迫害，要到南京去请愿，全上海的学生都有代表来，我们的游行队伍在其美路集中起来就往火车站冲。那天我在前排，国民党的军警，第一排是带警犬的警察，第二排是马队，后面是装甲车。双方发生冲突后，马队一来，就把我们冲到路边一个空地上，当时国民党的上海市市长吴国桢正在那里，他来阻止我们到南京请愿，

---

① 1946 年 12 月 24 日，北平发生了驻华美军强暴中国女大学生的事件，美军暴行激起了人民的公愤，北平学生率先举行了反美示威游行，随即迅速发展为全国规模的反美、反蒋爱国民主运动。

② 两条战线分别是指战场上的军事作战（第一条战线）和在国统区领导反对国民党和国民党政府的各种形式的斗争（第二条战线）。

③ 1947 年 12 月，国民政府颁布意在扼杀学生爱国民主运动的《学生自治会规则》，中共国立大学区委和同济总支提出“争民主、反迫害”的口号予以坚决反击。1948 年 1 月 29 日，同济大学学生罢课，并决定派代表赴南京请愿，国民党军警奉令镇压，造成 69 名同学受伤、上百人被捕的“一・二九”事件。

结果就说我们打了吴国桢。我在场亲眼看见的，不是我们打的，他周围好多保护的，我们怎么打呢？我们被冲散以后回去，成百上千人到礼堂举行血债晚会，半夜时国民党军队和特务出动，挨个把我们拉出来检查，学生证都收了。诬陷我们打的吴国桢，好多人被抓了，我大概没在名单上，就被放过去了。解放后才知道，那时领导学生活动的同济总支书记就是乔石①。

董：您是什么时候加入中国共产党的？

周：阶段式反美、寒衣运动，后来是“反内战、反饥饿”，一直持

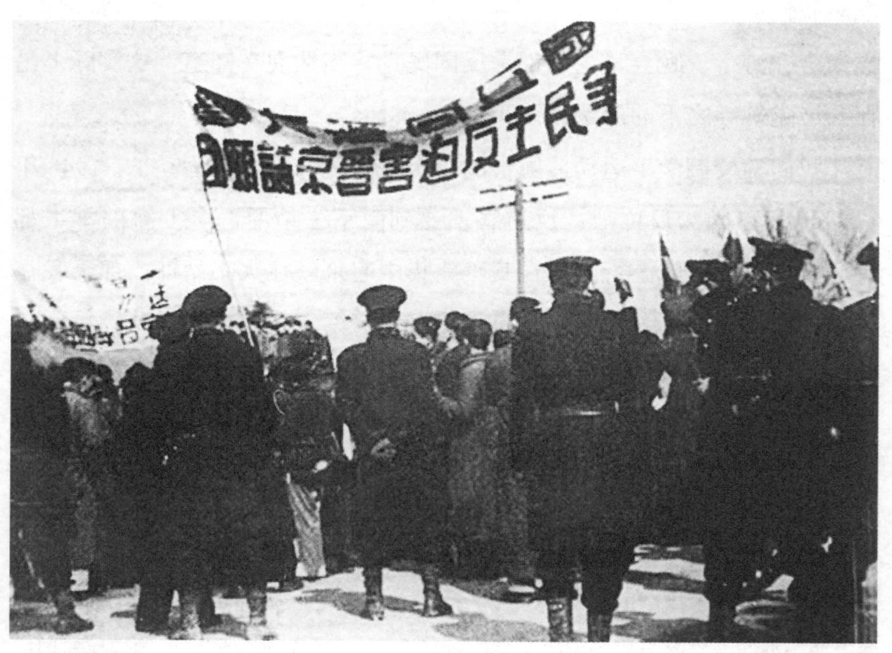

▲1948 年 1 月 29 日，国民党军警镇压请愿学生

① 乔石（1924—2015 年），浙江定海人，杰出的无产阶级革命家、政治家，党和国家的卓越领导人，曾任上海同济大学地下党总支书记，组织指挥了同济大学“一·二九”运动，是上海学生运动的重要领导人之一。

续到1948年。那时为了保存实力，学生运动、工人运动都不公开搞了，就发展组织。我们医学院有个地下党的秘密外围组织，代号叫G。我1948年参加这个外围组织，那个时候学生运动已经转到地下，主要就是组织同学学习，还有很多护厂护校、迎接解放的活动，做一些宣传组织工作。到了1949年4月，我才正式加入中国共产党，我和毕增祺[①]一道宣誓入党。入党是桑介寿和我谈的，正式的入党介绍人是地下党的支部书记姚民定，最后领宣誓的是庞其芳，那时白色恐怖相当厉害，都是单线联系。

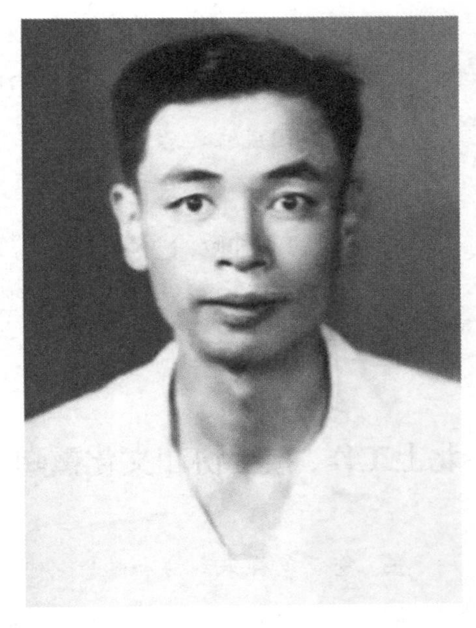

▲青年时期的周光霁

董：*上海解放前夕您在哪里？主要做些什么？*

周：加入共产党以后，当时形势比较紧张，经常来抓人，我们也往学校外面躲，到临解放的前几天，一天到晚就在街上转。我们当然是希望尽快解放，解放上海那个战争打得很艰苦。那时我们在医学院里面，也就是原周佛海公馆，它有一个很大的院子，大家坐到院子里聊天，解放军的炮声都听得到。到最后，我们所有参加外围组织的人或党员，都参加了人民保安队，主要是迎接解放的护厂护校，在部队来了之后给解

① 毕增祺（1925—2023年），出生于北京，安徽歙县人，著名肾内科专家，我国肾脏病学奠基人之一，曾任北京协和医院肾内科主任。

放军带路，解放后维持秩序。我们没参加真正严酷的斗争，当时就是老抓人有危险，可我们也没怎么考虑危险那些问题。

董：*新中国成立之后，您在心情上有怎样的变化？*

周：那就痛快了，毫无顾虑了。学校里面没多少事情，在解放初期大家都参加到各种政治活动中了，"三反"、"五反"、反银元运动，动员参加抗美援朝。我还做了一些保卫工作，身上背着枪当守卫，那时我在静安区区委值过班。

北上工作：接受协和文化熏陶

董：*您是怎样来到协和的？*

周：我毕业以后分配到军委，那时协和被部队接管了，准备治疗志愿军伤员，就把我们调到协和来进修。当时我穷得一文都没有，也希望赶快工作，有点收入。我离开上海的时候一个箱子、一件衣服都没有，同乡送了我两件衣服，还有一个同学叫姚嘉庆，他后来在安徽医学院，给我买了一个帆布袋，当时大概是两三块钱，我一直没还人家的钱，到现在还很抱歉。南登崑对我帮助也挺多，我生病的时候，经常给我点钱花，他后来在武汉医学院。

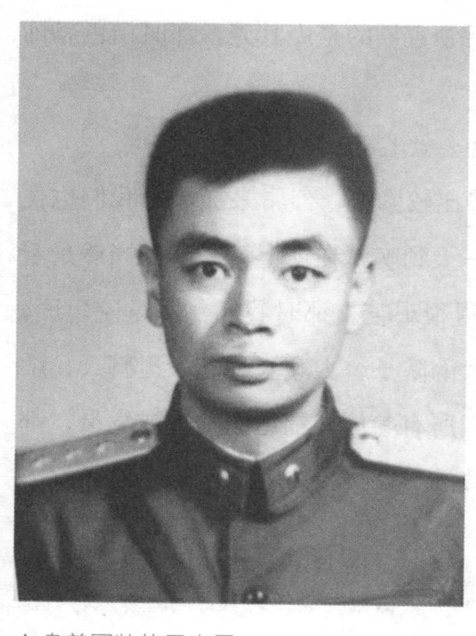

▲身着军装的周光霁

我是1952年由军委分到协和，大概是九十月到的北京，到协和之后我们有一部分人就参军了。在这里第一次有收入就买了一件蓝布的棉袄，参军以后基本上前几年全都是穿军服，我现在床铺下面那个线毯还是军队发的。

当时协和由军委领导，党委书记叫张之强①。协和的地下党支部还存在，我分到这个支部，就几个人。放射科的苏学曾，现在在肿瘤医院，刘士廉后来当了医大的教务长，另外儿科有两个人，一个是支部书记祝寿河，一个是后来协和的工会主席邹德馨。

我们来的时候，协和刚好思想改造运动②解除了，整个气氛比较好，正是要商讨如何建设、搞发展的问题，当时讨论最热烈的是协和今后怎么发展，主要是医教研的关系。但最后决定是，协和要办成一个部队的进修学院。所以1952年以后，协和每年都要招收很多部队的学员。我住到15号楼4层，和我同屋的是一个云南籍的卫生干部。

董：您刚到协和时有哪些深刻印象？

周：一来到协和，觉得和我们原来的医院比较起来，那是不一样。抗日战争胜利后，1948年协和复院，皮肤科1950年底才复科，我们来的时候刚好赶上，就是新生力量。那个时候皮肤科只有4个人，两个教授，是李洪迥③大夫和曹松年大夫；一个事务员，等于科秘书，是白汉

---

① 张之强（1915—2005年），河南孟县人，曾任中国医学科学院党委书记、卫生部副部长。

② 1951年11月30日至1952年秋在中国开展的知识分子的自我教育和自我改造运动。

③ 李洪迥（1908—1993年），上海人，著名皮肤病学家，我国皮肤性病学奠基人，曾任北京协和医院皮肤科主任。

鳣先生；还有一个化验技术员，叫文世骏。两个大夫一个星期只开3个半天门诊，每次也就是十几个、二三十个病人。

我们一来就6个人，科里面对待我们很热情，第一天一去，给了我们那么长一个书单子，都是英文的各种书籍，就说好好把这些书看看。给我们介绍图书馆，一进去是负责接待的办公桌，旁边是查阅材料的卡片箱，杂志室有上千种杂志，都是外国期刊。皮肤科有三十几种期刊，主要都是英、法、德文的，还有少数日文的。楼上是比较新的各科图书，每科专门一间房，皮肤科房内两边都是满架子的外文书籍。

协和各方面物质条件都不错。有专门的大夫饭厅，大家都在医院吃饭，包饭是每月14元钱，每顿一荤一素。我们住院大夫住到15号楼，男的在4层，女的在3层。病房工作到9点就基本上结束，其他人一般6点下班，晚上7点到9点是党委组织的政治学习，9点以后，15号楼4层有一个休息室，里面可以打乒乓球，各科的大夫都回来了，睡觉前就在那儿聊聊天。每天晚上，每个人有几个口袋，把衣服包括手绢、袜子等都塞到里边，第二天就洗好送来了。

科室里面的材料也都很全，我们科好多照片都是专门学医学摄影学的蒋汉澄①拍的，照得非常好。后来科里出了一本图谱，每个病人都有照片，而且每次研究都有档案。所以我对协和的印象就是，协和已经被人民接管了，在走向新的发展道路了；另外一方面，她的技术设备、物质条件确实是比较好。

董：您对老协和时期的皮肤科了解吗？

---

① 蒋汉澄（1900—1989年），江苏苏州人，我国医学摄影创始人，1936年在北京协和医院组建了我国第一个医学照相绘图室。

周：我听李洪迥大夫、曹松年大夫他们讲的，老协和皮肤科主要负责的主任叫傅瑞思（Frazier）①。当时皮肤科里面中国人大概是胡传揆②在协和名气相当高，就是北医的那个校长，后来还兼任皮研所的所长。老协和的皮肤科最主要的成就是“甲种维生素缺乏的皮肤表现”，具体做工作的是傅瑞思和胡传揆，国外有些教科书上就是用的他们的图片。傅瑞思对胡传揆评价相当高，送他到美国去学习，胡传揆在主治大夫那么短的时间，发表了几十篇文章，都是在美国有名的专科杂志上。李洪

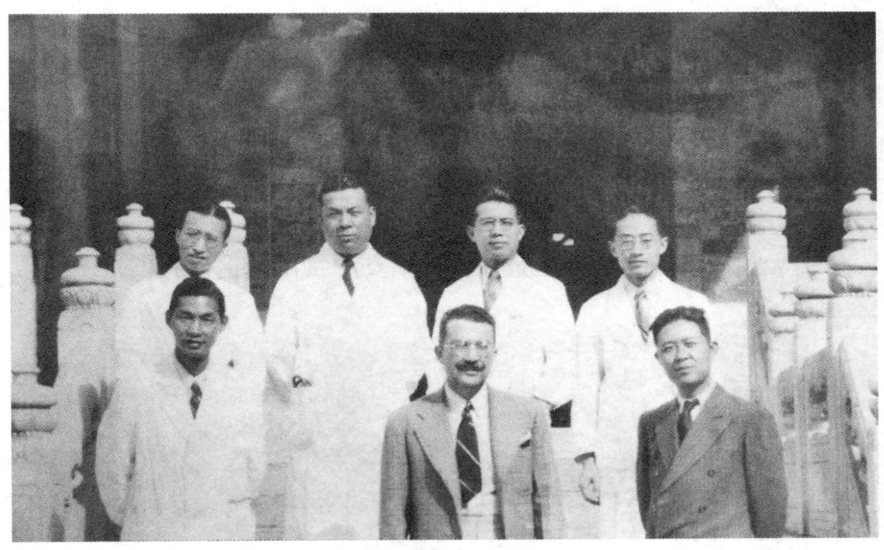

▲1940 年协和皮肤科合影。前排中为皮肤科首任主任傅瑞思，右一为胡传揆，左一为李洪迥

---

① 傅瑞思（Chester N. Frazier），中国现代皮肤病学先驱，北京协和医院皮肤科首位主任，在协和任职 19 年（1922—1941 年），回美国后任哈佛大学麻省总医院皮肤科主任。

② 胡传揆（1901—1986 年），湖北江陵人，著名医学教育家、皮肤性病学家。1927—1941 年在协和皮肤科工作，曾任北京大学医学院院长、中央皮肤性病研究所所长等职。

迥大夫当时也被送出国，专门学梅毒学，主要研究黄白黑三种人的梅毒病程表现。

皮肤科和基础组联系挺多，特别是病理科。曹松年大夫在美国学的是检验，他回来就在皮肤科负责实验室，所以皮肤科有比较完整的实验室，设备比较齐全，这在全国医院里可能都是独一份的。

李大夫常常说，在老协和当主任，一年开3次会，干什么呢？分钱。第一次是编制，看你那个科多少人；第二次是分科研经费；第三次是图书费，科里要买多少书，三十几份杂志还订不订？要订就在图书费里面出。

董：您和爱人怎么认识的？

周：我来协和的时候，皮肤科还属于大内科的学组，所以内科和皮肤科是一个支部，叫内科皮肤科支部。我老伴是支部的组织委员，我们工作中互相认识，更重要的是在多次活动中接触，促使我们更多地了

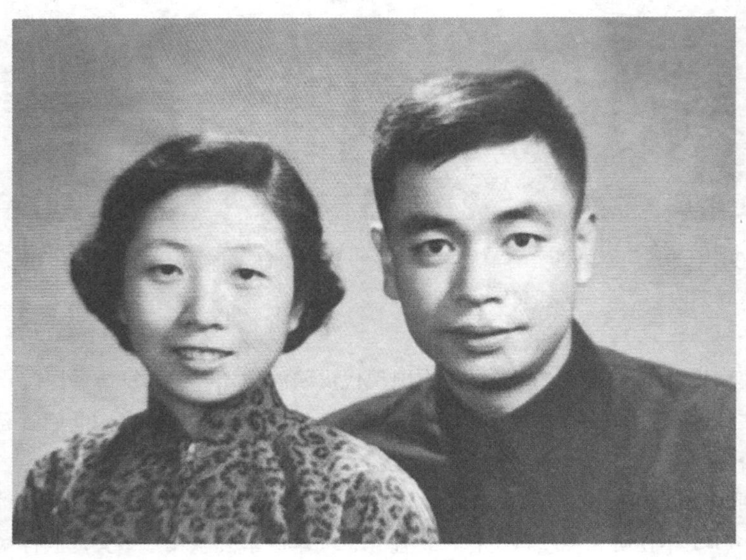

▲周光霁和爱人常世琴

解。那时我们的年龄也都是二十七八岁，1956 年我们就结婚了。

董：*皮肤科刚开始是在大内科里，您参加过内科大查房吗？*

周：内科大查房有张卡通画，上边就有李洪迥大夫，那瘦高个的，画得确实不错。我们来之后没有大查房，直到内科分了好多组，血液组、内分泌组、心血管组等，每次内科各组一道查房还保留着。我们科也有全科大查房，或者每个月查一次，或者主任查房，大夫都参加。我们来的时候，主要的就是临床病理讨论会。

临床病理讨论会我觉得如果有条件应当恢复，临床上一些重要的疑难病例，对提高大家的诊疗技术、增长知识有好处，我参加了好多次，有两次是皮肤科的病人。一次是系统性红斑狼疮，那个病人叫黄济，我当时是实习大夫，在内科管病房，还采用当时世界上普遍应用的凝冻法，第一次做实验看到红斑狼疮细胞，所以临床上一直诊断的是系统性红斑狼疮。但很奇怪，在那个病人的病程中间，有两三次发生肺炎，报告都是有炎症浸润，还有索条状阴影，符合结核诊断，但通过一般治疗或者最多加点抗生素，一两个星期就好了。结果在临床病理讨论会上，病理报告是全身的粟粒性结核。到现在为止我也没想通，红斑狼疮有一个说法就是由于结核引起的，但这个病人就不知道怎么解释，内科医生的意见，一致认为是系统性红斑狼疮，病理科医生的意见，都认为是粟粒性结核，结果两边吵了一下午。而且这个病人的妹妹黄洁后来也得了系统性红斑狼疮，也到我们医院治疗，说明系统性红斑狼疮有遗传因素。

另一个病人，主要症状是两个眼睛凸出来，还有其他一些全身症状。我们很长时间没诊断，都怀疑他是各种感染，因为他是西北来的，看来是个肉芽肿的病变，很像感染，到最后张孝骞大夫看了，他提出来叫韦格纳肉芽肿①。他一提到那个诊断，我们再查书，确实症状是相符，那时认为韦格纳肉芽肿是一个肉芽肿性的血管炎，当时血管炎正是世界上很热门的一个话题，那个病人死亡以后也做了病理讨论。

还有个病人脖子上有一个肿块，病理报告是肉芽肿，后来脑里面也有病变，原以为是脑瘤，结果开刀以后，病理报告也是肉芽肿，最后肺里面都有了，这下我们联系到文献上，就是叫淋巴瘤样肉芽肿病。这个病人在我们科诊断之后，经过激素治疗还缓解了，我们还在学会写了报告。

这些病人的印象挺深，我到现在还记得。临床病理讨论这种大的会诊，是基础学科和临床学科互相联系的一个途径，整个来讲，对病人也好，对医学研究也有好处。

调任皮研所：投身梅毒麻风事业

董：有一段时间您去了皮肤病研究所工作，请您谈谈这段经历。

周：协和 1958 年转归地方了，我们也转业了，当时的协和是进修学院，而卫生部又成立了皮研所②，目的是为了控制和消灭梅毒和麻风，这次方向上的调整，就把我们调到皮研所，这是很必要的。协和皮肤科还有会诊需要，留王定邦一个人在协和，其他人全部到了皮研所。去了之后，皮研所对我们很重视，李洪迥大夫成为副所长，曹松年大夫还是管实验室。

---

① 这是新中国确诊的第一例 Wegener's 肉芽肿。

② 1954 年创建于北京，原名中央皮肤性病研究所，1957 年合并更名为中国医学科学院皮肤病研究所，1984 年迁南京现址，是中国最早成立的从事皮肤病基础、临床、防治研究的国家级专业机构。

皮研所分成两部分，一个叫防研组，做防治研究，就是专门管消灭和控制梅毒和麻风，这是主要的；另一个叫医研组，做医疗研究，就是管皮研所在北京的皮肤病门诊和病房的医疗。我去的第一年，就分配我管医研组里的病房，有 40 来张病床，大夫是临时凑的，我就主要整顿病房。其他多数同志，除两位教授以外都到防研组，下到基层去消灭麻风和梅毒。

那正是在消灭梅毒的后期，就又给我加了个任务，搞晚期梅毒的治疗。因为梅毒已经快消灭了，留下来的都是些晚期梅毒，我们就考虑搞脊髓痨，即神经梅毒的一种，考虑用中医的办法，和中医科学院联系，当时他们选派中医理论最好的秦伯未大夫，他也是卫生部的顾问，和我们一道搞。找了两三个脊髓痨病人，经秦大夫等中医同行诊断分析，都认为本病属于阴虚，建议用刘河间的地黄饮子汤随症加减治疗，一周后

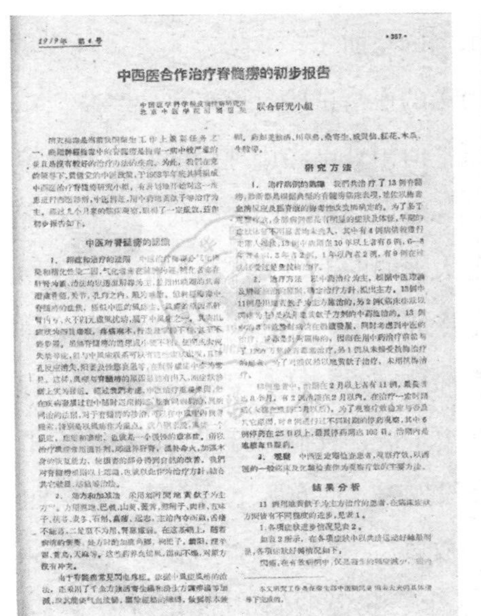

中西医合作治疗脊髓痨的初步报告

联合研究小組

研究方法

中医对脊髓痨的認識

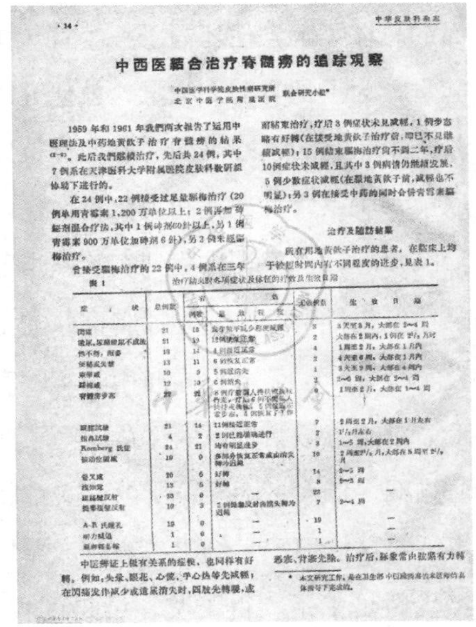

中华皮肤科杂志

中西医結合治疗脊髓痨的追踪观察

联合研究小組*

1959 年和 1961 年我們两次报告了运用中医理法及中药地黄飲子治疗脊髓痨的結果[1-2]。此后我們繼續治疗，先后共 24 例，其中 7 例系在天津医科大学附属医院皮肤科教研組协助下进行的。

在 24 例中，22 例接受过足量驅梅治疗（20 例单用青霉素 1,200 万单位以上；2 例再加砷铋剂混合疗法，其中 1 例砷剂60針以上，另 1 例青霉素 900 万单位加砷剂 6 針），另 3 例未經驅梅治疗。

曾接受驅梅治疗的 22 例中，4 例系在三年前結束治疗，疗后 3 例症状未見减輕，1 例步态略有好轉（在接受地黄飲子治疗前，即已不見継續減輕）；15 例結束驅梅治疗尚不到二年，疗后 10例症状未减輕，且其中 3 例病情仍继續发展，5 例少数症状减輕（在服地黄飲子前，减輕也不明显）；另 3 例在接受中药的同时合併青霉素驅梅治疗。

治疗及隨訪結果

所有用地黄飲子治疗的患者，在临床上均于較短时間内有不同程度的进步，見表 1。

表 1

▲研究小组在《中华皮肤科杂志》上发表中西医结合治疗脊髓痨的文章

复诊。一治疗几个病人就觉得症状明显好转，于是我们扩大治疗病人范围。后来病人不够，还联系天津总医院给我们找病人，每个星期我陪秦大夫到天津去治疗，当天来回。我们一共治疗了四十来例，症状确实有明显好转，而且很快就好转。但这都是病人主观描述，没有确切的客观指标。那个地黄饮子汤的方子是十几味药，最后就降到两味，怀疑里边有一味叫黑附片的中药含有乌头碱，对神经有刺激作用。梅毒感染引起的脊髓痨是脊髓后根的炎症，造成神经纤维毁坏，但还可能有一些残余的神经纤维，经过乌头碱的刺激使症状好转。我们总结了文章，曹松年大夫被当时的苏联皮肤病研究所请去参会，还把文章带到会上去报告了。

董：*协和在消灭梅毒方面做了哪些工作？*

周：在协和的时候，消灭梅毒我们也做了一些工作。李洪迥大夫写了一本《梅毒学》，那个书还是不错的，从那本书上对梅毒有个比较全面的总体了解，他还写了一个宣传梅毒的小册子。曹松年大夫一直管实验室，为了配合消灭梅毒，就研究梅毒的血清试验，原来是康—华氏试验，用粗制的、心脏的类脂质做抗原，但国外已经用纯粹的心拟脂做抗原了，所以曹大夫就和生化科协作，一道做心拟脂的提取研究。我升主治医师后，科里安排我到实验室当曹大夫的助手，就参与这个研究。结果在生化科帮助下，心拟脂抗原的工作成功了，我们是按照美国性病研究实验室，也是全世界通用的实验室标准做的，材料很齐备。曹大夫写了篇自制心拟脂抗原的文章，写了四十多页，投稿被打回来，说太多了要删减，曹大夫不干，所以这文章就没发表，而实际上后面消灭梅毒也不需要这抗原了。结果一直到改革开放以后，武汉病毒所在 20 世纪 80 年代做出来了，得了奖，结果到我手上，我说我们 1958 年就做成了，可惜连篇文章都没有。

董：协和皮肤科实验室还有哪些重要工作？

周：临床真菌是较大综合医院不可少的专业，一般都由皮肤科负责，当时我们办了一个高级临床真菌训练班，由曹松年大夫主办。那个真菌训练班招了十个学员，我和文世骏就做实验辅导。结果不巧，真菌训练班开设不久，曹松年大夫就病了，肺部感染。幸好他准备工作安排得很细致，所以实验室那部分教学没有问题。讲课也得讲啊，没有办法，李洪迥大夫把我推上台。我那个时候刚升主治大夫，还不到 30 岁，就叫我给高级的学员讲课。我就讲皮肤真菌病，深部真菌病由李洪迥大夫来讲，最后十个学员反映都还比较满意。这个真菌训练班的举办，对我国临床真菌学的发展起到了一定作用。

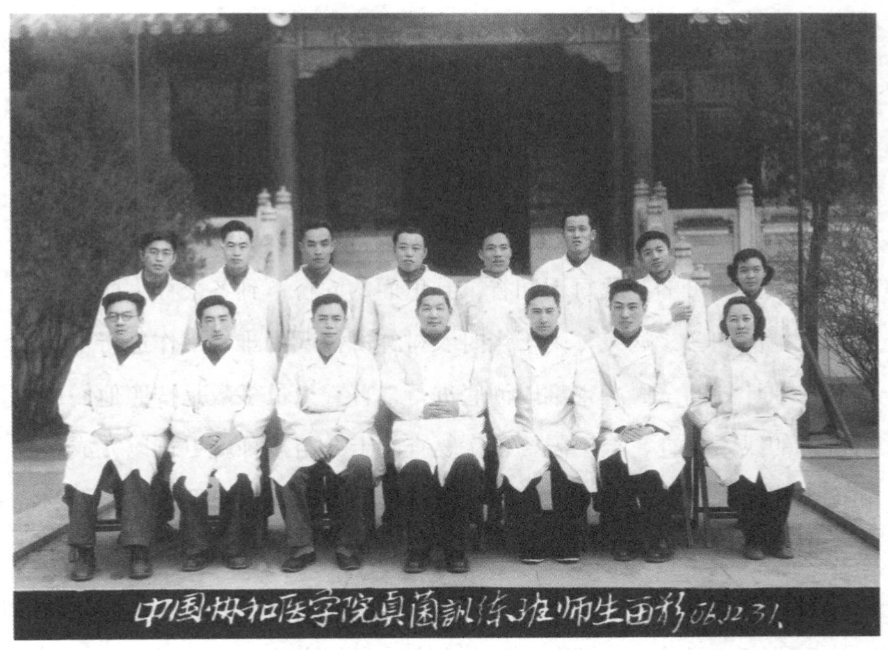

▲1956 年 12 月 31 日，协和真菌训练班师生留影。前排左三为周光霁，左四为李洪迥，左五为文世骏

董：请谈谈您在皮研所时消灭麻风方面的工作。

周：到皮研所以后，我的第二件事情是控制消灭麻风的研究，1960年我被派到广东去搞麻风。首先要在3年内控制麻风不再发展，主要措施第一个就是预防，因为麻风是麻风杆菌传染的，它和结核杆菌差不多，都是抗酸杆菌属的，但传染性不那么强，所以就采取注射卡介苗的办法。第二个是切断传染源，把病人全部查出来，建立麻风村隔离起来治疗，划定土地，病人自己劳动、自己生产。

这个任务我带队，医生护士一共将近10个人，到广东去。这里面只有2个大夫对麻风比较懂一点，我对麻风没有经验，但也不能退，那时还在搞一条龙，从预防、流行病学一直到实验室研究，都要在一个县里面完成，任务相当艰巨。但是这项工作得到了省、地、县各级领导和同行的大力支持，最后决定潮安县为试点。

广东省每个县都有麻防站，从全省调了将近100个有经验的麻风防治干部，先到汕头集中训练，再给他们讲研究计划，之后下到基层公社大队进行普查，查出患者并进行预防接种。大概半年不到，大家就把全县70多万人普查搞完了，发现病人不多，整个发病率千分之三左右，这是被大家认可的。我每天和省、县里面的同行下到各公社大队，去了解普查情况和会诊病人，由于当时农村经济情况困难，工作进行不是很顺利，原计划的全民普查难以彻底进行，普查人员多数是按照他们过去所进行的线索普查，至于需要多次复查的卡介苗接种就更难以完成。我和徐天伟大夫写了一个潮安麻风流行情况的报告，提出了点状流行的特点，提示麻风主要在有麻风病人的村庄流行，一般不会向外较大扩散，传染力较小。新的麻风村建成了，收住了所有新发现的病人，按计划进行治疗研究，但是新村没有电和自来水，进行实验工作有困难。

普查后全组进行了一次总结会，撰写了70多篇论文，虽然质量不太高，但这是大家在艰苦条件下辛勤努力的结果，全部都上报防研组，特别加了评语：大家收益不少，在思想意识上有了较大提高，中国的发展只有在共产党的领导下走社会主义道路才行，农村的改革是重中之重。

对麻风知识有比较全面的了解后，我心里增强了消灭麻风的信心。两年后，麻风治疗的办法有突破性进展，用联合化疗一下就解决了，所以现在麻风基本消灭了。

重返协和：建章立制恢复传统

董：您在去北京医院工作之前是什么样的情况？

周：1962 年要恢复医大，医大教学需要皮肤科，组织上决定调李洪迥、我、文世骏、陈锡唐 4 个人回协和。回来以后，我被医院派到海边一个半岛的农村下放“四清”①一年。“四清”运动之后就是无产阶级大革命了，当时在协和工作很难开展，北京医院想要人，叫我过去，我就同意了。

董：您从北京医院又是怎样回到协和的？

周：我在北京医院有七八年的时间，负责皮肤科工作，普通门诊病人很少，这期间我看了不少书，也写了些文章。后来为什么回来？当时北京医院要修门诊楼，整个老门诊楼要拆，这一下皮肤科基本没有病

① “四清”运动：即社会主义教育运动。1963 年至 1966 年 5 月在部分农村和少数城市工矿企业、学校等单位开展的一次清政治、清经济、清组织、清思想的运动。“四清”，在农村中最初是“清账目、清仓库、清财物、清工分”，在城市中最初是“五反”——反贪污盗窃、反投机倒把、反铺张浪费、反分散主义、反官僚主义，后统一为清政治、清经济、清组织、清思想。

人了，起码得好几年，我说这一修，我就该退休了，心里还是想多做点事。吴蔚然大夫是名誉院长，我就把情况跟他讲了，谈了两三次，他同意了。当时还有一个情况，就是李洪迥大夫退休了，陈锡唐大夫到中日友好医院了，协和缺人，这么回协和的。我在北京医院的时候，和南城的好几个医院一起做了疑难病会诊，每次他们都叫我来负责，搞得还不错，所以我觉得自己还有点儿余热，想回协和来。

董：您再次回到协和后又开展了哪些工作？

周：回到协和以后，我当主任那几年，把查房、疑难病例讨论会这些过去的制度恢复了，大家还是比较满意的，再就是希望培养一些干部，完成一些在北京医院因为病人少搞不上去的题目，比方关于皮肤淋巴瘤的一些问题。

再就是皮肤科好多重的病，比方结缔组织病，现在认为是免疫病

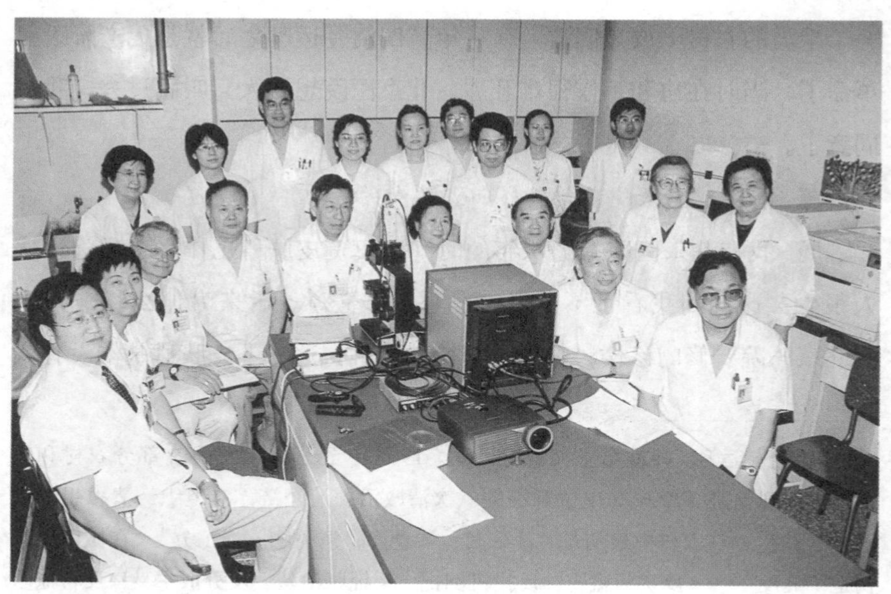

▲协和皮肤科在进行病例讨论，前排右二为周光霁

了，那一类的病我们科一直比较重视，诊断、治疗也有一些经验。拿皮肌炎来讲，皮肤科的作用还是很大的，因为皮肌炎就是皮肤和肌肉的症状，可是一些病人就只有皮肤症状，肌肉没有症状，我看到有一个病人12年了没有肌肉症状，我们怀疑之后，最后又从肌酶谱上诊断的。

我还有一个想法，协和皮肤科里所谓痒疹和湿疹是最常见的病，差不多占三分之一，我就想把科里年轻人组织起来，分门别类地把这类病的病因进一步探讨，能提高业务，促进学科进步，也给科里培养点干部。后来我选了一个人叫王柠，她到日本最好的一个医学院学习，结果因为心脏病去世了。我心里为这个事也不太好受，至少我是鼓励她去的，想让她在那里多学一点，回来能够把皮炎湿疹搞起来。

谈到论文，我总结了天疱疮的问题，当时整个皮肤学界很推崇美国Lever推行的超大剂量激素治疗严重的进行性寻常型天疱疮，可治疗过程中激素反应的死亡率高达12%，而我国的天疱疮不是那么严重，我觉得用高剂量不合适。我国主要是轻型的红斑型天疱疮，天疱疮病人的基本问题是表皮细胞的离解，我认为天疱疮是个全层离解，离解的深度是判断病情轻重的一个重要指标，不能完全机械地说红斑型天疱疮就是表皮的两三层离解，从这点出发，我就通过做了病理的病人总结对离解的看法、对病情轻重的判断以及治疗的运用。结论是我国天疱疮的激素治疗剂量以每日40—80毫克为宜，不宜超过100毫克。

董：您有没有参加医疗队或者支边的经历？

周：我1974年参加了医科院的医疗队，主要是为原子弹试验。因为罗布泊试验①在敦煌西边，怕下风向受到影响，所以周总理就派医疗

① 1964年10月16日，我国第一颗原子弹在罗布泊成功爆炸。1967年6月17日，我国第一颗氢弹在罗布泊成功爆炸。

队到河西走廊，我们去了好几次，我去了一年。这一年不单是在敦煌，我还到了当金山一带，那已经是荒漠区了，在阿克塞哈萨克族自治县待了 3 个月。医疗队的日常工作就在农村里看病，住到卫生院，每天早上吃完饭就下生产队，挨家挨户访问，在外面吃一顿饭，晚上回来；另外就是培养赤脚医生，给他们上课。我在酒泉还会诊了第二例 Wegener's 肉芽肿。

中央派的医疗队去了很多人，不单是我们医院，还有北京医院，朱预是整个医疗队的队长。我那老伴常世琴，原来我不知道她在哪里工作，她下来检查的时候知道我在敦煌，来见到我，我才知道她也在那儿，就是为这原子弹试验去的。去之前她也不讲，她在苏联专门学放射病，后来联想起来，每年空爆的时候她都去了，不过就那次现场碰到了。

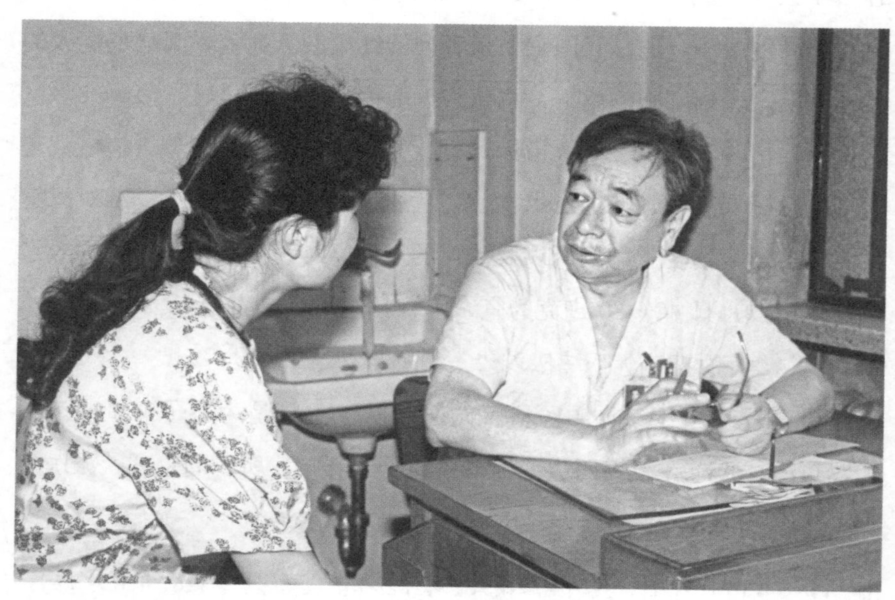

▲周光霁参加抗洪救灾义诊

另外我也去了好多地方，为了研究心拟脂抗原收集标本，到内蒙古待了两三个月。

从医感悟：一切来自病人，一切为了病人

董：*您怎么看待临床和科研之间的关系？*

周：我觉得临床的研究，主要从临床中间来。看病是我们主要的实践，研究是为了解决问题，问题是从临床中间来的，而解决的办法、研究的结果也要应用到临床，所以我觉得临床研究工作，临床是关键，多看病是最主要的，要从病人中间来。假如做实验工作，那实践的实验室方法是从实验室中来，当然文献也是从实践当中来的，所以一些研究工作创新，都要从实践中间发现问题、提出问题、进行研究，然后再回到

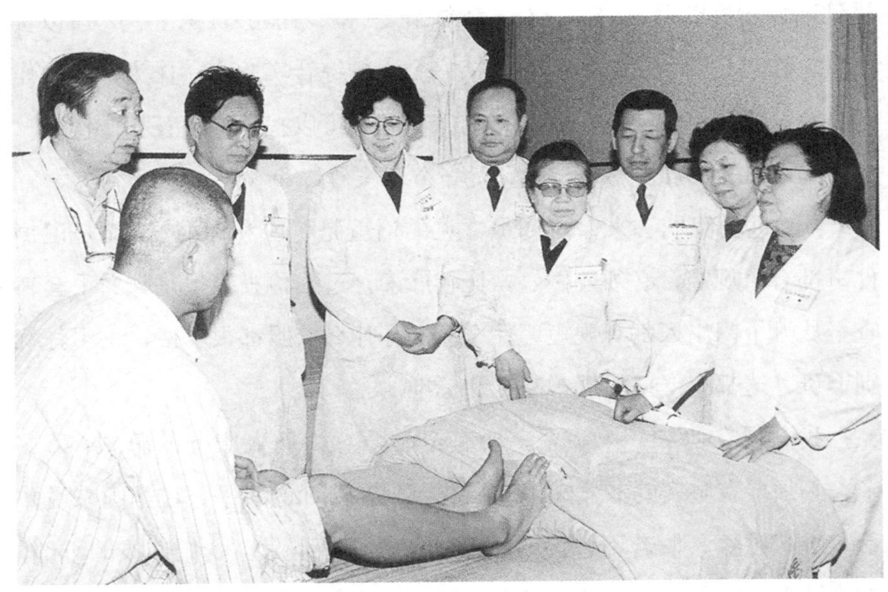

▲皮肤科查房，左起：周光霁、袁兆庄、王家璧、张保如、王洪琛、俞宝田、李世泰、苑勰

实践，我觉得是这么个过程，所以我是相当注重临床的。而协和也主要就是重视临床，所以我在改革开放后到协和来，就把原来有用的制度建立起来。

董：您在工作中肯定会跟其他科室联系，您怎么看待多个学科间的合作？

周：皮肤科差不多和每科都有关系，因为人体是一个整体，皮肤科的各种病因，感染、肿瘤等，哪一科的其他病也不外乎这几种病因，皮肤还有一个优点，是一个最好的研究部位，容易观察，所以皮肤科的疾病，其他科也有相应的病，多科协作是必然的。

我们和基础组的关系也比较好，比方病理科，皮肤的病理不好诊断，多半都是炎症，需要结合临床，我们有问题也经常请教他们，所以和病理科的协作就比较强。现在已经到分子生物学水平了，研究工作从粗到细，才可以再归纳，只有了解细节之后，才能够认识全貌，所以实验室工作还是需要好好搞。医院搞一个大的综合实验室，作为一个协作的平台，就可以解决这个问题，临床有问题可以找他们，互相协作。

董：在您看来，怎么样才算是一个合格的协和人？

周：过去我们一来，协和最常见的话就是“协和标准”，就是说每件事都有个规定，必须要做好，比较严谨。过去检查卫生是戴白手套来查，从哪个门出入都有规矩，什么级别穿什么衣服都很严格，吃了蒜就别上班，这都有严格的规章制度和标准。

我觉得在协和，第一个，要有全心全意为病人服务的思想；第二个，必须要有坚实的专业知识和技能。现在协和的水平，在全国来说并不是唯我独尊，假若不警惕的话，就慢慢要落下来。我们选拔的干部，不能是为了名和利，而是对病人要当成自己家人那样考虑，确实真心为病人服务，而且得确实有真才实学，这才能维持协和的发展，达到协和

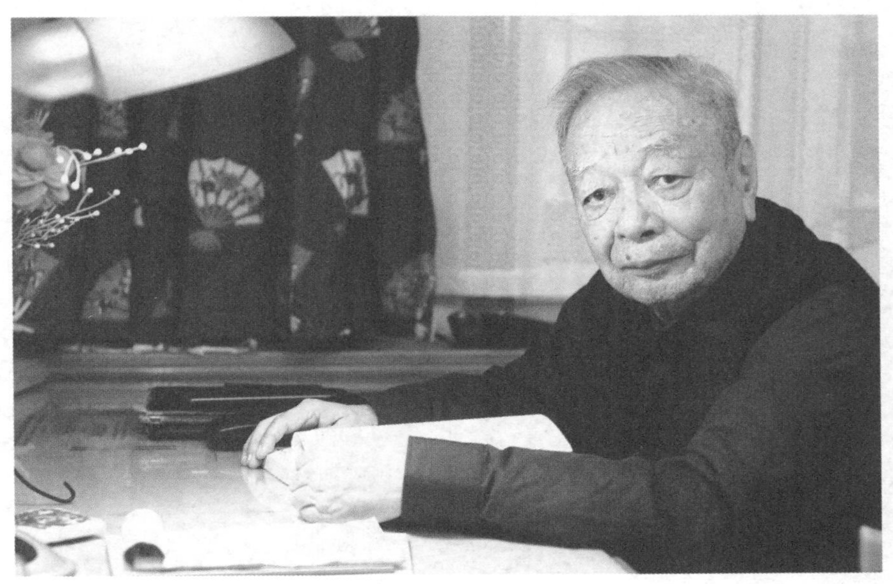

▲2021 年 3 月，周光霁在家中

人真正要达到的那个标准。

董：您对协和未来的发展有哪些期待和寄语？

周：我当然希望协和很好发展下去，协和的基础是不错的，在今天我们国家蓬勃发展的条件下，协和完全有可能发展得很好，前途无量，但是要把握住，不要靠吃老本儿，不要躺到过去的名声上。今后，生命科学、医学肯定要大发展，协和就要趁此机会，沿着那个基础赶上。现在协和的皮肤科，培养人才是最紧要的，要有这样的人，专心干好这行，而且各方面有一定的条件，这种人能够培养起来的话，对科室的发展有益。

（本文内容节选自周光霁教授 3 次访谈记录，文中部分图片由周光霁提供。）

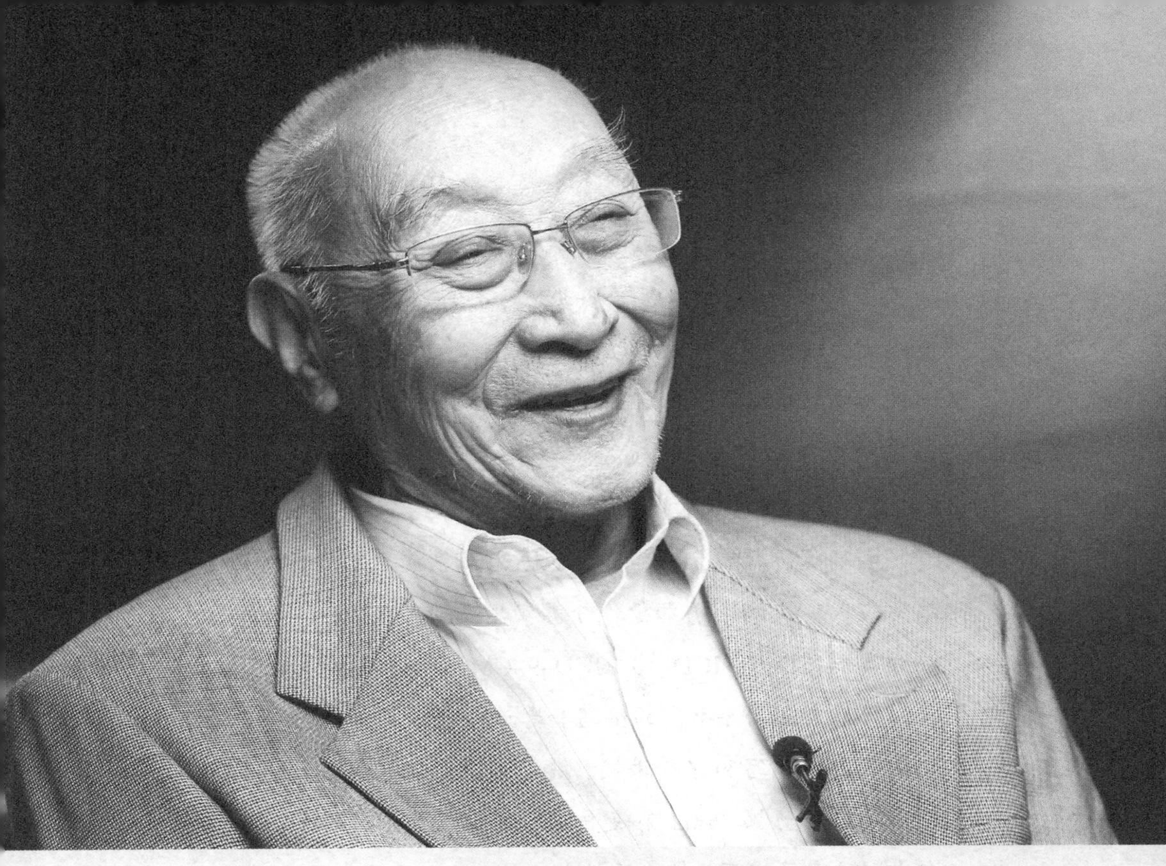

马家润

严谨求精，做中国病案管理的守业者

马家润（1930 年 9 月 18 日—2022 年 12 月 26 日），出生于北京，著名病案管理专家。1950 年 1 月进入北京协和医院家政科工作，1950 年 4 月转入病案科，1952 年 9 月调入北京协和医院工会职工业余学校任文化教员，1954 年 1 月调回病案科，1979—1991 年任北京协和医院病案科副主任。

曾任国际病案组织联合会联系会员，中华医院管理学会（现中国医院协会）、中华医学会北京分会理事，中华医学会北京分会病案管理学组第一、二届组长，第三、四届名誉组长，1988 年当选为中华医学会医院管理学会病案管理学组副组长，后担任中国医院协会病案专业委员会第二、三届副主任委员。2000 年任《中国病案》杂志副主编。

主编《协和瑰宝病案芳华：协和百年病案发展回眸》，参与编写《医院疾病及手术操作分类实用手册》，参与编译《国际疾病分类》ICD–9、ICD–10、ICD–9–CM–3，曾参加《病案信息技术》资格考试指导书籍的编写和考试命题，参与全国病案管理培训班的讲义编写和课程讲授。先后发表专业文章 20 篇。1954 年荣立“三等功”，2002 年获中华医院管理学会病案管理专业委员会中国病案管理事业终身贡献奖。

马家润老主任访谈视频

口述：马家润
采访：王　璐
时间：2021 年 3 月 30 日，4 月 6 日
地点：北京 · 马家润老主任家中
整理：王　璐

初入协和　结缘病案

王璐（以下简称“王”）：请谈谈您的成长经历。

马家润（以下简称“马”）：我叫马家润，1930 年 9 月 18 日出生在北京。我父亲比较重视文化，我 6 岁时就被送到一个私塾的老师家学《三字经》《百家姓》，打下了一些基础，7 岁到象鼻子中坑小学[①]，1944 年毕业以后就到了北京市第 27 中学，一直读到高二。1948 年，因为家里经济不好，哥哥还要上学，我就辍学了。当时正好北京协和医院复院，要招人，我父亲有一个朋友跟协和医院联系比较多，看我在家没事

① 象鼻子中坑小学，位于建国门内大街原春雨胡同内，后改名为春雨胡同小学，因建国门内大街改造而拆除。

做，就给我报了名，但当时也不知道到医院要做什么。1949 年经过查体后，协和就通知我 1950 年 1 月 2 日到家政科上班，做清洁工。

王：您到协和之后，工作情况是什么样的？

马：当时家政科从工作到生活管理都是非常严格的。在协和工作不能吃带有异味的东西，比如蒜，不然会影响病人；走路不能穿硬底鞋，不然走路的声音会影响病房的安静；不能大声喧哗，不然影响整个医院的环境。

当时工作人员分成七级，最高是一级。像我们病案科老主任王贤星①大概是四级，一般初级事务人员是六级，清洁工是七级，所以我做清洁工和早期在病案科工作时都算是七级工人。临床是另外一套体系，分为教授、襄教授、副教授等。

王：您后来是怎么到病案科工作的？

马：我做清洁工时，在门诊病案科看到一排排病案架子，很好奇怎么能一下从这么多架子里把病案找出来，病案科的同志就给我介绍病案管理的情况。听说王贤星主任比较仁慈，员工犯一些小问题他基本是批评教育，不像有的领导直接就把犯错员工开除了，我觉得这个人还挺好的。1950 年 3 月，病案科要招收一名病案管理人员，我就报名了。当时有 9 个清洁工应聘，有的年纪比我大两三岁，有的跟我同岁。考试时副院长监考，王贤星主任也在那儿监考。

先是笔试，考时事、英文单词等，因为我离开学校时间不长，有些英文单词还能记住。笔试后就是口试，副院长、王贤星主任等大概四五个人在那儿，挺严肃的，我们都是单独进去口试。轮到我时，是老主

① 王贤星（1894—1989 年），湖南临武人，1919 年到北京协和医学院宗教部工作。1921 年北京协和医院建成后，被分配到医院组建病案科。1923—1977 年担任病案科主任。

任提问，他是湖南人，他说话我听不大清。记得考一个“龙”的拼音，我听不清，我很仔细地问他，您说的是光荣的“荣”，还是大龙的“龙”，他告诉我是大龙的“龙”，我给他拼成“龙”是“long”、“荣”是“rong”。后来我就到了病案科做病案管理的工人，负责找病案、送病案这些工作。我想，为什么把我给录用了，可能是我比较认真？但我一直没问过老主任。

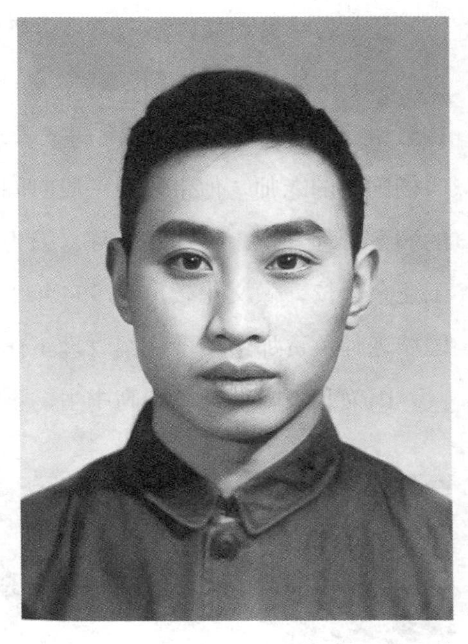

▲青年时期的马家润

王：1951 年中央人民政府接管协和前后，有什么让您印象深刻的转变？

马：我是 1950 年 1 月 2 日到协和医院工作的，当时协和是美国人管理，1951 年 1 月中央人民政府接管了协和。接管前后这个阶段变化还不是太大，但从我们每个工作人员来讲，原来在协和稍有一些不规范的行为就有可能被开除，但政府接管后在当时相当于拿到“铁饭碗”了，大家心情都比较愉快，就更愿意努力完成自己的工作任务。

1951 年前后，医院的很多高级知识分子纷纷加入了中国共产党，包括后来担任我们世界卫生组织疾病分类合作中心主任的冯传宜副院长①。

① 冯传宜（1918—2009 年），广东番禺人，著名神经外科学专家，曾任北京协和医院副院长、外科学系副主任、外宾医疗科主任、外事办公室主任。

王：到病案科后，您是怎么学习病案管理的？

马：我最开始是在门诊病案室，主要负责门诊病案的查找、运送，1951 年下半年我被调到住院病案管理那边做晚班、夜班。当时有一位叫杨国城的老师，他带了我一段时间，给我讲了一些在工作中必须了解的病案管理知识。1952 年 9 月，因为“扫盲”① 需要，我被调到协和职工业余学校，做文化教员。1954 年 1 月，因为解放军总医院开院②，杨国城老师负责那边整个病案管理工作，我又被调回病案科。

因为我当时就是一个高中生，不太了解怎么做统计工作，王贤星主

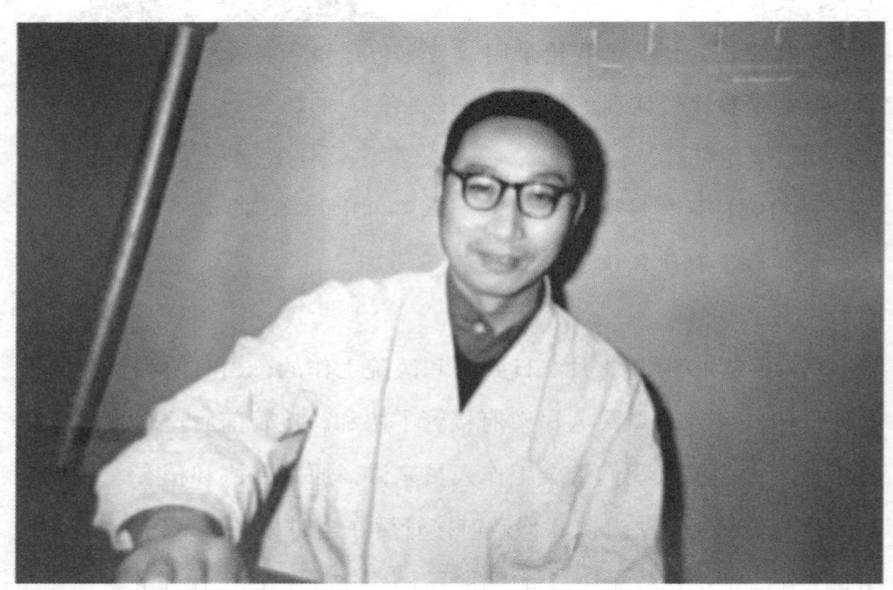

▲在医院工作的马家润

① 即扫除文盲运动，新中国成立初期在不识字或识字极少的成年人中开展的识字教育运动。

② 中国人民解放军总医院（301 医院）创建于 1953 年，是集医疗、教学、科研于一体的大型现代化综合性医院。

任特别好，耐心地教我。他把我带到办公室一点一点解释，鼓励我问问题。只要我问，他就从头到尾讲，问一句能给我讲几百句，讲得非常清楚、详细。

王：您在职工业余学校主要都做哪些工作？

马：1952 年 9 月 18 日，医院工会成立的职工业余学校需要文化教员，当时招一个高中生很不容易，干部处处长就让我去。因为我当时是共青团员，听党话，就义无反顾去了，负责高小数学和速成识字教学。对很多人来说，扫盲识字时，要把拼音字母连着念很难。因为我在病案科工作时，姓名索引排列是按罗马拼音顺序的，我对 b、p、m、f 什么的比较熟悉，正好那时候祁建华①创办了速成识字法，我知道可以用汉字发音来代替拼音发音教大家，比如用“八”代替“ㄅㄚ”，一个声母、一个韵母。我就利用在病案科学到的知识，把三十几个国音字母用病案科的废卡片给学生和 4 个辅导老师共约 50 人每人做了一套卡片，帮助他们学习识字，对此我们主讲老师还是挺高兴的。1954 年，在军委卫生部建制时，医院开展立功创模运动，我还因这段时间的工作和王贤星主任一起荣立“三等功”。

深耕病案　见证起伏

王：王贤星主任最早参与了协和病案科的创建，关于他，有没有让您记忆犹新的故事？

马：北京协和医院 1921 年 7 月 1 日正式开始接收门诊病人，但

① 祁建华，1921 年 7 月生于河南省郏县。曾任解放军第五兵团军文化教员。1952 年在部队创造“速成识字法”。

1921年1月26日，医院部分病房已经修建好并开始接收住院病人了，第一个住院病人是一个外国人，协和医院的病案管理也就此开始。在此之前，北京施医院①也有一些病案，但没有人专门管理，王贤星主任就把北京施医院和协和医学堂的病案全都收集来进行了整理，建立了姓名索引、编号，装订成册，保存了起来。20世纪80年代还有一个北京施医院的老病人来看病，我们还帮着把他的老病案给找出来了，那个病人当时特别高兴，充分说明保存这些病案是有作用的。

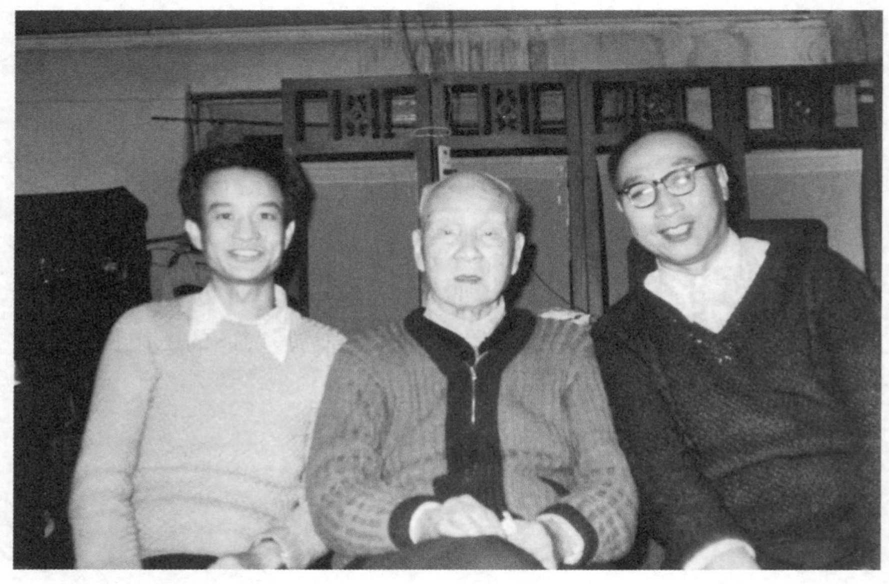

▲病案科3位前辈合影，左起：刘爱民、王贤星、马家润

① 1861年9月，英国伦敦会传教士兼外科医师雒魏林（William Lockhart）在北京英国公使馆租了部分房屋开始行医传教。1886年同为伦敦会的医学传教士德贞（John Dudgeon）接替雒魏林，并于次年因英国公使馆收回房产而将诊所迁址。德贞购置了东城米市大街的一处寺庙，将其改造为医院，称北京施医院，因其门口有一对旗杆，故又称“双旗杆医院”。这是北京协和医院落户东单的最早一块地产。

1941 年，日本占领了北京协和医院，侵略军中有一个叫松桥堡①的日本人，他碰到了王贤星主任，就告诉王主任说他们要把病案送造纸厂销毁。王主任听了以后非常气愤，不顾自己的安危与松桥堡分辩，“协和这些病案是有用、有价值的东西，你们销毁了会是多大损失，放在那儿对你们有什么影响？”过了一段时间，松桥堡又碰到王主任，说“你的病案我们不销毁了”。这样，所有 1942 年以前的病案才得以完整保存下来。1948 年复院前，医院把病案重新整理了一遍，最后发现只丢了 4 份。

王：请您谈谈协和在病案统计方面的特色？

马：协和建院之初，病案管理和统计是分开的。因为每一位门诊、住院病人的所有就诊相关情况都会记录在病案上，病人来医院、转科或离开医院使用或归还病案都会有登记，所以病案科能准确收集到相关数据，上报的数据也是相对准确的。所以到建院后第 4 年时，病案科就把统计工作完全接管过来了。

从医学科学角度来讲，当时协和认为病人出院不一定意味着这个病人是痊愈了，出院病案上记录的出院转归都是“好转”或“已治”，当时有一个“治愈率”指标是在出院后随诊计入统计分析的，在病案上是没有体现的，所以协和也没有统计。到 1954 年，军委卫生部进行检查，发现北京协和医院没有统计“治愈率”，就在全军通报。1957 年卫生部接管协和，王主任和我到统计处，跟统计处处长谈这个，最后定了个“临床治愈”的概念。所以 1957 年以后，北京协和医院开始统计“临床治愈”这个数据。

王：协和的老教授是怎么看待病案的？

---

① 日本少佐松桥堡，战前曾在协和医学院进修过。

马：张孝骞教授很重视病案信息管理，他要求实习医师首先要从规范病历书写开始锻炼临床技能，从采集病史、拟诊讨论、分析到诊断都有严格的书写规范。池芝盛[①]教授也很重视病历书写，每隔一段时间，他要到病案科把他带的年轻医生的所有本期出院病人的住院病案都找来，一个一个细致分析，规范他们的病历书写。记得有一个姓陈的医生，有一次病历讨论会后，就看到他红着脸走出来了，我就猜到他可能因为病历写得差被批评了。

那时候就有出院病历讨论会，不仅帮助年轻医生规范病历书写，更是一次临床教学。比如吴蔚然教授是每个月或每半个月把这一段时间出

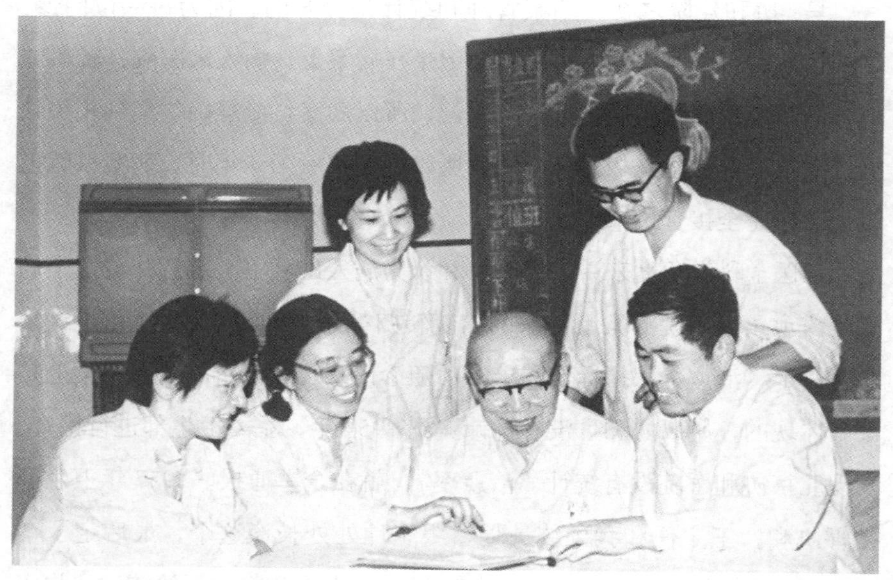

▲张孝骞（前排右二）与学生在一起讨论病历书写

① 池芝盛（1917—2014 年），福建长乐人，著名内分泌学专家，北京协和医院内分泌科教授。曾任北京协和医院内分泌科主任，中华医学会糖尿病学分会首届主任委员。

院病人的住院病历准备好，带着年轻大夫一个一个讨论，每一次讨论会都有十几个来自不同科室的医师来参加讨论。病历全都完整了，主治医师签好字，病案科才能做疾病分类编目和手术操作分类编目。不完整、没有签字的病历我们都要追着负责医师把病历补齐才行。

王：协和医院经历了几次更名，每次更名的时候需要修改病历表头吗？

马：军委接管后，我们有一系列更名，但病历表头基本就是“中国协和医学院附属医院”“北京协和医学院附属医院”。1957 年医院更名为中国医学科学院北京协和医院，但为了病案管理的一贯性，我们病历表头没有加“中国医学科学院”，一直是北京协和医院。“文化大革命”时协和医院改称“反帝医院”，我们病历的表头也改成了“反帝医院”。1972 年尼克松访华，在 1972 年的 1 月 1 日，经周恩来总理指示，医院改名为“首都医院”，我们在元旦就加急把病历表头的“反帝医院”改成了“首都医院”。

王：除了战争时期，协和病案保存还遇到过哪些波折？

马：协和病案保存到今天并非一帆风顺。20 世纪 60 年代初，三年自然灾害，国家物资匮乏，医院一位副院长想把病案送造纸厂造纸。协和在 1922 年就成立了病案委员会，主要是找一些医学专家做委员，负责管理病案规范书写、排列方法等。在王主任带领下，我们找到病案委员会的专家来共同商讨。过了一段时间，董炳琨[①]院长来问老主任说，“我就问你一句话，病案能不能销毁？”老主任斩钉截铁回答：“不能销毁！”董炳琨院长就回他，“你甭管了，我去做工作。”这样才把这些病

① 董炳琨，1923 年出生，河北人，著名医院管理专家，曾任北京协和医院副院长兼党委副书记。

案保存下来，这是一次。

“文化大革命”期间，很多造反派提出“砸烂旧协和”，不止一次提出要把病案销毁，认为那是“封资修”的东西。在一次学习会上，有个清洁工就逼着王主任说，“你那些病案扔在那儿有什么用，占了那么大的地方”。不过，在我们的努力下，也总算勉强把病案保存下来了。

还有一段时间，也是纸张比较缺乏，有人又提出把病案送造纸厂支持国家建设，我就建议老主任到国家档案局去问问，因为病案不是医院的，是国家的，后来这个事也无声无息了。再后来军宣队也提出要销毁病案，我们的徐先超老师说病案要销毁必须有负责人签字，你签一个我销毁一个，结果谁也不敢签字，这样才保存下来。

当时因为病案的事儿我们没少挨骂，但因为了解、知道病案的作用，我们几个老同志冒着“反革命”的名声，也尽可能地保护病案。

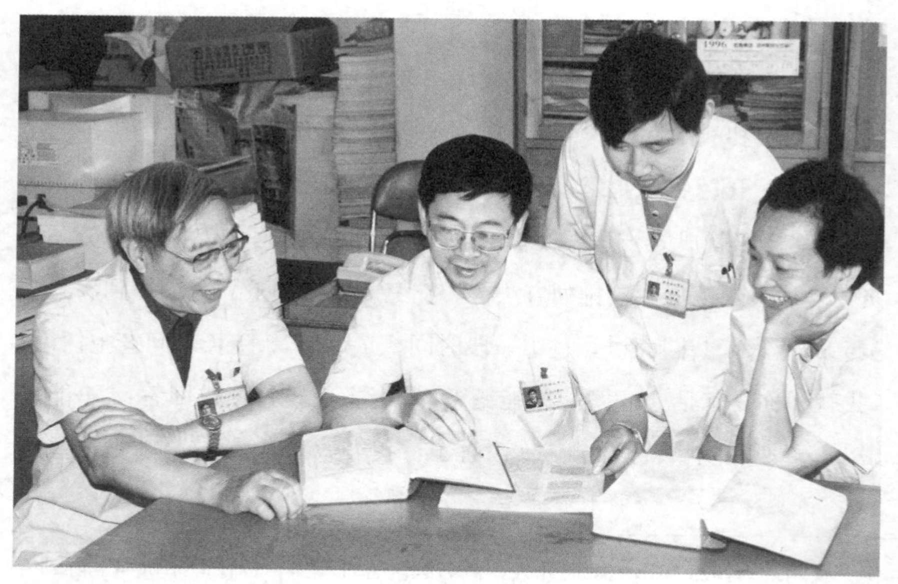

▲马家润（左一）与同事们在一起

改革开放　再迎新生

王：改革开放以后，协和病案管理发生了哪些新变化？

马：改革开放前，很多医院都不太重视病案管理，很多人也不太了解。1981 年，卫生部郭子恒[①]副部长在全国各地考察时发现很多医院都没有病案，所以也根本无从管理。当时卫生部就准备召开全国的病案管理学术会议。作为筹备组工作人员，我参与其中，一起推广病案统计方面的工作。

疾病分类方面，协和的疾病分类是从 1921 年建院起建立的。1927 年，协和编写了《疾病、病理情况和手术、操作名称》来指导临床规范书写疾病和手术名称。到了 1935 年，协和采用了美国医学会《疾病和手术标准名称》进行疾病和手术分类编目。20 世纪六七十年代，美国医学会的版本已经有很多局限了。1979 年开始，我们结合北京协和医院具体的疾病和手术的情况，编了《疾病分类及手术分类名称》[②]，

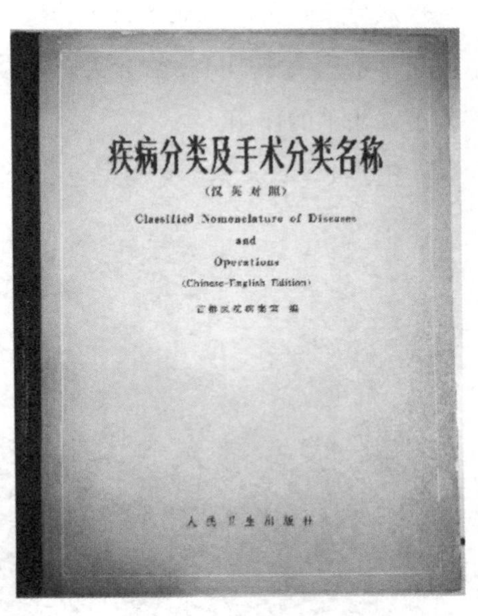

▲1982 年 6 月出版的《疾病分类及手术分类名称》

① 郭子恒（1924—2014 年），河北饶县人，原卫生部副部长。

② 《疾病分类及手术分类名称》经由卫生部计财司统计处向全国推荐使用。

由人民卫生出版社于1982年出版。从1980年开始，世界卫生组织（WHO）先后考察了协和医院、阜外医院、首钢医院等四家医院。当时有个叫佐藤博士的日本医务官来访了解我们医院的疾病分类情况，冯传宜副院长和我接待的。1981年，世界卫生组织要推广国际疾病分类，收集各个国家疾病分类的情况，看中了我们的能力，就通过卫生部把世界卫生组织的疾病分类合作中心确定在了北京协和医院，冯传宜副院长成为疾病分类合作中心的主任。

在卫生部的大力支持下，我们先后翻译了《国际疾病分类（ICD）》第九版、第十版，现在已经到第十一版了。协和医院在国内首先使用国际疾病分类作为医院病案管理的疾病分类编目索引，并向全国推广，所以对于推广使用国际疾病分类，和世界病案管理同步发展，协和医院起到了领头羊的作用。

王：改革开放后，您先后去澳大利亚和美国考察学习，当时国内外

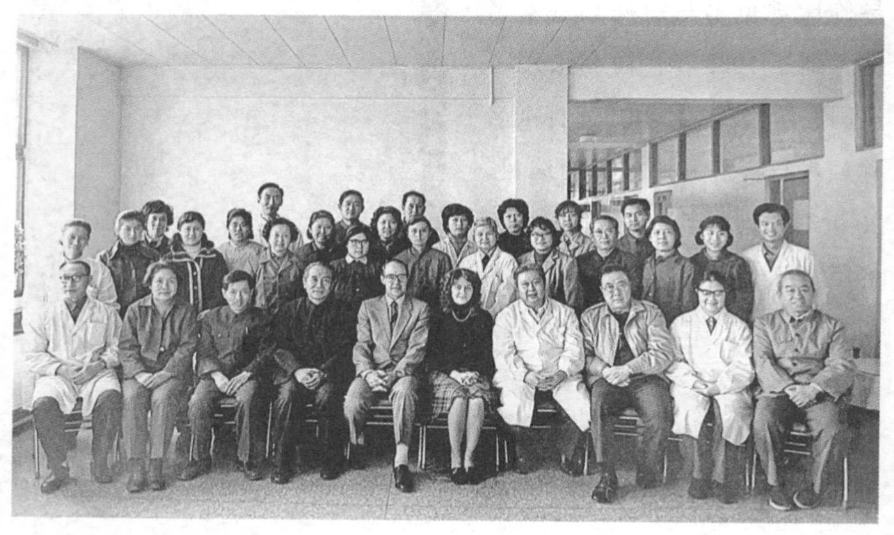

▲1983年3月，国际疾病分类训练班合影。前排左一为马家润，左四为副院长冯传宜，右一为金志英

病案管理有哪些不同？

马：澳大利亚坎伯兰卫生科学学院①的病案管理、护理、解剖、影像、康复理疗等专业，先后和协和建立了联系，病案管理方面就找到我们。1982年，对方来协和考察后，我就跟着去了澳大利亚，了解他们的病案管理工作。

从国家层面讲，我们国家当时还是有很多医院没有病案管理的，但协和的病案管理工作和澳大利亚没太大区别。20世纪30年代北京协和医院的病案管理甚至优于美国，王贤星主任曾想到国外参观考察，当时的院长就说，协和比美国管理要好一些。1984年我到美国考察时，发现有些医院的病案管理方法和我们类似。但美国和澳大利亚有采用

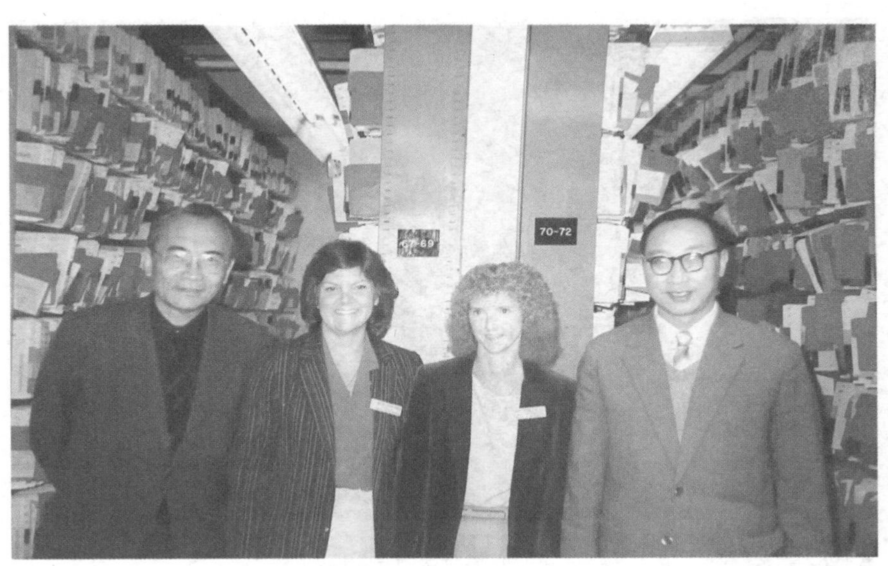

▲1984年6月，马家润（右一）与冯传宜（左一）在美国斯坦福大学医学中心考察

① 澳大利亚坎伯兰卫生科学学院于1973年成立，1989年被政府并入悉尼大学，现为悉尼大学坎伯兰校区（悉尼西区）的卫生科学系。

尾号加上不同颜色的色标病案排列方法，还是比较先进、直观的，不容易出错。因为不同颜色的色标一旦有错很容易被发现。2000年初，刘爱民①主任就借鉴他们的经验，在协和使用了尾号加色标的病案管理方法。

当时国外病案储存量比较大。澳大利亚有一家医院的病案要单独放在其他库房，美国斯坦福大学医学中心②的病案储存量也是相当大的，校园里有个单独的库房，每天上下午有专车来传送病案。

当时我们六七个人在澳大利亚待了半个月，住在坎伯兰卫生科学学院旁边的医院宿舍，吃饭都在医院食堂。1982年，澳大利亚的生活水平还是比我们国家要高一些的，但西餐没有中餐丰富。当时外汇非常紧

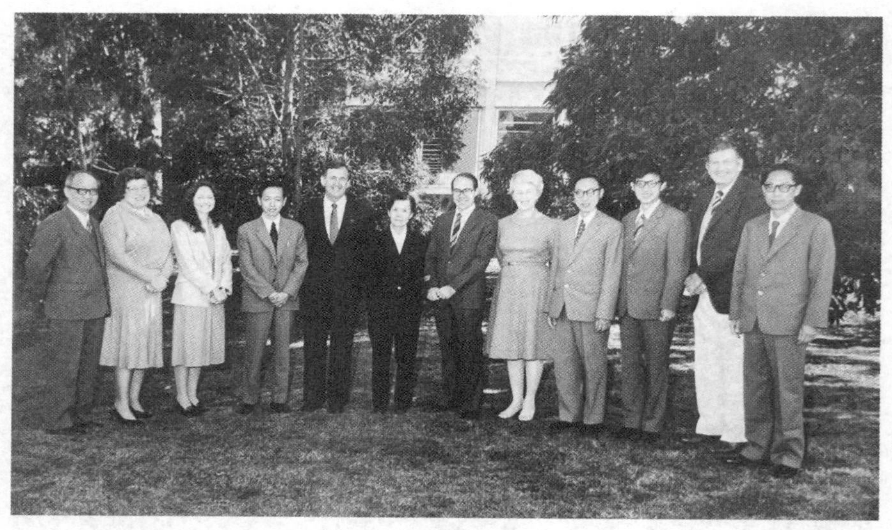

▲1982年，中国医学科学院访问团成员与坎伯兰卫生科学学院院长及有关科系人员合影，右四为马家润

① 刘爱民，1956年生，曾任北京协和医院病案科主任。

② 斯坦福大学医学中心包括斯坦福医院和露西尔帕卡德儿童医院。

张，澳大利亚的东西特别贵，我们几个人在澳大利亚一分钱没花，我回香港买了个手提英文打字机，其他的都没买。

王：您在工作中有没有遇到一些有趣的事情？

马：20 世纪 80 年代左右，我接待过一个在协和出生的美籍华人，他想找他出生时的病案。根据他提供的他父亲的名字，我们怎么查都没找到，后来我要了他父亲的号[①]，才成功把他出生的病案找出来并送到外事处，当时医院照相室还把他的小脚印拍了照片一起送给他。看见出生时的脚印，他特别高兴，说要贴在床上每天看。这位美籍华人后来还写了一封热情洋溢的感谢信，我把这封信一起装订在他的病案里保存起来了。

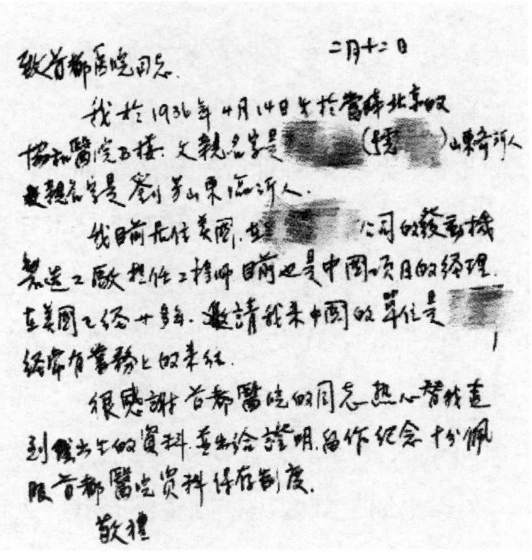

二月十二日

致首都医院同志，

我于1936年4月14日生于当时北京的协和醫院五楼。父親名字是[illegible]（號[illegible]）山東臨沂人，母親名字是劉芳，山東臨沂人。

我目前在住美國，在[illegible]公司的發動機製造工廠担任工程師，目前也是中國項目的经理。在美國已經廿多年。邀請我来中國的單位是[illegible]，經常有業務上的来往。

很感謝首都醫院的同志熱心幫我查到我出生的資料，並出給證明，留作紀念，十分佩服首都醫院資料保存制度。

敬禮

▲美籍华人的感谢信

① 号是中国文人雅士在名、字之外的另一个称呼，多为自称，如苏轼，字子瞻，号东坡居士。

退而未休　心系病案

王：您1991年4月就退休了，但退休后您还参与了《中国病案》杂志的创建工作，请谈谈这段经历。

马：20世纪80年代，国际疾病分类合作中心落户协和后，我们建立了推广使用国际疾病分类的两个协作组，一个是医院的疾病分类协作组，一个是卫生统计的协作组，我和刘爱民负责医院的工作，搞卫生统计的董景五[①]负责推广这些工作，差不多每年都要举办一期或两期培训，举办学术会议。1988年，中华医学会医院管理学会成立病案管理学组，这个学组就是中国医院协会病案专业委员会的前身，这就算有了正式的学术组织。

作为一个学术组织，要有专业教育和专业学术期刊。本着这个思想，1998年，在医院病案科支持下，我开始在北京市崇文区卫生学校病案管理专业的教研室举办病案管理教学教法培训班。有了专业教育之后，还应有期刊，这样才能更好地把信息和专业技术知识传播出去。在这种情况下，中国医院协会病案专业委员会跟上级学会主任委员联系后，我们先用病案信息简报形式发了几期，效果不错。2000年，我们就组织建立《中国病案》杂志[②]，并在卫生部支持下试行了一年。2001年这个期刊开始面向全国发行，头几期是季刊，后来就是月刊了。我当时在崇文卫校，杂志主编是刘爱民，副主编是我。2000年的第一期，

---

① 董景五，1951年10月生于上海，北京协和医院卫生统计学教授。

② 《中国病案》杂志是由国家卫生健康委主管、中国医院协会主办、中国医院协会病案专业委员会承办的专业学术期刊。

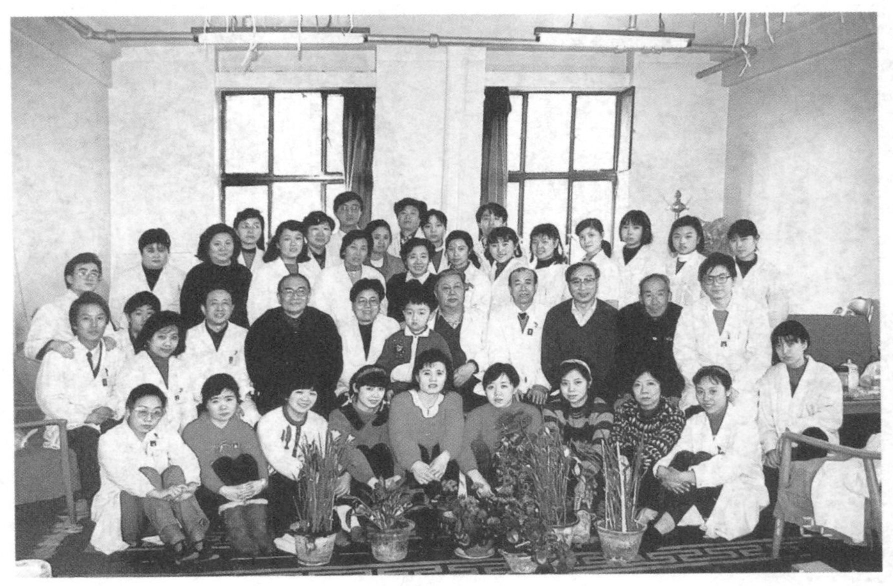

▲1992 年春节，协和病案科带教老师与崇文卫校实习学生合影，二排右三为马家润

我们还请北京协和医院老院长林钧才[①]写了创刊词。期刊从创刊开始就稿源不断，影响力和号召力都非常大。

王：在协和工作了一辈子，“协和”二字对您来说意味着什么？

马：“严谨、求精、勤奋、奉献”要时刻记在头脑里，工作一定要按这 8 字方针执行，特别是病案管理工作，差之毫厘，谬之千里，一个病案号写错了，这个病案就很难再找到。王泉[②]老师说过，“千年的字会说话”，我们是吃号儿头[③]的，所以必须要把病案号弄准确。

有一件事对我影响很大。有一个白血病患者，他的病案我们几次都

---

① 林钧才（1921—2015 年），山东文登人，著名医院管理专家，曾任北京协和医院院长兼党委书记。

② 王泉，北京协和医院病案科资深工作人员，曾负责出院病案的整理、登记等。

③ 老北京话，指吃号码这份饭的意思。

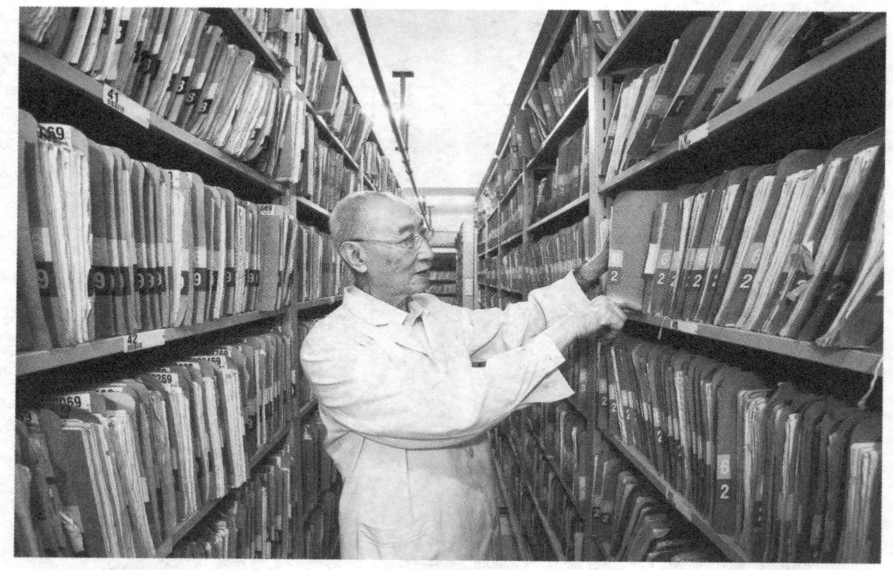

▲马家润在整理病案

没找到，这个病人每个礼拜都要来医院，跟我们也比较熟悉了。有一次他说，他要是有一天离开了，就再也不用麻烦大家了。说得我心里特难受，觉得真是太失职了，后来经过大家共同努力，终于找到了他的病案。但过了不到半年，我们就再没见到这个病人了。我们工作稍微出一点差错，就会影响病人整个就诊和治疗的过程。所以后来在我们的工作程序里，对每一个病案号我们不仅要认真检查和核对，出院病案整理完归档之前，还要重新全部检查一遍，确保病案号准确。

王：协和病案科从创科到如今非常不易，您认为年轻的协和人应如何继续守正创新？

马：创业维艰，守业难。北京协和医院病案管理有比较深厚的基础，我们的老前辈为病案管理工作创造了很多好的管理方法，我们在老前辈基础上传承了优良传统。当下，病案管理为协和医院的发展和建设也作出了一定贡献，希望年轻的协和人能在这个基础上继续努力，再创辉煌，更好地为医院的医疗、教学、科研发展贡献力量，为国家的医学发展作出贡献。

（本文内容节选自马家润老主任2次访谈记录，文中部分图片由马家润提供。）

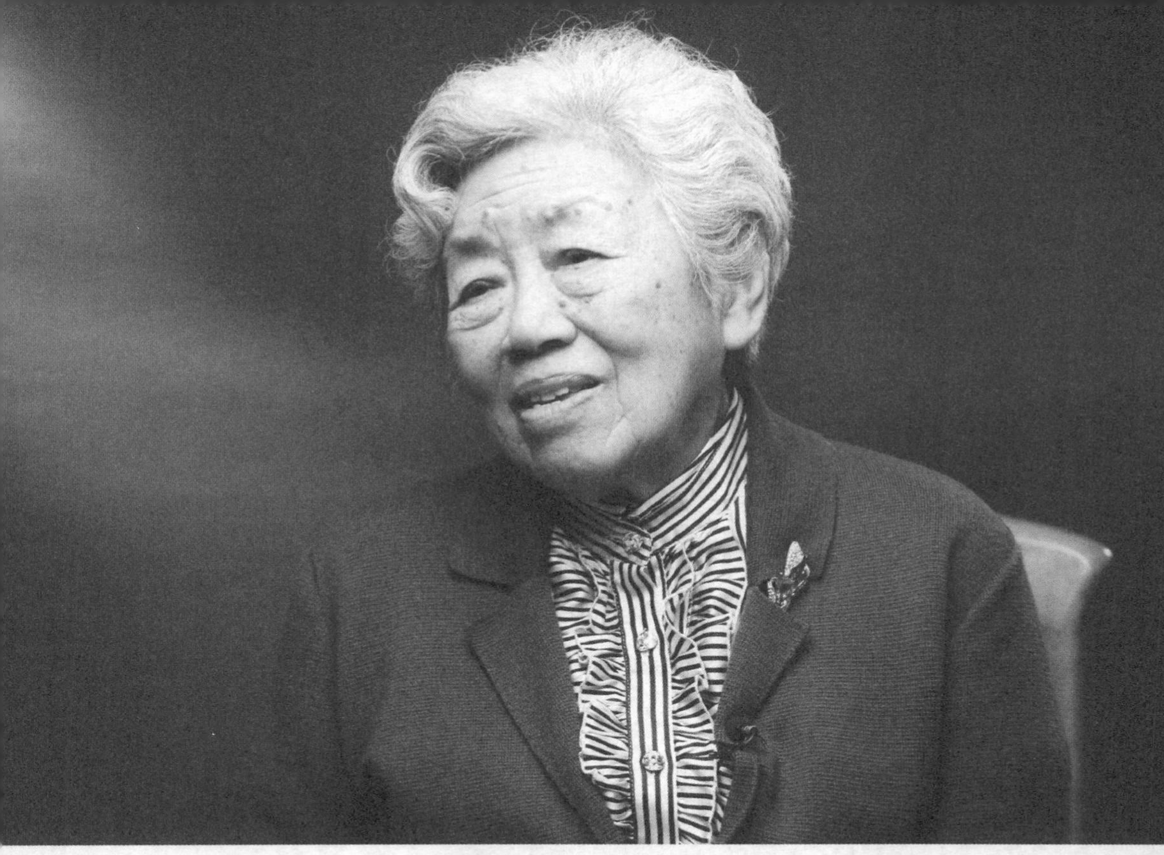

董怡

与中国风湿病学事业一同成长

董怡（1932 年 2 月—2024 年 5 月 11 日），上海人，著名风湿病学专家，北京协和医院风湿免疫科教授。1950 年考入燕京大学家政系，1951 年转入上海第一医学院，1956 年毕业后分配至北京协和医院工作。1979 年，在北京协和医院参与创建了中国第一个风湿免疫学组，后正式成科。1980—1981 年受世界卫生组织派遣赴英国肯尼迪风湿病学研究所访问学习。1993—1997 年任北京协和医院风湿免疫科主任。

董怡从事临床免疫及风湿病的医疗、教学、研究工作数十年，探索多种自身抗体的建立和临床应用，提高了系统性红斑狼疮、类风湿关节炎、干燥综合征等的早期诊断水平，是我国干燥综合征研究的开拓者和倡导者。1992—2000 年任中华医学会风湿病学分会第三、四届主任委员，1996—2000 年任亚洲太平洋地区国际风湿病学学会联盟（APLAR）副主席，1999 年创建北京医学会风湿病学分会并担任第一、二届主任委员。主编专著《干燥综合征》，曾任《中华风湿病学杂志》总编辑、顾问。

1992 年开始享受国务院政府特殊津贴，2006 年获亚洲太平洋地区风湿病学学会联盟终身荣誉奖，2011 年获北京协和医院杰出贡献奖，2015 年获亚洲太平洋地区风湿病学学会联盟大师奖，2017 年在国之名医评选活动中获“国之大者·特别致敬”称号，2019 年获北京医学会风湿病学分会“风湿名医”称号。

董怡教授访谈视频

口述：董　怡

采访：李苑菁

时间：2021 年 4 月 14 日

地点：北京·董怡教授家中

整理：李苑菁

一生的事业从协和起步

李苑菁（以下简称“李”）：请谈谈您的成长经历。

董怡（以下简称“董”）：我是上海人，1932 年 2 月出生。父母给我取名字的时候希望我一生都能很快乐，所以取了“怡”字。

我小时候是在上海度过的，但是抗日战争爆发以后，父母工作有调动，在我 6 岁时，全家搬到了香港。那会儿我还没上学，母亲就把我送到家对面一所天主教的嬷嬷学校念书，他们那儿叫 Convent①。

后来，香港也沦陷了②。我父母觉得不能再在香港待下去，我们又

① 女修会开办的学校。

② 1941 年 12 月 8 日凌晨，在偷袭珍珠港当天，日军入侵香港。12 月 25 日，香港沦陷。

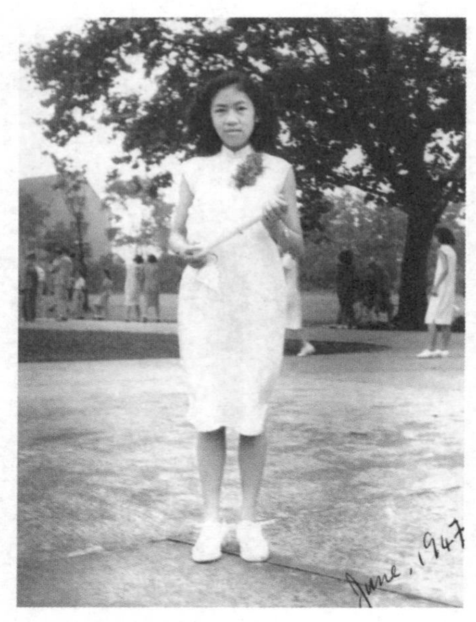

▲1947 年 6 月，董怡初中毕业照

去了重庆。从香港去重庆，这条路是很难走的，日本人老是设卡，走得非常辛苦。我在重庆待了 3 年，大概也就念了两年书，直到 1945 年抗战胜利后，才又回到上海。

回上海后，我在中西女中[①]完成了中学的教育。那是一个教会学校，特点就是很重视英语教育。后来我念的大学是上海第一医学院，学的内科。

我家里虽然没多少钱，但父母还是倾尽所有，让我们兄妹四人都念了书。生活方面就差一点，穿衣穿得将就一些。

李：您从小就想当医生吗？

董：其实我中学毕业的时候也很迷茫，不知道要选择什么样的职业，也没有很大的志向，不像有的人目标很明确，一定要学医。我高考时，一下子考了 3 个大学的 3 个方向，分别是上海交通大学的工商管理，燕京大学的家政，还有圣约翰大学的护理。

我那时候觉得要出去看看世界，就跑到北京来了，念了燕京大学的家政系。但是过了没多久，燕京大学进行院系调整，把各个系合并到其

① 上海中西女中，由美国基督教监理会于 1892 年创办，是近代上海最著名的女子学校，今上海市第三女子中学的前身。

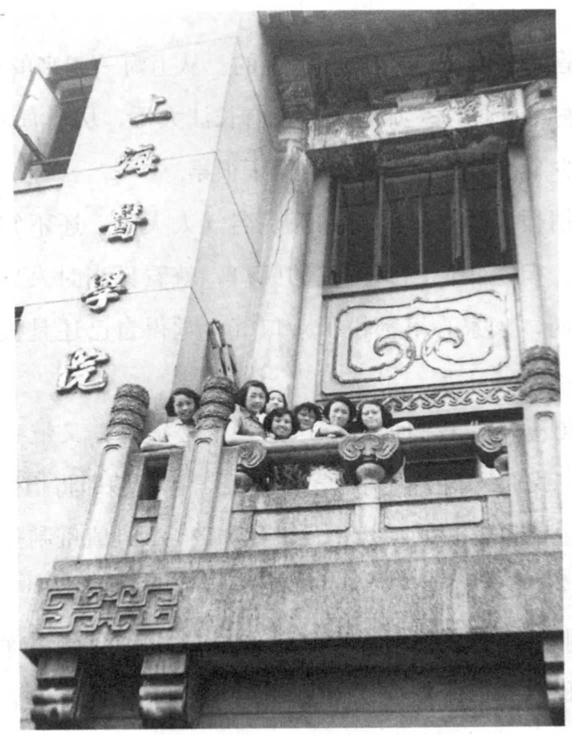

▲董怡（右二）与同学在上海医学院合影

他学校①，我就转到上海医学院②去了。我在燕京待了一年左右，然后到上海医学院，5 年后毕业，被分配到北京协和医院。

我觉得我真正开始思考自己的事业，或者说我心里想要做点什么，有一个明确的奋斗目标，还是从到了协和医院开始的。

李：您被分配到协和工作是哪一年？初到协和适应得怎么样？

① 20 世纪 50 年代初期，在教育改革和全国高校院系调整中，各所大学的家政专业被陆续取消。

② 国立上海医学院于 1952 年更名为上海第一医学院，1985 年更名为上海医科大学，2000 年并入复旦大学，后成为复旦大学上海医学院。

董：我是 1956 年分配到协和医院的。从上海一起来的有纪宝华[①]、王爱霞[②]等好几个同学。那时候还没有长江大桥，从上海到北京坐火车具体要坐多少个小时我记不清了，反正很累。

我们心情很忐忑，因为协和医院名气太大了，还不知道协和接不接受我们呢。但是我们刚到医院的门口，就看见当时人事科的田科长在等着接我们，大家心里都松了一口气，觉得自己还是被重视的，很高兴。

后来，田科长帮我们把行李送到护士楼宿舍，又带我们去内科报到。在那里，我们碰到了内科张孝骞主任。在我们即将担任内科住院医师之前，张主任告诉我们，执行住院医师 24 小时值班制是为了让我们知道病人病情变化的全过程，并且从为病人服务的过程中不断学习。他说："内科是临床医学的基础，要在工作里学习。"这句话深深地印在了我的心上，我也明白了住院医师是一个非常基础但是却十分重要的阶段。我们就这样，开始了住院医师的生活。

李：协和的住院医师培养有什么特点呢？

董：好多人都说，协和的住院医师是"精雕细刻"出来的，要求很严。很多别的医院也愿意把他们的初年大夫送到协和来轮转一两年，感受熏陶，接受培养。

协和的住院医师会被分配到门诊、急诊、病房等不同地方轮转，有专门的教授管我们，我们定期汇报情况。虽然是在不同的岗位上工作，但是我有一个共同的体会：作为住院医师，一方面要掌握医生必要的技

---

① 纪宝华（1932—2023 年），湖北黄梅人，著名心脏内科学专家，北京协和医院心内科教授，董怡的爱人。

② 王爱霞（1932—2023 年），上海人，著名感染病学专家，北京协和医院感染内科教授。

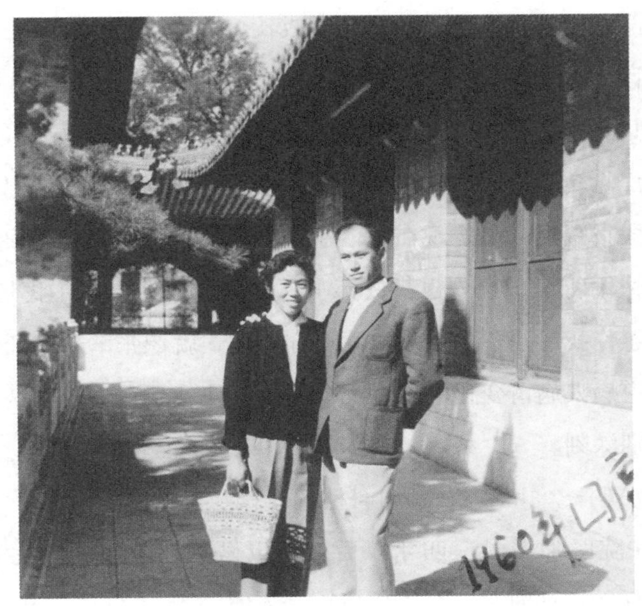

▲1960 年国庆，董怡与爱人纪宝华在协和留影

术，例如仔细询问病史、进行体格检查、分析病情等；另一方面要自己多学习，多动脑筋，不是问完病史、查完体、写个病历就完事了，还得思考怎么进一步为患者诊治、再完善哪些检查，等等。

当然，在学习的过程中，上级大夫也会提供帮助，但更重要的是自己思考。初年的住院大夫需要跟着教授看门诊，我记得我跟过心内科的黄宛①教授出门诊。有一次他看完病人后问我："为什么风湿性心脏病二尖瓣狭窄时是一个隆隆样的杂音，而主动脉瓣闭锁不全的时候又是一个吹风样的杂音？你说说这是为什么。"当时我根本答不出来，被问着了。我只好到图书馆去看书，先认识心脏的结构，再了解心脏血液动力学，才能知道血液经过不正常的地方所发出声音的区别。上级大夫启发

① 黄宛（1918—2010 年），浙江嘉兴人，著名心脏内科学专家。

你，但是学习要自己去想，这样才会成长。

做住院大夫是很辛苦的，以前是24小时值班制，每个礼拜只有一个下午可以休息，不用管病房里的所有事情，我们叫作“PM off”。我在血液病房轮转时，曾经遇见一个病人，因为血小板低而脑出血，那时候治疗手段很匮乏，不像现在可以输血小板。这个病人病得很重，来的时候已经快不行了，家人也都放弃了。正好那一天下午，我是PM off，可我想了想，我还是不要走了，我得守着他，就像张孝骞主任说的，医生需要知道病人病情变化的全过程。所以即使到现在，我对这个病人的印象也特别深刻。

李：您是什么时候担任的内科总住院医师？

董：住院医师做了三四年以后就可以做总住院医师，我大概是在1960年担任的。那时是两个人倒班，一人值一天24小时，第二天休息，换另外一个人值24小时。

总住院医师的工作非常复杂，等主任、主治医师都下班了以后，所有的事情都要你负责，包括业务工作、行政事务等，可以学到很多东西，也为你担任主治医师做了准备。

总住院医师还要负责挑选大查房的病例，如何挑选呢？一是要选有教育意义的，比如说是罕见病，大家需要了解知道。还有呢，要选需要我们反思的，比如在处理过程中遇见了困难，或者处理得不合适的。我记得有一位病人临床表现非常像胃癌，所以别的地方对他进行了胃癌的治疗，后来这个病人在协和去世了，我们通过尸检发现，其实他患的根本不是胃癌。这个病例给了所有人一个教训：没有恶性肿瘤的金标准、证据、病理结果，绝对不能够按照肿瘤治疗！大查房的病例都给我留下了很深刻的印象，够我一辈子想了。

李：经历了这些锻炼后，您去了哪个科室工作？

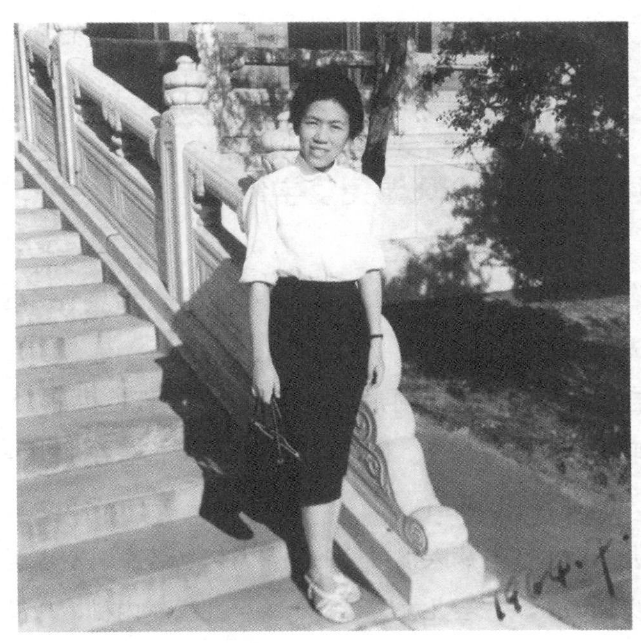

▲1964 年 7 月，董怡在协和

董：我们做完住院医师和一年的总住院医师后，就可以入内科的教研组了。我记得有传染组、呼吸组、心肾组、胃肠组，那时候教研组很少。入组是双方面的，互相选择。我后来去了传染组，在传染组里碰见了李邦琦[①]大夫和张乃峥[②]大夫。

我在协和工作的几十年里，对 3 位教授印象最深刻。一位是张孝骞主任，他的好多教导我到现在都觉得很受用。另一位是李邦琦大夫，他是传染组的组长，和他共事的这些年，我对他的为人处世感受很深。再

① 李邦琦（1915—2008 年），天津人，曾任北京协和医院内科学系副主任、内科传染病专业组组长。

② 张乃峥（1921—2014 年），河南安阳人，中国风湿病学奠基人，曾任北京协和医院内科学系副主任、风湿免疫科首任主任。

一位是张乃峥教授，我从改革开放以后就一直跟着他工作，差不多有20年。

参与创建中国第一个风湿免疫学组

李：您做完总住院医师后进入了传染组工作，那后来是怎么结缘风湿病学事业的呢？

董：后来呢，就要再提到张乃峥教授了。张教授在1959年被卫生部派到苏联去学习风湿病学。回来以后，他做梦都想在中国开一个风湿病的专业，那时候中国没有。

那会儿国内的风湿病人很可怜的，常常辗转各个科室求医。比如类风湿关节炎的病人，一会儿去看骨科，一会儿去看内科，却没有科室能收他。我见过有病人因为血管炎，脚上烂了很大一块。还有的病人因为血管炎，得了特别严重的虹膜睫状体炎，他去看眼科，眼科也没办法啊，一点办法都没有。

所以张乃峥教授去苏联学习后，后半辈子的梦想就是要在中国成立一个风湿科。可是，他回来的时机不凑巧，有些业务工作不好开展，他也被调到桂林南溪山医院去了。一直到1976年以后，他又回到协和，回到传染组，那时他还是想要成立一个风湿科，而我因为在协和医院看到了好多风湿病人，又了解了国际上风湿性疾病的研究进展，和他的兴趣相同，我们就聊起来了。我跟他说，如果你要成立一个风湿组，我可以跟你一块去。我们两个就成立了一个风湿组，开始看门诊。后来又找了一个技术员做实验室工作，早期只有我们3个人。

说到这个过程，我又要提李邦琦大夫了。因为张乃峥教授和我都是传染组的，如果我们另外成立一个组，就不能为传染组继续服务了，而

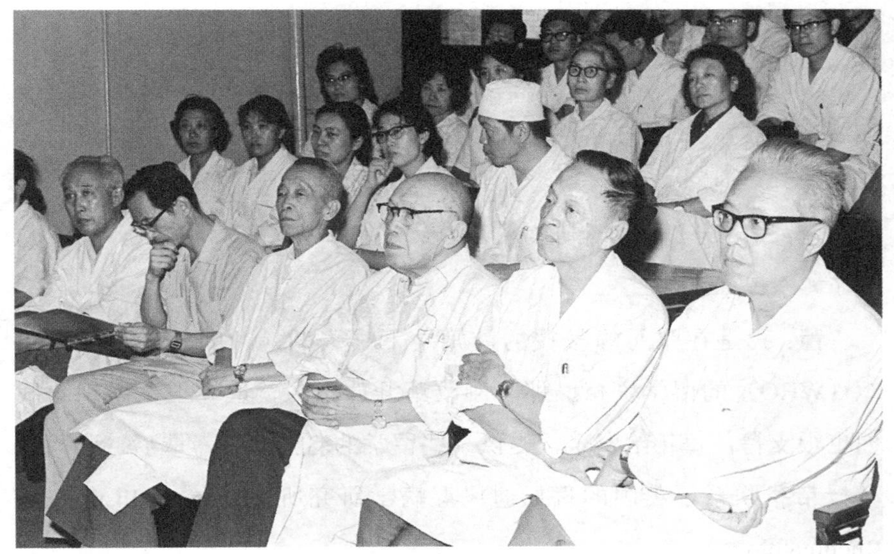

▲协和内科大查房，前排左起：张乃峥、陈敏章、李邦琦、张孝骞、张安、方圻

且一开始我们还没有真正独立，还附属在传染组，我们既要看自己的病人，不能把精力放在传染组里，还要占用传染组的床位收治病情严重的红斑狼疮、皮肌炎病人。李邦琦大夫为了医学的发展，非常宽宏大量，不计较这些，分给了我们几张床。他为人很正派，有意见就直接提，从不去争抢，非常淡泊名利，他的品质是值得我们学习的。

李：风湿免疫科正式建科是什么时候？建科过程顺利吗？

董：正式建科是1980年，建科时人不少了，我记得主治医师有张乃峥、我、陶学濂，好像还有金瑗，研究生有唐福林、曾庆馀、于孟学等，加起来有十几个人。我们在15号楼1层有了一间房间做实验室，虽然大概就20平方米，但我们可是如获至宝啊，做实验也在那儿，开会也在那儿。

那时大内科主任是方圻教授，他非常支持，我觉得创科没有遇见什么困难，没有什么阻力，顶多就是缺少空间这种物质上的问题，我们不觉得有困难，大家都觉得我们这个科非常好。

赴英学习，推动学科与国际接轨

李：听说为了推动学科发展，当初科里派了很多人员出国学习，您去了哪个国家？

董：我是在张乃峥教授的鼓励之下出去的，考的是世界卫生组织（WHO）的留学资格。那时刚改革开放不久，世界卫生组织对我们也很支持，每年给资金，提供一些留学的名额。我考取后，张乃峥教授帮我联系了英国的肯尼迪风湿病学研究所（Kennedy Institute of Rheumatology）。

那是一个很好的研究所，以做科研为主。我在那儿的指导老师是迈尼（Maini R.N.），他研究英夫利西单抗 30 年，出来很多成果，我很佩

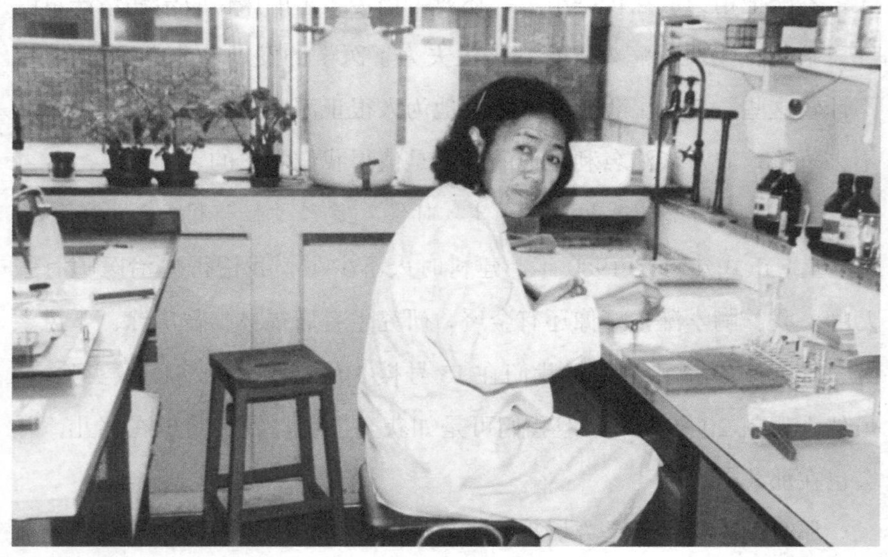

▲1980 年，董怡在肯尼迪风湿病学研究所实验室工作

服他能够花这么长的时间专注研究。他每写一篇文章，内容都非常丰富，含金量非常高。

我当时觉得中英在风湿病领域的发展上至少差了三四十年。经过这些年的努力，现在你再去看看类风湿的病人，很少有发展到畸形程度的了。这还是要感谢张乃峥教授的高瞻远瞩，他看到了我们缺少的东西，积极和国际上取得联系，带着大家在中国开创引领了学科。

李：在英国学习期间，您主要研究哪方面的内容？

董：自身抗体，那时全世界同行最关注的是自身抗体，已经发现好几种了。张乃峥教授也带着大家在国内做这方面的工作，但是因为条件有限，发展得比较慢，也是等到我和科里其他在外学习的同事回国，再加上有新的自身抗体被发现，我们才把自身抗体这方面的工作推进了一步。

自身抗体对诊断自身免疫病是非常有帮助的。我回国以后，干燥综合征的诊治就发展起来了，现在它已经成了风湿病里面很常见的一种病。正是因为我们有了对自身抗体的认识，才能进一步开展相关疾病的工作。协和最早发现干燥综合征的患者，是在肾小管酸中毒的病人里发现的。因为干燥综合征的病人可以合并肾小管酸中毒，我们在对病房里的患者进行采血以后，发现他有干燥综合征的自身抗体，抗 SSA 和抗 SSB，这就确诊了。我们再接着做很多研究，才发现中国的干燥综合征患者其实很多。

再比如说，很早以前内科大查房的时候，发现有一个病人是腹膜后纤维化，当时我们不知道该怎么治，也不知道为什么会腹膜后纤维化。现在我们对腹膜后纤维化的了解很多了，查一下 IgG4 就知道，而且用激素很快就缓解了。所以说呀，自身抗体对医学发展是有很大的贡献的。

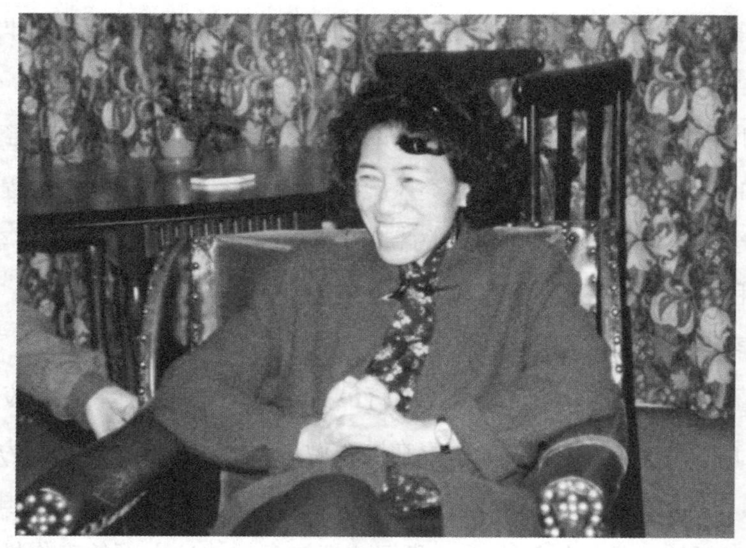

▲1980 年，董怡在英国

李：在英国学习和生活，有什么印象深刻的事吗？

董：其实很多事情我印象都很深刻。我举一个很小的例子，我们抽来了血清要进行保存，我出国前实验室的保存方法是把血清统一储存在 –70℃的冰箱，每次要用的时候进行提取。但在英国不是这样，他们用小瓶把血清分装成许多个 1 毫升。虽然我们的实验室现在都是这么操作，但在那个时候，这是很先进很值得学习的。你想想，如果每次把血清化开，抽取出来，再冻起来，血清没几次就会失效了。像这样的小事我印象很深刻，我从他们那儿学到了很多。

生活上也有很多印象深刻的事。我住在地下室，有一次回家发现房间被盗，窗户被打碎了，录音机、现款都被偷走了。那时候出去学习，条件还是比较艰苦的。

李：您在英国待了多长时间？学成回国后开展了哪些工作？

董：我在英国学习了一年，回国后我协助张乃峥教授开展工作。他

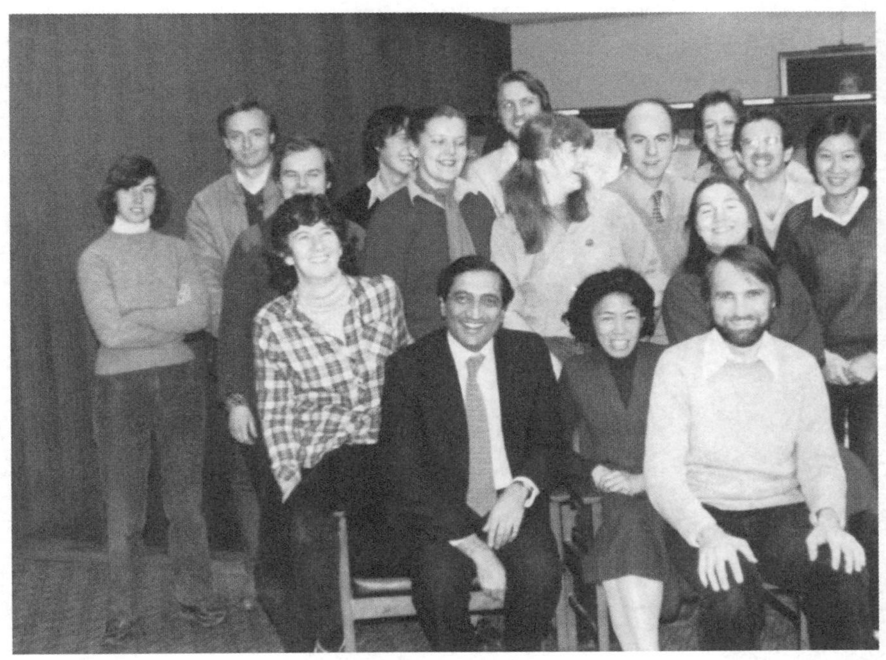

▲1981 年，肯尼迪风湿病学研究所同事们为董怡（前排右二）举行告别会

是科主任，在管理方面思考得比较多，我把他的想法付诸实践，多在业务方面发展。

我回来后筹办了中英风湿病学讨论会，联合英国的专家和国内的学者一起开了这场全国性的风湿病学会议，为 1985 年中华医学会成立风湿病学分会打下了基础。

说到国内风湿病学的发展，要感谢改革开放，正是因为改革开放国际交流才多了起来，科里的好多同事都受到资助出国进修。除了亚洲太平洋地区风湿病学学会联盟（APLAR），欧洲抗风湿病联盟（EULAR）、美国风湿病学会（ACR）等都有我们的身影。

国内很多医院的风湿免疫科带头人都是协和培养出来的，有的是从协和毕业的，有的是来协和进修过的。我们不仅在北京办学习班，而且

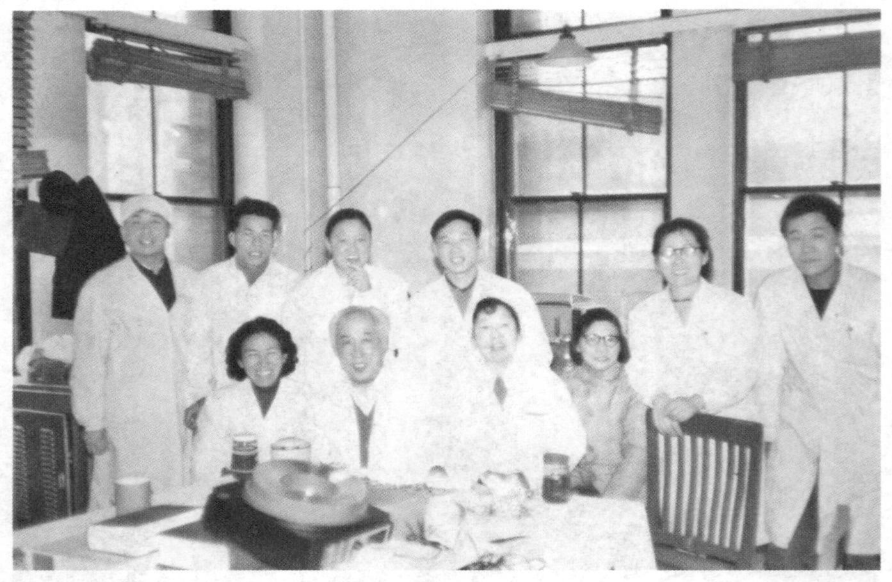

▲20 世纪 80 年代，董怡（前排左一）与张乃峥（前排左二）等风湿免疫科同事合影

几乎每年都去新疆、内蒙古、云南等地区办学习班，这些地方的大夫不方便来北京，我们就自己去，不收他们钱。效果还是挺好的，能拓宽大家的视野，虽然有的人学了回去不能成立一个科，但至少他们知道了风湿病人应该怎么处理。

李：您接任风湿免疫科主任后，为了推动学科发展做了哪些工作呢？

董：我是 1993 年接任的科主任。我没做什么工作，说来就是继承张乃峥教授的规划，尽可能地发展医疗、教学、科研工作。

我觉得医教研里，医疗是最容易的，作为医生，你只要多看病人，用心地看病，你总能在医疗上创造一些好的事情。但是做研究是很难的，所以我个人把比较多的精力放在了干燥综合征的研究方面。可以说，是协和的风湿免疫科从无到有地推动了我国干燥综合征研究。当然，学科的发展不能老盯着几个病，我们还逐渐开展了对白塞病、血管炎等疾病的研究。

我花费精力最多的是筹开2000年的第九届亚洲太平洋地区风湿病学学会联盟年会①。这是第一次在中国风湿病学界开世界范围的会议，非常重要，需要争取资金、筹备会议，甚至提前准备会议的内容。我们花了很多工夫，最后效果也很好。现在中国学者在亚洲太平洋地区风湿病学学会联盟里话语权还是比较重的，这是因为国内研究风湿病的年轻人多了，大家贡献了很多成绩，而且我们的临床工作也做得多，临床科研做得比较好。

下辈子也还要做医生

李：您是什么时候退休的？退休之后还经常来医院吗？

董：我是65岁退休的，退休后我就看看门诊，这是我自己的选择。因为还有病人来找我，我也可以帮助他们解决问题。我一直出门诊出到2020年的1月。

李：从医数十年，您最有成就感的事情是什么？

董：哈哈，我不觉得我有什么成就感，只是我从医这么多年，从没做过什么亏心事，也没亏待过病人，这点我很欣慰！

李：您觉得协和对您最大的影响是什么？

董：我生在上海，家在上海，毕业时我很愿意留在上海。当初到协和虽然是服从分配，但我真的很感谢协和，她改变了我的人生，给了

① 董怡教授于1992年至2000年担任中华医学会风湿病学分会主任委员。在她的带领下，中华医学会风湿病学分会经过多次申请，于1997年成功申请到2000年第九届亚洲太平洋地区风湿病学学会联盟年会的举办资格。

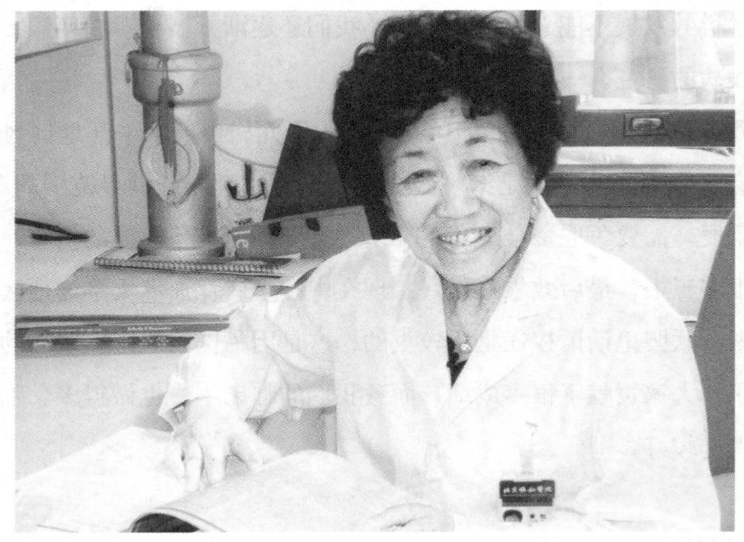

▲退休后的董怡教授在门诊

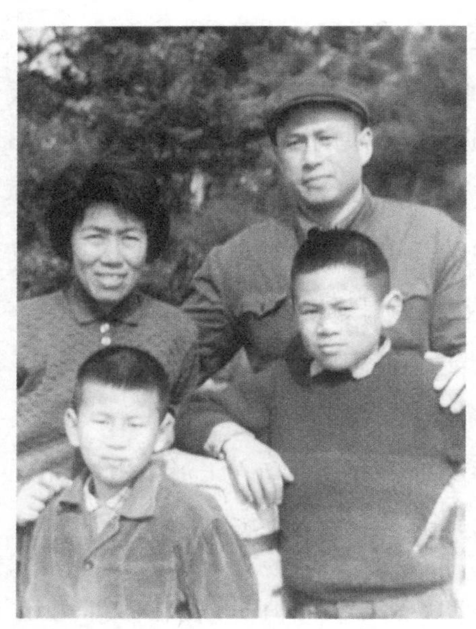

▲1972 年，董怡、纪宝华一家前往上海探亲时留影

我很多的智慧，教会我做一个好医生。

我觉得能到协和来，很好。现在叫我回上海我都不回去了，我觉得这儿已经成了我的故乡。

李：您和纪老师都是医生，会不会都很忙？

董：我们两个是上海第一医学院的同班同学，后来两个人都做了医生，非常忙。以前，我常常看门诊看到中午一点多，两个孩子年纪还小，只能在家等着我中午从食堂买饭回去。值班的话，我得跟纪宝华商量好，这周我要值班，你尽量不要值班。我们还要下乡，不是他下乡就是我下乡，很难有两个人都休息带孩子的时候。

但是我觉得一个好的医生，一切都要为病人着想，不能强调一天只工作 8 小时，这不可能的，病人病情有变化，你就得待在那儿！医生要牺牲很多，朝九晚五是不可能的，当然没事你也可以到点走，但是有事，你就得盯着。

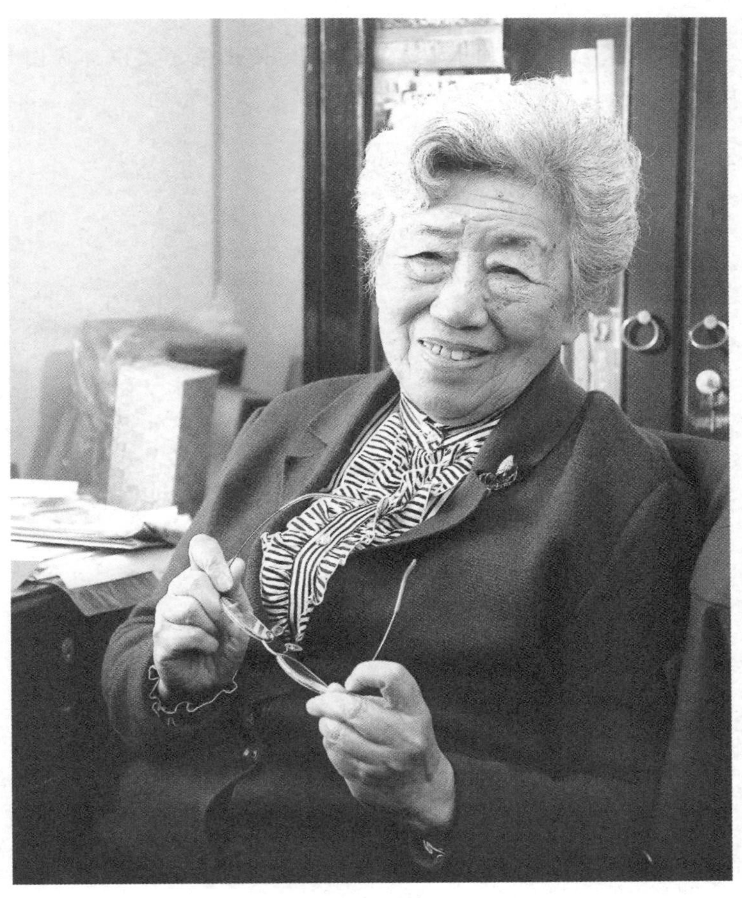

▲2021 年，退休后的董怡在家中

医生是比较辛苦，但是我做了这么多年医生，无怨无悔。有人问我“下辈子再做医生好不好”，我说好，我愿意。我觉得这是一个很好很好的职业，我的两个孙子也都学了医，我挺高兴，希望他们也做个好医生。

李：您对新百年的协和有什么希望？对年轻人有何嘱托？

董：希望协和保持自己的优点，精益求精，永争第一。希望年轻人任劳任怨，说真话，说实话，做个有协和文化的好医生！

（本文内容节选自董怡教授1次访谈记录，文中部分图片由董怡提供。）

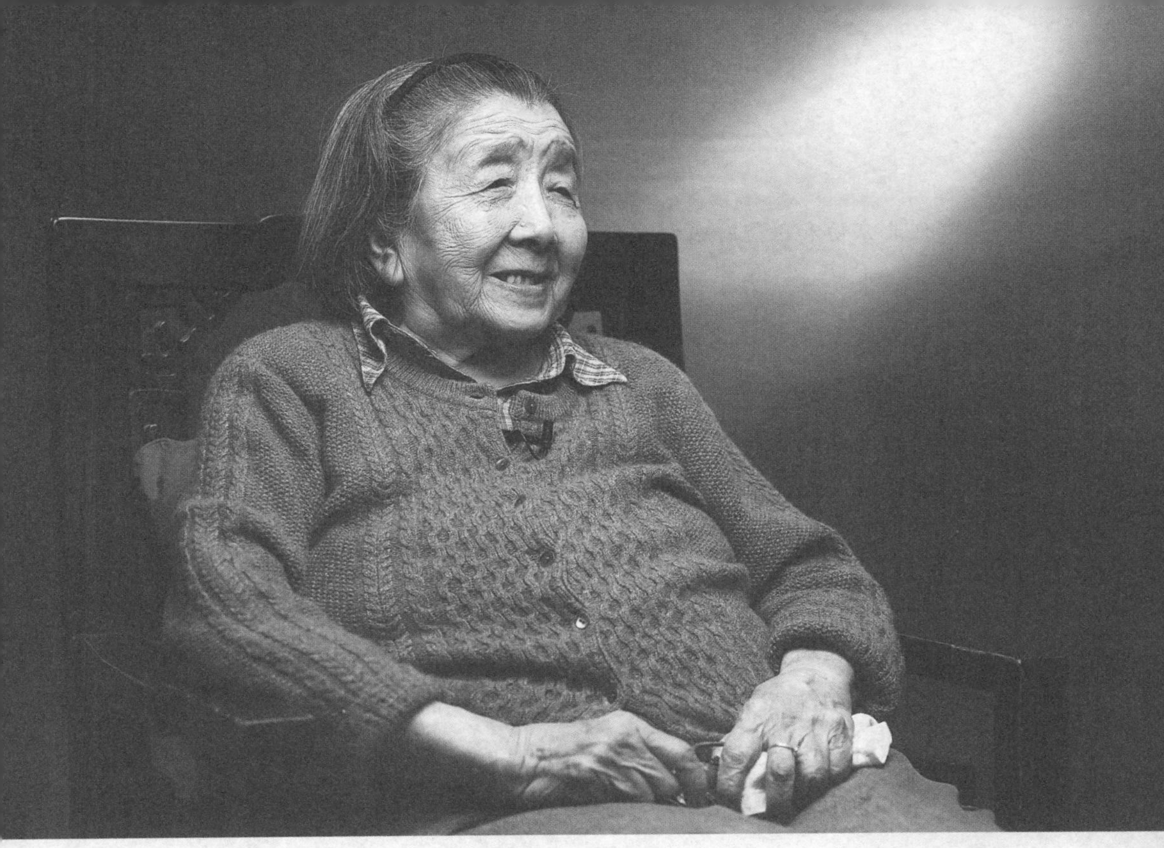

一切为病人好是做医生基本的素养

朱元珏，1932 年 2 月出生于上海，祖籍安徽旌德，著名呼吸病学专家，北京协和医院呼吸与危重症医学科教授，第九届全国政协委员。1948 年考入燕京大学生物系医预科，1951 年转入北京协和医学院医疗系，1956 年毕业后一直在北京协和医院工作。1979—1982 年赴美国哈佛大学麻省总医院肺科作访问学者。曾担任北京协和医院呼吸科主任和内科学系主任。

朱元珏致力于呼吸系统疾病中急性和慢性肺损伤、肺间质病的发生机制等研究，“肺动脉高压的发生发展规律及其防治的实验研究”1993年获卫生部医药科技进步奖二等奖，“慢性肺间质病的发病机理和临床诊断研究”1995年获卫生部医药科技进步奖三等奖。1986年获卫生部有突出贡献科技工作者称号。

1995年至2000年任中华医学会呼吸病学分会第四届主任委员。1992年至2001年任《中华结核和呼吸杂志》总编辑。作为第一副主编编写的《现代内科学》（人民军医出版社1995年版）获1999年国家科技进步奖二等奖。主编的学术专著《呼吸病学》（人民卫生出版社2003年版），是我国呼吸学界的经典著作。

1991年起享受国务院政府特殊津贴。1993年获国家教委颁发的国家先进教师称号。2006年被中国医师协会授予中国呼吸医师终身成就奖，2008年被中华医学会呼吸病学分会授予终身荣誉奖。2009年获北京协和医院杰出贡献奖。

朱元珏教授访谈视频

口述：朱元珏

采访：史真真

时间：2023 年 10 月 23 日，2024 年 2 月 6 日

地点：北京 · 朱元珏教授家中

整理：史真真

16 岁上燕大

史真真（以下简称“史”）：请您向大家介绍一下自己。

朱元珏（以下简称“朱”）：我是朱元珏，1932 年出生，今年 91 岁。我生在上海，父亲是一个在洋行工作的职员。我在上海念的小学，后来日本人来了，父亲调到天津，我们一家子就随着父亲到了天津。初中、高中都在天津圣功中学念的，这是一所女子中学，天主教学校，修女管得挺严的，不许留长头发，裙子到膝盖以下，不许看课外小说。可是我又特别喜欢看小说，那时候学校有个小图书馆，里头有一些小说，我有时候休息时偷着跑去看一会儿，等到上课了再回来。我父亲不太管我们，妈妈是个家庭妇女，我上面有哥哥，下面一个弟弟、一个妹妹，那时候就知道要好好念书，成绩还可以。一直念到高中毕业要考大学了，哥哥那时候已经在念燕京大学了，所以我自然就想到北京来上燕京大学。

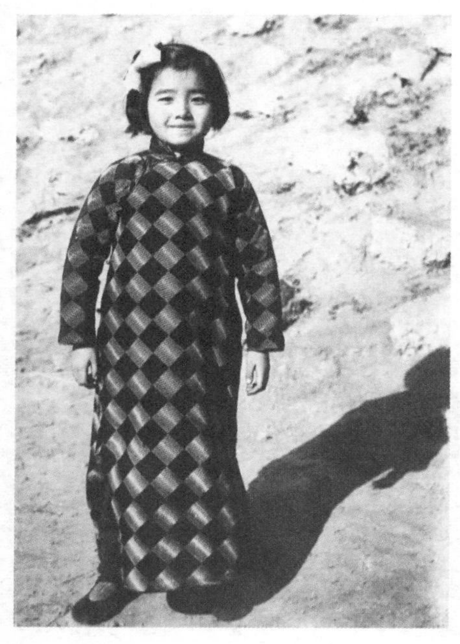
▲童年时期的朱元珏

史：您当时高考报了哪些志愿呢？

朱：我报的3个志愿都是医学院，其中有燕京大学生物系里的医预科和北京大学医学院。因为我数学不好，也不怎么喜欢学文学，就觉得只有生物还好点。最后报的3个学校都考上了。当时有个想法，就是女孩子要是没职业就只能做花瓶，觉得学医将来可以不求人，因为那时候的医生生活条件都好一点儿。父母也没太特别干涉，就这样到北京来念书了。

史：您在燕京大学读书期间有哪些印象深刻的事？

朱：我是1948年进入燕大，我的学号是W48029，这个记得特别清楚。那时候女同学学号前头都有个W，48表示1948年入学，所有的上课、座位、吃饭都跟这学号有关系。为什么是029？因为我姓朱，学号按姓氏英文首字母排序，朱按照英文发音是“Chu”，所以C开头排在靠前。W48029，这个号码我一直记着。

大学里大家都过集体生活，挺快乐的。燕大女生宿舍是三人一屋，我16岁就上了大学，同屋的都比我岁数大。生物系主任博爱理[①]

① 博爱理（Alice Middleton Boring，1883—1955年），美国生物学家和爬虫学家，1918—1920年在北京协和医学院任生物助教，1923年开始任燕京大学生物系主任。

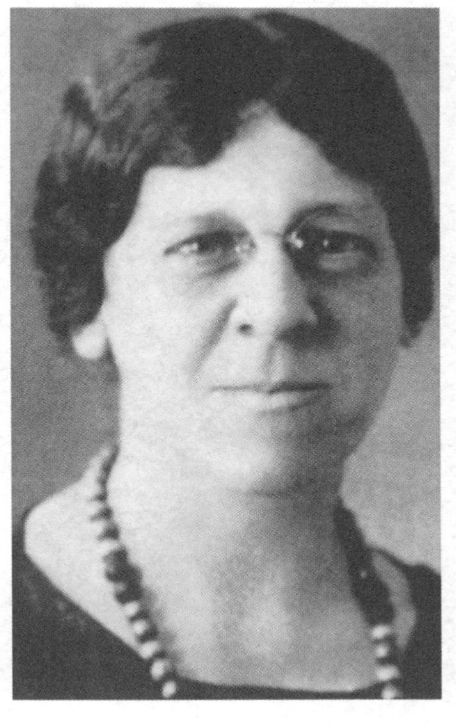
▲博爱理（Alice M. Boring）

是个美国老太太，她是个教徒，对我们管得很严，经常要单独谈话（personal talk），就是到一定时候就叫去你谈话。现在我还能回忆起来到她家谈话，可是具体谈些什么已经记不起来了。

我能沉下心来念书，把不懂的地方想方设法弄明白，而且有自己的认识，这是在燕京的学习培养期间打下的基础。协和跟燕京是一脉相承的，虽然我比较大大咧咧，可是在追求知识学术上面，有对自己的要求，这点是得益的。

那时候我的业余爱好就是看小说和看电影。看小说我本事大着呢、快着呢，我爱看武侠小说，也爱看英文小说，同时还能学点英文。我还喜欢去看电影，比如《乱世佳人》《简爱》都看。我这人没有音乐方面的才能，听不懂也就不怎么喜欢，所以就看小说、看电影。

学医永远不能满足自大

史：1956 年协和医大毕业之后，您就顺利地留在协和工作了？

朱：毕业就留下了，挺顺利的。我自己知道我做不了外科，虽然觉得外科很棒，能解决问题，可是我这手不巧，所以还是念内科更适

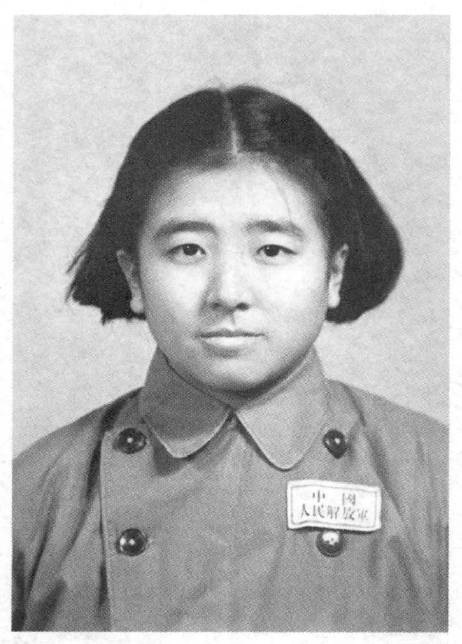

▲20 世纪 50 年代，身着军装的朱元珏

合。那时候是大内科，住院医生都得轮转，消化、传染、心血管等专业组，做完住院医才分专业。

住院医师阶段很重要，真得吃苦，而且得有担当。做总住院医师是内科大夫行医一个非常重要的阶段，既不能很主观地觉得自己就是对的，又不能太谦虚，对的时候你就得能够说服别人你是对的，哪怕对方是你的上级。在协和做住院总，头一条业务要行，如果跟人家交接病人的时候说不清楚你是什么观点，这就不行，起码业务得拿得出来。另外要容得下人，比如说你的意见和人家的不同，人家也有道理，你也得让人家能过得去，所以住院总能够服众的大概能够做个好大夫。

史：您最后选择呼吸科，受谁的影响比较深？

朱：我最后选择了呼吸科，我的老师也姓朱，朱贵卿①大夫，是特别和气、平和的一个人。他是北京人，对我们挺好，不像有的老师那么严。朱大夫虚怀若谷，什么都能容得下，你看他嘻嘻哈哈一个人，但心里有数，业务上他也不是那样特别计较的，但是你要是错了那就是错

① 朱贵卿（1909—1983 年），浙江吴兴人，著名呼吸内科学及结核病学家，北京协和医院呼吸内科教授，曾任北京协和医院呼吸内科主任。

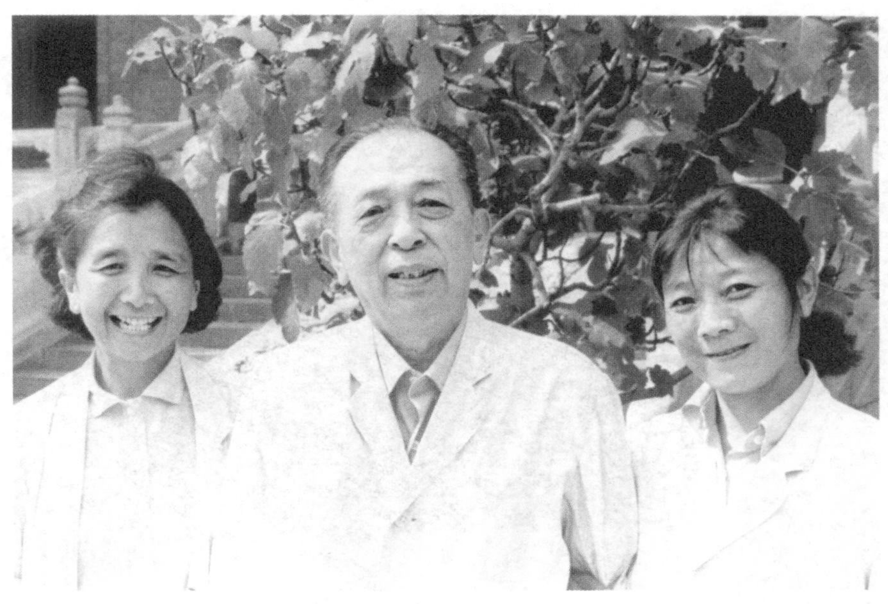

▲朱元珏（左）和老师朱贵卿（中）

了。在朱大夫的影响下，形成了我们科与世无争的氛围，像罗慰慈①老师、林友华②老师，在业务上、为人上都不会争来争去。我们希望胸怀大一点，多看人家的长处，所以比较能容得下人。这可能也跟我们这个专业有关系，你总得通气啊！

史：从协和的老专家身上您学到了什么？

朱：张孝骞大夫，我永远忘不了，他言行都不在外，他心里都想着，却从来不唠叨，都通过行动做出来。协和的老大夫，无论张孝骞、

---

① 罗慰慈，1924 年出生于福建福州，著名呼吸病学家，北京协和医院呼吸内科教授，曾任北京协和医院呼吸内科主任、内科学系主任。

② 林友华，1927 年生，籍贯福建，北京协和医院呼吸内科原副研究员，1983 年调至中日友好医院。

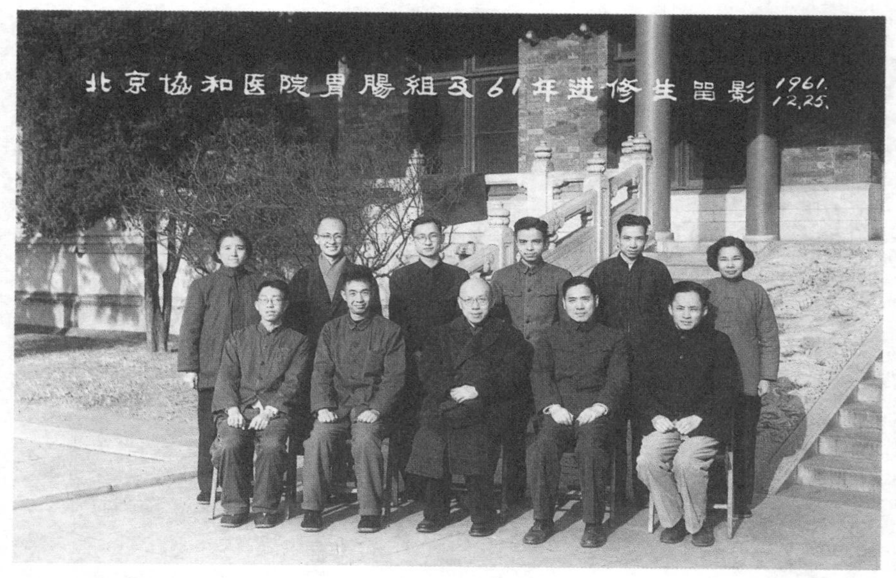

▲1961 年北京协和医院内科胃肠组及进修生留影。前排张孝骞（左三）、文士域（左四），后排左一至左四：朱元珏、潘其英、陈敏章、尤大钰

林巧稚①、曾宪九②，还是朱贵卿大夫，在业务上行，人品上也好。协和就是要我好、你也好、大家都要好，这个科就会好上加好。在协和，病人一定是第一位的，这是我们遵循的守则。病人和病的地位胜过大夫，是你要去服从的，这就是大夫这个职业的需要。做大夫是一个向你索取，你也必须给予的一个职业，不懂的东西永远在，治不了的病在，新的技术药物在，不懂是常事，永远不能满足自大。大夫是个好职业，学习没有尽头，追求没有止境。

---

① 林巧稚（1901—1983 年），福建厦门人，中国现代妇产科学的主要开拓者和奠基人，北京协和医院第一位中国籍妇产科主任，一级教授。1955 年被推选为中国科学院学部委员。

② 曾宪九（1914—1985 年），湖北武昌人，著名外科学家，中国现代基本外科奠基人。1956—1985 年任北京协和医院外科学系主任。

史：临床病理讨论会是协和的传统，您从中有哪些收获？

朱：我做实习大夫的时候就有临床病理讨论，而且我觉得临床病理讨论对我来说是最有收获的，不只是对某一个疾病，还有一些非常基础的东西，比如说嗜酸细胞①，从一学医就必须知道有这种细胞，可是嗜酸细胞在组织里是什么样，常常这个片子里是这样，那个片子是那样。如果光是学理论而不实践，书上说的和实际的有时候对不上，即使看见了也不认得、也可能错过，所以临床病理讨论就能让你在实践当中慢慢加深对某一个疾病的现象以及重要的规律的认识和体会。

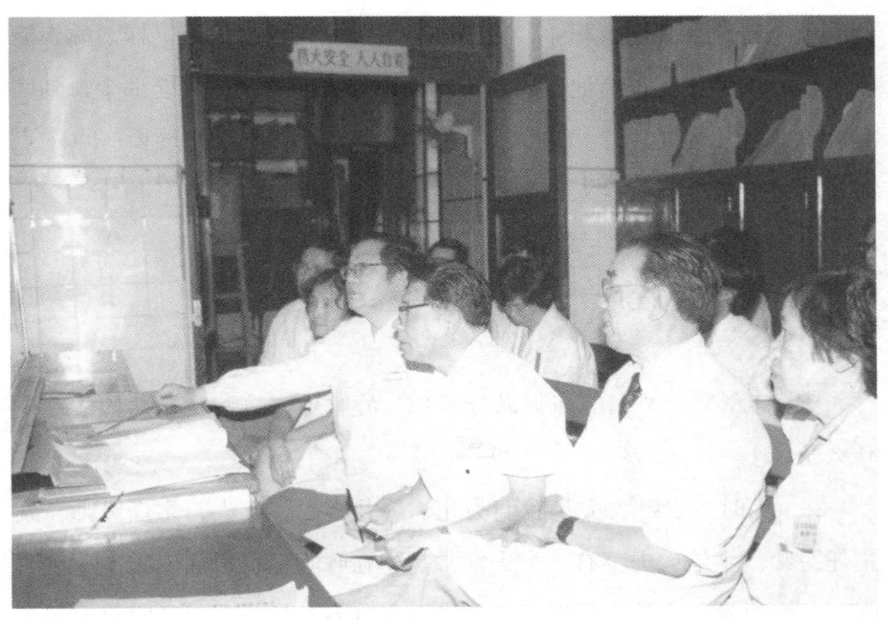

▲在放射科进行的多科会诊，右起：黄席珍、徐乐天、罗慰慈、严鸿珍、朱元珏、孙成孚

① 嗜酸细胞，一般指嗜酸性粒细胞，是人体中一种含有嗜酸性颗粒的细胞，来源于骨髓的造血干细胞，也是白细胞的一种。

对于做大夫非常重要的一点，就是一定要到病人身边去。像我们做呼吸科大夫，很重要的一个环节是看片子，可是光看不行，得有自己的鉴别诊断，心里要形成自己的认识，就好比说全武行打斗的人，各路功夫都能打，可是每人在打斗过程中都有自己的经验，自己不打的话是体会不到的，当大夫也是一样。

我在做研究生的时候，选修病理是必须的。我跟别的研究生不一样，别人是就学需要的这点，我是真正从做病理大夫开始，在病理科跟着他们看片子。结果一下就觉得，我做了这段时间的病理大夫以后，对病的认识也不一样了，好多东西只有钻进去才能得到，老站在旁边指手画脚就不行。大夫这个职业，指手画脚的和真正治病的不一样。病人能受到益处的是你真正给他看病，不能光说你可能这个、可能那个，到底是什么？这药能吃吗？不能吃这药还有什么药？所以必须要一点一点跟进，才能够体会到病人最困难的地方。

开间质病研究先河

史：您刚到呼吸科（当时是呼吸组）的时候，协和呼吸病的诊疗是什么情况？

朱：当时朱贵卿大夫是我们头儿，一共有二三十人，主任医师、副主任医师、主治大夫都有。大夫常常是先在呼吸专科里面轮转了一定时间，一般要做了主治医师以后，才进一步分专长的方向。呼吸病有很多类型，气道病组是最早的，就是慢性气管炎、肺气肿、哮喘。因为这种病特别多，从国际上的趋势看这方面也是多发病，所以从呼吸领域来说，成立学会以后比较快的就是在气道病方面开展工作，药物的开发、中西医结合、学会的工作、专科的活动，围绕这方面的较多。然后就是

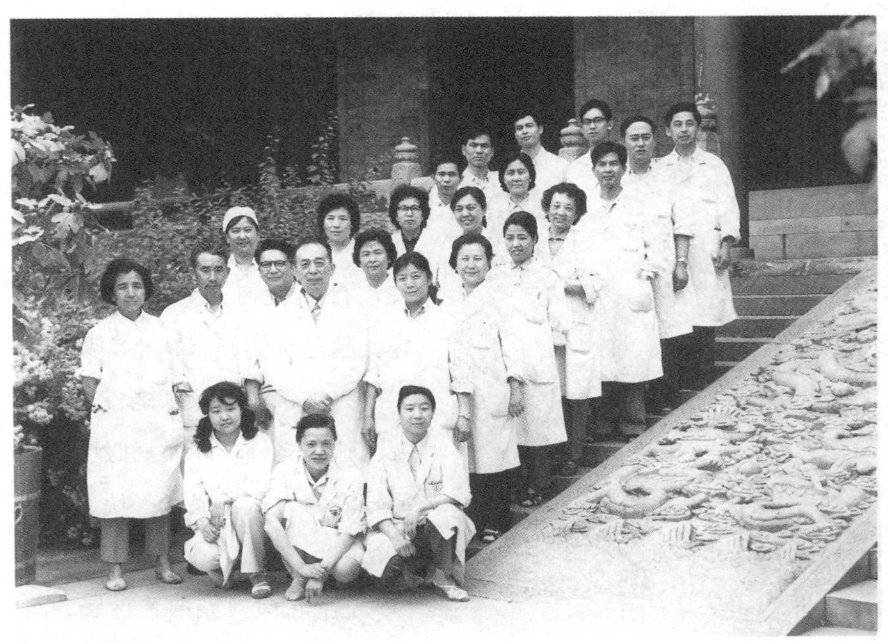

▲1981 年呼吸内科正式成立时合影，第二排左一为朱元珏

肿瘤，接下来就是结核病。从咱们国家的卫生政策来说，这些是影响大家健康最显著的病，病人也多，范围也广，所以投入的研究力量也大。

史：您为什么会对间质病产生兴趣呢？

朱：我在间质病方面花的时间和精力比较多。我对间质病很感兴趣，单纯是肺的间质病就是一个很复杂的内容，又涉及风湿免疫还有血管等问题，研究起来比较难。这个病不像气道病和肺癌，它的诊断比较难。光看光说诊断不了，一定要做影像检查，照 X 线片辨识不清，需要照 CT，还需要做支气管镜下的肺泡灌洗[①]，甚至通过肺部活检做化

① 肺泡灌洗，是在支气管镜检查基础上发展起来的一项技术。利用支气管镜向支气管肺泡内注入生理盐水并随即吸出，收集肺泡表面有效液体，检查其内病原微生物、细胞成分和可溶性物质的一种方法。

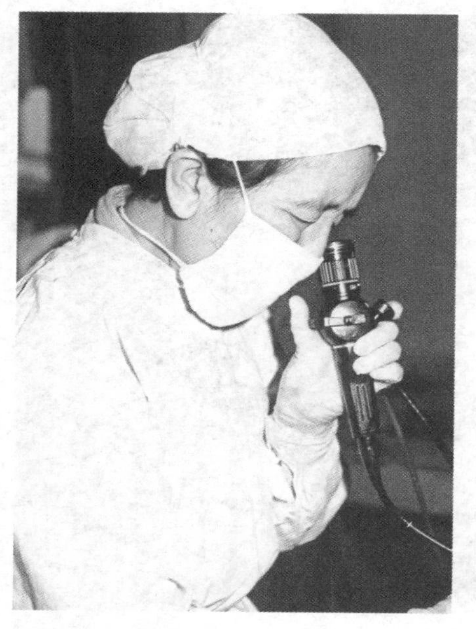
▲朱元珏做支气管镜

验，活检之后做病理，认识上很有难度。同时它治疗也困难，药也少。因此间质病从认识、诊断、治疗各方面都比较难。但是像协和以及其他有条件的教学医院，自然就有一些人对它感兴趣。越是难的领域越是容易引起人的兴趣，所以除了老慢支、哮喘、肺癌之外，间质病吸引了一部分人的力量，成了一块新的研究领域。

史：在间质病研究方面，您开展了哪些工作？

朱：我开始带着几个研究生做肺活检，跟病理科、风湿免疫科一起配合。因为协和有较好的学科之间、医生之间的交流传统，新的研究容易做起来。慢慢其他医院的一些同道也一起来做，我在学会也管点事，所以全国从南到北，像上海、广州等地兄弟医院的同道，就开始对这个方向感兴趣，逐渐形成了一个专门的领域，全国也就形成了间质病专业。

研究间质病最大的困难，是治疗效果不明显。像慢性支气管哮喘，用点药病人不喘了，就能看到疗效，而间质病没什么好招，吃点药，该咳嗽还咳嗽，该喘还是喘，再加上有些药和检查又贵，所以这个专业的进展也挺困难的。

史：所以您主持开展了多中心的特发性肺纤维化药物研究？

朱：研发治疗间质病的药物，在国内国外都是一个难题。一开始国

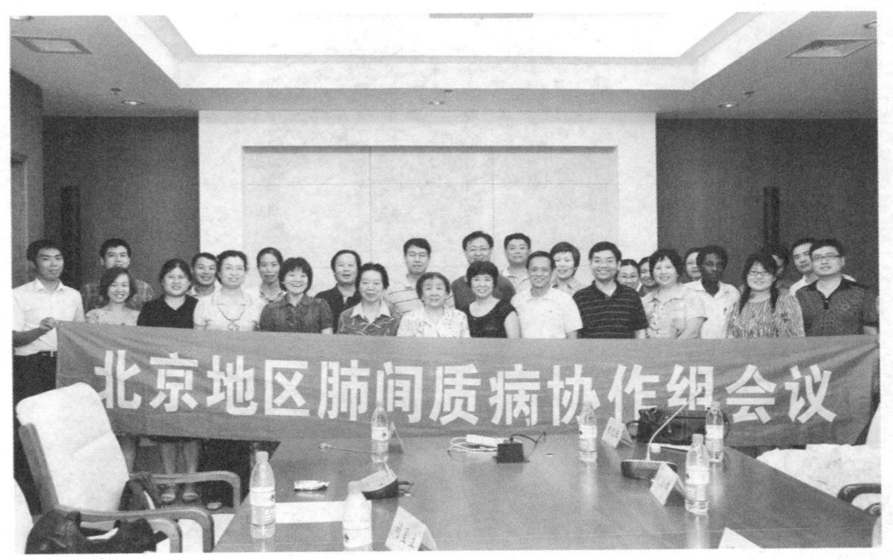

▲朱元珏（前排左七）参加北京地区肺间质病协作组会议

外的药厂做相关的药物，我们知道以后就跟他们联系，一起来做这个研究。我们呼吸病学分会开年会的时候，大家对这个研究很感兴趣，就开始带着学生做这方面的课题。现在也没有一个药能包治间质病，可以引起间质改变的病好多种，有的对药敏感，有的病因不清楚没有好治的药。所以首先要诊断清楚它是不是间质病，是间质病里哪一种类，这是一大研究方向。

史：您在担任呼吸科主任的时候，做了哪些学科上的发展建设？

朱：当科主任要知人善任。有的大夫擅长看病，有的并不太擅长解决病人问题，可是科研思维特别好，一下就能看到这一类疾病里面主要的问题是什么，什么样的药物是最有苗头的，要发掘不同人才的能力。让有才的人尽量发挥他的才能，这才是科主任应该做的。

我知道我能做的有限，一定得把工作交给擅长做这部分的人，比如李龙芸大夫做肺癌比较好，有人做气道病比较好，我能做的就是找到合

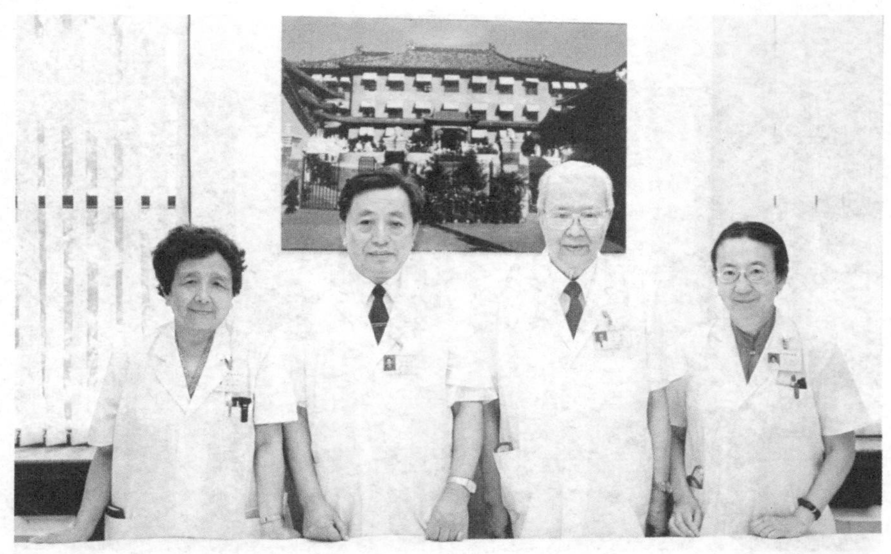

▲《现代内科学》获 1999 年国家科技进步奖二等奖，方圻（左三）为主编，部分副主编：朱元珏（左一）、郭玉璞（左二）、吴宁（左四）

适的人来做合适的事。我最大的特点是容得下人，我觉得每个人都有他的长处，谁愿意做什么就让他做什么，发挥大家的积极性，事就做起来了。

史：您在 1995—2000 年担任中华医学会呼吸病学分会的主任委员，开展了哪些工作？

朱：我们学会每年开一次年会，要组织全国各地的同道一起参与。学会需要考虑跨学科的问题，虽然是呼吸病分会的会，比如我们做间质病的跟风湿免疫科关系比较密切，而研究肺癌的人，也得联系研究其他肿瘤的人，都有跨学科的联系。协和人一直热心学会的活动，组织学术会、编杂志等，把全国各地呼吸病学术界的人联合在一起，与国外学术界的交流也更加密切。《中华结核和呼吸杂志》是我们的学术刊物，每个月都有，办杂志要自己多动脑筋，组织大家一起审稿，把大家一起召

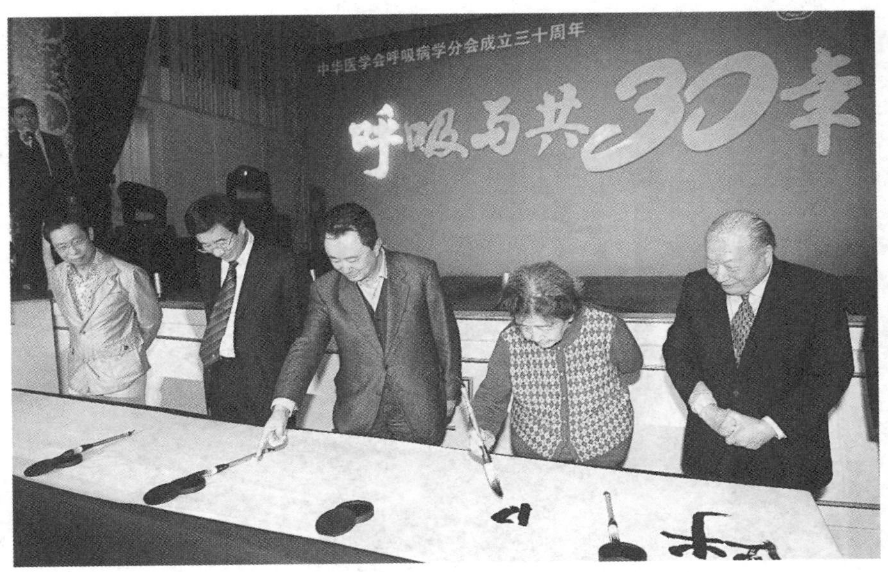

▲2010年中华医学会呼吸病学分会成立30周年纪念活动上，罗慰慈、朱元珏、刘又宁、王辰、钟南山（从右至左）现场挥毫

集起来商量着办。

史：1979—1982年您曾赴美国哈佛大学麻省总医院访问学习，可以介绍一下当时的经历吗？

朱：出国是一段让我扩大眼界、增长能力和见识的经历。开始在实验室跟着老板切片、看片、出报告，到最后就集中在间质病研究上了。那个年代我们国内做实验称东西，还都是用天平，吸管我们还拿嘴吸呢，有时候吸不好会吸到肚子里去。在国外是用电子的，一下子就全傻眼了，那就学呗！好在那时候年轻，睡不睡觉、吃不吃饭问题都不大，就跟着学。中国人从来不笨，那时候出过国的人都是这样，回来后带着学，国内就都进步了。

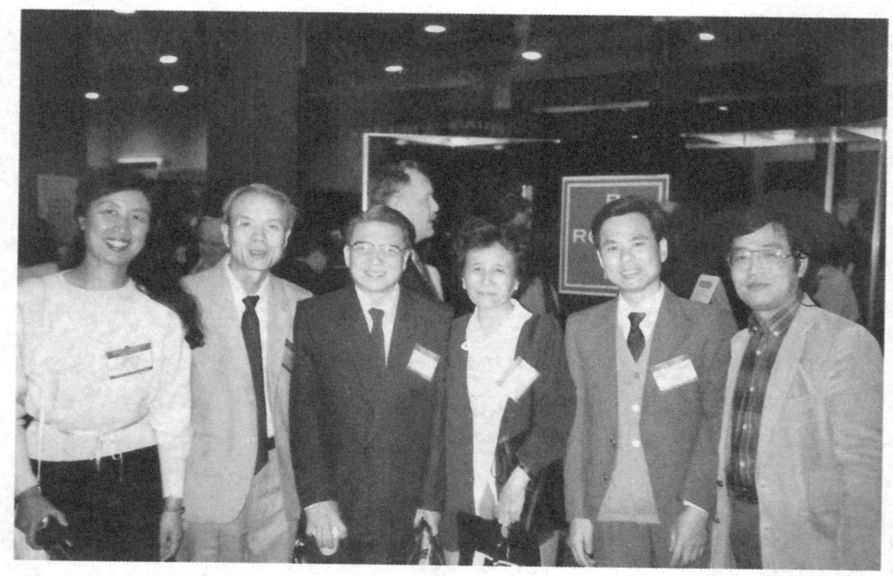

▲1990 年，罗慰慈（左三）、朱元珏（左四）、蔡柏蔷（左五）参加波士顿世界肺科会议

治好病比什么都高兴

史：*您治疗了无数病人，在与病人的交流中您有什么体会？*

朱：回忆起来，有的病人就跟朋友似的。你也不用花特别的心思，只要真心地关心他，病人都跟你挺好的。真是很自然的，和病人之间的一个交流，不是故意要这么做。有的病人挺怕大夫的，就怕大夫拉下脸来。我不会摆大夫架子，所以有的病人很自然的就会跟我唠叨家里的生活上的事。我觉得，大夫不只是看病人的病，有时候他的困难正是造成他得病的因素。常常是，你帮助他走过了这关，他可能病也就有所好转了。有的病人一直都是朋友，因为你不只是诊断他的病，还解决了他的某一个困难，他自然对你跟一般大夫不一样。那就很满足了，人活着就是能帮人一点，自己心里也高兴。

史：您培养了很多学生，对于教学您有什么心得？

朱：我非常喜欢学生，总希望他们都能成为很好的临床大夫，不是只会讲讲道理，而是能治病，并且让病人信服，这就需要教和带了。有些学生领悟力比较强，稍一点拨就明白，有些学生脾气就那样，不太善于自己分析总结，那就要启发他这方面的能力。学医自主性很大，你自己觉得这病人怎么回事，怎么弄不明白，就得找人问，有的大夫喜欢教，特别对年轻人有这个心。要当好大夫就得会看病，没有一个大夫不想当个好大夫的。我跟投缘的学生，有时候比跟自己孩子说的事还多，所以说医生是一个内涵很多、很广、很深的职业。

史：您怎么看待临床和科研之间的关系？

朱：这是绝对要重视的，因为是协和。如果不是在协和，科研差一

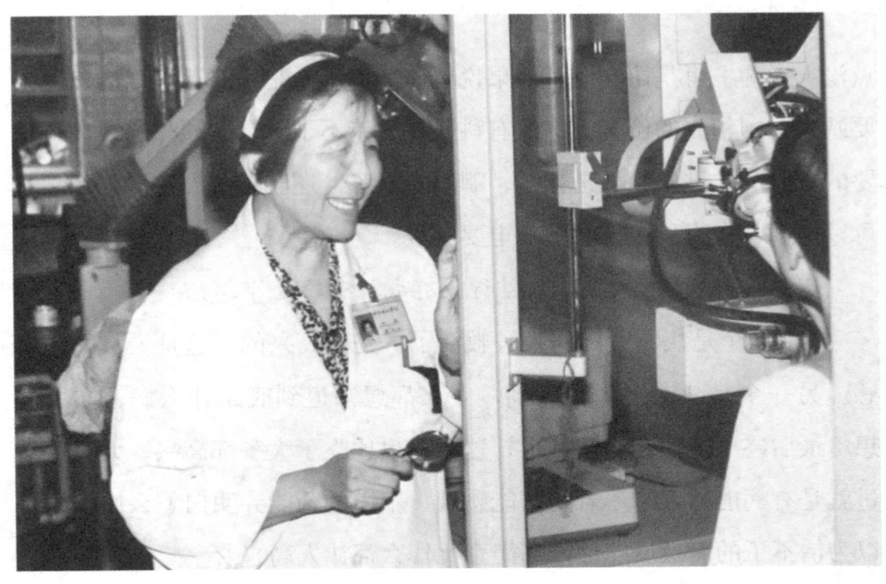

▲朱元珏给病人做肺功能检查

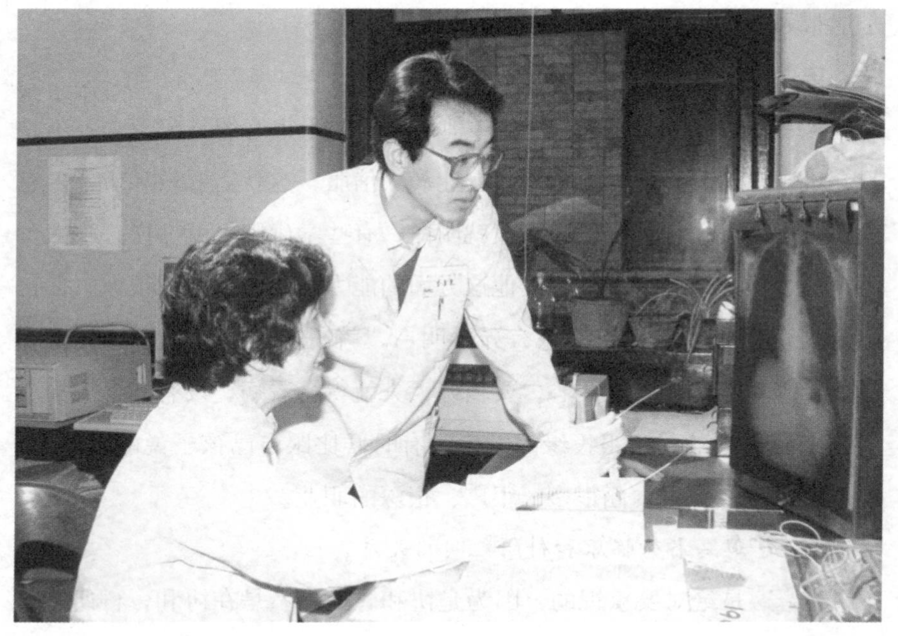

▲朱元珏带教年轻大夫

点没人说你，可是协和医院如果说科研一点不做是绝对不可以的。因为要站到全国领先的位置上，没有科研是支持不了的，必须知道现在最重要的方向和先进的领域是什么，哪里走错了，还有哪些没有涉足的领域可以探索，作为科主任心里一定要有数。

史：当了一辈子大夫，您觉得最有成就感的是什么？

朱：一个是快不行的病人被救活了，是极高兴的，这是最大的成就感。另一个是，遇上疑难病例，大家都想知道到底是什么病，左思右想，最后终于把病因弄清楚了，这时候也比吃了大餐都高兴。大夫也不过就是有病能治，拿不着的药能拿到，不懂的药能弄明白怎么用，原来以为治不了的病最后能治，那简直比什么都让人高兴！

史：您在 2009 年获得“协和杰出贡献奖”，在您看来怎样才是一个合格的协和人呢？

朱：合格的协和人，包含的内容太多了，从做学问来说，千万不要不懂装懂，会害人害己，不懂的可以说“我不懂，再去看看”。医生能治的病非常有限，所以医生最怕自大，觉得自己什么都懂。从做人来说，不说瞎话，不要说一套做一套。

史：您对百年协和以及协和的年轻人有什么期望？

朱：协和太需要年轻人了，年轻人成长起来是科室兴旺的表现，原来我治不了的病别人能治了，这不是大好事吗？多一点医生就会多一点病人能被治好，这多好。协和要保持好的老传统，鼓励年轻人向上、向善。

看到年轻人我就特高兴，希望他们好好做人。做医生必须是一个好人，不能见利忘义，因为你治的是人啊！比如，一个病人治不了了，

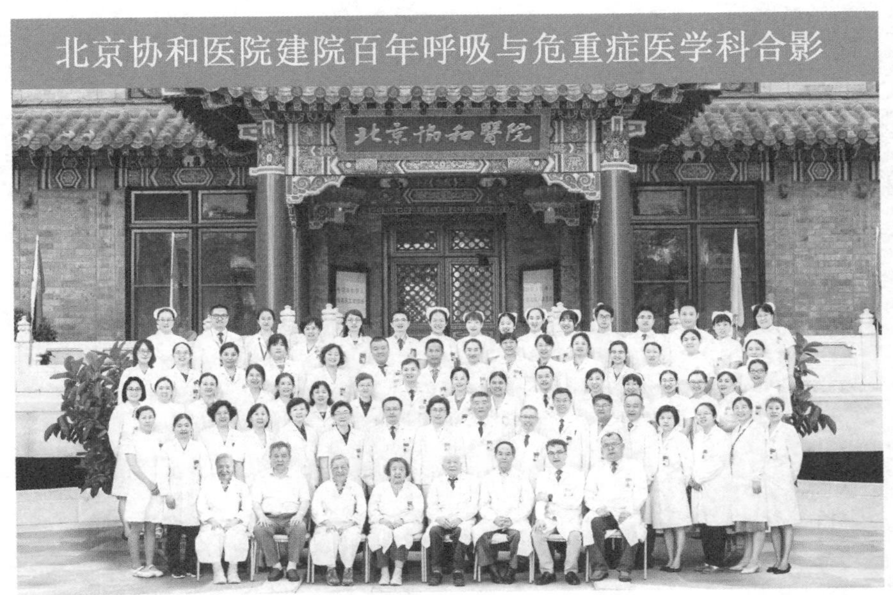

▲2021 年呼吸与危重症医学科全家福。前排左四为朱元珏，左五为罗慰慈

我们可以采取保守治疗或者缓和医疗，减少病人的痛苦，如果告诉他真相于事无补，那我们也可以瞒着一点，一切为病人好，这是做医生基本的素养。

（本文内容节选自朱元珏教授2次访谈记录，文中部分图片由朱元珏提供。）

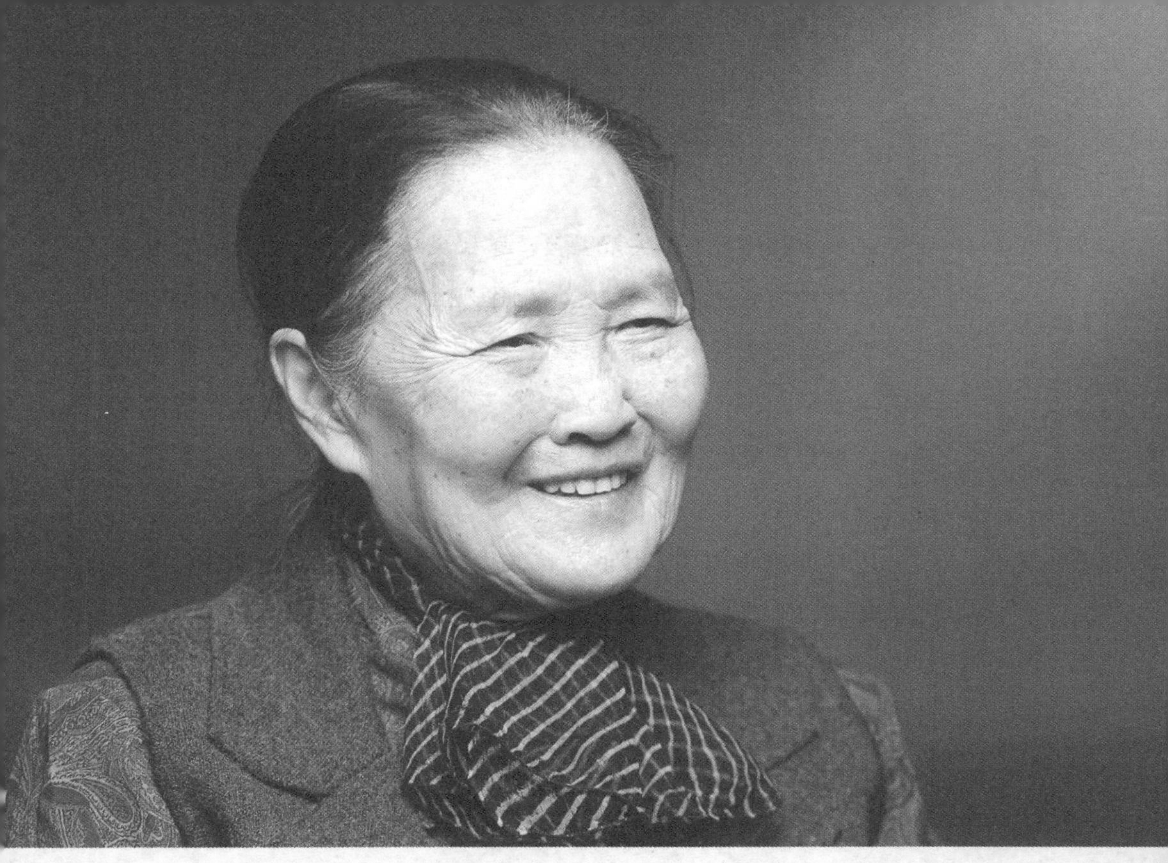

任玉珠

不让须眉的骨科女将

任玉珠，1932 年 3 月出生于河北丰润，著名骨科专家，北京协和医院骨科教授。1951 年考入北京大学医学院，1956 年毕业后受国家委派前往捷克斯洛伐克留学，在布尔诺马萨里克大学医学院攻读研究生。1959 年回国后分配到北京协和医院工作。1985—1986 年赴日本北里大学医学院矫形外科进修。

任玉珠教授对人工关节置换、脊柱疾病及畸形、骨及关节感染等骨科疾病有较深入的研究。她作为主要成员参与的“闭合性冲洗吸引治疗骨关节化脓性感染”项目获1980年卫生部科技进步奖二等奖，“脊柱侧凸症的研究”获1989年国家科技进步奖三等奖。曾任东北地区脊柱脊髓损伤研究会顾问、北京市劳动鉴定委员会医疗技术专家组成员。

1987年被评为北京协和医院先进工作者，1991年、1994年先后被评为北京协和医院“教书育人，服务育人”先进工作者，1992年起开始享受国务院政府特殊津贴，2015年获北京协和医院杰出贡献奖，同年作为北京协和医院巡回医疗队代表获中央电视台“寻找最美医生”大型公益活动“最美医生”称号。

任玉珠教授访谈视频

口述：任玉珠

采访：董　琳

时间：2021年5月11日、13日、29日

地点：北京・任玉珠教授家中、北京协和医院院史馆

整理：董　琳

父亲让我做一个有用的人

董琳（以下简称“董”）：请您回忆一下小时候的成长环境。

任玉珠（以下简称“任”）：我是1932年3月8日出生在河北省唐山市丰润县，父亲叫任际昌[①]，是北洋大学土木专业毕业的，母亲是家庭妇女。我有一个哥哥、一个弟弟。卢沟桥事变以后，父亲就带着全家离开了老家，等于是逃难，往南方走，先到了昆明，后来又去了成都。

在昆明我们住在农村，就是在田地当中的几户人家。我印象中小学名叫新村小学，离家并不是太远，我在学校举行的演讲比赛中好像还得了奖。在成都，我们住在城外的罗家碾，经常躲警报，不定什么时候日

① 任际昌（1908—1970年），河北玉田人，原铁道部基建总局工程师。

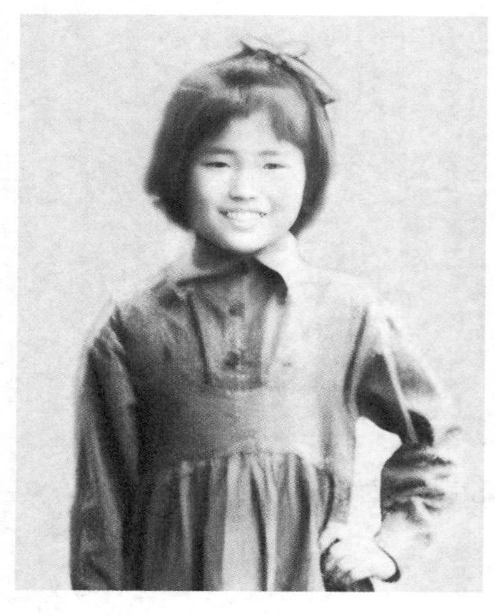
▲童年任玉珠

本的飞机就来轰炸。父亲不在家时，母亲就赶快收拾两个小包，牵着我和哥哥、弟弟往树林里跑。那时候小，也不知道害怕，反正妈妈在，就跟着走。后来，我到成都树德女中读初中，学校管得很严，平时住校，只有礼拜天才能回家。

抗战胜利以后，1947 年父母带着我们回到唐山。我记得是坐轮船先绕到海上，再到天津上岸。船上的条件很不好，我吐得一塌糊涂，下船是大人把我们背下来的。回到唐山后，生活条件也不好，那时我已经读初中二年级，家人又把我送到北京女一中读书，父亲有个朋友在北京，也等于是接济我们。

在北京女一中上学的时候，生活很苦，食堂在一个地窨子，吃饭时十个人围一个大桌子，中间的锅里有很少的白菜，上面有点油花、葱花，很少吃馒头，都是一人发一个或者两个窝头。校门口的小卖部我印象很深，有时候花 2 分钱买一点花生米，就着窝头一吃，觉得是最美味的一餐。

后来父亲到天津工作，我又到天津南开女中、天津女一中继续读高中。

董：在天津生活时，有没有让您印象深刻的事情？

任：在天津时我们住在重庆道，是英租界。我们那个楼一共 4 层，我家住在 1 楼。我记得马路对面有一个煤厂，国民党在那儿架了一个高射炮。天津解放打的是巷战，就是胡同里的战斗。那时候对打仗觉得好奇，但也有点害怕，父母告诉我们不准到处跑。有一天，突然听到外边响起冲锋号声，声音很特别，孩子们就趁着大人不注意，爬到 4 楼看外头到底发生了什么。就看见很多穿灰衣服的人，应该是解放军，他们都戴着帽子，胳膊上戴着臂章，手里端着枪顺着马路往前跑，看样子是正在战斗，我们赶紧跑下楼。下楼以后，听见对面国民党的高射炮响了一声后，就再没有声音了。

第二天早上，外头鸦雀无声。大家扒着门一看，雪地上睡的都是解放军。他们“绝不骚扰老百姓，三大纪律、八项注意”给我印象很深。天气很冷，后来就有老百姓出去给他们送热水，开始他们还不接受，后来大概是请示了，说可以接受，他们才非常客气地出来接水。老百姓一看，没见过这样的部队，而且态度特别好，有的就开始送吃的。后来发现，他们走了以后留下了钱。

过了一两天，战场已经清理了，我也跑出去看，就看见地上一个解放军，很年轻，头发还是新剃的，身上还有血，已经牺牲了。我当时非常难过，心里想要是有个医生能够给他治了该多好。当时就觉得医生还是很重要的，所以我考大学的时候，就报了医学院。

董：*在这之前您想过自己以后会从事什么职业吗？*

任：没有动过心思，因为以前就是念书，什么也不懂。父母说什么事都不要我们管，就只管好好念书。但他们很开明，很尊重孩子的想法，我学医他们很支持。

1951 年，我从天津女一中毕业后，报考了北京大学医学院医疗系，在北京沙滩考试。我记得很清楚，考试那天家里给我找了一个人力车，让我坐车到考试地点去。早饭给我买的油条、烧饼，这些都是平时我爱吃的，但那天怎么也吃不下去，因为紧张。而且天气比较热，在考场还

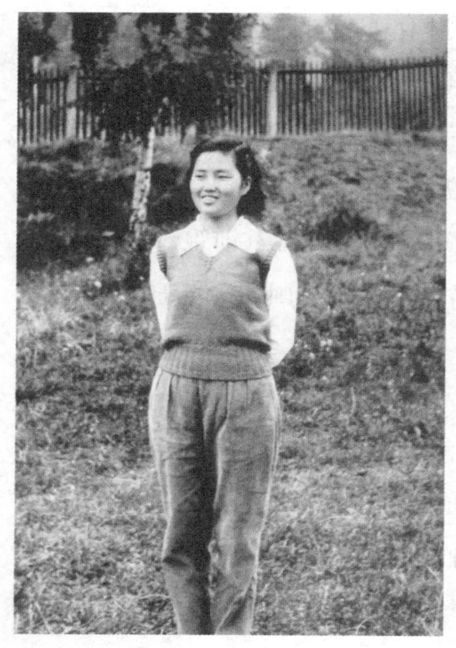
▲学生时代的任玉珠

有一个学生晕倒了。最后看红榜也在沙滩，我们班是157个人，我的名次大概是五十几名。

董：父母有哪些好的品格对您影响比较深？

任：我家里对读书还是很重视的，一直都是支持我们念书的，所以我们3个人学习都很好，我哥哥是清华毕业的，弟弟是哈尔滨工程学院毕业的。

父亲对我影响比较深。解放后进入新社会，父亲非常高兴，他参加了铁道兵团，成为一名工程师。他对自己要求很严格，对工作很认真，他经常告诉我们必须得有文化，要好好学习，做一个好人、做一个有用的人。母亲就给我们做后勤，该吃的给我们吃，但又不惯着我们。母亲虽然是个家庭妇女，思想还是很开通的，而且很善良。在天津住的时候，经常有个要饭的带着几个孩子到我们家，后来成了常规，每天早上8点多钟，我母亲都会提前准备一些东西等着他们来。

毕业后公派东欧留学深造

董：在众多的临床专科中，您为什么选择了骨科？

任：这个最好解释，我不知道你有没有发现，外科大夫一般偏急性子多一点，外科解决问题快，嘎嘣干脆，我的性格就属于这种。在医学院的时候，我们的骨科老师杨克勤[①]教授、周人厚[②]教授，讲课很精彩，让我印象深刻，他们不管是在学术上，还是在人品上，都给我们树立了很好的榜样。所以我在临床见习的时候就表态，我要学外科系统，别的好像不太适合我。但这还不是决定因素，最主要的原因是我毕业后国家把我派到东欧留学，让我学的就是骨科。

女同志能不能学骨科？在我看来完全可以学，不谦虚地讲，跟男同志比起来，没有什么区别，有些方面可能比他们做得更好。从全国来看，骨科女同志很少，这也说明一个问题，可能骨科更适合男同志，但不等于女同志不能做。只要你热爱这个专业，真正想为病人好，动动脑筋，都能够做得很好。

董：请您谈谈赴东欧留学的这段经历。

任：1956 年 6 月毕业前夕，学校通知我，要派我到捷克斯洛伐克[③]继续攻读研究生，我想可能是因为我的学习成绩一直排在前头。我们班同一批出国的一共 7 个人，分别派往苏联、东德、捷克斯洛伐克、阿尔巴尼亚、匈牙利等国家，去捷克斯洛伐克的只有 2 个人，就是我和张光铂[④]大夫。

我把这个消息告诉家里后，母亲舍不得我走，哭了；父亲心里明

---

① 杨克勤（1914—2006 年），四川井研人，著名骨科学家，曾任中华医学会骨科学分会副主任委员、名誉顾问。

② 周人厚（1922—2018 年），河北唐山人，著名骨科专家，曾任北京大学第一医院骨科主任。

③ 1957 年，中国与当时的捷克斯洛伐克共和国签订文化合作协定，其中含有教育交流条款。从那时起，中捷双方就开始互派留学生和学者，20 世纪 50 年代末 60 年代初，中国在捷克学习的留学生达 200 余人。

④ 张光铂（1930—2016 年），河北乐亭人，著名骨科专家，任玉珠教授的爱人，曾任北京协和医院外科副主任、中日友好医院大外科及骨科首任主任。

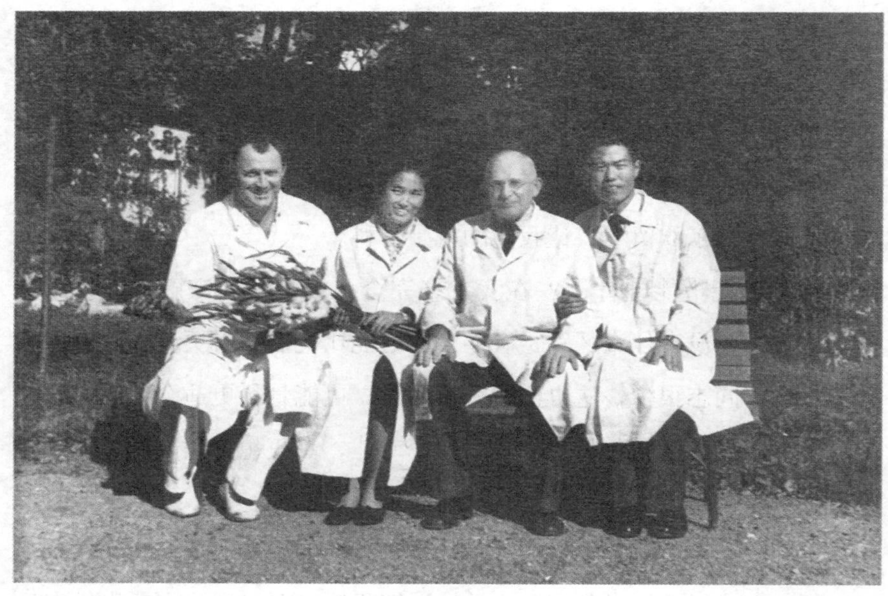

▲任玉珠与导师合影，左起：Yanechek[①]、任玉珠、Frejka、张光铂

白，是支持的；至于我自己，心情挺复杂。但那时候大家普遍的思想是，国家派我到哪儿去、给我分配什么工作，我们绝对服从。

从接到通知到正式出发，时间很短，我们连毕业典礼都没有参加。当时国家的经济实力并不强，但为留学生准备的物品却很细致，两个大帆布箱子里有生活用品、呢子大衣、西装、布拉吉连衣裙、鞋子，连手绢都有，衣服都是给我们量完身材后定做的。

我们坐火车在西伯利亚大铁路上走了十来天，才到达捷克斯洛伐克。因为不会捷克语，就先送我们到一个离布拉格不远的小镇上学习语言，学了大概有七八个月。后来我们来到捷克斯洛伐克的第二大城市布

① Yanechek，捷克人，当时为马萨里克大学医学院讲师。

尔诺，在布尔诺马萨里克大学医学院，跟着知名骨科专家 Frejka[①] 教授学习，他专门研究先天性畸形，如关节畸形、脊柱畸形。

董：为什么捷克的骨科专业很强？当地的医疗工作有哪些特点？

任：欧洲这一地区的髋关节和脊柱先天性畸形发病率比较高。因为病人多，他们就很重视这个问题，所以当地宪法规定，在婴儿出生以后 3 个月内，父母必须带到医院去做仔细的骨科检查，如果过了 3 个月发现孩子有问题，父母要受到法律的制裁。

我们在那儿一方面学习他们医院的管理体系，另一方面学习治疗手段。我关注的一个是关节，另一个是脊柱。从治疗来讲，有一个以我导师名字命名的枕头，叫 Frejka Pillow，如果小孩发现髋关节有点不对头，就用这个枕头在一定的位置进行控制，在小孩发育的过程中刺激刺激，可能就往好的方向发展了，不能来了就给小孩做手术。如果追踪到 7 岁效果还是不好，那再考虑做手术。脊柱也是这样，孩子住进来都是趴着待着，让脊柱自然生长，在生长过程中观察需要怎么治疗，也不是一开始就做手术的。

有些典型手术我们可以参加，但毕竟是刚毕业去那儿学习，我们不可能做手术者，也不可能做第一助手，顶多做第二助手、第三助手。他们医院有一个特点，不论患者是小孩还是老人，家属是不准陪床的。另外，因为骨科任何的手术以后都面临康复的问题，所以骨科大夫在查房时，会有一个康复科的大夫一起，共同对病人负责，这个是我很欣赏的。

董：留学期间的生活是怎么样的？

---

① Bedřich Frejka（1890—1972 年），捷克人，著名骨科学家，马萨里克大学医学院教授，曾任捷克斯洛伐克医学会骨科分会主席。

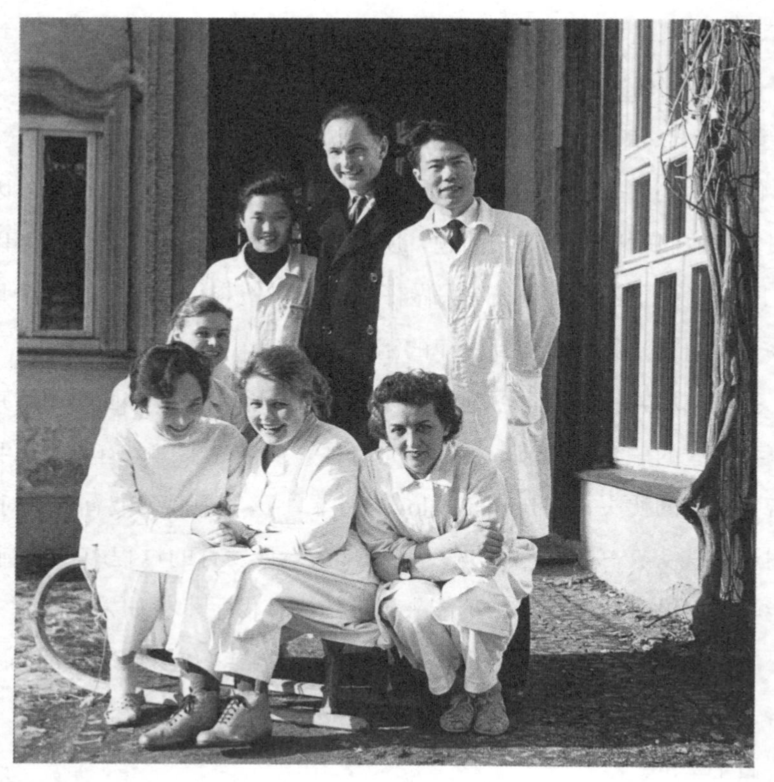

▲任玉珠（后排左一）、张光铂（后排右一）与捷克布尔诺医院医师合影

任：这是我第一次出国，到那儿以后，感觉我们和他们在生活水平、环境等方面差距是比较大的，捷克的工业比较发达，斯洛伐克更偏重农业。当时在捷克斯洛伐克的中国留学生有几十人，除了学医的，还有学药的、学军工的、学民航的，各行各业都有。当地人民还是很友好的，我交了很多朋友，给我拍了很多相片。住宿有专门的学生公寓，不在医院里面。我们和当地的学生一块儿住，我那屋子住了 4 个人，条件还是不错的。吃饭有一个专门的大餐厅，他们的饮食口味和咱们比较相近，所以还是容易适应的。捷克政府每月给我们 700 克朗，等于说他们接受中国的留学生是支援性质的。我在捷克没有买过什么东西，因为觉

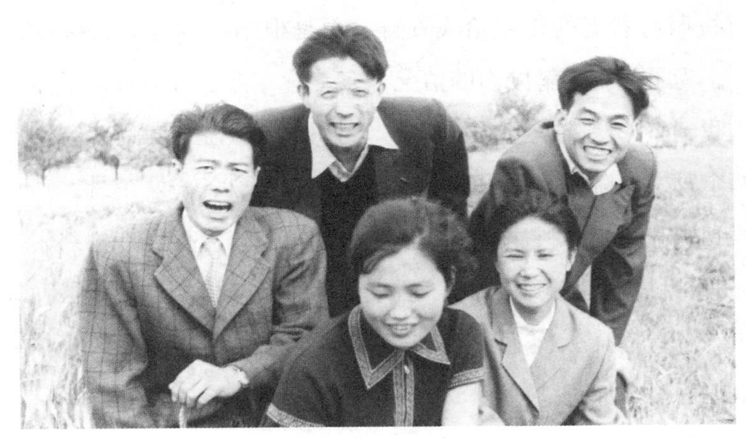

▲1957 年，任玉珠（前排中）与在布尔诺的留学生合影

得国家当时还很穷，用了很大的力量才送我们出来学习，舍不得买。不是我一个人这么做，而是我们那一代人都自觉这么做。

我在那里学习了三年半，其实研究生还应该时间再长一些，但后来的国际形势开始发生变化，所以 1959 年底我就回国了。回来以后没多久，就接到通知说我被分配到了北京协和医院。

董：这次留学经历对您的从医生涯有哪些影响？

任：首先是开阔了眼界，知道了国外在医学方面到底怎么样，另外也带回了一些理念。出国看一看，不管是哪个国家，我觉得都是好事情，但有一个前提，你得有一定的基础。假如没有基础，学起来就困难，人家一看你什么都不懂，也没法教你，甚至也不太看得起你。

解决临床问题要多动脑筋

董：您到协和之后，骨科当时的情况是什么样的？

任：到协和以后，因为我已经大学毕业，并且在外边学了将近4年，就没有按照协和老的传统给我安排，而是根据我的专业直接定到了骨科组[①]。为了让我了解国内的情况，多看看、再学习学习，王桂生[②]教授安排我到整形医院学习了两个月，到积水潭医院王澍寰[③]院士那儿大概也两个月，在院内又去了基本外科和神经外科各一两个月。

我到协和时，骨科病房在老楼7号楼1层，与神经外科共用一个病房，那时骨科也就二十几张床。后来病房搬到老楼8号楼0层，骨科就独立出来了，病床大概不到40张。再后来又搬到内科楼、外科楼，病床数也在逐渐增加。

那时国内的骨科都是综合性的，不像现在分得这么细。有一年美国代表团来协和骨科参观，最后说应该把他们的年轻大夫送到协和训练一两年，为什么？因为协和的骨科比较全面。那个阶段要求骨科医生什么都得会，骨折、肿瘤、感染、皮瓣转移、截肢等，这样培训下来很自然就比较全面。后来，他们真的送了好几个哈佛大学医学院的学生来见习。

董：*那段时期骨科以哪些类型的疾病为主？*

任：20世纪60年代，协和骨科的疾病以创伤为主，那时交通事故比较多。另外，当时生活水平不高，骨关节感染比较多，像骨髓炎，很难治愈，往往高烧、伤口不愈合、骨头坏死，最后导致残疾，给病人带来很大痛苦。我们就思考怎么来改善传统的治疗方法，既能减轻病人的

---

① 当时北京协和医院骨科是外科的一个专业组，1993年，骨科独立成科。

② 王桂生（1912—1991年），河北定兴人，著名骨科学家，北京协和医院骨科教授，曾任北京协和医院外科副主任、骨科主任。

③ 王澍寰（1924—2013年），北京人，著名骨科学家，中国工程院院士，中国手外科专业的开拓者和奠基人，曾任北京积水潭医院院长、名誉院长。

痛苦，又能让他们少花钱。后来尝试彻底清创完以后，放一根管儿在里面，然后把伤口闭合起来，往管儿里注射抗菌素，一边进去、另一边吸出来，把感染控制住，病人的高烧很快就下来了，骨头最后也新生了，关节的功能也保持住了，我记得治愈率大概在 83.5%左右。这项工作主要是王桂生、姚岱、张光铂还有我 4 个人完成的，还获得了卫生部的科技进步二等奖[①]。20 世纪 60 年代末，王桂生教授提出要做国产的髋关节股骨头置换，我参与了这项工作，主要是选择病人做手术，后来我还专门作了总结，在全国的会议上进行交流。

20 世纪 70 年代，王桂生教授主持恶性骨肿瘤的治疗，我们采用体

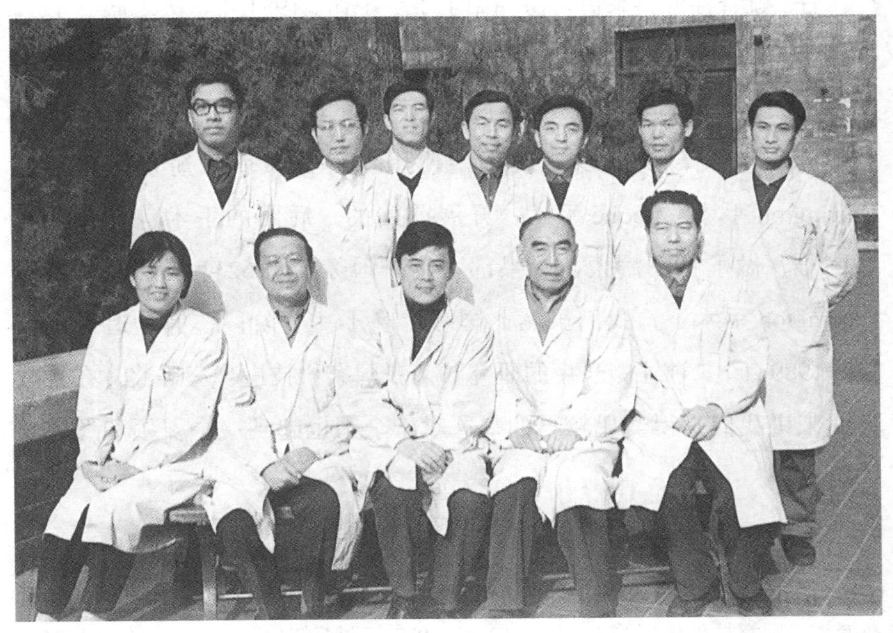

▲协和骨科医生与进修医师合影。前排左起：任玉珠、姚岱、潘嘉蓉、王桂生、张光铂

---

① “闭合性冲洗吸引治疗骨关节化脓性感染”项目获 1980 年卫生部科技进步二等奖。

外循环的方式，对肢体肿瘤部分进行动脉插管，然后打进消灭肿瘤的药物，剂量要大一些，绑上止血带阻断与全身的循环，3个礼拜以后把肢体截掉。用这种方式治疗一些恶性骨肿瘤的病人，开展得还是比较好的，病人虽然失去了肢体，但是保全了生命，有一些经过治疗的病人现在还健康地活着。

虽然我在捷克学习的是关节和脊柱畸形的内容，但那时要把这些作为工作重点，不太现实，一般来什么病人我们就以什么为主。

董：协和在脊柱外科领域取得了很多成果，您在这方面主要开展了哪些工作？

任：就脊柱外科来讲，协和做了不少工作。1981年，吴之康[①]教授从301医院调回协和，在他的推动下，协和在脊柱侧弯的诊疗方面往前踏了一大步。尤其是1983年我们请加拿大的阿姆斯壮（Armstrong）[②]教授来院交流，从那以后就开始使用各种器械来做矫形手术，像Harrington手术、Luque手术，开展前路的、后路的手术，克服了一些困难，做了不少病人，效果都不错。国际上1962年就已经开始做Harrington手术了，我们虽然比国际上晚了一个阶段，但是追得比较快。1989年，“脊柱侧凸症的研究”荣获国家科技进步三等奖，在脊柱方面来讲我们是得奖比较早的，这对于全国也起到一个引领和促进的作用。

---

① 吴之康（1922—1998年），江苏苏州人，著名骨科学家，北京协和医院骨科教授，中国脊柱外科创始人之一。1954—1979年调至解放军总医院工作。1981—1993年任北京协和医院骨科主任。

② 阿姆斯壮（Gordon W. D. Armstrong，1923—2018年），加拿大人，著名骨科学家，渥太华市立医院骨科教授，曾任世界脊柱侧凸研究学会主席、加拿大骨科学会主席。

另外，我们在治疗脊柱侧弯的过程中发现先天性脊柱侧弯有的合并脊髓畸形，这个也要引起重视，如果只注意矫正骨头的畸形，矫正过程中脊髓就可能受到很大的伤害。我们在这个方面又做了一些病例，论文也都发表了。当然除了脊柱侧弯，还有像强直性脊柱炎等各种原因引起的脊柱畸形，病人躯体弯得很厉害，很痛苦。开展这种矫形手术风险很大，搞不好的话就得截瘫，有的病人经过两三次手术，逐步矫正，效果还不错。在这方面我们也出去跟其他医院进行交流，有时候也帮着他们一起手术，做手术示范。

膝关节置换协和也做得比较早，20 世纪 80 年代我们做了不少例。有的患者完全不能下地，靠轮椅生活，做完双侧膝关节置换后，不但能站立了，还出国旅游去了，对他们的生活是大大的改善。

现在越治疗发现病种越多，骨科一些疑难问题以前根本不认识，现

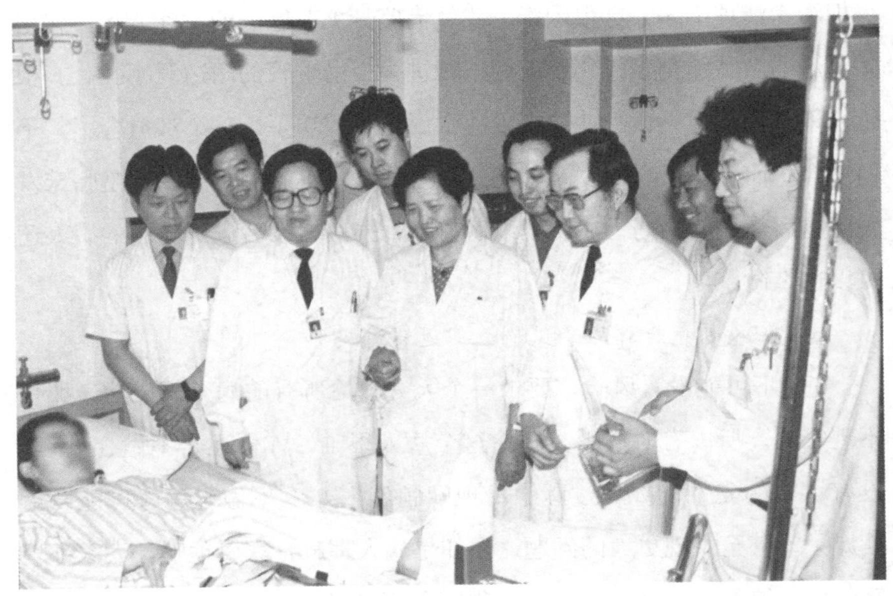

▲20 世纪 90 年代，任玉珠带领骨科医师查房。左起：林进、王胜利、邱贵兴、赵宏、任玉珠、田野、李世英、邢万年、金今

在逐渐地认识了。就脊柱疾病来讲，有很多综合征它不单是骨科的问题，可能跟遗传因素有关、跟内分泌因素有关，甚至与神经系统联系在一起，所以就需要多科室合作来解决这些问题。再加上人工智能等各方面先进技术的发展，克服这些问题我觉得指日可待。

董：临床工作中诊疗方法的创新非常重要，医学的进步也离不开创新，您的创新想法都是从何而来？

任：创新不是件容易的事情，尤其是在医学上。这些方法不能说是我想出来的，我没有那么大本事，主要还是一个借鉴国外，另外就是国内我们一块儿来商讨。

我曾经有一个脊柱结核的病人，结核就有脓包，脓包如果治疗控制不住的话，就会沿着腰大肌往下走，最后可能会到膝关节周围，如果哪个地方破溃了，就天天流脓，病人很遭罪。所以要把病灶清除，同时还得把沿途清理干净，这很困难。我就借鉴骨关节感染的治疗方法，先把腰大肌的脓肿给刮了，然后放两根管进去，沿着管的两边开小孔，一根管往里打水，另一根管冲洗完了放水。结果成功了，整个都愈合了，不但愈合了而且还没有反复。其实这不是什么了不起的例子，但是临床发现问题后你得动脑筋，成功了以后就是个办法，以后遇到相同的病人还可以这么做。

董：但创新也会伴随着风险，您迟疑过吗？

任：不可能没有风险，要求一个大夫救治所有的病人都成功，那是不现实的。所以有时候很矛盾，这个病人很难，你做还是不做？要做，没有太多的先例支撑，过程中出现问题怎么办？不做，病人可能以后就瘫了，甚至出现更大的问题。但如果病人理解、家属理解，大家都理解的话，能不能去试一下？我觉得不是不可以。

有一个病人，颈椎和头盖骨接连的地方出现畸形，脱位后压迫脊髓导致全身肌肉紧张，不能走路，也不能活动，可能会影响到呼吸中枢，非常危险。怎么办？我就和神经外科的任祖渊①商量，最后决定必须得做。这是一个从东北来的女病人，对于手术风险她很理解，跟她的家属谈，家属也理解。手术过程中病人得趴着，我们专门弄了个架子把脑袋固定，打开一看的确是压迫得很厉害，因为畸形的地方不是正常的解剖结构，下面就是神经，所以要小心翼翼的。清除完以后，从胯骨取一个H型的骨头，带着皮质骨和松质骨，架在颈椎和头盖骨之间，像架桥一样，架起来之后，在旁边植骨，骨头植上以后起码3个月才能愈合。那时候的固定方法就是打石膏，把脑袋也包在里头。最后效果不错，病人

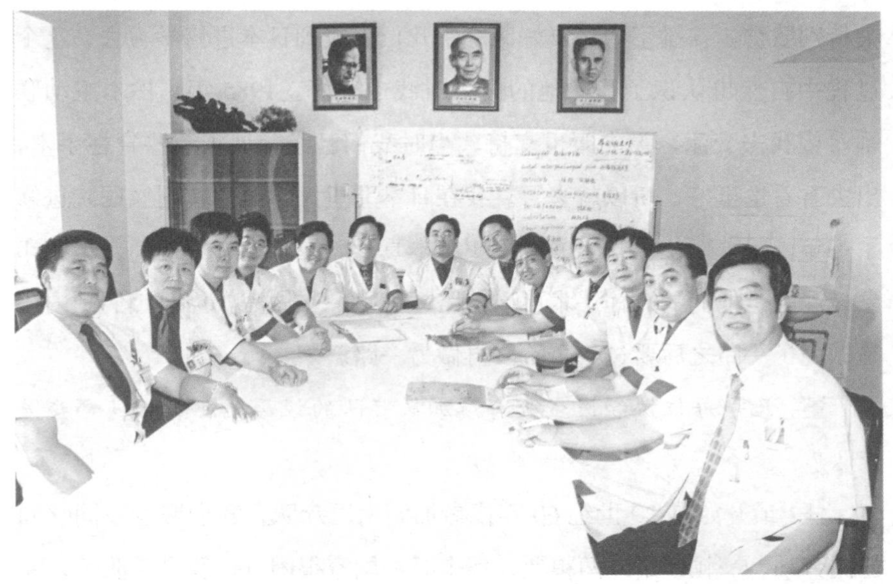

▲20世纪90年代，协和骨科医师合影。左起：仉建国、林进、赵宏、金今、任玉珠、邱贵兴、翁习生、沈建雄、邢万年、王以朋、张保中、田野、王胜利

① 任祖渊，1934年出生于浙江东阳，著名神经外科专家，北京协和医院神经外科教授。

的肌肉紧张消失了，也能走路了，虽然脖子不能像正常人那样自由活动，那没办法，她也理解。当然现在随着技术的发展，就可以用一系列的器械去解决固定的问题。

把每一次经历都当作锻炼

董：您曾到日本学习进修，当时有哪些见闻和收获？

任：我前后大概去了 4 次日本，包括参加学术交流。我先生张光铂大夫调到中日友好医院以后，与日本交流比较密切，认识了日本骨科的创始人之一柏木大治①教授。柏木也是协和医大的荣誉教授，他对张大夫特别欣赏，安排了中日友好医院十几位大夫到日本进修学习去，这个过程中自然也认识了我，他的夫人对我也很好。1985 年，柏木主动联系希望我去交流，吴之康也支持，当时我们已经开展了一些脊柱手术，出去看看也挺好，所以就去了。我在日本北里大学医学院附属医院进修了一年，跟着一位很知名的教授叫山本真②。在日本学习期间，让我印象最深的是他们的脊柱手术可以前路、后路一次做完，当时咱们国内还是做完了一路之后要过一个阶段再做另一路。

董：几乎每位协和医生都有参加医疗队的经历，您参加过哪些医疗队？

任：最开始是 20 世纪 60 年代参加湖南医疗队，我们跟老乡同吃同住同劳动，一顿饭给 4 两粮票，那个时候国家很困难。我是小队长，除了做卫生宣传、巡回医疗，还要培养赤脚医生，给他们讲课，办培训

① 柏木大治（1914—2002 年），日本人，日本鸟取大学教授、神户大学名誉教授，曾任日本康复医学会会长。

② 山本真，日本人，日本北里大学整形外科学第一任教授。

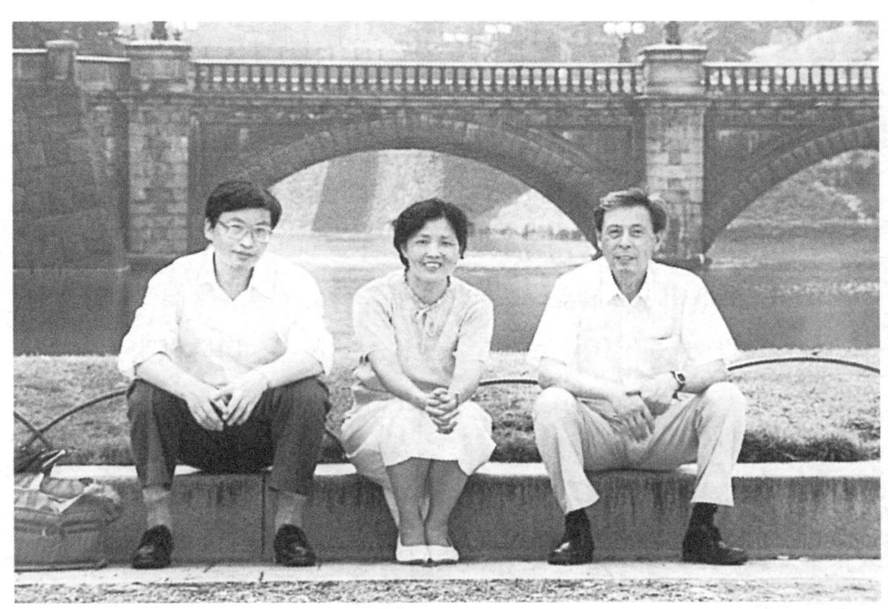

▲1985 年，任玉珠（中）与麻醉科高文华（左）、赵俊（右）在东京留影

班。一天晚上，队里跟我说有一个产妇要生了，让我去接生。我实习的时候轮转过妇产科，但接生还没有经历过，心里很忐忑，担心到了以后遇见问题不知道怎么处理。在去产妇家的路上，深一脚浅一脚，我一边走一边琢磨，越是快到了心里越不安。结果就在马上要到了的时候，突然听见“哇哇”的哭声，孩子生出来了！我的心一下就放下来了，赶紧跑进去，产后处理我还是知道的。孩子挺好，大家都挺高兴。在医疗队对自己也是个锻炼，我记得当时林巧稚教授她们也下去了，但是在另外一个地方。

全国学大寨时候，协和派了一个医疗队到山西昔阳，让我带队，那是 1976 年。到那儿以后，主要是办培训班培训赤脚医生，另外带着赤脚医生到各个地方去巡回医疗。

1988 年，我还参加了云南地震的救灾工作，是很偏远的一个地方，坐飞机先到成都，再坐汽车到那儿。我家里有个特点，因为张大夫也是搞骨科的，所以只要一听说有地震，我们俩就赶快准备行李，往往不是他去就是我去。但是，地震发生后，我们即使以最快的速度赶到，也得是多少个钟头过去了，等我们到了之后有的伤者就已经来不及救治了。所以，把当地基层的医生培养起来太重要了。

董：您在培养基层医生方面做了哪些工作？

任：20 世纪 70 年代，海南有一次很大的风灾，医院派张大夫去参与医疗救治，那时候他还在协和。回来以后，当地的院长就希望协和能派医生去给他们培训。1978 年，医院派张大夫和我两个人，专门抽出一个月的时间，到海口市中心医院办了一个培训班，海南全省各地都派人来参加。除了系统的讲课之外，我们也帮着他们查房，一起配合做一些比较难的手术。

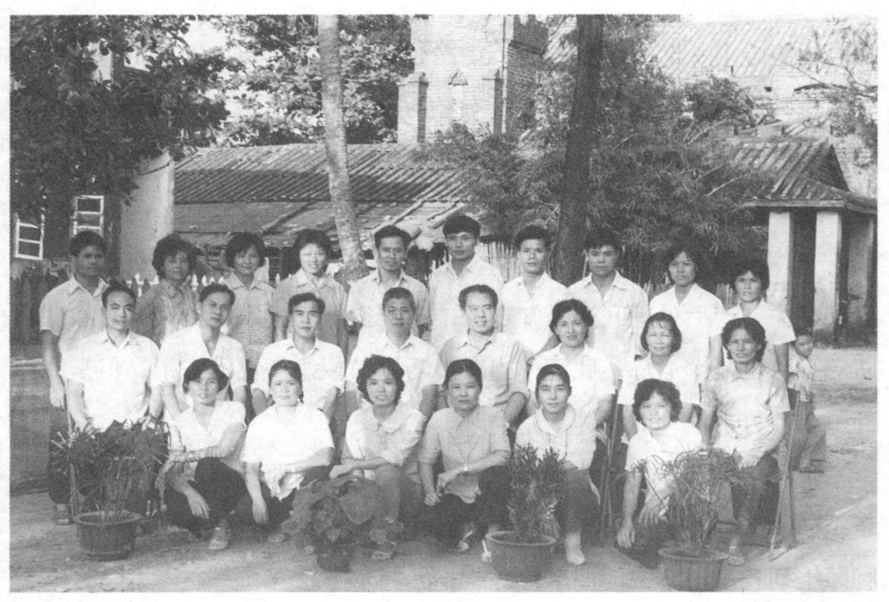

▲1978 年，任玉珠（二排右三）、张光铂（二排右四）在海南对基层医生进行骨科培训

1981 年开始，医院派我帮扶北京平谷医院骨科，每个礼拜二早上，他们来接我，去了待一整天，一直坚持了 12 年左右。那时候去平谷的马路坑坑洼洼，车子颠簸得很，刚开始我还晕车，但不管风吹雨打，我从没迟到过。在那儿除了给他们查房、讲课，最重要的就是帮助他们开展手术。当时平谷医院还是小平房，手术也只局限于创伤。12 年间，我帮他们培养了两个主任医师，脊柱手术、关节置换手术也逐步地开展起来了。后来觉得他们的能力已经不错了，大部分问题都可以自己解决了，我也就撤回来了。我离开的时候，平谷医院的门诊已经换成大楼了，病房条件也比原先好了，发展得很不错。从这个过程中，也可以看出咱们国家对基层医院的重视。

另外还有北京市第六医院，这是个老医院，建院时间比协和还要早，它属于区医院，要评级的话骨科必须有脊柱和关节专业，所以医院

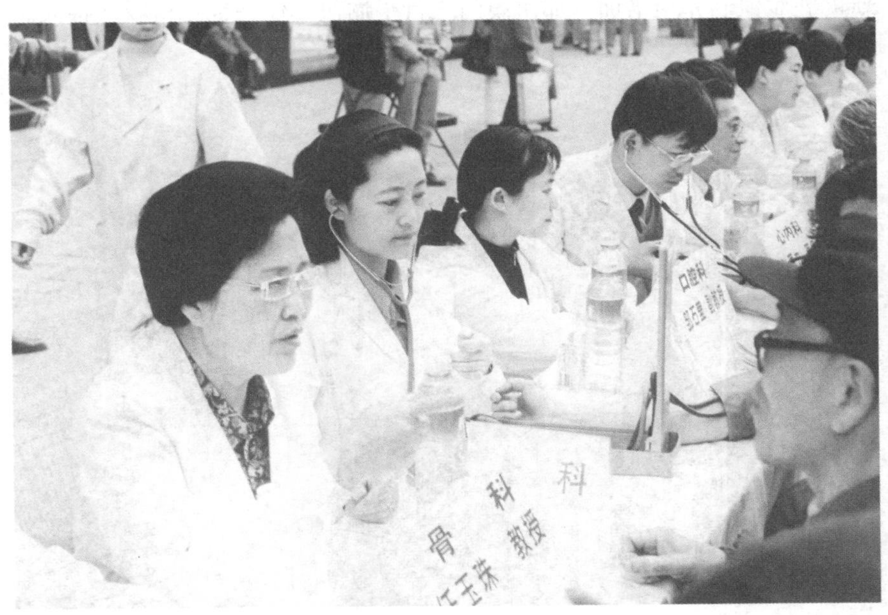

▲任玉珠（左一）参加义诊活动

又派我去，每个礼拜抽一个上午，帮他们查房，有时也会手术。其实这些帮扶最大受益的还是患者，把基层医生教会了，病人就不用大老远再往协和跑了。

董：您与澳门骨科界还有一段“不解之缘”，请谈谈这段经历。

任：澳门的最大医院仁伯爵医院，因建于山顶上也称“山顶医院”。在澳门回归祖国前我和张光铂就去过。山顶医院骨科李锦聪医生曾在北京同仁医院骨科工作，当时常请张光铂去协助手术，所以比较熟悉。后来李医生出国留学，学成后去了澳门。到澳门工作后就想请张光铂和我去看看并协助开展些诊疗工作。1993 年 8 月经北京协和医院和澳门总督府批准，我和张光铂正式到澳门参加学术交流及协助医疗。当时山顶医院的骨科主任是葡萄牙人。我们参加查房、体检，作学术报告并开展了脊柱手术，关于体位、麻醉方式、手术方式及程序，都是按照当时最新进展对他们介绍培训。那次澳门之行很愉快，他们也觉得收获很大。

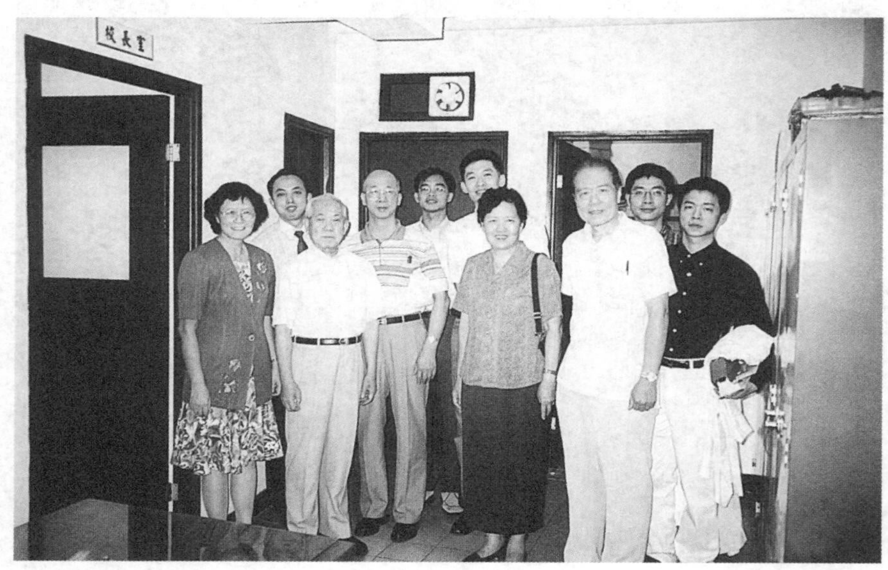

▲与澳门骨科医生合影。前排左三至左五依次为：李锦聪、任玉珠、张光铂

1994年是山顶医院成立120周年，我和张光铂受邀前往参加庆典，同时还参加了澳门第四届国际骨科学术会议，并在大会上作了报告。1999年澳门回归祖国怀抱，李锦聪医生开始担任山顶医院骨科主任，山顶医院与北京协和医院骨科间的交流一直没有停止过，彼此之间建立了深厚的情谊。

2006年9月24日，澳门骨科学会正式成立并举办第一届澳门骨科论坛，我和张光铂、田野受邀前往进行学术交流及庆贺，更加深了同道们之间的情谊。澳门的脊柱手术逐渐开展起来，我也很高兴，因在其中也做了点工作。

医生要真正做到医者仁心

董：数十年从医生涯，您对医生这个职业有哪些感悟和体会？

任：做医生最重要的不外乎就是两个，也是老话常说的，医德放第一，技术放第二，这非常重要。医生是很神圣的职业，它关系到人的生命，如果一个医生没有仁心，那就不配当医生，不能辜负“白衣天使”这个称号。

现在医患关系有时比较紧张，这是个复杂的问题，光靠医生的医者仁心也不能解决，需要医患双方共同努力。医患之间的关系是很密切的，不是对立的，要彼此体谅。病人也得明白，医生不是神，不可能什么病都能治得好。

以前我做完了大手术以后从来不敢马上走，我要等病人送到恢复室，即便没有完全清醒，让他动动腿、动动脚，有活动了才敢走，心里才踏实。治好一个病人以后，病人的回眸一笑是对我最大的安慰。当然，也要注意自己的健康，没有健康的身体不可能服务好病人。

董：作为骨科大夫，您有没有保养的秘诀？

任：骨科大夫可能会告诉你，到一定时间应该吃点钙片，但实事求是告诉你，我没有吃过，我从来没有说吃点什么东西来保养。因为做手术总站着，我的膝关节出现了问题，做了一次膝关节镜下关节腔内清扫手术后，有一个阶段走路需要拿个拐杖，后来做了人工关节置换，现在走路还可以，但是走不远。原来我走路是很快的，所以"人老先老腿"是有道理的。当然这种情况也可以预防，外科医生在手术台上应该穿弹力袜，不能什么姿势舒服就怎么站，手术过程中得变换各种姿势。

做手术是一个脑力、体力都很累的活。我有一台手术，早上上台，17个钟头才下台，不吃不喝不上厕所，下台以后就站不起来了。我一般手术完就赶快坐在地上缓缓，不坐凳子，避免腿下垂，坐在地上血液循环会好一些。我是右利者，我右手的中指是拧的、歪的，因为拿手术刀都是这个姿势，几十年一直都是这样，已经矫正不过来了，但它的难受在你救治病人的过程中是毫无感觉的。现在回过头来看，我作为医生没有保护好自己的身体，所以年轻医生一定要注意劳逸结合，身体不好的话，想干事都干不了，现在我才悟出这个道理。

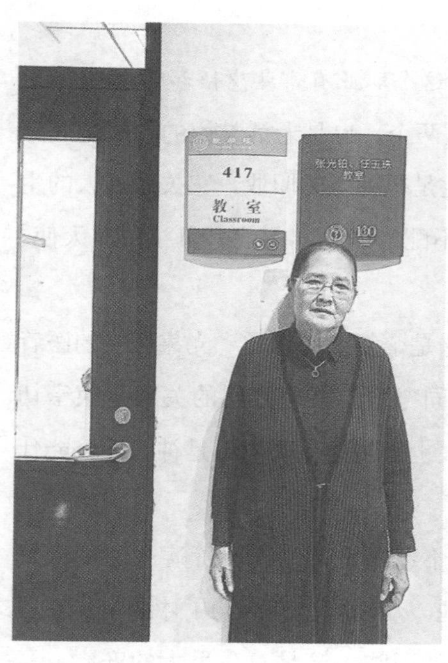

▲任玉珠在北京大学医学部教学楼"张光铂、任玉珠教室"前留影

董：您和张光铂教授相濡以沫、携手并进，在骨科学界传为

佳话，工作和生活中你们是如何互相扶持的？

任：我们在一起几十年，从大学同学一直走过来，学习历程是一样的，毕业以后的工作内容也差不多，有些工作我们都是一块儿合作，这是很自然的搭配。他在协和工作了 25 年，1984 年，卫生部把他调到了中日友好医院筹建骨科。1991 年，他创办了《中国脊柱脊髓杂志》，那个时候中国还没有这个领域专门的杂志。办杂志和当大夫还不完全一样，要让我和他换一下，我就没那么大能量来办这个杂志。我们之间会互相学习，但总的来说还是我向他学习多一些。

一个家里如果有两个外科大夫，会面临很多困难，有老有小总得要照顾，所以两个人中总得有一个人要稍微挤出一部分时间适当照顾家里。我们俩从某种意义上他比我更忙，杂志初创的时候很伤脑筋，所以我在家庭上就争取多做一点。但是他呢也挺自觉，不给我找麻烦，能帮就帮，所以没有矛盾。但是对于孩子，我们照顾得太少。

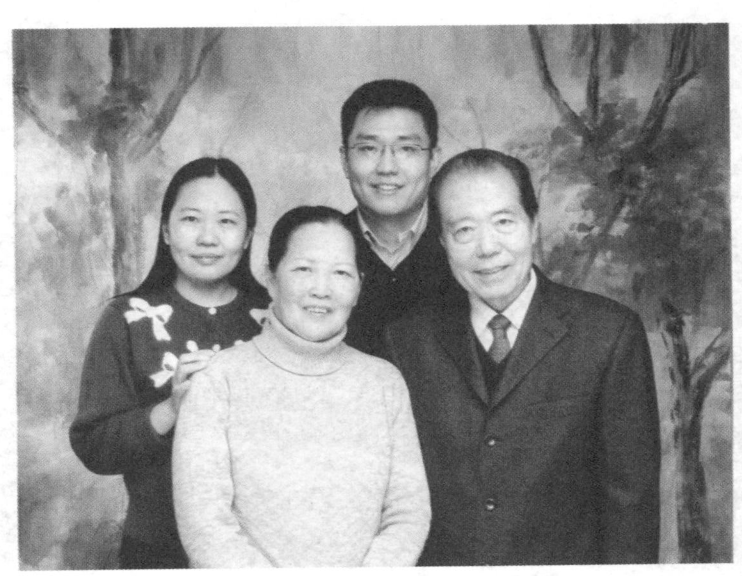

▲任玉珠全家福

董：对正在成长中的年轻医生，您有哪些寄语和嘱托？

任：协和的医生既要会看病、会做手术，还得会教学生，不教书就没法传承。另外如果你要提高，还得培养科研的思维，自己动手去做或者指导下面做。医教研全面发展，这才是协和培养医生的方向，缺一不行。我想这些不单是协和医院要加强，每一家医院都得要加强。

现在我们与国际的差距越来越小，而且我们有自己独到的东西，所以我希望协和的年轻人要担当起精英的作用。一辈子要做点事，但把所有问题都解决是不可能的，所以就需要传承，一代传给一代。希望医疗系统在一代一代传承中，大家都大公无私、不忘初心、共同努力，那最后肯定能解决很多问题。

我觉得为协和工作很安心、很踏实，也很愉快。退休以后，有些地方想请我去，但我表态我这辈子就只在协和，有感情了。我经常跟年轻大夫讲，你们现在碰上了好的时代，各方面条件越来越好，要抓紧时

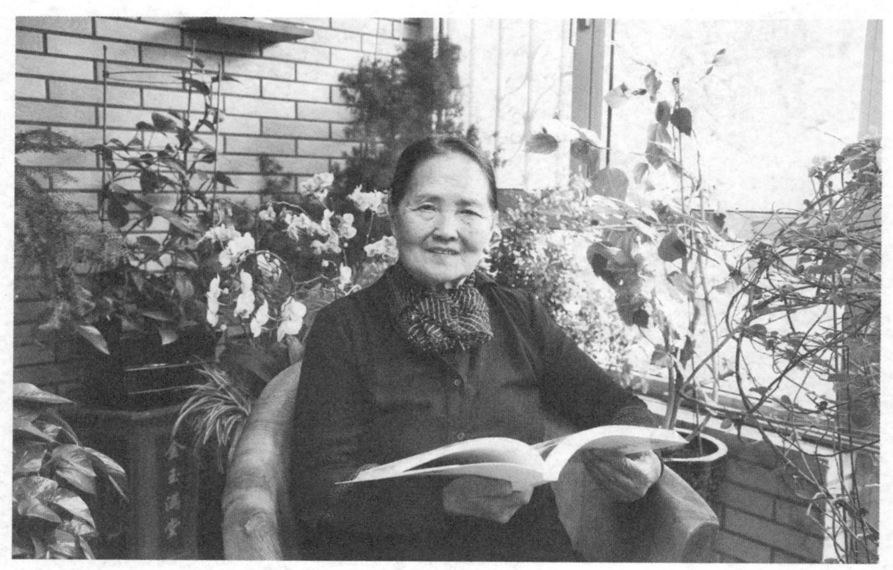

▲2021 年 5 月 29 日，任玉珠在北京家中

间、努力工作，人的一生是很短促的。既然选择做医生，就得按人民医生的标准去要求自己，不要利字当头，要把救死扶伤放在第一位，对病人真正做到医者仁心。

（本文内容节选自任玉珠教授3次访谈记录，文中部分图片由任玉珠提供。）

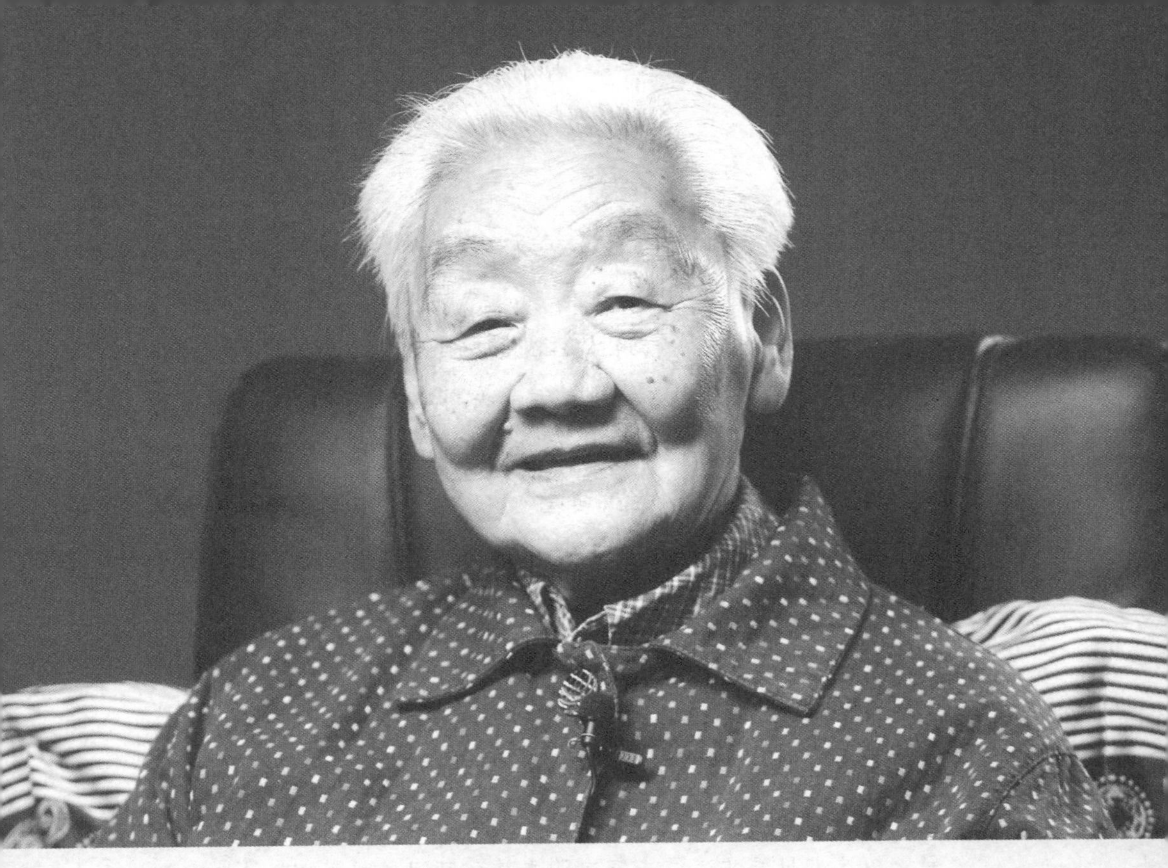

全心救治每一位病人是医者的本能

王爱霞（1932 年 5 月 22 日—2023 年 7 月 1 日），上海人，著名感染病学专家，北京协和医院感染内科教授。1956 年毕业于上海第一医学院医疗系，同年进入北京协和医院内科工作。1980—1982 年在澳大利亚墨尔本 Walter and Elisa Hall Institute of Medical Research & Farfield Hospital 担任访问学者。曾任北京协和医院内科学系副主任、传染组组长、感染内科主任、外宾医疗科主任。

发现中国大陆第一例输入型艾滋病患者和第一例中国人经性传染艾滋病病毒感染者；1995 年牵头制定艾滋病诊治的国家标准，2001 年主持该国家标准的修改；建立我国医院院内第一个 P3 实验室（生物安全防护三级实验室）。“G—CSF 单克隆抗体和试验盒制备”获 1996 年国家科技进步奖三等奖；“HIV/AIDS 临床诊断及免疫病理的研究”获 2002 年中华医学科技进步奖二等奖。国内率先开展院内感染细菌变迁的动向研究，“院内感染病原菌的变迁及抗生素的临床合理应用研究”获得 2003 年北京市科技进步奖三等奖；率先提出要警惕输血引起的丙型肝炎交叉感染。

1995 年起先后担任中华医学会传染病与寄生虫病学会主任委员、卫生部性病艾滋病专家咨询委员会顾问、国家 973 计划人类免疫缺陷病毒生物和免疫应答机制研究专家组专家等。主持二十多项临床药理试验项目，发表论文 100 多篇，主编和参编多部专著，担任《中国大百科全书》现代医学细菌学科主编。曾获 2006 年北京市优秀教师。2008 年获北京协和医院杰出贡献奖。2017 年被授予北京协和医学院一级教授，2019 年当选中国医学科学院学部委员。

王爱霞教授访谈视频

口述：王爱霞

采访：王　璐

时间：2021 年 4 月 21 日

地点：北京・王爱霞教授家中

整理：王　璐

严格训练"熏出"求精协和人

王璐（以下简称"璐"）：请简单介绍下您自己。

王爱霞（以下简称"王"）：我叫王爱霞，1932 年 5 月出生在上海。我妈妈是家庭妇女，我爸爸是银行总经理。初中起，我就进入上海圣玛利亚女中①，1951 年进入了上海第一医学院学习，1956 年毕业来到了协和。

璐：您当时是带着怎样的心情来到协和的？

王：那会儿是从上海分配到北京的，我们大概五六个同学一块儿来

① 上海圣玛利亚女中（St.Mary's Hall）是上海著名的女子教会中学，由美国圣公会创办，成立于 1881 年，原名上海圣玛利亚女书院，1923 年改名上海市私立圣玛利亚女子中学，建校以来亦称上海圣玛利亚女校。

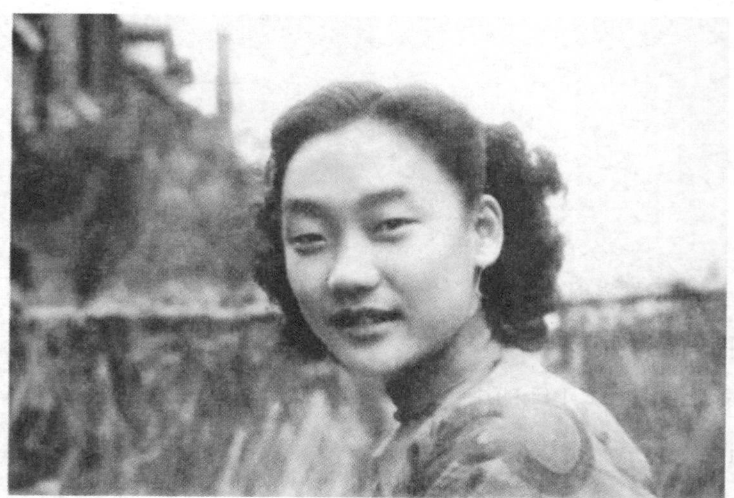

▲中学时代的王爱霞

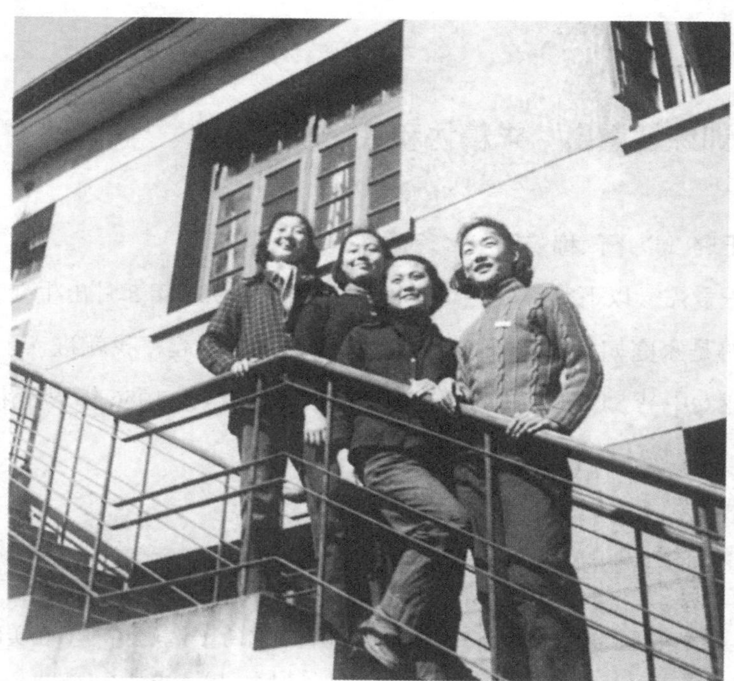

▲1952 年，王爱霞（右一）在上海第一医学院与同学合影

的，其中三四个留在北京协和医院，其他同学就到别的单位去了。虽然我是上医毕业的，但我对协和还是有很深的印象，当时周围人都说协和了不得，说明它各方面都是比较好的。

璐：您是怎么进入内科成为一名感染内科医生的？

王：我们来了协和以后，先是做了一段时间临床工作，有一天医院把我们召集到一起，说内科需要人，我们几个人就服从组织分配，到内科了。我到内科后做了好几年住院大夫，在内科各个科室都轮转完，需要定专业了，张孝骞主任找我们谈话，说传染组刚成立，需要人，要多挑几个人过去，我、董怡就都去了传染组，在李邦琦大夫下面。早先传染和免疫是在一起的，后来免疫组成立，董怡去了免疫组，我就留在传染组了。

璐：您是怎么看待李邦琦教授的？

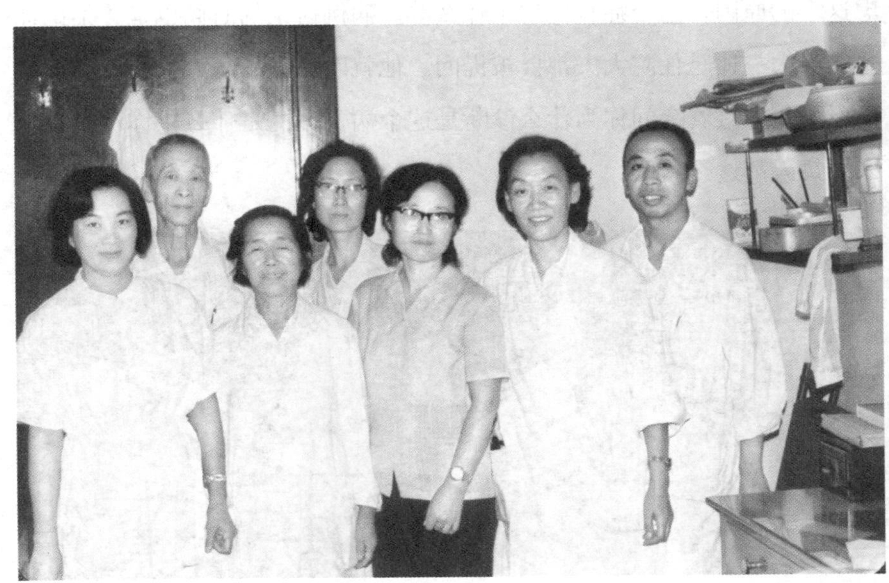

▲传染组工作人员合影，左起：崔小珍、李邦琦、王诗恒、彭玉、宗淑杰、王爱霞、吴梓涛

王：李邦琦是我的头儿。我做完总住院医师后碰到传染病有关的病人，我还会请他到病人边上再看一遍，所以跟他接触比较多。他挺严肃的，对临床要求特别严，大家都比较害怕他。他挑人挑得厉害，我们都没有想到自己能被他选上去。李邦琦大夫特别会问问题，提问后会提醒你考虑这个了么？考虑那个了么？我们请他帮忙看病人，本来都有一肚子的问题，结果等他看完病人，问一连串问题，经过重重的关卡后，我们的答案通常也就出来了。

璐：您眼中的张孝骞教授是怎样的？

王：张孝骞教授挺严的，我做住院医师、总住院医师、主治医师的时候都在他手底下。做住院大夫时他就会提问，他叫不出名字就直接点人，点到我的时候，我就马上把病人的主诉、病史、现病史、查体情况以及我的诊断和分析，一点一点说出来。他中间还会插着提问，比如考虑这个的原因，这个症状体现了什么等。病例讨论的时候也是，不论你是实习大夫还是住院大夫都要被提问。他就问你管的病人里，谁的诊断还不清楚，接着会问你为什么诊断是这个病，理由是什么，你都得答出来。每天都这么紧张。

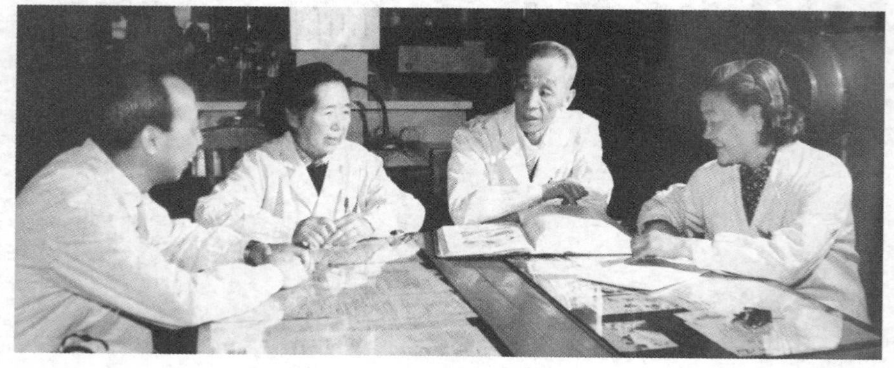

▲李邦琦（右二）、王诗恒（右三）、王爱霞（右一）、吴梓涛（右四）等在研究内科传染组的学科建设

张主任早上查房时大概会7点三刻左右到，他不直接进病房，会先到办公室把昨天查房的病人先看一下，他有个小本子记着之前的各种情况。我们要提前把他可能要看到的病人先做到心里有数，这样他问的时候我们才能回答出来。他查房就看新病人，因为老病人都已经看过了。对每个病人，他问完病史后都要查体，而且查得很认真。有一次我没摸着脾就说肝脾不大，张主任摸到了，就让我再去摸。我一摸发现真是脾大，刚才查体没让病人侧过来，所以没有发现，张主任就说，下次一定要让病人侧过来摸。这就算是查体不合格了。

璐：当时年轻大夫也会学张孝骞教授使用小本本么？

王：不是所有的大夫都会用小本本，因为张主任说得很简单，有时候你根本来不及用笔记，他就已经到第二个病人了。所以你得一边听一边用脑子记，你脑子要不快，等他说过你已经忘了，这也是一个训练过程。所有的大夫都要经过他这样的训练，不是我一个。因为假如同时

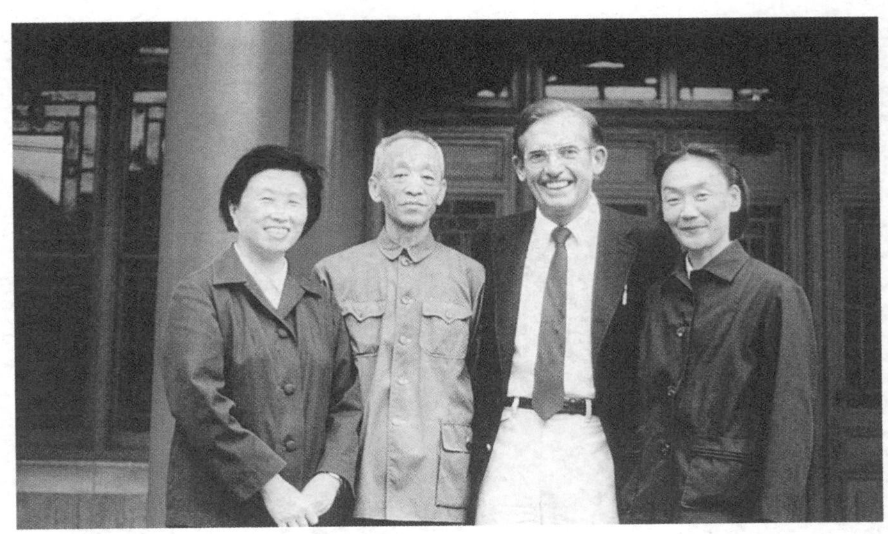

▲1978年，北京协和医院内科传染组首次邀请国外专家来华学术交流，左起：王权、李邦琦、爱德华（Edward W. Hook）、王爱霞

有3个住院大夫，每个住院大夫都有新病人要管，是你的新病人就要问你，每个人都有可能被问到。

璐：这套训练对您后来的从医生涯影响大吗？

王：影响很大，因为他就问你不知道的，然后通过你不知道的问题引导你思考，让你学会从不知道的问题里分析，这很重要。因为如果你分析得对，那就说明你有自己的思路了。这样才能慢慢从住院大夫变成总住院医师，变成主治大夫，我们就是这么被训练出来的。

协和医院的大夫都这样，每个科室不同层级的大夫都可以提问，不一定都是感染内科的。查房的时候，他们可能会带你去看他们管理的病人同时提问，很有可能就给你考住了，而且他们通常都会等提问完毕后再问你所属的专业。第一年、第二年和第三年住院大夫是不一样的，第三年住院大夫应该要对答如流的。这就是协和医院的特点，所以在协和医院做主治大夫不容易，做住院大夫也不容易。

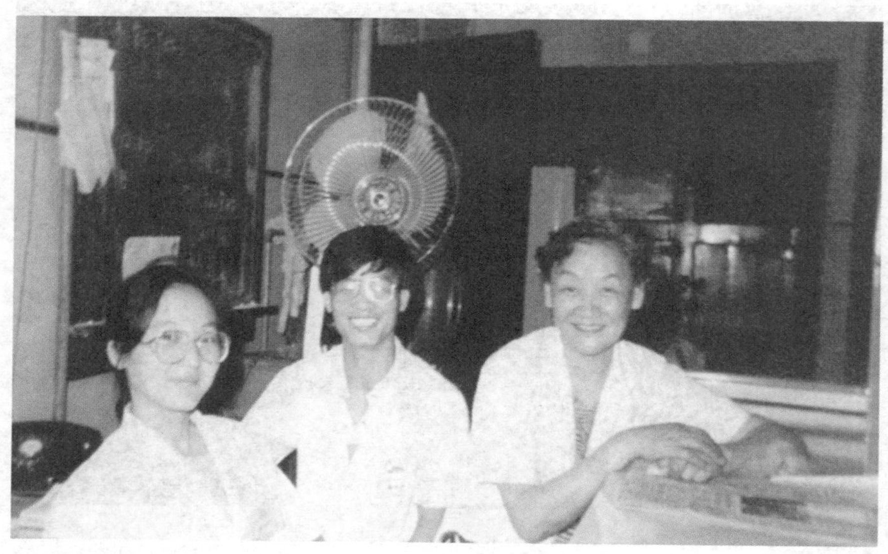

▲1987年，王爱霞（右）与李太生（中）、曲小丹（左）在实验室

“主动”让我见多识广

璐：您在协和做住院医的那段时光是怎么度过的？

王：上级大夫考核我们刚进内科的住院医时，就直接让我们去第几病房的第几床，要求简明扼要地报告一个病人的病史。任务来了后，我们就拿着笔记本去问病史、查体，之后写一份病史、一份病历、几项报告、鉴别诊断，还要写一点病例讨论结果。一般上午给的病例，下午就得交卷了，不可能给我们一天时间。那时看上级大夫带着实习大夫查房，我们跟着边上听，不会给我们单独问病史的时间，而且中午病人要吃饭、午睡，这种时间都不能打扰病人。我们就只能在他吃午饭之前去问病史、查体，假如做不完，就等他午睡后再去，时间要由病人定。而且我们一般不能提前看高年资大夫写的病历，上级医师也不希望我们直接问病人是什么病。他们一般都提前告诉病人，来了一批新大夫，你们就说症状，别告诉他们自己是什么病，病人都挺配合的。

那时查房很早，对所有住院医师和总住院医师要求都很严格，住院大夫都住在医院里，做到总住院医师时也只有休息日可以回家，其他时间都要在医院里待着。那会儿大家都卖力极了，否则就留不到内科，甚至留不到协和医院。当时我们进到协和医院后，不是说想来内科就能来内科的，要经过严格的工作考核。我大概是做得比较不错，所以能够分到内科，最后又分到传染组。

璐：您升主治大夫后有什么变化？

王：我们一步步变成主治医师之后，低年资大夫遇到感染内科的问题可能就会先来找我们，不是特别忙的情况下，我一般都会帮忙，因为

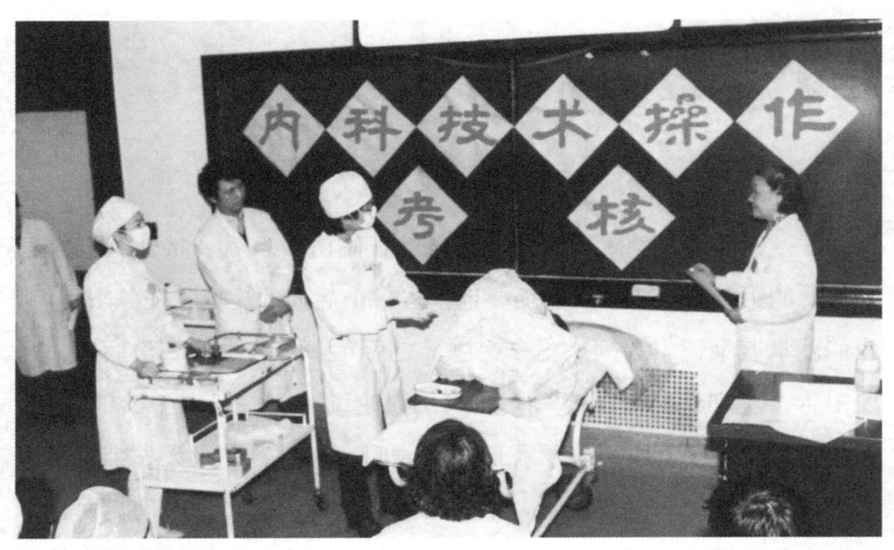

▲内科技术操作考核，王爱霞（右一）担任主考官

在这种情况下，我自己也会有很大的长进。来提问的医生已经针对这个病人看了很多书了，他提出来的问题你要是基本上都能回答，就说明你水平也是可以的。如果有的病人看了以后有疑惑，我会回去翻书学习后再告诉他答案。所以涉及的面比较广，都得应付。当时别的科室有感染、发烧查不清楚的，也会来找我去看，就要求我非得掌握不可，因为如果应付不来，人家会怀疑你的能力。而且别的科室的特殊病人我看到了，我的知识面就会广一点，所以我们从总住院医师到主治大夫之后，就要求你别的方面的水平也要提高到这个层次。这不是我自己要求高，是人家来问得多了，逼着我不得不这么做。

我觉得临床大夫没有什么大跟小的区分，而是你想到了没有。比方说我是管传染病的，但我对其他专科的疾病可能不太清楚，那么假如病房里出现比较新的病例，一得到消息我马上就去会诊病人、查体。协和医院经常收治各种疑难病症，类似第一例艾滋病等，所以只要有我传染病范围之内的新病例出现，我都会主动去查病史，出现一个新的病种，我希望能尽可能去熟悉情况。如果我主动一点，就可以见多识广了。

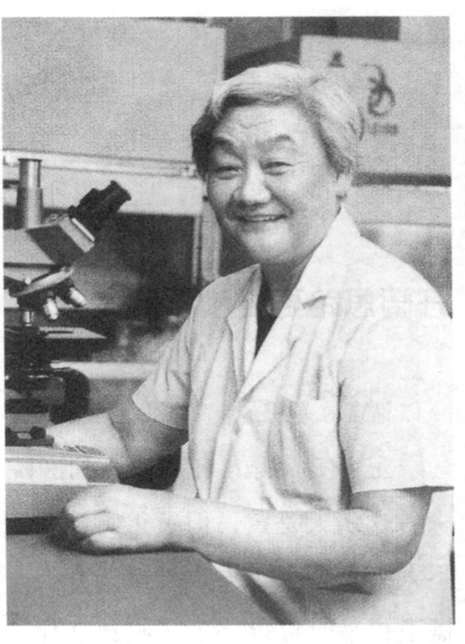

▲王爱霞在显微镜前

璐：20世纪80年代初您去了澳大利亚，当时那边和国内的差别大么？

王：我当时去的是澳大利亚的一个传染病院，但并不是专门为了传染病出去的，去的是医院的杂病区，就是不只有结核或肺病什么的，还有别的病。当时感觉那边和中国差别很大，他们传染病是由传染病科大夫看的，不分科

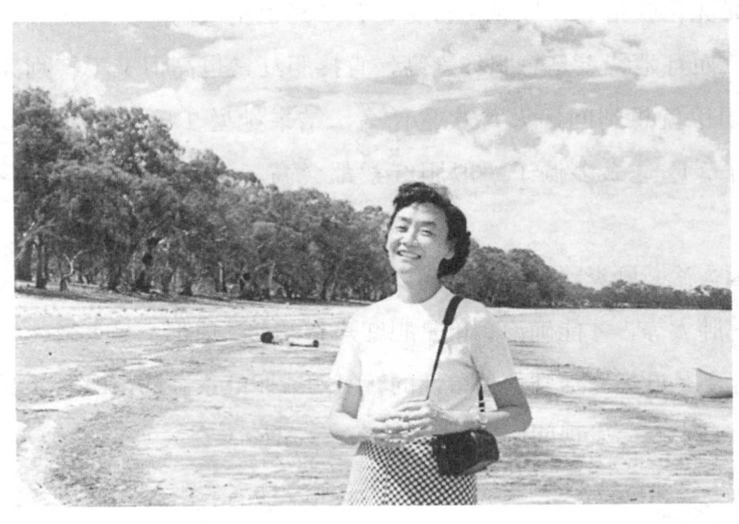

▲王爱霞在澳大利亚

室，我们的传染病分感染跟非感染，有感染的归我们科，不是感染的就不一定到我们科了。我们比他们更严格一点，分到感染科的病人一定是比较明确归在发烧待查里哪个系统的病人，就是肺结核的全都到肺科去，肠结核到胃肠去，这点跟外面是有差别的。

开阔思路更要刨根问底

璐：在您几十年的从医生涯里，有没有让您印象深刻的病人？

王：有个病人有黄疸，到医院一查，胆红素高，就找到我们。我一看这病人是黄，但黄得特异，胆红素高，但转氨酶只稍高一点，并不太高，病人过去也没得过肝炎。我就问她喜欢吃什么，她说喜欢吃橘子，平时可以一下子吃掉2斤。我当时就让她近两到3个礼拜都不吃橘子，多喝水，3个礼拜后再来抽血复查。后来她复查，胆红素、转氨酶两个指标都趋于正常了，就这样给她把肝炎跟别的区别开了。因为光凭化验指标，她完全符合，转氨酶也稍微高一点，胆红素确实很高，而且她特点是总胆红素高，直接胆红素也高但又不特别高。所以我问诊就想到问病人喜欢吃什么，结果她说2斤橘子她能一下子都吃了，吃这么多橘子一般胆红素都会高，而且直接胆红素不会特别高。

因为诊断肝炎除了胆红素高以外，转氨酶要高，还有别的症状，比如肝脾肿大等，才能确诊。单是胆红素高一点其他都不是太高，就要考虑可能不是肝炎。遇到这种单纯的转氨酶或胆红素高的情况，就要多问几句，马上就会发现问题了。

璐：您觉得协和在您身上留下的最大的特质是什么？

王：对我影响最深的是鉴别诊断的习惯。比如刚才说的肝炎问题，

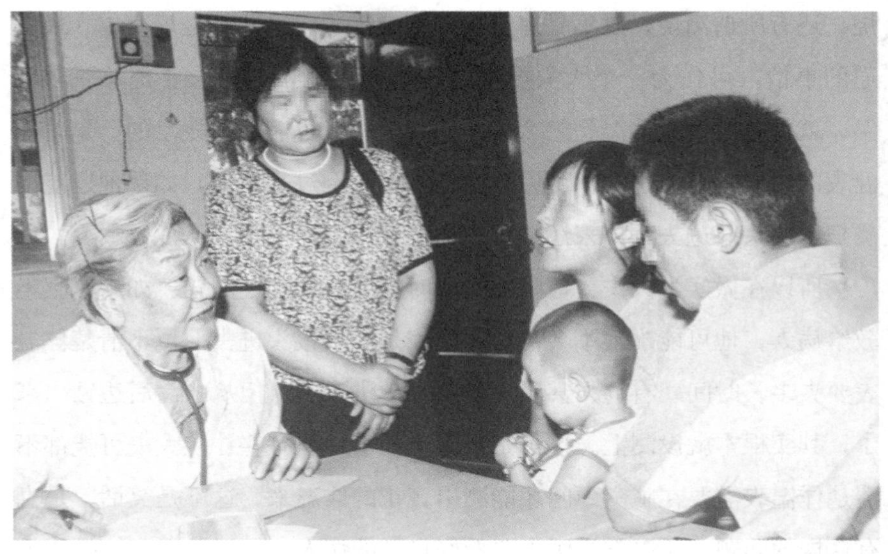

▲王爱霞（左一）在河南农村为艾滋病患者义诊

别人诊断肝炎的病人到我手里，我会先看有没有别的可能，就是习惯性地检查。一看化验结果转氨酶高，但胆红素不高，我得考虑别的。假如这个病人黄疸黄得特别深，而且是间接胆红素高，但直接胆红素不高，那要考虑有没有别的问题，比如胆石症什么的。因为单纯的胆红素高不一定是肝炎，甚至不一定是肝本身有问题。

璐：面对年轻人，您有没有什么想要嘱托的？

王：现在的年轻人一定避免想东西思路过窄，不要只看这么一段儿。我们那会儿做住院大夫的时候，头儿对我们要求要宽得多，比如发烧待查是一个简单的问题，但底下可以分很多类型，不一定就是传染病，发烧待查可以是最简单的感冒，还可能是吃错了药发烧，也就是药物热。假如你没有问出这个病史来，那就是你大夫的责任了，这种都是你在一开始接触病人的时候，从病史、查体、检查这几方面要观察到的，要确定病人的一般情况是怎么样的，确定他到底是真发烧还是假发烧。还有所谓高烧，是不是体温表都给弄错了。这些都是最简单、最普通的事情，可作为一个大夫要把这些事儿弄清楚。病人要是总一个体温，就得查查病人体温是怎么试的，有的病人可能不是故意的，是塞体温表的时候就塞错了。你可以故意把水银头倒过来给他，如果他还能准确把水银头塞进去，出来还是这个体温就不会错了。

所以在做实习大夫、住院大夫的时候要发现这些问题。如果医生不教给病人，他可能永远不会清楚体温表是要水银头进去，也不清楚体温表要夹多长时间，有的人甚至可能水银头进去了，但从腋窝后边钻出来了，其实根本就没测上。这都是很简单的事，但有些住院大夫可能都不清楚体温表需要在腋窝中间才能测出真正的体温来，这不是笑话，是真有这样的问题。所以作为医生要看好自己的病人，可以一边查体一边把体温表塞进去，在你查完体正好两三分钟后，体温也真实出来了，这很重要，这就是老协和的规矩。

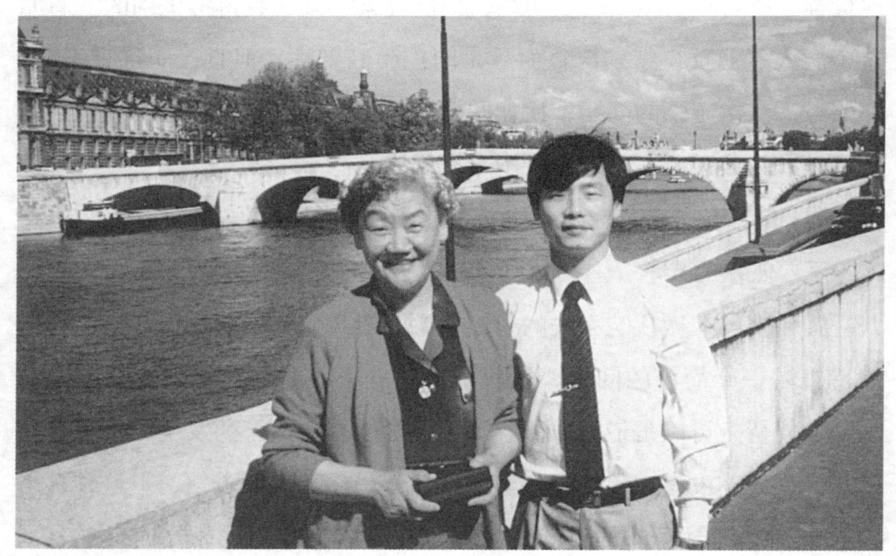

▲1994 年，王爱霞（左）与李太生（右）在法国巴黎留影

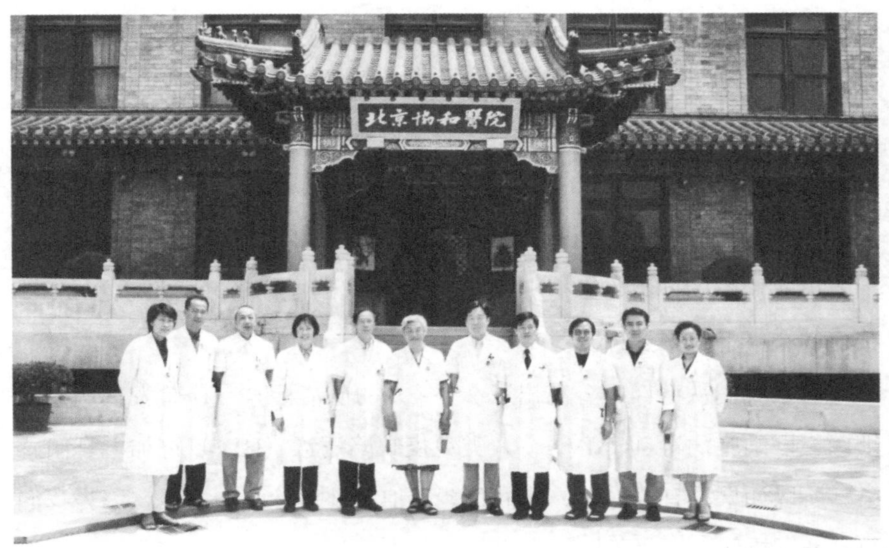

▲感染内科合影。左起：王焕玲、范洪伟、吴梓涛、盛瑞媛、邓国华、王爱霞、秦树林、李太生、刘正印、马小军、刘晓清

璐：您对协和有哪些期待？

王：老协和的制度给疾病诊治布下了一个“天罗地网”。比如一个新的病例在你手里漏诊了，上面主治大夫会发现，主治大夫要没发现，主任查房会发现，主任查房要没发现，别的科室来会诊也会发现。这样交叉一层层布下来，总归会发现的。

所以协和老的那套是很好的，一定要坚持。比方说一天要试几次体温，试体温时怎么确保测出来的是真实体温，可能都是很简单、很容易发现的问题，可就是因为没仔细追查，你永远也弄不清楚他是真发烧还是假发烧。把发烧的真假都弄清楚再分析为什么发烧，这是很关键的问题。

璐：能和我们分享下关于第一例艾滋病的故事么？

王：1985年的6月3日，有一个外宾，来的时候病情就已经很重了，呼吸困难。我们查到他有一个家庭医生在洛杉矶，我们就试着跟美国洛杉矶电话总局打电话，找到了这个医生，就打到了他的诊所里。中午他正好在诊所，马上就接电话了。我们就说这个病人在北京协和医院，我们怀疑他是艾滋病，对方马上说不用怀疑，他是这个病。我问 ICU 你们抽血吗？他们说一会儿就抽，我就让他们留了 3—4 毫升的血清，马上告诉实验室的同事，一会儿 ICU 有个病人的血样送来，谁也不要动，把血放在桌上我来处理。

后来我们从血样中分离出了 2.5 毫升的血清标本，检验发现病人有细菌、巨细胞病毒（CMV）、人类免疫缺陷病毒（HIV）再加上真菌感染。所以如果没有这份血，我们只能说他在外头诊断的艾滋，因为我们自己查了抗体，所以可以很肯定他是艾滋病且已经有合并症了。因此报道了我国大陆地区第一例输入型艾滋病。

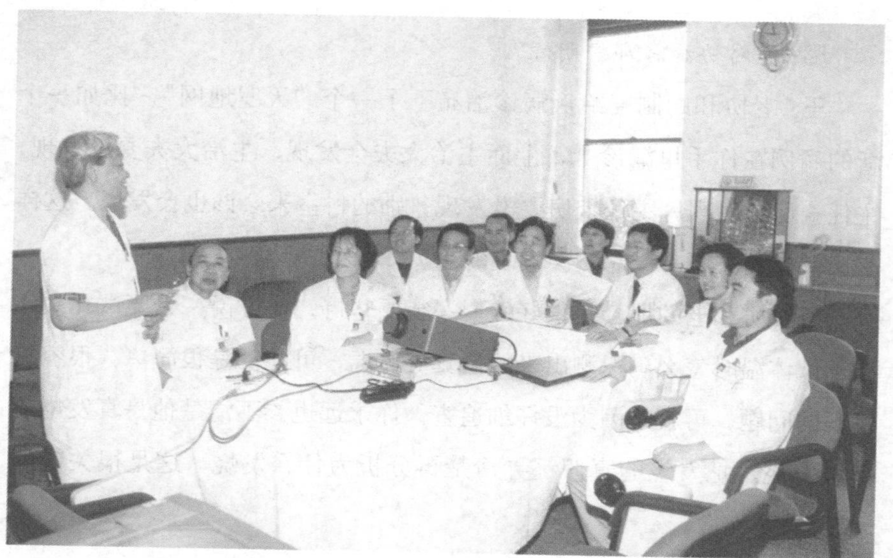

▲王爱霞教授给感染内科后辈授课。左起：王爱霞、吴梓涛、盛瑞媛、刘正印、邓国华、范洪伟、秦树林、王焕玲、李太生、刘晓清、马小军

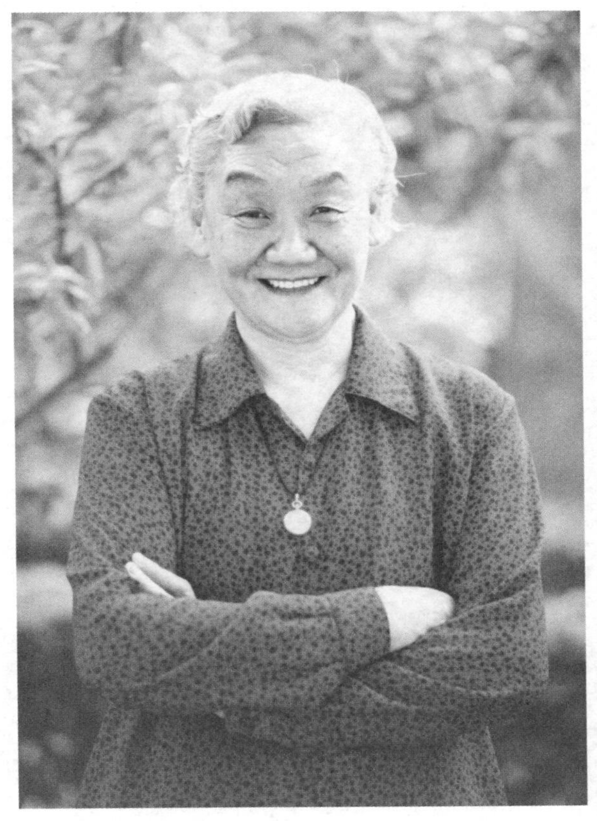

▲王爱霞在协和留影

（本文内容节选自王爱霞教授1次访谈记录，文中部分图片由感染内科提供。）

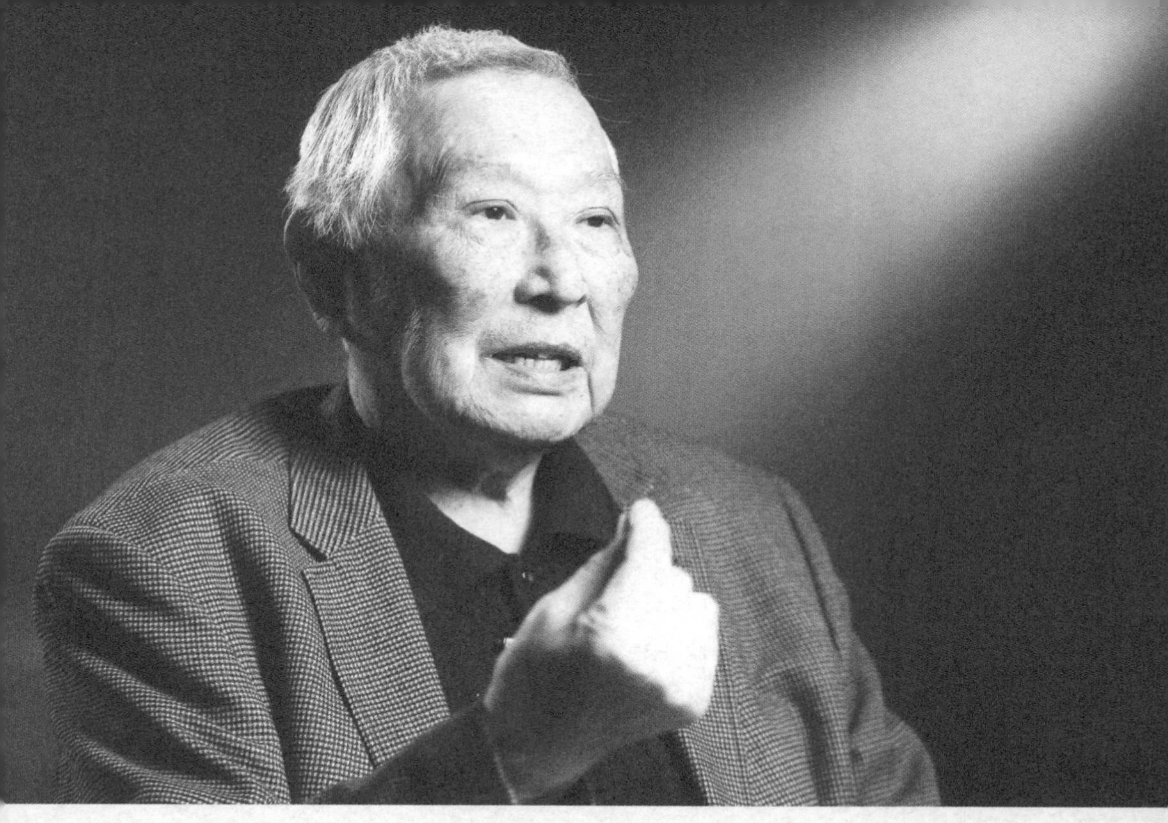

臧美孚

从医七十载，手术台上从未疲劳过

臧美孚，1932年10月出生于河北唐山，祖籍山东烟台，著名泌尿外科专家，北京协和医院泌尿外科教授。1952年考入上海第一医学院医疗系，1957年毕业后分配到北京协和医院工作。1982—1983年先后赴美国明尼苏达大学医学院、奥地利萨尔茨堡总医院进修泌尿外科。1985—1995年任北京协和医院泌尿外科主任，曾任外科学系副主任。

臧美孚教授擅长泌尿系统疑难复杂疾病的外科治疗，在国内较早开展泌尿外科微创手术，在肾上腺外科、肾移植、内镜手术等方面积累了丰富的经验，对各类型肾脏肿瘤尤其是肾癌的治疗有独到之处。曾任中华医学会泌尿外科学分会常委、北京医学会泌尿外科学分会副主任委员、国际泌尿外科学会会员、《中华外科杂志》编委。

1976 年被评为抗震救灾先进工作者，1977 年、1987 年先后被评为北京协和医院先进工作者，1989 年被评为中国协和医科大学“教书育人、服务育人”先进工作者，2013 年获北京协和医院杰出贡献奖。

臧美孚教授访谈视频

口述：臧美孚

采访：董　琳

时间：2020 年 11 月 15 日，12 月 8 日、25 日

地点：北京协和医院院史馆

整理：董　琳　刘一涵

幼时随父从军立志学医济世

董琳（以下简称“董”）：请谈谈您的童年生活和求学经历。

臧美孚（以下简称“臧”）：我老家在山东，但是我出生在唐山。我父亲是齐鲁大学医学院毕业的，那时候在开滦的一个医院做外科大夫。后来，我们回到了山东黄县①。黄县有一个美国人办的教会医院，叫怀麟医院②，父亲在那里工作。我在黄县崇实学校念小学，一直念到五

① 黄县，现山东烟台龙口市。

② 怀麟医院，20 世纪初，美国西差会在山东黄县设立了基督教团体——浸信会。浸信会在黄县创办了 3 项事业：怀麟医院、崇实学校、华北浸会神学院。怀麟医院创建于 1902 年，英文全称是 Warren Memmorial Hospital，意为纪念怀麟（系美国的捐资人）的医院，医院设在原黄县城关小栾家疃村东。

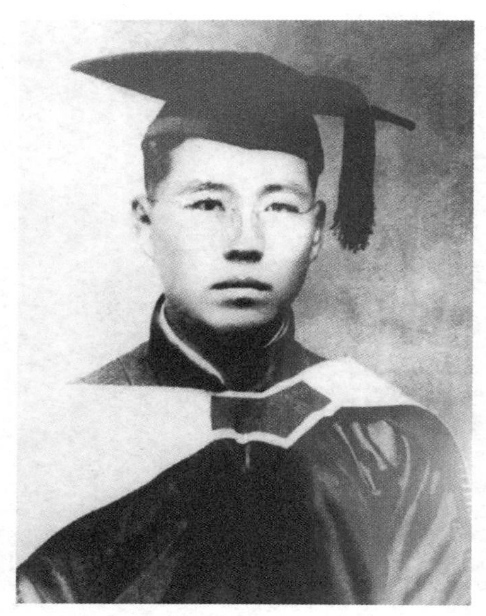
▲臧美孚的父亲臧国瑞大学毕业照

年级。

太平洋战争爆发后，怀麟医院的美国人就撤离了。父亲抱着一颗爱国心参加了八路军，成为一名军医。从1943年到1945年，我跟随父亲在胶东抗日根据地生活。那是战乱的时期，经常反扫荡，部队给父亲配了一个警卫员和一匹大马。我记得夜里经常被警卫员叫醒，说是有情况了，日本人要来了，赶紧上马离开。除了抢救病人以外，父亲还经常有一些教学任务。我那时已经上过几年小学，算是“知识分子”，就教八路军练习识字，他们当中有一些人不识字。

1945年抗战胜利前夕，父亲突然得了脑瘤，眼睛看不见了。部队把他送到北京看病，当时关颂韬①说“你来得太晚了，怎么不早点来？”他也不好说自己是八路军。回到山东后没多久，于1946年10月去世，后来军区追认他为革命烈士。

我们兄妹共七人，我排行第六。我大姐叫臧美玲，她在济南齐鲁大学生物系念书，抗日战争爆发后成为流亡学生撤退到四川。那时候协和护校也迁到了四川，聂毓禅校长和我大姐说，你来我们这儿读护校吧，我大姐说她想学医，聂校长说护校也是大学，就建议她读护校。后来大

① 关颂韬（1896—1980年），广东番禺人，著名神经外科学家。

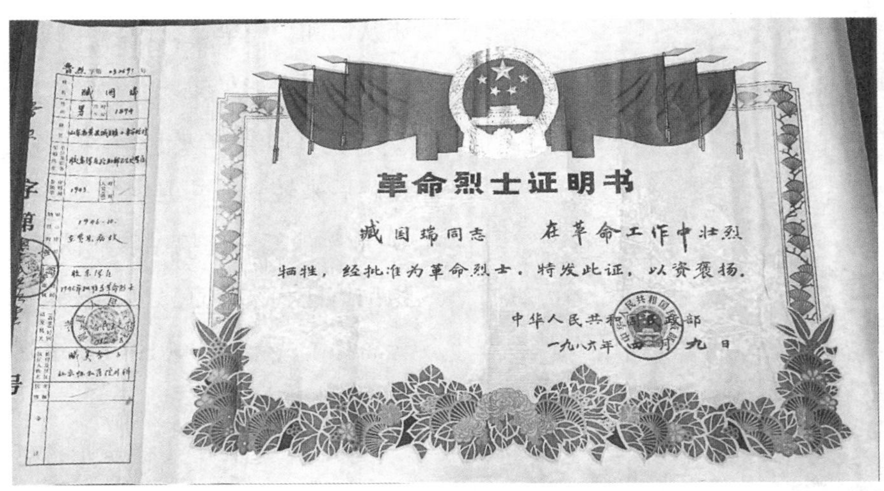

革命烈士证明书

臧国瑞同志　在革命工作中壮烈牺牲，经批准为革命烈士，特发此证，以资褒扬。

中华人民共和国民政部

一九八六年[illegible]月九日

▲臧美孚父亲的《革命烈士证明书》

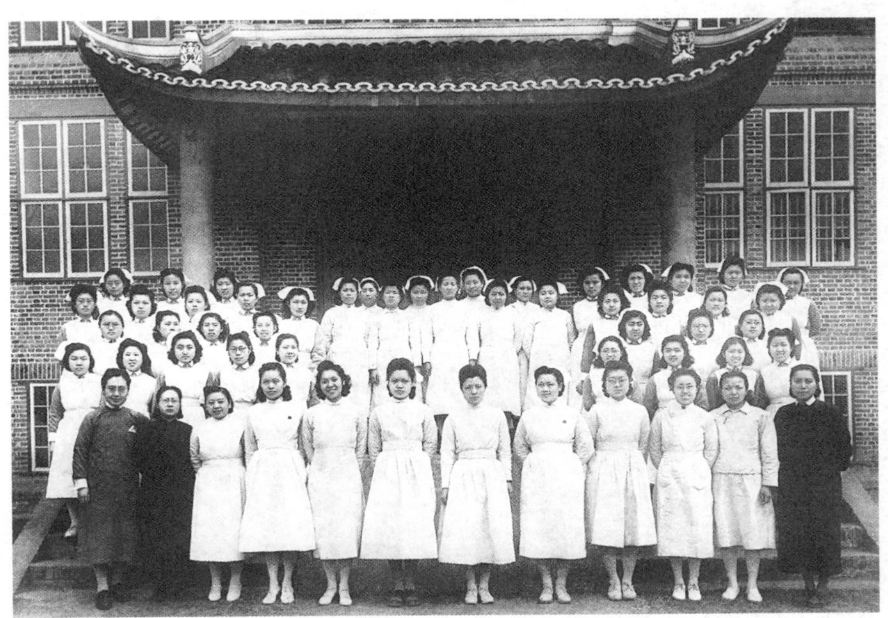

▲协和护校师生在成都合影，前排左七为校长聂毓禅，后排左三为臧美玲

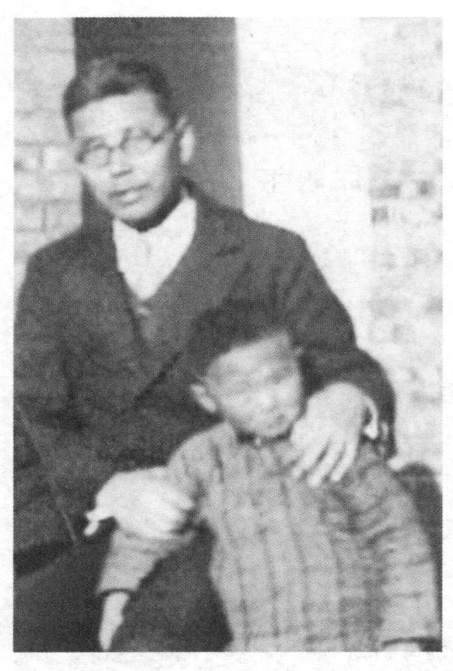
▲臧美孚与父亲

姐从协和护校毕业，1947年跟着聂校长回到了北京。

大姐回到北京后在协和工作，后来转到公共卫生系，跟何观清①他们一起搞结核病防治。她捎信让我来北京念书，我先到青岛补了两年初中，1949年来到北京，考入了二中。

董：*您是从什么时候开始想学医的，为什么想做医生？*

臧：大概从初中，受父亲的影响，我不但想学医，还希望做个外科大夫。在部队生活的那3年，我从思想情感方面是贴近人民的。我觉得医生是一个非常有助于人民的职业，是一个非常有价值的工作。

1952年，我考入了上海第一医学院医疗系本科。那时候上海在扩大招生，我们班有100多个学生。学制是五年，前两年主要是生理生化、胚胎学等基础课程，到了三四年级，临床课程就多了，我还是对临床更感兴趣一些。

① 何观清（1911—1995年），广东宝安人，著名流行病学专家和公共卫生专家，中国流行病学的先驱者之一。曾任北京协和医学院公共卫生系主任、中国协和医科大学流行病学教研室主任。

上医很多老师、系主任都是从协和来的，像黄家驷①就是给我们讲胸科的老师。我对考试印象很深，那时候学苏联的五分制，3 个老师坐在那儿，把学生叫进来，用口试的办法来考你。上医的教学方法跟协和很接近，那时候都传说，协和只要上医、湘雅的，因为教学制度、实习制度都接近。

毕业分配协和　接受严格培训

董：毕业前想过来协和工作吗，得知要来协和时内心是什么感受？

臧：因为我大姐在协和工作，所以我读高中时就来过几次协和。进到协和是一个很安静的环境，就有一种敬畏的心理。她住的护士楼那时候还叫哲公楼②，有严格的制度，男宾是止步的。她们的待遇很高，工资是领美金，所以我经常一看完她就出胡同到德昌厚③买吃的。医院对她们的服务也很好，一个礼拜要穿的制服都烫得平平整整，鞋子有人给擦，就为了让她们可以全心全意工作。

我大学毕业的时候是国家分配，志愿就填了北京，因为我母亲和大姐都在这儿，这儿几乎算一个家了。没想到直接就分到了协和，心里很高兴。在上海读书的时候我做过文体委员，那个年代流行跳交谊舞、集体舞，学生下课以后都爱跳。没想到来到协和后临床工作那么忙，我的性格一下全变了，不跳舞了，也不打球了，我就闷在病房里完全忙

---

① 黄家驷（1906—1984 年），江西玉山人，著名外科学家，医学教育家，中国胸心外科奠基人之一，曾任北京协和医院胸外科主任。

② 哲公楼落成于 1907 年，是为了纪念美国捐款人 Oliver Jones 而命名，1925 年因大火拆除后在原址重建，俗称“护士楼”。

③ 德昌厚是一家百年老字号食品杂货店，位于西总布胡同口。

业务，但也很高兴。我们从上医一起到协和的有八九个人，像贝濂①、王姮②，有几个后来离开协和了。

董：与在上海实习过的医院相比，协和有哪些与众不同的地方？

臧：协和这个环境更“封闭”，我们开始是24小时负责制，吃饭、睡觉、上班、值班都在医院里，很少有时间回家。那时候大家称协和人是“协和脸”，因为几乎天天闷在医院，脸都闷得白白的。做住院大夫期间，哪怕是夜里3点，开医嘱都要亲自到病房开，比其他医院要更严格。

协和有严格的轮转制度，几乎外科每个科室我都转过。那时候有个印象，协和的实力最强。神经外科的主治医师经常到宣武医院去会诊，我在骨科轮转的时候，王桂生带着宋献文③也到积水潭医院帮忙，当时协和医院扶持了很多医院。早期我们和北大医院泌尿外科一起查房，相比之下我们更有发言权，因为在协和见的病例多，所以到院外交流是很自信的。

除了门诊、手术和每天两次查房之外，我们还要多抽时间跟病人接触谈话，多半是利用下午的时间，主要还是交流病情。病人是医生的老师，住院大夫多接触病人对业务的提高是很有帮助的。

那时候协和医院的图书馆也很先进，我们经常结合临床课题到图书馆查阅资料。

董：做住院医师期间有没有印象深刻的病例？

---

① 贝濂，1932年出生，浙江杭州人，著名消化内科专家，北京协和医院消化内科教授。

② 王姮（1936—2012年），江苏南通人，著名内分泌学专家，北京协和医院内分泌科教授。

③ 宋献文，天津人，骨科专家，曾任北京积水潭医院骨肿瘤科主任。

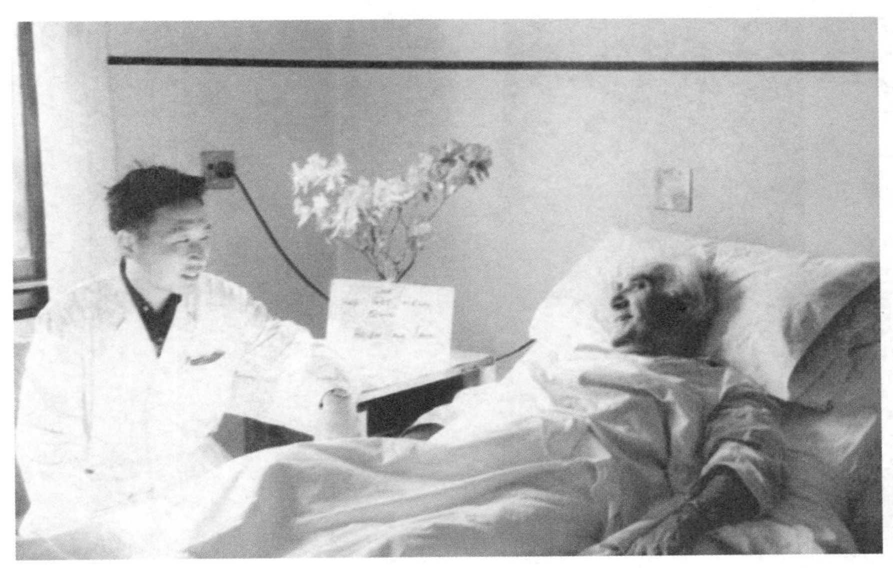

▲1976 年，臧美孚（左）看望在协和住院的马海德①（右）

臧：我做总住院医师的时候，有一次内科找我去会诊，那时候张孝骞教授是内科主任。病人是一个十几岁的小孩，腹部胀得很大，内科认为是肝硬化的腹水，做完检查后发现腹水是尿的成分，最后诊断是一个巨大的肾积水，让我去做一个肾造瘘。泌尿系我们最主要的一个概念就是“引流”，不能有哪个地方不通，不通必然造成远端的积水。我到了一看，这么大的积水怎么办，几乎都积到腹腔里了，下边就是膀胱。我灵机一动，就把肾盂跟膀胱做一个侧侧吻合，不用引流，积水进入膀胱就能尿出来了。当时我跟上级大夫汇报这么处理，他们也觉得很特别。所以也能体现协和学术环境的民主和宽松。

董：协和有许多制度自建院起传承至今，让您受益最大的是哪个？

---

① 马海德（1910—1988 年），原名乔治·海德姆，性病、麻风病专家，国际共产主义战士，1950 年正式加入中国国籍，曾任中华人民共和国卫生部顾问，协助组建了中央皮肤性病研究所。1976 年，马海德确诊患有前列腺癌后在协和住院治疗。

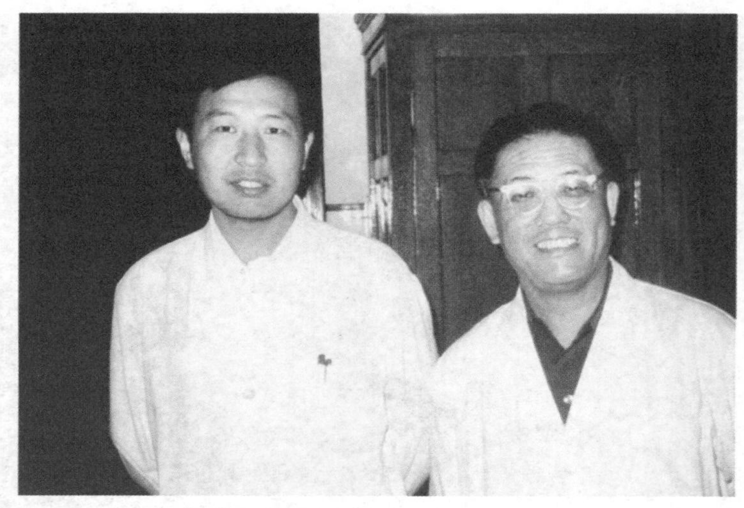

▲臧美孚（左）与曾宪九（右）

臧：回顾我的外科成长过程，我这一辈子没有医疗事故，差错也很少，我觉得是得益于查房制度。因为你事先已经反复考虑到了各种可能，所以在操作过程中就有主动权。

我们那时候除了科内三级查房以外，还有外科主任查房。每次曾宪九主任来查房，大家都跟着，有时候也跟到别的科室去转一转。曾主任的特点是启发性查房，"肯定的肯定、肯定的否定"，往往对某个病已经得出结论了，他再提出来，假如不是这个病大家又该怎么样，反向再提出一些问题，让大家重新再考虑。这让我印象很深。对于临床上的问题，不是那么简单地认为是什么就是什么。所以，查房制度很有必要，可以提高医疗质量、减少医疗差错。

躬耕临床一线　见证学科发展

董：请谈谈协和泌尿外科在不同历史时期临床工作的重点和特点。

臧：20世纪60年代，我做完总住院医师后定到泌尿外科，主要看泌尿外科常见病，包括泌尿系肿瘤、先天性畸形及肾上腺疾病。肾结核也是常见病，假如一个礼拜切除10个肾脏的话，可能8个都是肾结核。那时没有B超、CT，我们就做尿液分析、逆行造影、静脉肾盂造影。当时没有预防结核的药，一旦确诊了都是晚期，一侧无功能了，完全是脓肾，所以就做肾切除。几年下来我们技术熟练到最快用25分钟就可以完成切皮、切肾、结扎、缝合、缝皮的全流程。

随着基础医学的发展，尤其临床有了抗结核药，20世纪八九十年代以后结核就很少见了。有一次，一个病人因尿频尿急在外院始终无法确诊是什么泌尿系感染，到我这儿一看，我说要除外结核，因为诊断肾结核有一句经典的话，就是“长期膀胱炎，尿里白细胞为主，要想到结核”，病人一查果然是结核菌阳性。现在年轻人可能一年都碰不到一个肾结核，都不考虑结核了，但我们那个年代过来的首先警惕的就是结核。

除了肾结核之外，我们在肾上腺方面也做了大量工作，跟内分泌科合作很密切。我们治疗了很多库欣综合征①，病人从正面看不见他的耳朵、从侧面看不见他的鼻子，腹壁有好多紫纹。当时诊断病因是双侧肾上腺皮质增生，手术探查看到两侧肾上腺肥厚，我们一开始先做一侧，对侧功能还继续亢进，还是肥胖，又做对侧，就考虑切多少，我的经验是先切一半，再切一半的一半，最后临床实践证明切90%才够。

有一个阶段我们把精力放在了肾性高血压上，一侧先天性的肾缺血会引起高血压，如果看到病人一个肾脏是正常的，对侧是个小肾脏、萎

① 库欣综合征，又称皮质醇过多综合征，是由肾上腺皮质分泌过度的糖皮质激素引起的一种临床综合征。患者症状包括向心性肥胖，满月脸、紫纹、多血质外貌，高血压、糖代谢异常、肌肉骨骼异常、性功能改变，以及造血系统的改变等。

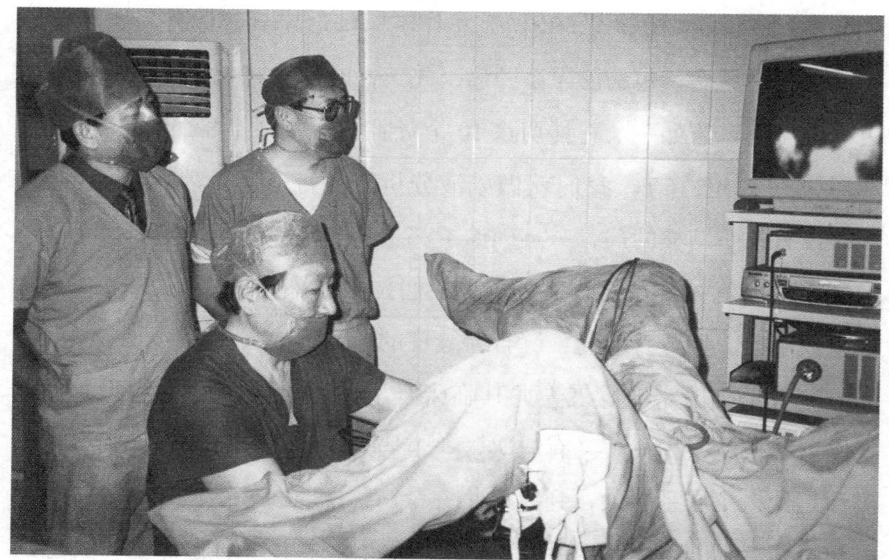

▲臧美孚（前排术者）在手术中

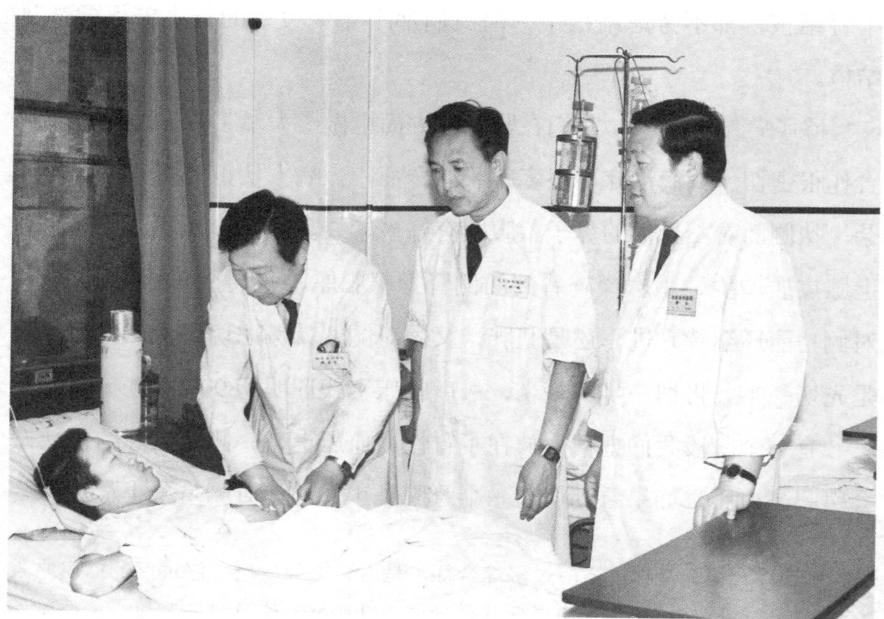

▲床旁查房，站立者左起：臧美孚、宋宗禄、曹坚

缩肾脏，做完肾素测定，把小肾脏切掉后他的血压就下来了。后来我们发现大动脉炎内膜增厚导致肾动脉入口狭窄，也会引起高血压，我们就把这个高血压跟肾病又结合起来，做肾动脉入口的扩张，甚至利用髂动脉一些分支来代替这个狭窄血管，做起了血管外科的一些工作。肾移植我们也做了不少，针对肾性高血压做自体肾移植，放到自身的髂窝上，可以改善缺血的情况，从而纠正高血压。1973 年，协和泌尿外科成功完成国内第一例亲属活体肾移植。

随着时代的发展，医学在进步，病种也在变化。预防医学、技术进步带来了临床的一系列改变，诊断技术要与医学发展齐头并进，当然诊断水平、思维方法也要跟上。

董：*在疾病治疗方面，协和泌尿外科有哪些探索和创新？*

臧：从泌尿系的开放性手术过渡到内腔镜微创手术，首先是从前列腺微创电切开始的。1980 年，我们进口了一台日本的电切镜，开始开展前列腺电切，这在全国是走在前列的。吴德诚①教授负责这个项目，我们举办过好几次全国学习班。那时候电切用的是高频电刀，切一刀会有很多出血点，所以要求手术要迅速，一般一个小时之内结束。1992 年左右，我们又开展了用腹腔镜做双侧肾上腺切除。

B 超在临床应用后，我们发现早期肾癌并不一定要把肾全部切除，两公分的肿瘤全肾切除太可惜，我们就开展切肿瘤保肾的手术。后来国外也统一认识了，叫肾脏 NSS（Nephron-Sparing Surgery）手术。有一年我参加海峡两岸学术交流的时候，讲的就是这个题目。

另外，关于肠道在泌尿外科的应用我们也做了一些探索。结核病在

---

① 吴德诚（1925—2004 年），江苏常州人，著名泌尿外科专家，北京协和医院泌尿外科教授，曾任北京协和医院外科副主任、泌尿外科主任。

泌尿系统发生后，除了脓肾以外，还有一个并发症是膀胱挛缩。泌尿系统结核在膀胱黏膜溃疡的结果就是造成膀胱挛缩，致使膀胱容量变得极其小，而且很硬，像乒乓球一样，所以病人只要一睡觉就完全失禁了，进一步还会引起肾脏功能的损害。我们就用一段肠子把小膀胱接长，做成一个猫尾状，增加容量，但是有很多并发症。我们又尝试把输尿管接到乙状结肠，实现尿粪合流；把输尿管移植到直肠；等等。后来技术越来越成熟，最常做的就是膀胱癌病人膀胱全切后用回肠代膀胱，也就是所谓的 Bricker 手术。

我写过一篇文章，是关于阴囊旁切口耻骨部分切除来做后尿道狭窄。因为尿道正好穿过骨盆，车祸外伤等导致骨盆骨折后很容易造成后尿道断裂，引起后尿道狭窄，治疗很困难，有的终身就带造瘘了。后尿道正好在骨盆提肛肌这个位置，但手术很难到达这个地方，难度很大。

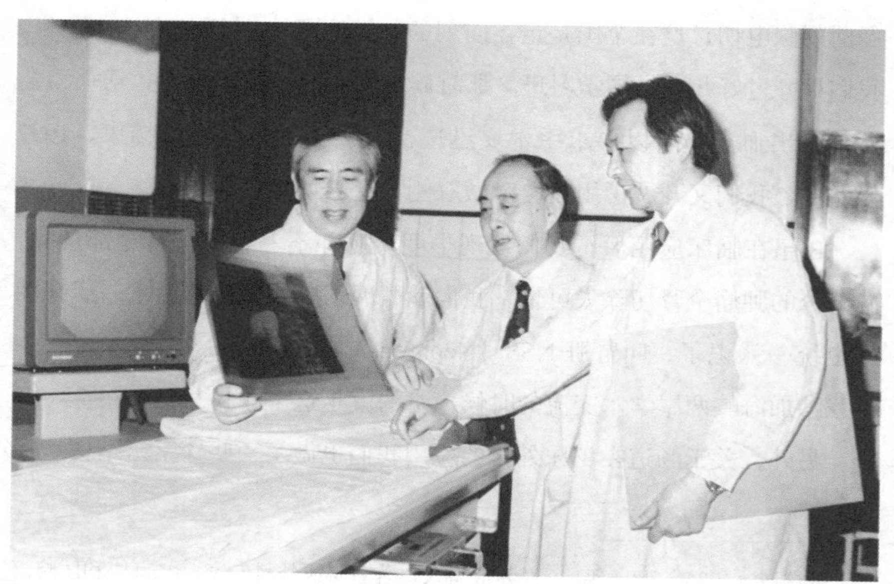

▲臧美孚（右）与吴德诚（中）、刘国振（左）一起阅片

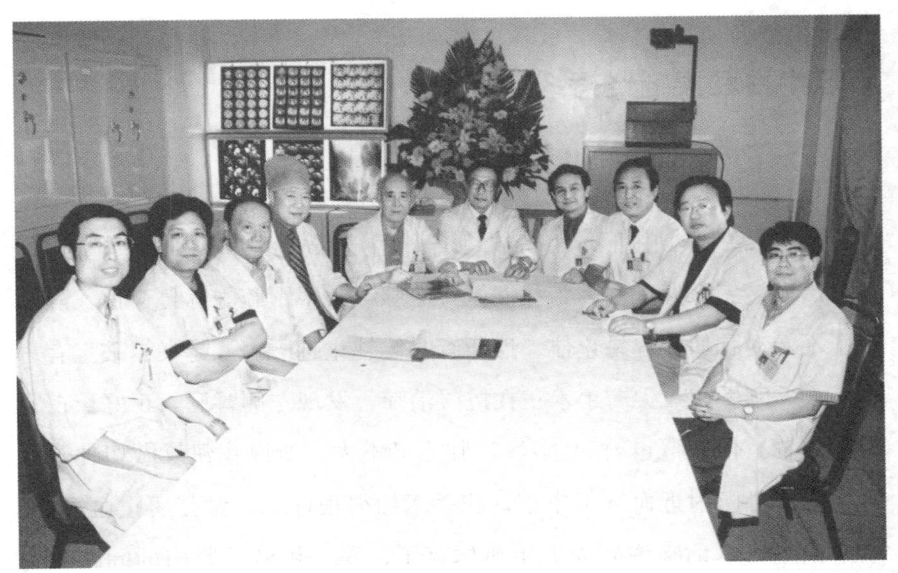

▲协和泌尿外科医生团队，左起：纪志刚、张锐强、刘璞、曹坚、吴德诚、臧美孚、李汉忠、宋宗禄、夏溟、毛全宗

后来我尝试从阴囊旁切口，把耻骨劈开后再进去，终于把这个地方找着了，很有成就感。

20 世纪 70 年代，在河北一个农村，娶进来的媳妇都不生孩子，嫁出去的闺女都能生孩子，后来发现这个村里男性不育，原因是该村主要食用棉籽榨成的棉籽油。刘国振[①]教授他们经过研究，发现棉籽油里有棉酚，吃棉酚以后可以造成男性不育。刘教授出去讲课提到这个，联合国也很重视，科里就申请了一个科研题目，研究棉酚对男性不育方面的机理。从男性不育这个角度，协和的男科逐渐发展起来。

---

① 刘国振（1921—2011 年），北京人，著名泌尿外科专家，北京协和医院泌尿外科教授，曾任北京协和医院外科副主任、泌尿外科专业组长。

年过半百赴美　坚持终身学习

董：请谈谈从医生涯中对您影响比较大的老师。

臧：从曾宪九主任那儿我学到了一个“传家宝”，就是手术中碰到了大出血该怎么处理。因为我们做肾上腺经常跟下腔静脉打交道，静脉破了不像动脉那么容易止住，反而有时候越止越厉害、越夹越破。有一个病人，刚做完二尖瓣手术正在抗凝治疗，发现左侧肾癌，正好长在肾门的位置。他大概也就50多岁，肿瘤又不大，所以我建议做切肿瘤保肾手术。肾门附近血管很丰富，我手术做得很仔细，做完后止血很好。结果夜里打电话来说病人大出血休克了，我一想就是肾门的问题。到手术室打开一看，渗血起码有2000毫升。我赶紧用上曾主任的“传家宝”，就是压迫性止血。把出血吸干净后，我就用凝血纱布往上一盖，根本不考虑别的，就用大卷的纱布填塞，S状一层一层摞，完全把出血的地方压住。病人进手术室的时候已经没有了血压，都捯气儿了，经过抢救、输血，当天血压就上来了，第二天完全都清醒了。所以是曾主任的“传家宝”救了这个病人一命。

董：请谈谈您参加医疗队的经历。

臧：1966年，河北邢台地震，因为发生在早上5点钟，正是人膀胱胀的时候，所以房屋塌下来把很多人的膀胱压破裂了，出现很多泌尿科的问题。第二天就把我叫去了，那是我第一次坐直升飞机，我们把病人抬上直升飞机，送到石家庄。我记得那个直升机声音很大，从飞机上下来耳朵都是聋的，交接班只看见对方张嘴却听不见。

1972年，参加西北医疗队，去了张掖一年，那是按照“六二六”

指示①，把医疗工作放到农村去。到那儿以后，让我做小队长，我和四个队员一起坐拖拉机到一个公社去，开展医疗工作。赤脚医生在农村发挥了非常重要的作用，他们对基础医疗知识都是清楚的，一般的伤风感冒都能看，大病不得已了才送到县医院。我还记得在炕头上给一个胃溃疡病人做胃大部切除，吊起蚊帐做出一个手术环境，卫生院帮着给医疗器械消毒，我们自己打麻醉，就那么做了。

我做科主任期间，还参加过西藏医疗队，到西藏自治区人民医院三个月。我带了前列腺电切，在那儿做前列腺电切手术，参加查房、会诊、讲课，最后还带了一个进修大夫回来。

董：请谈谈您赴美国和奥地利学习的经历。

臧：1982年，在美国中华医学基金会的资助下，我来到美国明尼苏达大学医学院泌尿外科进修。当时在美国，我不能跟病人直接接触，但是可以跟当地的医生一起进行各种操作，参加他们的查房、手术。当时国内与美国相比，临床上的差距是比较小的，因为协和的特点是疑难重症比较多。手术方面我们有些比他们做得多，听到我们肾上腺手术已经几百例了，他们也惊叹。但是检查手段我们是落后的，他们当时已经用CT诊断，我们还是逆行造影、静脉肾盂造影。

当时国内刚刚开始做前列腺电切，但他们已经做了二三十年了，我也学到一些诊断和操作方法。另外，他们已经开始做经皮肾镜、输尿管镜。他们的一些诊断方法，比如定位诊断、对一些肿瘤的穿刺比我们先进，尤其是他们用的一种细针，叫fine needle，可以解除解剖上的顾虑。

他们做淋巴清扫对我启发很大，回国后我就对肾切口进行了改良。

① 1965年6月26日，毛泽东提出“把医疗卫生工作的重点放到农村去”的指示，即“六二六”指示。根据毛泽东的这些意见，卫生部党委发布《关于把卫生工作重点放到农村的报告》。

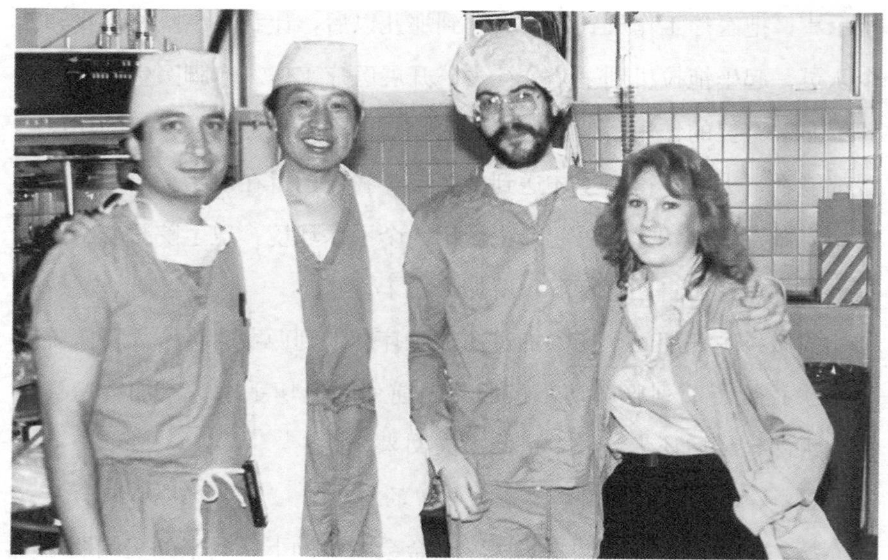

▲1982 年 12 月，臧美孚（左二）在美国进修时与手术室工作人员合影

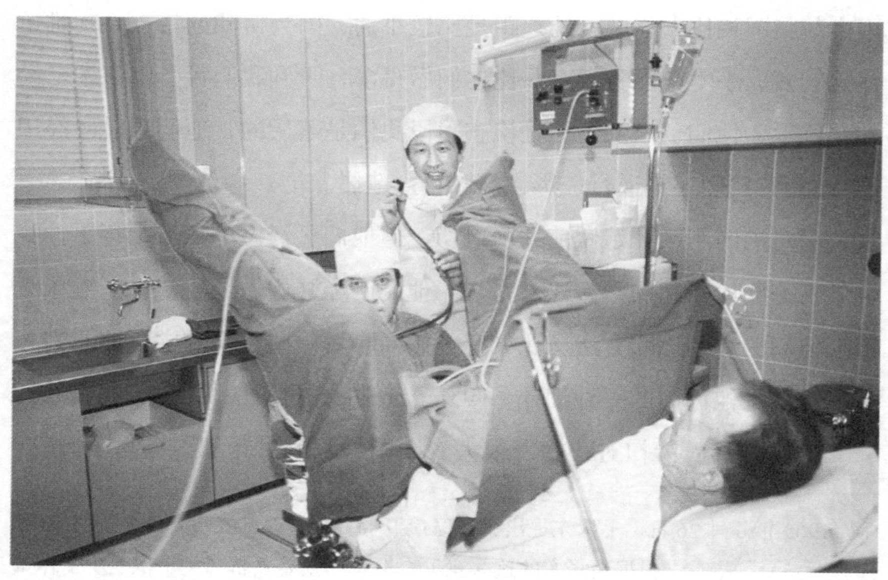

▲1983 年 6 月，臧美孚（站立者）在奥地利进修期间参与手术操作

过去肾切口很典型，就是腰部切口，改良后经腹部做，可以把腹部的肾蒂、腹主动脉显露得更清楚，这对于肿瘤的淋巴结清扫是很有帮助的。另外，美国查房的方式对我也很有启发，他们科室查房时会找放射科、病理科等相关科室共同讨论，上级医师会拿出病理切片让住院大夫回答病理结果。

在美国待了一年后，1983 年 4 月，我又到了奥地利，在萨尔茨堡总医院泌尿外科进修了 3 个月，主要学习的是男科方面。

寄语协和后辈　建设创新强国

董：回顾数十年从医生涯，您如何看待医生这个职业？

臧：我觉得医生的确是直接为人民服务的一个很好的职业，我在手

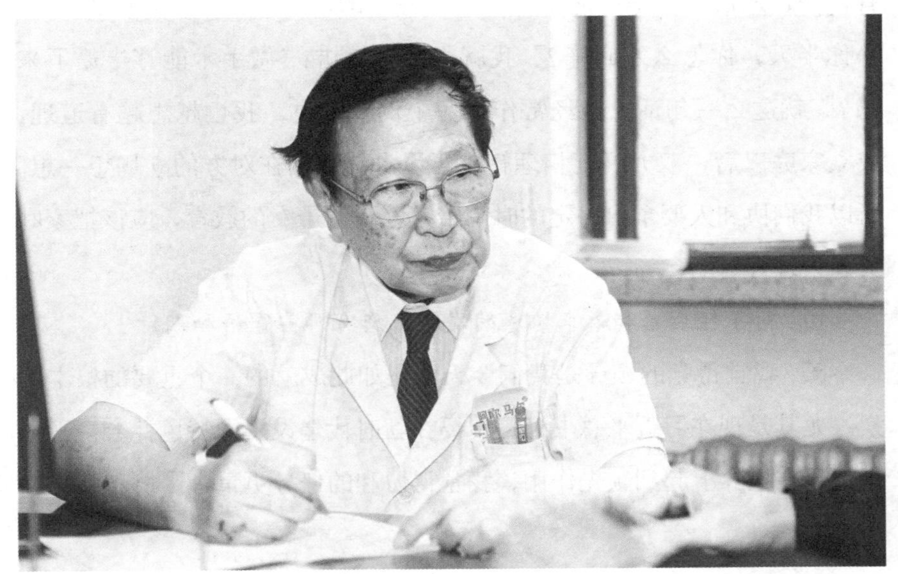

▲2011 年 9 月 17 日，臧美孚参加北京协和医院建院 90 周年“百名专家大型义诊”活动

术台上从来没有觉得疲劳过，也从来没有觉得后悔过，在这个职业中我一直很愉快，而且总有成就感。在协和严格的制度下，我做的每一个病例都是经过很慎重的反复考虑的。我经常跟年轻大夫讲，关伤口前要缝好最后一针，为什么呢？比如同样一个输尿管接下来，你缝了五六针，这针眼儿的地方要漏，最后一针一定要把周围再给它覆盖一层，软组织再盖上，它等于就包裹起来了，减少并发症，所以最后一针很重要。

董：您和爱人都在协和，工作很繁忙，是如何兼顾家庭生活的？

臧：我觉得协和人应该把这个问题作为一个问题，好好讨论一下。作为协和人，奉献工作是一方面，一定要拿出一定的时间来搞好家庭工作。我觉得我在家庭生活方面、子女教育方面投入是比较少的。金老师[①]曾经跟我说，结婚以后很少能够跟我沟通。她经常举一个使她很伤心的例子，一天她做好了饭，中午3次出门看我回来没有，一趟没有，一趟还没有，她可能是做了一桌好吃的。等我回来了，她说："我等你半天，你怎么才回来？"我就很冷淡地讲："做手术能够半途下来吗？"就这么一句话，她经常作为一个例子来讲，我也越想越有道理，成立家庭以后，双方要互相理解，要设身处地站在对方的立场想一想。所以我们协和人要拿出一定的时间给家庭，给子女的教育，应该把家庭关系处理好。

董：对年轻后辈和未来协和的发展，您有哪些寄语和期待？

臧：我觉得党的领导是我们今天取得如此成就的一个重要的根本因素。尤其是现在习近平总书记提出要在新时代建设中国特色社会主义强国，要在世界上起到领先作用，我觉得协和的任务更重了，协和的年轻

① 金老师即臧美孚的爱人金乔。1935年出生，江苏苏州人，著名护理学专家，曾任北京协和医院护士学校校长。

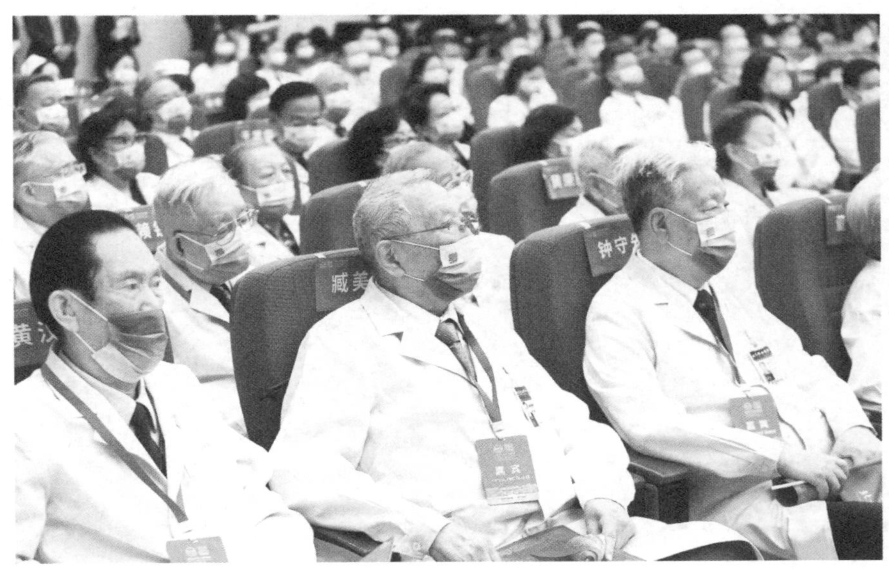

▲2021 年 9 月 16 日，臧美孚（前排左二）参加庆祝北京协和医院建院 100 周年大会

人应该担起这个重担来。过去在我们那个阶段，我们总是把自己放在第二位，我们想的是国外有什么、怎么能够及时引进，没有想我们应该怎么创新。目前的形势非常好，年轻人要创新，临床队伍和科研队伍要结合起来，我看咱们盖了一个转化医学楼，这很重要，咱们有些东西要领先，在一些关键问题上要有根本的突破。

协和是一个宝地，来到这里你自然就应该在你所在的领域起带头作用。在协和的这些年，我不管是出国也好，国内同行之间交流也好，讨论起任何病种都不陌生，因为协和有丰富的病例资源。现在很多医院都起来了，但协和提出以疑难重症和罕见病作为我们的奋斗方向，我觉得这是对的，因为我们一辈子都在解决疑难杂症问题，很多病人都是看了很多医院，最后来到了协和。

老一辈协和人都是可亲可敬的，作出了无私的奉献，我们要学习和传承他们的这种精神。不管你是哪儿毕业的，只要在协和工作了，就应该以协和的标准来要求自己，要成为一个合格的协和人。

（本文内容节选自臧美孚教授3次访谈记录，文中部分图片由臧美孚提供。）

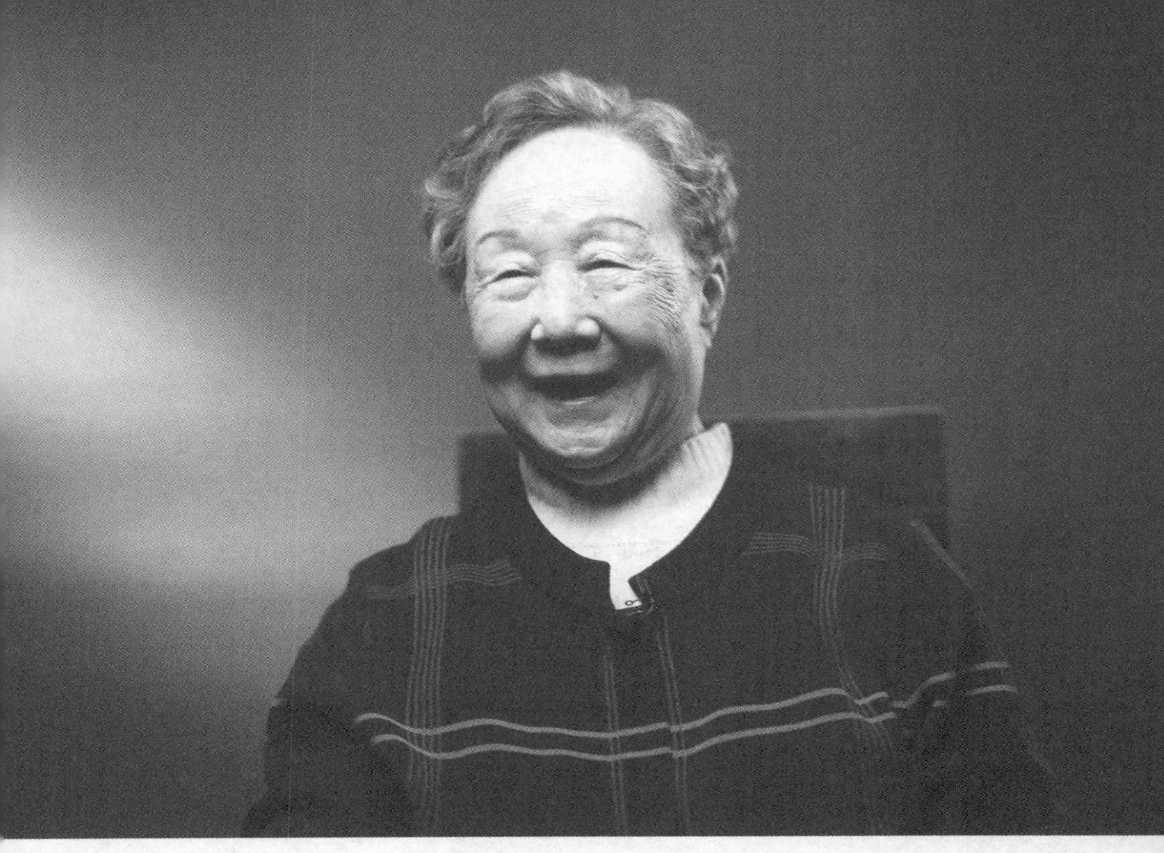

鲍秀兰

做医生一定要有同情心

鲍秀兰，1933 年 7 月出生于上海，著名儿科学专家，北京协和医院儿科教授。1952 年考入北京医学院，1958 年毕业后分配到中国医学科学院儿科研究所工作，1962 年调至北京协和医院儿科，曾任北京协和医院儿科副主任。1983—1984 年经世界卫生组织资助在美国进修一年。

对儿科常见病有较丰富的临床经验，擅长新生儿行为神经测查、早期教育、小儿甲状腺疾病、垂体侏儒和其他原因引起的儿童矮小症以及小儿癫痫和脑瘫的诊治。发表文章90余篇，其中多篇获《中华儿科杂志》和中华儿科学会优秀论文奖。与内分泌科共同探索应用人重组生长激素治疗垂体侏儒症取得显著疗效，1991年“特发性生长激素缺乏症的临床研究”获国家科学技术进步奖三等奖。“0—3岁早期教育和窒息儿、早产儿早期干预”的研究证明，早期教育能促进正常儿的智力发育，有效预防和治疗因围产期窒息或早产所致的智力低下，2000年获北京市科学技术进步奖三等奖。曾任中华医学会北京市儿科学会委员。1992年起享受国务院政府特殊津贴。2014年获北京协和医院杰出贡献奖。

鲍秀兰教授访谈视频

口述：鲍秀兰

采访：王　璐

时间：2023 年 11 月 13 日、22 日

地点：北京·鲍秀兰教授家中

整理：王　璐

国家养大，无悔入儿科

王璐（以下简称“王”）：请简单介绍下您自己。

鲍秀兰（以下简称“鲍”）：我叫鲍秀兰，阴历 1933 年 5 月 24 日出生，因为嫌生日总变，我就改到 7 月 1 日党的生日了。我生在上海浦东唐桥镇，我父亲是种地的，妈妈是家庭妇女，我妈妈生了 12 个孩子，我是第 12 个，后来活了 8 个，我有 5 个姐姐、2 个哥哥，我大哥的女儿只比我小 7 岁。

我小时候跟羊一般高的时候就给它喂草，跟棉花杆差不多高的时候就在地里摘棉花了，后来我还做过一年绣花童工，一个月 8 毛钱，那时候是比较艰苦的。

我的姐姐们都没念书，我哥哥也是自学的，我大哥是做建筑师的，

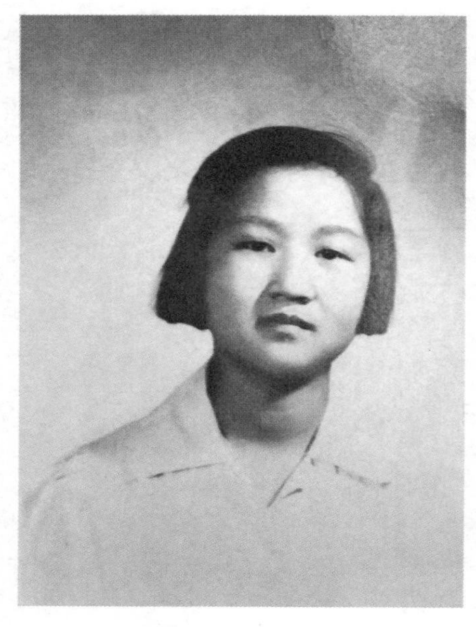
▲青年时期的鲍秀兰

他在一个单位看图纸学会了建筑，我小哥是自学到大学程度后做了工程师。从小我哥哥教我认字，第一个字写的是“我”，我到现在都记得。我从小喜欢念书，觉得学习挺有意思的，经常自己拿一个椅子当书桌，下面坐一个小凳，在那儿写写画画。后来上小学我基本都考第一名，所以上学都免费，学习对我来说不困难。

我六年级时日本人打来了，当时距离我们家东边大概 100 米的地方被一个炸弹炸出个大坑，还好没炸到我们的房子，有很多日本人在桥头站岗。这些人到家里就问“有没有姑娘”，所以年轻的姑娘都得藏起来，我姐姐藏在我们家阁楼里，外面弄些破东西盖上，就好像里面没人似的。后来我们待不下去了，我哥哥抱着我，带着我们全家跑到浦西法租界①，借了一个六七十平方米的房子逃难。我记得我们床是两层的，桌底、床底都睡满了我们家里人。

王：后来大概是什么时候情况有所缓解？

① 上海法租界是法国在旧中国四个租界中面积最大、发展最好的一个租界。法租界在 20 世纪 30 年代达到发展的顶峰，此后随着日军全面侵华，法租界短暂地成为日占上海中的孤岛，并在 1943 年由当时的傀儡维希法国政权移交给傀儡汪精卫政权，正式退出了历史舞台。

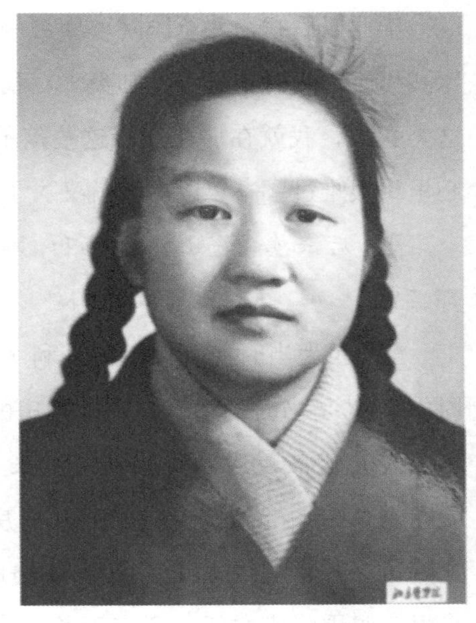
▲北医读书时期的鲍秀兰

鲍：后来我初中是在京沪中学[①]上的，高二时建筑师哥哥要去北京工作一段时间，我就跟着他到北京进了女一中[②]。后来我哥哥要回去了，我不愿意回去，就晚上睡大礼堂，白天把铺盖卷起来，在我同学家吃饭，后来就这样考上大学了。因为家里没法供我上学，我考上了一等助学金，学费、吃住都免费，就靠我哥哥给我的一些零花钱买零用的东西，就这样从北京大学医学院毕业了。之后，我被分配到儿科研究所[③]。所以说我是国家养大的。

王：您是怎么选择了儿科这个方向的？

鲍：我很喜欢小孩儿，所以大学毕业以后就想做一个产科医生，想看我一辈子能接多少小孩儿出来。但是我的手比较小，我觉得产科医生手要刚强，不然做肛检什么的可能不太方便，后来我选择了儿科。

---

① 上海市新沪中学的前身，原校址是在1945年抗战胜利后国民党将领汤恩伯的第三方面军接收的敌产“日本海军俱乐部”。

② 北京女一中，现北京市第一六一中学。

③ 首都儿科研究所是新中国第一家儿科医学研究所，前身是中国医学科学院儿科研究所，成立于1958年。

毕业以后我在儿童医院[①]实习一年，做住院医，白班夜班倒，做临床和科研。当时闹病毒性肺炎[②]，我们在儿童医院有一个四病房专门收这类病人，我就在那儿守着这些孩子们，有时候一天要死好几个孩子，心里头很难过。一年以后我就又去了儿研所。

王：*后来您是怎么来的协和，当时的协和儿科与儿研所的区别在哪里？*

鲍：因为当时协和医院的儿科大夫很多都到儿研所参与筹建工作，周华康[③]是当时的主任，在他查房的时候我们就认识了。1962 年，协和医院儿科恢复后，我就到协和来了。那个时候协和没有儿科病房，就在东单三条儿童医院借了一个病房，我们在那里工作。除了开会要到院区，一般都在那儿，后来 8 楼地窨子给了儿科，我们就回来了。我很钦佩周华康主任，还有籍孝诚[④]主任，他们说什么我都听。至于两边的区别，因为之前儿研所是借用的儿童医院的病房，当时儿童医院是新建的大医院，设备很齐全。协和借用的三条儿童医院是一个区级医院，房子规模肯定不像儿童医院那么大，但是业务上没有什么差别。

---

① 首都医科大学附属北京儿童医院是三级甲等综合性儿科医院，前身是我国现代儿科医学奠基人诸福棠于 1942 年创办的北平私立儿童医院。

② 1958 年以来我国各地相继证实，腺病毒除引起上呼吸道感染外，还可引致小儿肺炎，多见于 6 个月至 2 岁的婴幼儿，其中腺病毒肺炎最为危重。华北、东北及西北地区于 1958 年冬及 1963 年冬有较大规模的腺病毒肺炎流行，病情极其严重。

③ 周华康（1914—2011 年），安徽休宁人，著名儿科学家，中国现代儿科学的重要开拓者和奠基人，曾任北京协和医院儿科主任。

④ 籍孝诚（1923—2019 年），河北任丘人，著名儿科专家，曾任北京协和医院儿科主任。

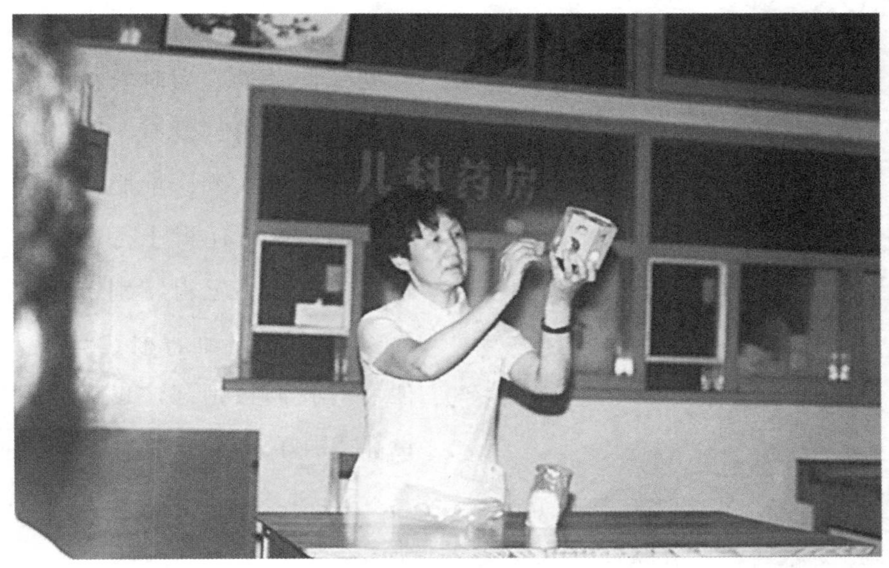

▲鲍秀兰在儿科病房

响应号召，下乡当村医

王：您来协和没多久就下乡了，当时的经历是什么样的？

鲍：当时因为中央的“六二六”指示，让知识分子上山下乡，我积极响应号召，先后在广东、北京平谷和十三陵还有山东各待了一年。

下乡是要求知识分子改造思想，要跟工农结合，不能脱离群众，这是毛主席说的，我体会挺深的。那时我们会反复背诵毛主席的《为人民服务》和《纪念白求恩》，毛主席说要为贫下中农服务、培养跟贫下中农的感情，共产党就是要为广大人民服务，这个非常重要。因为我觉得做医生为人民服务是最基本的，不能是高高在上的，所以当时我把户口都迁出来了，我就想我要下乡扎根到农村去，结果没被批准。

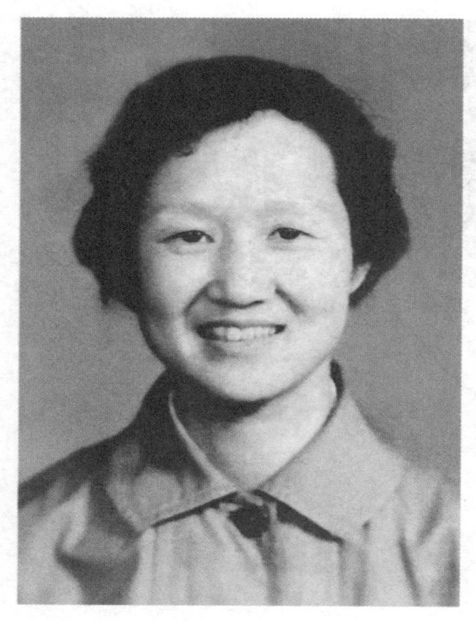
▲20 世纪 60 年代的鲍秀兰

我们下乡要跟贫下中农同吃同住同劳动，当时农村缺医少药，连酒精都没有，所以我们挑担、挑大粪、堆肥、下地干活的同时，还得步行送医送药上门。我不觉得特别苦，因为贫下中农特别淳朴、善良，他们对我们特别好，我跟他们也都特别好。

王：下乡过程中有没有什么难忘的经历？

鲍：跟团中央到山东那年，我受了很深的教育。那个时候在山东农村连咸菜都吃不着，就是拿筷子在盐水里蘸一蘸。我要离开的时候，因为他们自己都是喝水缸里的凉水，但我喝不了生水，我们当时的房东特别淳朴，就舀了碗蒸锅里的开水给我喝，当时我就特别感动。他们送了我好远好远，我当时就说不走了，结果没被批准。

在平谷的时候一个村都是我管的，那年痢疾流行，100 多户几乎家家户户都痢疾。我每家每户送药，爬到炕上给他们检查和喂药，后来他们都治好了。我当时拿了一筐蒜天天吃，注意洗手防护，就没得。在平谷时，我看到一个小孩子特别重，都有点要捯气的意思了，我赶紧把他送回协和交给周华康教授抢救，后来给救活了。

师恩难忘，勇闯 WHO

王：周华康教授在您眼中是什么样的人？

鲍：周华康教授特别正派，对病人细致周到、全心全意，教会我们好多东西，我觉得能跟着他是一件特别幸福的事儿。周华康教授从来都温文尔雅的，但也很严格，做事情特别认真，平常话不多，都是以身作则。我们都很尊重他。因为周华康教授以前是留美的，英语说得跟中文一样，很多重病的外宾基本上就离不开他了。他守病人一守就是一两天，有好多急性病的孩子，有他这么仔细地守着，过一段就好了，从来没有出现过事故。他给我的印象就是特别聪明、有办法、有责任心，所以我们大家都特别佩服他，他做什么我们都学着。

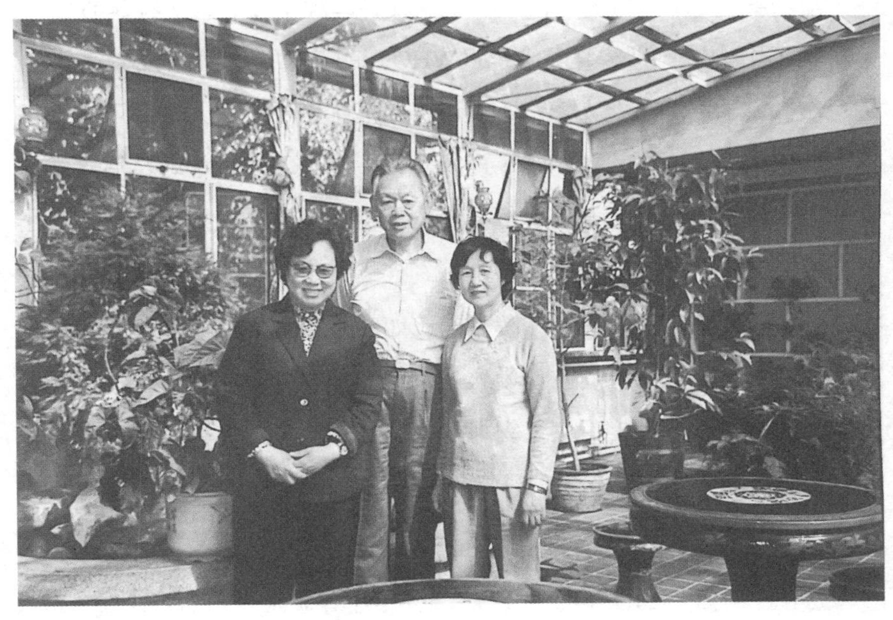

▲鲍秀兰（右）与周华康（中）在医院花园合影

周华康教授是我的老师，对我很好，我特别想念他。以前我们都住在协和医院对面的一个院子里，那边房子特别紧张，我一个小大夫当时是住在地下室，他跟妇产科林巧稚教授住一个楼里。林巧稚大夫去世后，他们的房子比较大，就腾出一间让我们一家子住了很长时间，后来我 60 岁有房子了才搬出来。所以除了工作以外我很多时间都在他那儿，那里好像就是我第二个家一样。

王：林巧稚大夫在您眼中又是什么样的人呢？

鲍：我们都住在一个院子里，所以我几乎天天都能看到她。我每次在路上看到林巧稚大夫，她都走得特别快。她挺和气，但也不随便跟人打招呼，头发梳个揪揪，特别精神。她家里有个电话是医院特意装的，什么时候打给她了，她就要过去，这就是老协和的规矩。林巧稚和周华康都是一叫就到，一切从病人出发，全心全意为人民服务。

王：除了生活上的支持，周华康教授在工作中是怎么支持您的？

鲍：当时有个世界卫生组织（WHO）的奖学金大家都可以考，但是写作、口试可严了，人家都不敢考，可能怕考不上丢人。我不在乎考不上会怎么样，因为我初中学了两年英语，高中又学俄语，然后大学没有外语课，所以英语底子弱，但要出国就得通过考试，我就买了一个小录音带天天听、记。我们主任特别好，连续一个月的早上 7 点到 8 点就在办公室跟我练对话，我们住院大夫比如赵时敏①她们，也一起拿着书朗读，都为出国努力。周主任爱人是英语老师，当时让我写了 5 篇英语作文，她给我改。世界卫生组织那边我前后一共考了 5 次，愣考上了。

王：考上 WHO 对您都有哪些影响，您在美国主要都做些什么？

① 赵时敏（1933—2017 年），北京人，北京协和医院儿科学教授，1985—1995 年任北京协和医院儿科主任。

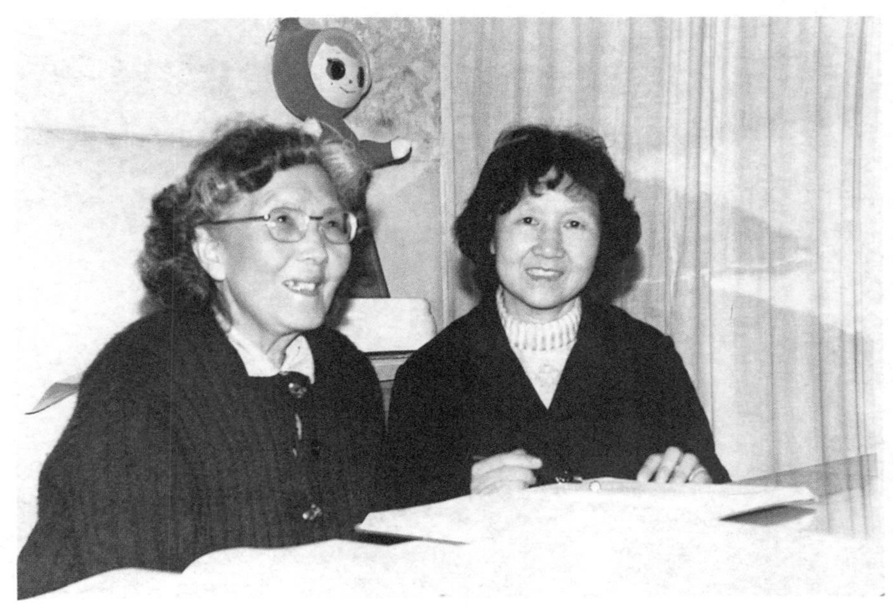

▲鲍秀兰（右）与周华康爱人（左）合影

鲍：考上 WHO 是我人生一个比较重要的转折点。因为是 WHO 派去的，我在美国学习的时候参观走访了好多地方，他们对我都特别重视，也很热情。我在那儿度过了愉快的一年。

在那边我不是去做大夫的，主要是学习，我就每天在他们一个大新生儿重症监护病房（NICU）旁听、查房、学习。有次到东海岸参观学习了一个礼拜，就认识了特别有名的布雷泽尔顿①，他对我挺好的，那时候住在他们家，车子接送，吃饭也是他们管了。他创建了新生儿行为评定②，很难学，我当时就努力给学会了。我就在那边做，回来以后也做，但是我觉得四十多项太复杂了，平时门诊很难做那么多。

① 贝里・布雷泽尔顿（T.Berry Brazelton），美国著名儿科学家，美国儿童发展研究协会主席、哈佛医学院儿科荣誉教授。

② 布雷泽尔顿新生儿行为评定是一种综合性行为和神经检查法。

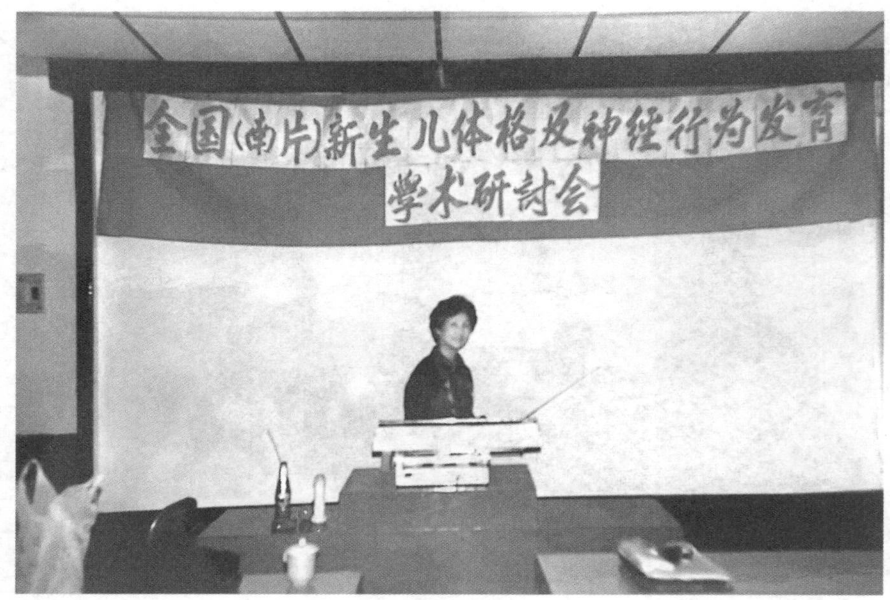

▲鲍秀兰在全国新生儿体格及神经行为发育学术研讨会上做讲座

后来有一个法国的老师叫阿米尔－梯桑[①]到中国来，籍孝诚大夫就让我做翻译，这样我就跟他做朋友。后来我又有个机会去日本，又在那儿见了他，然后就学会了他的方法。他主要是搞神经的，所以他是神经评估20项，行为的评价比较少。我就把他们两个行为、神经的优点综合到一块儿，自己构建了一个新生儿20项行为神经评分法[②]。这个方法后来写进《实用儿科学》和《胎儿新生儿学》，被全国使用了。

① 阿米尔－梯桑（Amiel–Tison），法国儿科学家，发明了1岁以内神经运动检查法。

② 新生儿20项行为神经评分法，主要用于了解新生儿行为能力。

访美归来，深耕脑损伤

王：您回来后还开展了新生儿脑损伤康复率这个研究，和新生儿20项行为神经评分法有关吗？

鲍：因为这个20项出来之后，就得做基础研究，我又通过优生优育协会组织全国的高危新生儿做了20项神经运动的敏感性、特异性、预测性等系统研究。当时就是把我要筛查的对象和方法教给他们，把20项的正常和不正常水平定出个标准。遇到早产或脑损伤等先天问题的新生儿时，我们去做20项检查，来评估他的预后。如果能通过测评通常就没问题，没通过可能就会有问题，就需要后天加强训练。要从小开始帮这些孩子们练习竖头、翻身、拿东西、坐、爬、站、走，有意识按照婴幼儿发育的规律让他在玩中训练，不用药。后来证实这种在养育

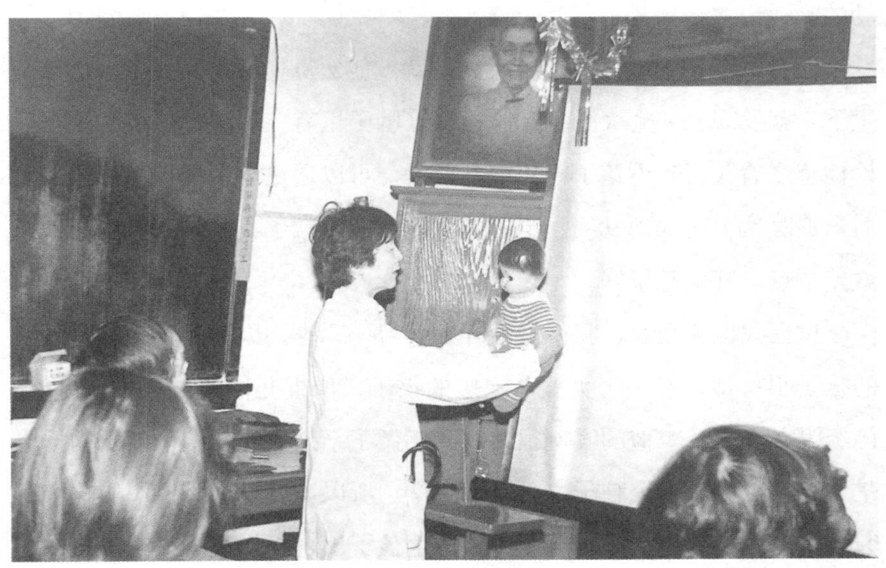

▲鲍秀兰在示范培训

当中游戏一样的手法，效果特别好，可以预防孩子智力低下，轻的脑瘫通过早期干预就不明显了，重的变轻了。后来这方法也被写到儿科教科书里了。

王：治疗脑损伤患儿的过程中有没有让您印象深刻的病例？

鲍：最近有个刚出生时看过我门诊的孩子家长找到我，说那时他孩子有脑外积水，他们抱着孩子到协和医院找我，说我当时把孩子放在诊室里大概不到一小时，等出来后就告诉他们“虽然脑 CT 显示有不少积水，孩子肌张力也确实高，但是结合孩子各方面反应的观察，不用继续给予药物治疗了，只需要配合物理的抚触按摩就能够逐步康复”。他说当时负担马上就减轻了，果然回家没多久孩子完全正常了。这个家长当时是拿了一套我编的指导家长在家给孩子运动的光盘就回家了，以后就没信息了。这次他到北京专门找到我，说他孩子已经 17 岁上高中了，学习非常好，还专门给我写了一封感谢信，知道了这孩子的近况我挺感动的。

还有一个孩子出生 9 天的时候，就被他父母抱着来找我了。这孩子生下来就发现有一个大脑主动脉栓塞，脑子里有一块很大的血肿。在门诊检查之后我就告诉孩子家长说不要紧，可以通过早期干预来代偿。我后来追踪这个病人到 9 岁，当时他基本已经正常了，只是一侧手活动稍微差一点，其他都很好。

过去我也不会看，我就慢慢开始学习、琢磨。因为我看到那些脑瘫的孩子很可怜，有一个大概 2 岁多的孩子，像棍儿似的被家长抱过来，已经没办法了。类似的案例很多，我们做了系列研究，结论就是脑损伤是可以代偿的，半个脑子也可以上大学。所以我就希望推广应用这个研究结果，减少智力低下脑瘫儿，因为生孩子出现损伤可能很难避免，我们可以通过这个训练手段后天补上。

入局科普，为更多孩子

王：您后来是怎么开始做科普的？

鲍：我记得有一天门诊来了个2岁的孩子，长得挺好也没运动障碍，就是不会说话。我就问他妈，你跟他说话吗？他妈说他也不会说话我就不跟他说。相当于这孩子到2岁家长都不怎么跟他说话，这纯粹是家里造成的，这让我印象太深了。所以我觉得要做早期教育，要宣传推广，要让父母知道孩子一生下来就要多跟孩子对话，你要说英语他慢慢就会英语了。

所以我要让大家都知道后天养育会引起孩子发育的差异。要从逗他玩开始进行语言和视觉的刺激，要进行辅助运动。如果整天抱着，这孩子就会爬得晚、坐得晚，当然也不是强求，是要按照孩子的成长规律去

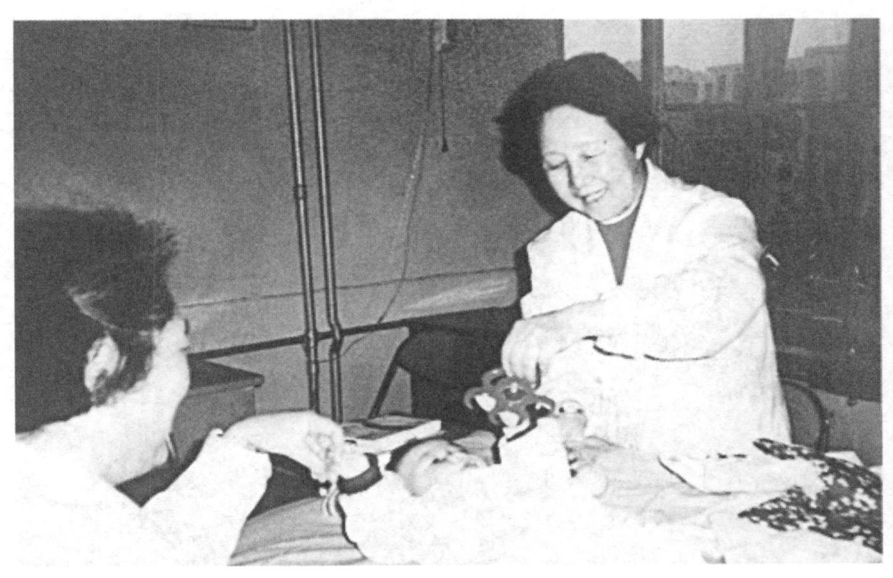

▲鲍秀兰与新生儿互动

刺激。因为头一两年大脑发育得特别快，如果没有给孩子提供很丰富的环境，他的脑力潜能就没有被完全发挥出来。而对于有脑损伤的孩子，如果能从小训练是可以恢复正常的，人脑的代偿能力特别好，所以怎么按照规律养育促进孩子发育是我特别想宣传的。

王：您具体是怎么开展早期教育相关科普工作的？

鲍：我在临床发现很多父母不知道孩子在某一个阶段怎么算正常的，所以我做了一套书，按照成长规律系统讲孩子的发育情况，孩子在什么阶段应该会什么，一目了然。还有一本是问答式的，就是你对什么有疑问直接看那一段就行。我做科普反正就是竭尽所能，把我们临床还有科研的成果都放在里面，让大家知道。

早教其实归根结底就是丰富的环境刺激，到什么时候要让他做什么事。不同时间的要求是不同的，如果照顾过度，这个孩子自己吃饭都不会，到幼儿园就麻烦了。所以家长一定要按照孩子的发育规律来促

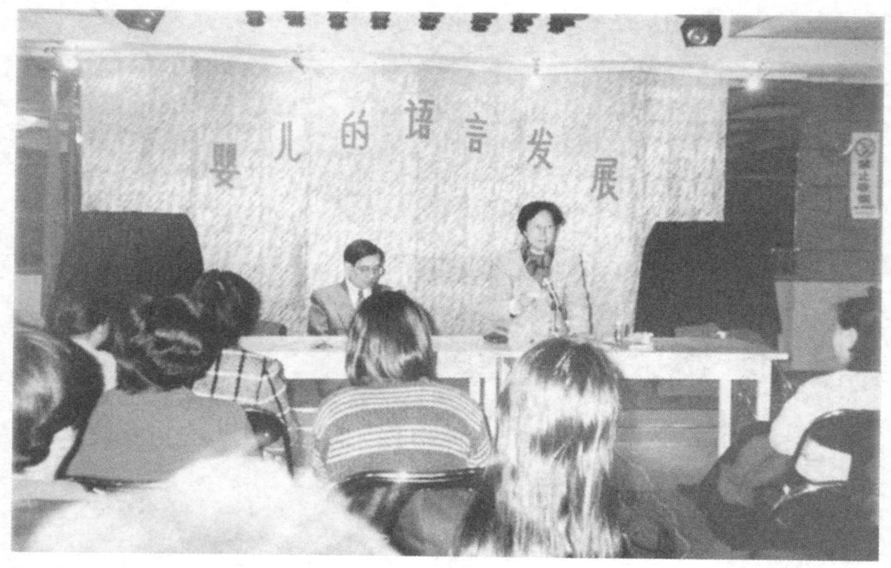

▲鲍秀兰做早期教育宣讲

进他。

不辍科研，开矮小门诊

王：1986年您在协和开展了矮小门诊，当时是怎么样的场景？

鲍：因为协和医院是很有名的医院，当时矮小门诊挤得不得了，过道里都排满了。矮小在那个时候叫垂体侏儒，是生长激素缺乏导致的；还有一种是家族性矮小或者营养不良矮小，叫特发性矮小，都得用生长激素治疗。我们矮小门诊有生长激素，很多矮小患者都来治疗。当时碰到一个矮小的孩子，挺痛苦，我们就给他用了生长激素，最近他家长还专门来看我，说他家孩子在高中学习挺好的，我挺开心的。

我先是跟内分泌科的史轶蘩院士①一起做矮小研究做了好几年。因为矮小主要看生长激素，内分泌科有实验室可以用生长激素做研究。当时北欧一个国家发明了一种药，效果挺好，然后上海跟我们差不多同时引进了这种药。因为是一个新的东西，就要查发病率，我主要帮助做发病率普查。当时我在西城区做普查，通过调查3000多个孩子找出来了矮小发病率。后来这个生长激素治疗我们也发表了文章，还得了国家科技成果奖。这个药现在用得更广了，不一定是生长激素缺乏，矮一点符合要求的都可以用。

王：在您眼中史轶蘩院士是个什么样的人？

鲍：当时因为共同做研究，和她交流挺多的。她很专业也比较严肃，我们俩一起挺好的。她很耿直，有什么就说什么，是没有什么顾虑

① 史轶蘩（1928—2013年），江苏溧阳人，著名内分泌学专家，中国工程院院士，曾任北京协和医院内分泌科主任、临床药理中心首届主任。

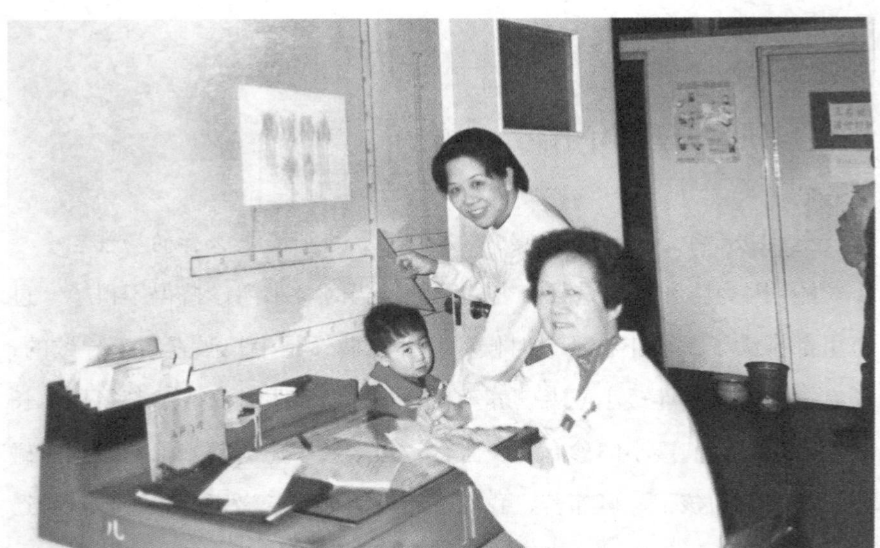

▲鲍秀兰（右一）与门诊护士缴婕在矮小门诊

的一个人。

王：您是怎么平衡科研和临床的？

鲍：我觉得这个不矛盾。比如我做生长激素的研究，生长激素以前国内没有药，垂体也没有专门的诊断方法，那咱们医院内分泌科实验室的条件很好，有地方查生长激素，就可以做发病率的基础研究。其实内分泌跟儿科结合起来有好多是跨学科的，比如我跟白耀[①]在甲状腺领域也做了联合研究，像甲状腺疾病青春期发病率、儿童发病率，我们都做出来了。

所以我觉得临床大夫做研究是很难但不矛盾，我们要抓住机会跨学科、跨领域合作。比如我做的早期教育，也挺新的，当时我们把教育和

① 白耀，1931 年 12 月 7 日出生于内蒙古包头，著名内分泌学专家，北京协和医院内分泌科教授。

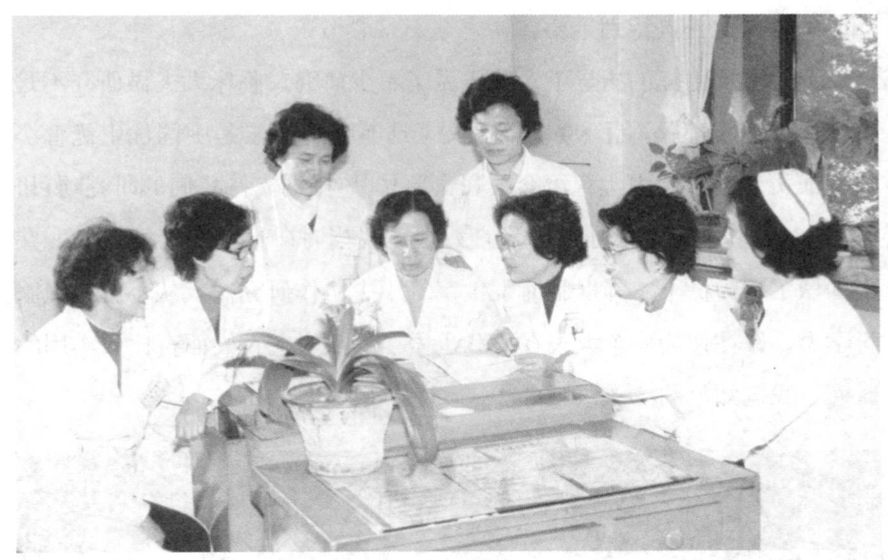

▲产科、儿科讨论病例。左起：鲍秀兰、郭异珍、魏珉、赵时敏、杨剑秋、徐景蓁、徐蕴华、护士长奚丽芳

心理结合起来了。因为我希望孩子们都聪明，我就和北京师范大学心理学的一个教授联系，让他们给我们讲课，我就组织医生学习。因为心理学家想搞新生儿早期教育的选题很难，我们医生有这个条件可是不懂早期教育，所以我们就跨学科、跨领域搞了早期教育研究。

因为热爱，葆初心本色

王：从医几十年来，您认为协和在您身上打上了怎样的烙印？

鲍：我觉得我能在协和做儿科医生挺幸运的。我的老师周华康教授还是儿科学会的主任委员，我特别幸运能遇到这位老师。协和特别强调注意临床观察，从来不是机械的学习。像我们周主任在外宾门诊的时候，没事就去看看病房的孩子，他就是通过观察细致了解这孩子的问题。我觉得这一点特别重要。

另外在周主任的指导下，我也做了不少研究，临床大夫做研究不是很容易，但我还是写了 90 多篇论文。还有我那时候是中国优生优育协会的成员，当时优生优育协会会长秦新华[①]特别支持我们的研究项目，全国有 80 多家医院参加优生优育协会，我当时以这个协会的名义，在全国做了智力低下、降低脑瘫发生率等不少协作研究。我从小就很佩服科学家，好在作为一个大夫在协和也做了一点对老百姓而言比较实用的研究，我挺知足的。

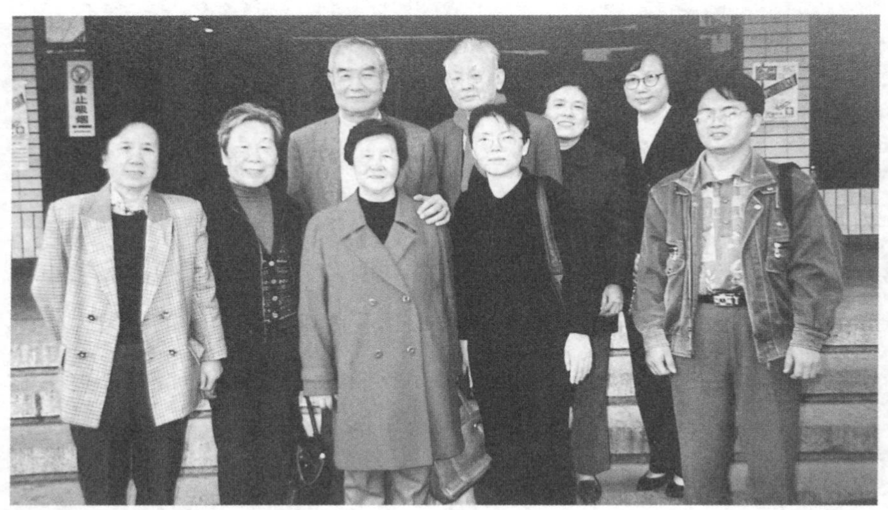

▲儿科合影。后排左起：籍孝诚、周华康、魏珉、郭异珍，前排左起：赵时敏、朱传樬、鲍秀兰、刘芳、进修医师

王：您临床工作这么忙，科研也这么出色，您平时都是怎么照顾家庭的呢？

---

① 秦新华（1938—2022 年），江苏无锡人，长时间从事临床医疗科研工作，曾任中国优生优育协会会长、卫生部科技教育司副司长。

鲍：我和我爱人因为工作忙就要了一个女儿。我们医生总要值班，生孩子头 3 年我就住在医院后面的一个平房里，我一个朋友家有个比我女儿稍大一点的孩子，我就让他帮我一起照看孩子。我下班回去就自己看，后来孩子上幼儿园以后，就好些了。我爱人对我们家支持太多了，因为我一天到晚就是工作，每天就想在工作中多学一点、多做一点。因为我的基础差，特别是外语要费好多时间。以前在外宾门诊时挺忙，隔天一个 24 小时门诊，叫我做什么我都特别认真做，所以我们主任也挺喜欢我的。

但我在家里从来不做饭，也不怎么做家务，吃饭基本就食堂打，家里都是爱人做，现在是女儿做，我就偶尔洗洗衣服、做做卫生。我从来不管家里的经济，现在也这样，我挺省心的。

王：*是什么让您这样一路走来都坚持初心呢？*

鲍：我好像就很平常地做个儿科大夫，这是挺自然的事情，我喜欢小孩的天真可爱，所以也不用怎么坚持。我很热爱这个事情，就一直很

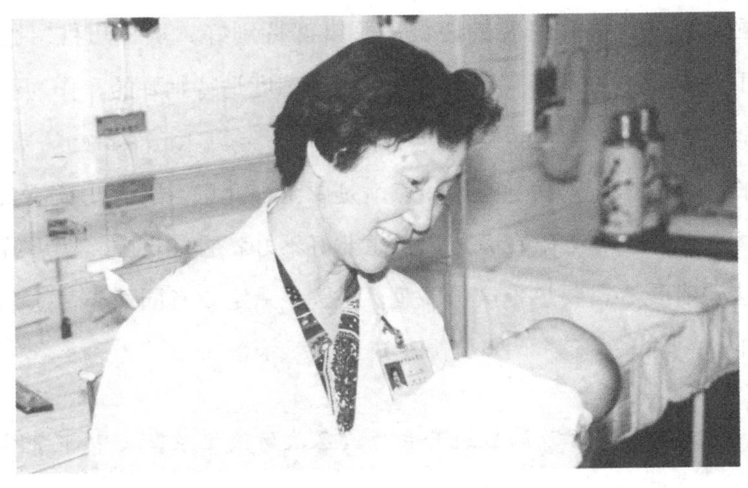

▲鲍秀兰在病房怀抱新生儿

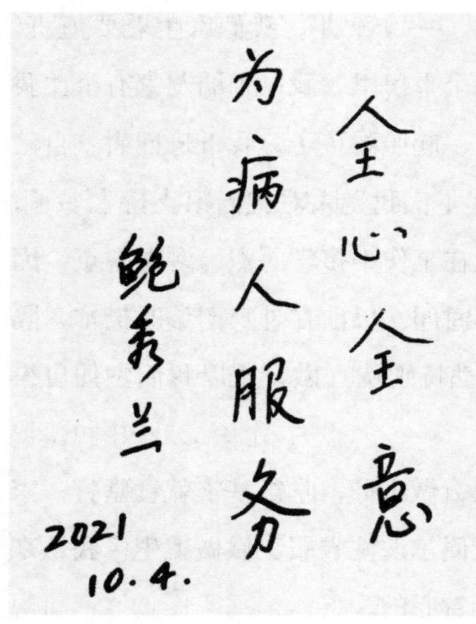

▲鲍秀兰手书“全心全意为病人服务”

顺利地做下来了。

王：您退休以后的生活都是怎么安排的？

鲍：我退休以后就在儿研所看矮小和智力障碍的患者了，后来在儿童医院也干过一段，反正只要有事情干，我就一直停不下来。

我特别喜欢音乐，我一个哥哥吹笛子，一个哥哥拉胡琴，我小学五年级时家里有个风琴，我自己还学着弹了一点儿，就挺有意思的。退休以后有点时间了，近几年买了一架钢琴，没事儿学着弹个曲子。

王：作为一位资深儿科教授，您对广大后辈有哪些寄语或嘱托？

鲍：我觉得协和医院的医德、医风都特别好，从林巧稚、周华康看，我就觉得这种不惜一切为病人着想的态度是特别好的，作为医生就应该这样。

作为儿科医生，我觉得第一点就是要全心全意，因为儿童什么都不懂，家长也不会整天陪在旁边，对患儿好不好就看你自己。然后就是儿科医生要有爱心，要热爱这份事业，做医生一定要有同情心，这个是最要紧的。

（本文内容节选自鲍秀兰教授2次访谈记录，文中部分图片由鲍秀兰提供。）

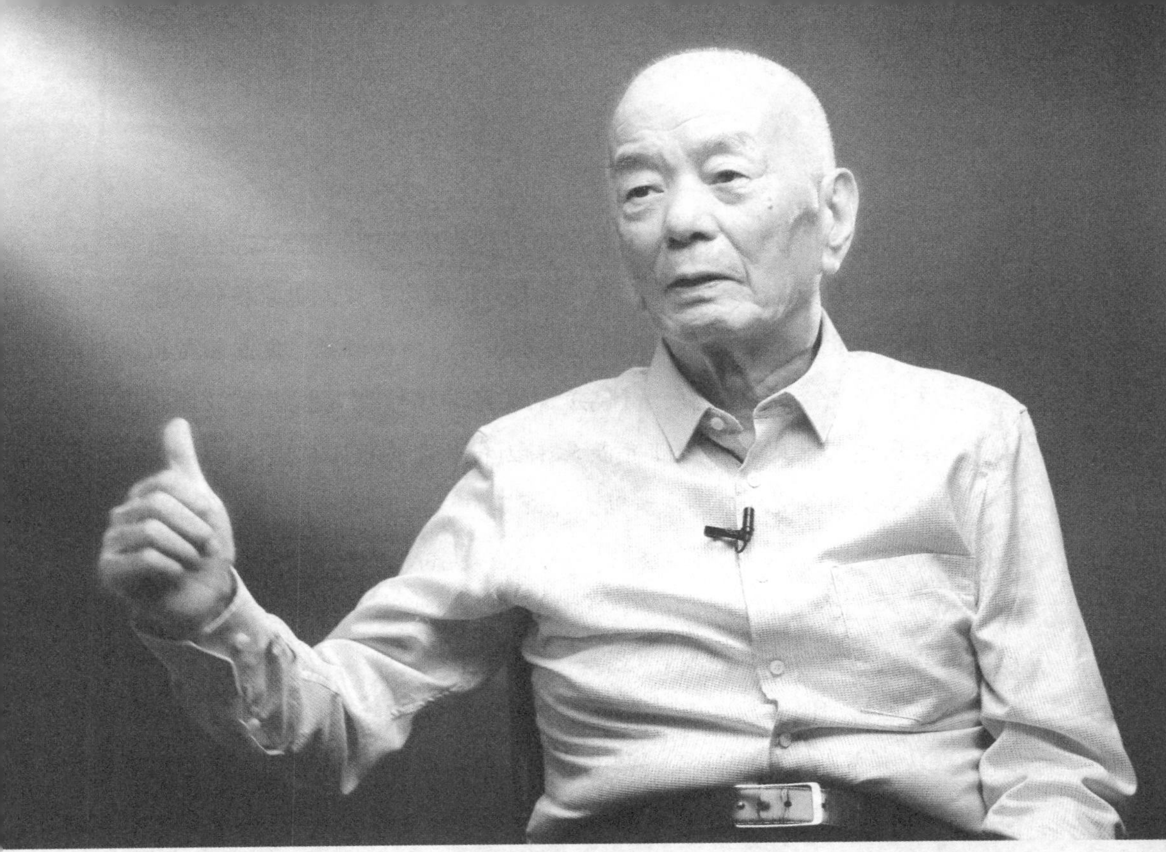

張建希

勤奋、纯粹的胆道外科领域深耕者

张建希（1933 年 6 月 24 日—2023 年 12 月 9 日），福建晋江人。1951 年考入上海第二医学院，1956 年毕业后分配到北京协和医院外科工作，曾任北京协和医院基本外科副主任。1983—1984 年赴日本九州大学第一医院访问学习。

从事基本外科工作数十年，侧重于胆道外科方向，对较大手术、复杂再次手术和疑难危重病例的处理积累了较丰富的经验。对肝内胆管结石、胆囊息肉、先天性胆总管囊肿、胆管损伤、腹腔镜胆囊切除、梗阻性黄疸的诊治等有一定的研究，发表相关论文十余篇；参与《克氏外科学》的编译和《外科临床指导》《现代胃肠学》的编写。2011 年获北京协和医院杰出贡献奖。1992 年起享受国务院政府特殊津贴。

张建希教授访谈视频

口述：张建希 张 渊（张建希女儿）

采访：王 璐

时间：2023 年 6 月 28 日

地点：北京·张建希教授家中

整理：王 璐

从医路上的“幸运儿”

王璐（以下简称“王”）：请您介绍一下自己。

张建希（以下简称“张”）：我叫张建希，今年 90 岁，福建泉州晋江人。我的名字是我父亲起的，他是满清的秀才，每天早上起来都要吟唱古诗。他对教育事业非常热心，我们村里的小学都是他倡导和赞助的，威望很高，我们都很佩服他。

我们家是菲律宾华侨，因为在菲律宾生的 3 个男孩全死了，就回到老家了，所以我的小学、初中、高中都是在泉州完成的。我小时候比较淘气，我母亲很严格，不让我随便出去玩，上学回来就得在家里念书，有时还会挨揍。我父亲也是严父，他只要变面孔我们就害怕，都不敢说话。

相对而言，我教育孩子就没什么好办法，都靠我老伴，我有一个儿子一个女儿，女儿现在已经是美国的终身教授了。作为外科大夫我平常工作非常忙，有时连饭都吃不上，还得靠我老伴送，孩子我就更帮不上忙了。我家里甚至医院的工作都多亏她帮忙，我这辈子都感谢她。

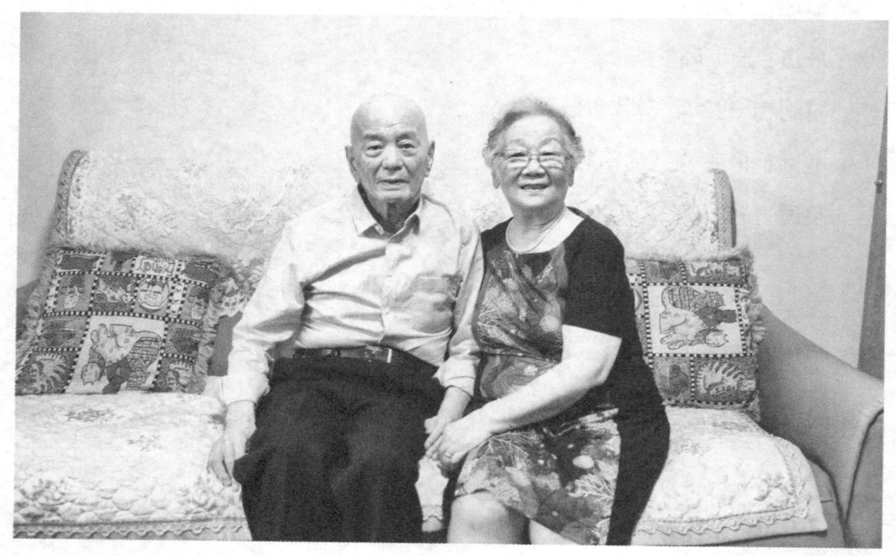

▲张建希与夫人李洁合影

王：您是怎么选择从医的？

张：1951 年，我正在高三上学期，还没毕业，我们 3 个同学到厦门玩，当时能参加考试的高中生很少，允许大家提前高考，我们到厦门就参与了考试。那时要求很低，我记得就考了一题算术我就被录取了。我们 3 个人中，两个考进医学院，另一个去了厦门外语系，也很不错。我们很幸运，那会儿考试不像现在这么严。

我们两个考医学院的都考上当时的上海同德医学院①，第二年同德医学院就跟圣约翰、震旦三个学校合并成上海第二医学院，我就在上海第二医学院完成了医学教育。

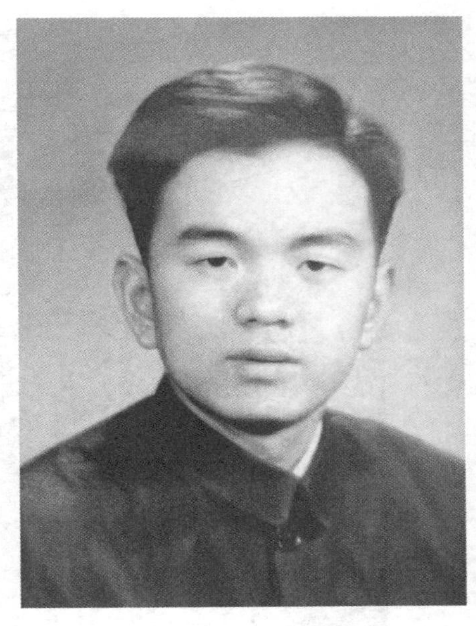
▲青年时期的张建希

王：您后来又是怎么进入协和医院工作的？

张：1956 年，我从上海第二医学院毕业后就被分配到了协和医院。因为参加了学校的肃反运动，我晚了两个月到协和报到，当时医院领导就告诉我来晚了，让换别的科。我说我一定要跟着曾宪九，因为知道他治学很好，我就是奔着他来的协和。他们知道我坚决要跟曾宪九，就让我先去其他科轮转，等到最后再回来跟着他。

我就先从骨科轮转，一两个月后就到普外科了。普外科当时人很多，为了争取在普外留下，大家都很努力，当时为了能够跟着曾宪九我也很努力。

王：您眼中的曾宪九教授是什么样的人？

张：曾主任会给我们讲课，教我们学写文章，他很平易近人，我们碰到疑难的病人，三更半夜都可以请他出来会诊，他的为人让大家非常

① 1918 年 8 月，中华德医学会创办同德医学院。1952 年全国高等学校院系调整，同德医学院与圣约翰大学医学院、震旦大学医学院合并成立上海第二医学院，为上海交通大学医学院的前身。

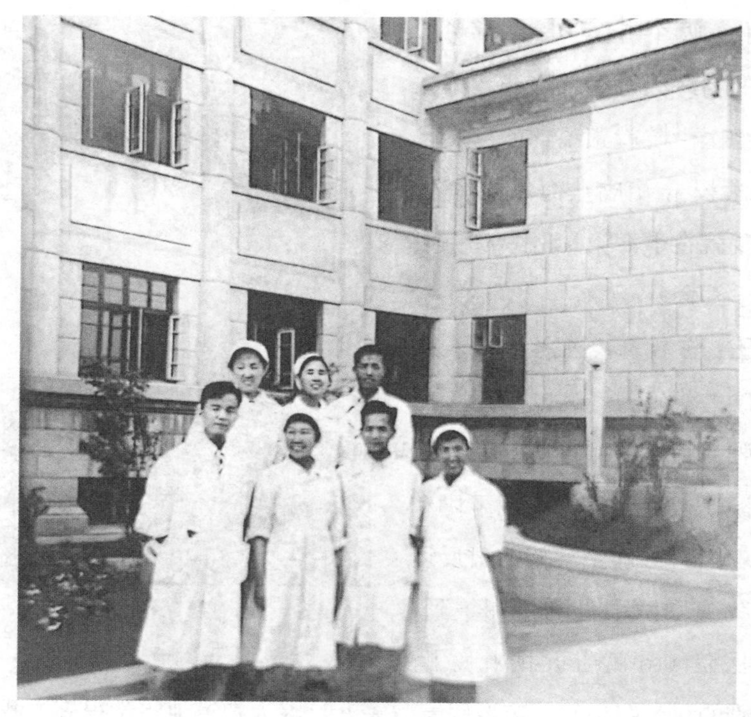

▲1956 年，张建希（前排左一）在积水潭医院合影

佩服。每个礼拜的大查房上，大家讲完了各自的疑难病例后，他会总结，大家都要听他的见解，因为就他说得最准，谁都服他。

协和是大家向往的学府，我们曾主任是大家向往的主任，但可惜因为肺癌胸腔积液导致他离世得太早了。他走的时候我还在老家探亲，接到电话后，我赶紧就回来了，还好见到了最后一面。

王：除了曾宪九主任，还有其他教授让您印象深刻么？

张：我们基本上除了曾宪九教授就是跟着朱预教授，他也是外科主任。朱预教授是我们科里最重要的人物，科里业务上、行政上的事基本上都是朱预在管，因为曾宪九不能什么都管。日常碰上特别困难的病人我们都找他，就算是半夜也会找他。比如来个大出血的，我们认不准，

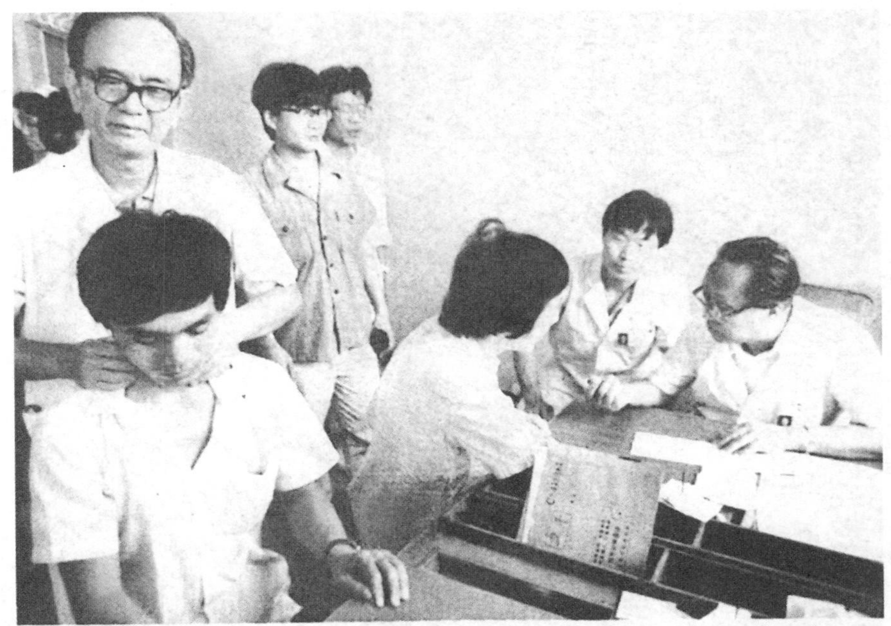

President of the Union Hospital, Zhu Yu (first right), and an expert, Zhang Jianxin, seen receiving patients when the hospital organized 465 of its medical staff, including 138 experts, to offer their services on Saturday morning. Money earned will be donated to the flood areas in the country. *China Daily photo by Yang Shizhong*

▲张建希（左一）与朱预院长（右一）一起义诊被《中国日报》报道

这种情况我们可能把曾主任都找来。曾宪九走了以后就更得靠朱预了，他也很乐意帮忙。

朱预跟他爱人都是各自单位的一把手，俩人都长期住在单位。朱预老住单位宿舍，因此我们说他是“总住院医师”，因为他总住在医院里。他自己会做饭，他在宿舍里用一个小锅做，食堂都没他做得好。

王：老协和还有什么让您印象深刻的？

张：协和管理是一流的，我是从上海来的，上海那边当时没有协和管理得好，我们都知道协和有“三宝”：图书馆、病案、老教授。病案

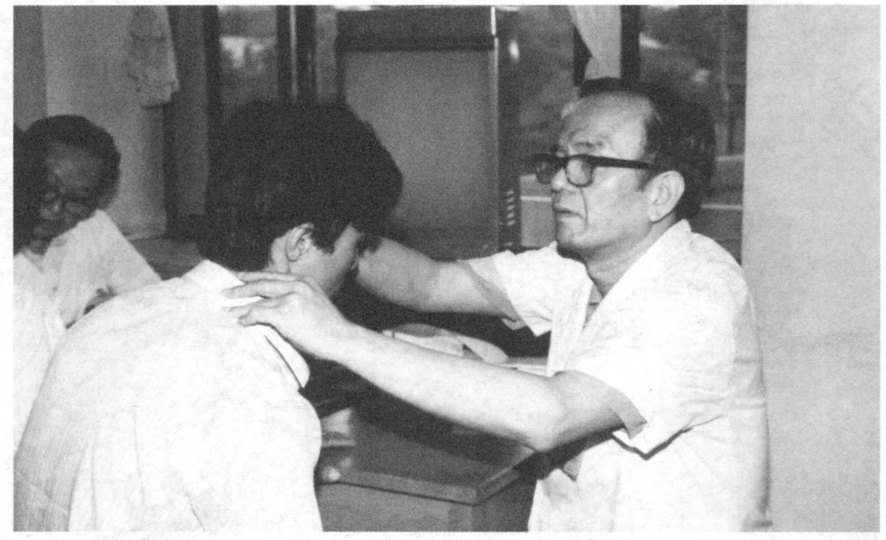

▲张建希（右一）在为患者检查

管理有专门的病案室，当时负责人是马家润①，病案管理他立了很大的功劳。他不光是病案管理有一套，如果病案留存不完整他还会把它修复好，而且对于有些丢失的重要病例，他还能很快找到，这真的非常厉害。

胆道外科的“攀登者”

王：您在外科做住院医师之后是怎么工作的？您又为何选择了胆道外科这个方向？

张：协和是一个大轮转的地方，来了以后好的留下来，不好的走人，每年都会有人被淘汰。我记得当时基本外科就两个病房，甲状腺、

① 马家润（1930—2022 年），曾任北京协和医院病案科副主任。

大肠、胃等都属于外科，分得没那么细。普通外科当时有十几个大夫，很忙，早上7点进病房查房，然后该上手术的上手术，该看门诊的看门诊，半夜急诊也不少，大家要轮班，所以待不住的也就走人了。

协和的总住院医师是什么都需要协调的，技术问题、行政问题都得管。比如在急诊收到病人需要马上住院转到外科病房，在那时也是很难的。总住院医师要协调各科之间的关系，协调能力是很重要的，大家之间要互相理解，有时候我们没床还会问人家借床。比较好的一点是，我们做总住院医的时候（1962—1963年）跟以前已经不一样了，以前是24小时在医院，我们那会儿是24小时随叫随到就好。

我在普通外科转完以后，主任让我和钟守先大夫[①]在胰胆外科小组

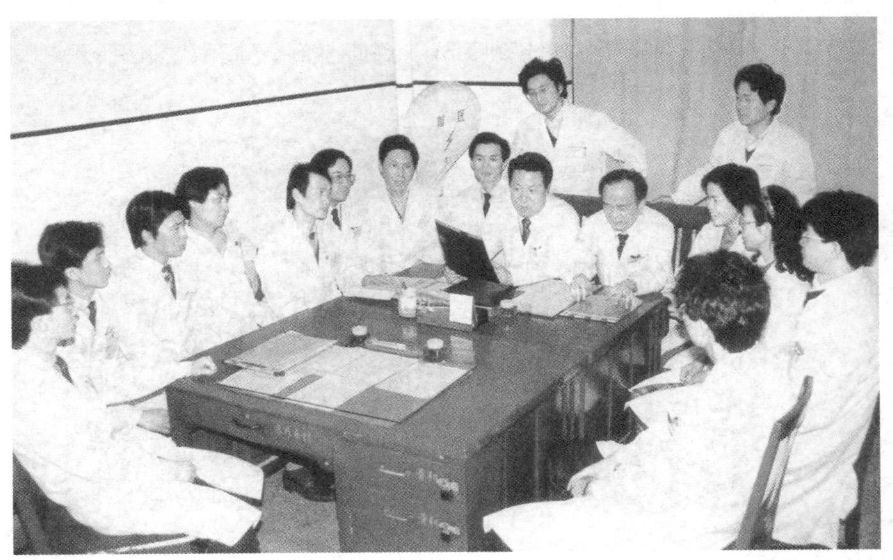

▲基本外科查房，前排右六为钟守先，前排右五为张建希

① 钟守先，1934年出生于上海，浙江绍兴人，北京协和医院基本外科教授，曾任基本外科副主任。

里。后来我到日本学胆道、胆管，再回来我就做胆道外科，他做胰腺外科了。开始做胆道以后我就专心致志想要把这个方向搞好，我当时认为我能把胆道外科搞好就不错了，也没有什么其他太多的想法。

王：您在日本是怎么工作和生活的？

张：我 1983 年去的日本九州大学第一医院，在那儿待了一年。当时九州大学第二医院的胆道方面比第一医院好，但是日本很保守，他们规定第一医院的不可以去第二医院的外科观摩学习。第一医院当时也没什么特别突出的成就，水平和我们差不多，所以其实没有学到太多东西，反倒发现我们并不比他们差。

那时候很穷，一个月只给 8 万日元①，我自己生活上其实无所谓，

第八十回
九州大学
外科学第一講座教室
開講記念会
昭和五十八年十一月二十三日

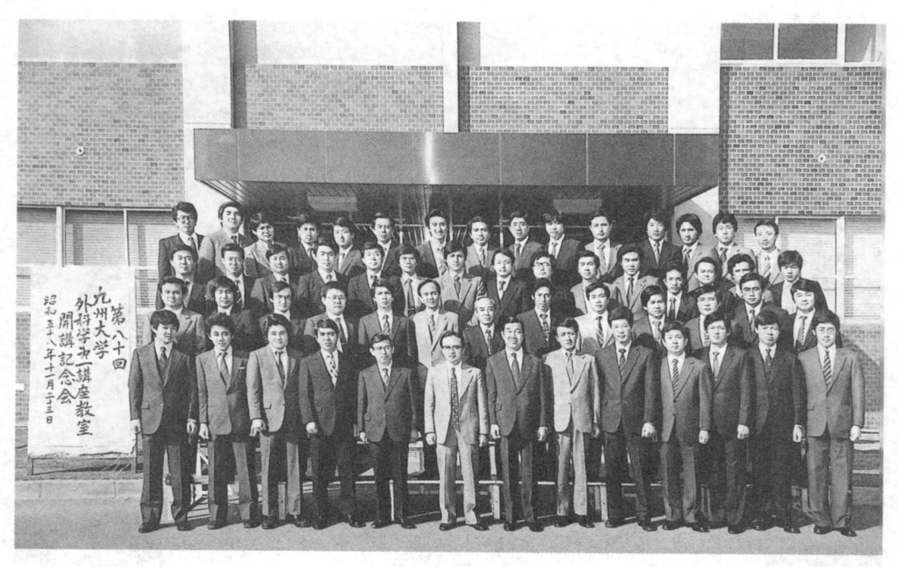

▲张建希（二排左六）在九州大学第一医院合影

① 依据国家统计局数据，1983 年人民币对日元汇率为：100 日元 =0.83 元人民币，8 万日元相当于 664 元人民币。根据日本 1983 年经济报告，日本人均年收入 338 万日元，月收入超 28 万日元。

在那边就算穿补丁衣服也没关系，最后我勒紧裤腰给老伴买了一个手表回来，她不让我这么干，我说我一辈子都靠她了，就是面疙瘩我都要给她带回来。

王：您对于疑难胆道疾病有很深的造诣，有什么想和大家分享的经验么？

张：首先就是胆囊结石，这个病都跟饮食习惯有关系，你吃油腻多了，胆囊需要收缩，把胆汁送到胃肠里头去，送的时候把石头给送到胆管、胰腺管去了就麻烦了。胆囊手术相对容易，但是胰胆外科的就复杂了，如果出现胆囊结石没及时处理，这个石头要掉到胆管、胰管出口的地方那就很麻烦。所以只要有胆囊结石，出现绞痛症状一定要早点做手术，把石头取出来，等它出了问题变成胰腺炎什么的就晚了，这是要分秒必争的。

还有一种叫胆囊隆起性病变，这个病绝大部分没问题的，真正恶变的例子极少，就因为这个我写了一篇文章，告诉大家这个病不算是病，不要担心。还有梗阻性黄疸的诊断和处理，我也写了一篇诊断和处理原则①，最后是发表在了《肝胆胰脾外科杂志》。

王：大家都说您开创了胆道微创的先河，当时是怎么开展起来的？

张：胆囊手术比较简单，因为它没有受其他因素的干扰，比如胆囊一开始有石头或者出现症状，就对胆囊操作就好了，所以微创一开始是从胆囊开始的，以后慢慢才进入其他领域。当时是大势所趋，大家都做，我们也就做起来了。

王：从医几十年来，有没有让您记忆深刻的病人？

张：我给你举一个例子，大概离现在十多年了，其他医院一个90

---

① 张建希：《梗阻性黄疸的诊断和处理原则》，《肝胆胰脾外科杂志》1995年第1期。

多岁的病人突然大出血，请我们会诊。我去了就让内科大夫再做一次胃镜，我看胃里有个洞在飙血，就立刻和他们说准备手术吧，因为在那个出血情况下，要是不手术人肯定就没了。当时那个病人是动脉出血，那会儿微创刚开始，不敢用微创，为了保险就只能做开腹手术。当时那个病人 90 多岁了，后来活到了 100 多岁。

王：您一路走来获得过很多荣誉，比如 1978 年和 1987 年您都是医院先进工作者，还是院校优秀教师等，有没有哪项相关工作是您至今仍然印象深刻的？

张：那个我不在乎，我可能都没有达到及格线，大家怎么评的我也不知道。这里是不是有跟我们曾主任连在一块儿的，如果是的话，就是挂了曾主任名字的关系，不是我自己的成绩。我是个没什么成绩和贡献的普通大夫。

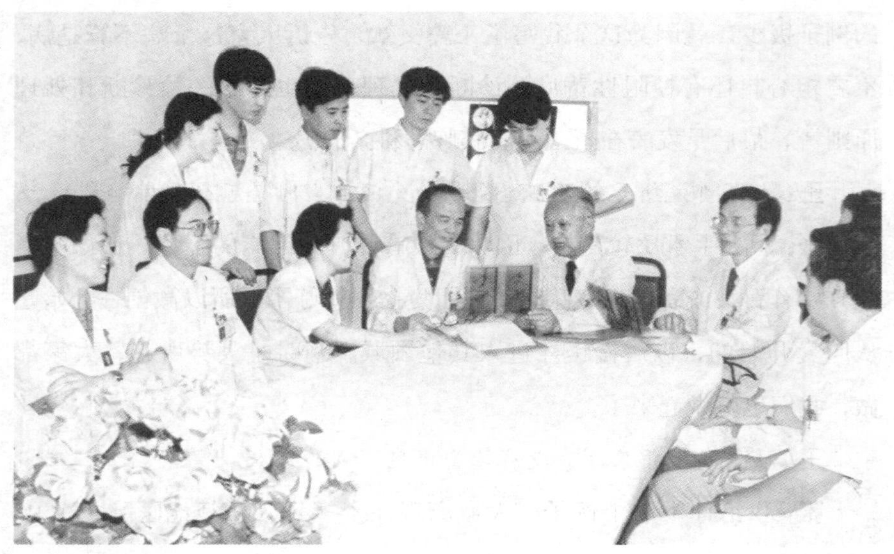

▲基本外科查房，前排左起：赵玉沛、张振寰、管珩、张建希、朱预、唐伟松、赵平；后排左起：李秉璐、张太平、刘昌伟、何晓东、孙强

我认为作为一个合格的协和人应该这么工作：要勤奋，要心里有数，要认真学习上级大夫、主任的一些构思，认真做好自己的专科方向就好。

子女眼中的“工作狂”

王：张老师您好，张老作为一位父亲在您眼中是什么样的呢？

张建希女儿张渊（以下简称“渊”）：我爸爸工作很拼命，我们小的时候他就一天到晚待在手术室、图书馆、病案室、病房，恨不得 24 小时在医院，从来不着家的。我妈是协和急诊室护士。两人都很忙，顾不上两个孩子。我弟弟两个月大就被送到福建奶奶家了，一直到 7 岁才回北京。我小的时候发高烧，碰上他们两个人都值班，就被反锁在家里。

记得我大概 13 岁时，我妈被派去参加江西医疗队，只有我爸和我在家。我当时感冒咳嗽很厉害，但在他看来，病人最重要，家人生病没什么了不起，所以也没管我。结果，我的病进展为神经性呕吐，吃什么吐什么，三个月都很难进食。我妈回来后带我到处看中西医，最后找了协和中医科的文德贤大夫①，针灸两周才缓解。

王：他下班回家会分享在医院的事情么？比如患者故事等。

渊：他很少讲他自己的事，反而其他人会告诉我们一些他的事情。说有一次半夜 1 点钟，医院打电话来叫抢救病人。他和几位同事进了电梯后，电梯出了故障一时修不好。他就建议从电梯里爬出来，去抢救病人。

① 文德贤（1926—2017 年），北京协和医院中医科医生。1955 年起，在李绮芳医生牵头下，协和开始开展针灸工作，先后有李占元、左定、文德贤、梁淑娟等老一辈从事针灸临床工作的医生，为协和针灸专业组发展奠定了良好的基础。

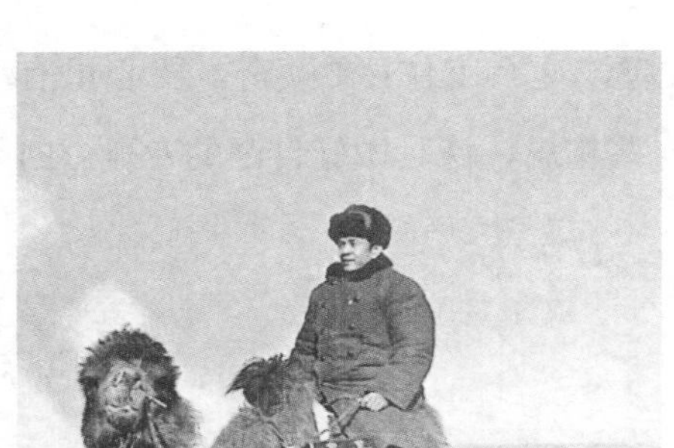
▲1973 年，张建希在西北医疗队

他有时谈起他做过的手术，还是很自豪的。他从日本回来后，在协和开展了胆囊内窥镜手术，他跟我讲他的成功率不比美国差。

1973 年，我父亲去西北医疗队，因为那时我已经上中学了，好多事儿都能记得。那时候就听说我爸什么都做，外科的人也得做妇科的手术什么的，连妇科的刮宫也要做。在那待了一年，从来不吃羊肉的他在那也不得不吃了。

我父亲不是一个很爱说的人，一辈子不爱炫耀自己，都是为了患者去默默地做事情。我记得有一次路上碰到一个癌症患者，她使劲儿握着我爸爸的手说感谢他的救命之恩，好像她家里还有其他病人也都是我父亲给治疗的。有些几十年前做手术的老患者，到现在仍和我父亲保持联系。

王：可以感受到张老对病人浓浓的关爱，您还记得其他的细节吗？

渊：我爸在医院里是有名的大嗓门、脾气直、讲话直，有时候可能也会得罪人，尤其是在手术室和麻醉科。但大家都知道，他是为了工作，为了病人。那时的麻醉科主任说我爸是他最佩服的人，认真、仔细，一板一眼。他是很严格，你做得不好，他会说你，但他从来是对事不对人。

不论前一天多晚回家，他每天早上都是 7 点多到病房。而且每个周末（那时只有周日休息）他都要去医院，不是查房，就是到图书馆。所以我们很少见到他。

在诊断病人的方面，他还是比较到位的。我们一个朋友找他去会诊，大家怎么都找不出问题来，他去检查了下就发现病人是后位阑尾。因为大多数人的阑尾都是在前面的，他一下子就找到问题了，当时大家都觉得他挺厉害的。

王：您父亲对您的影响大么？您怎么评价您的父亲？

渊：我父亲对我还是挺有影响的。他说得不多，但他的认真做事和平易待人也一直是我行事做人的准则。考大学时，他当然希望我也能学医，他认为这个职业为人解除病痛，很神圣并令人有成就感。但我个性上更喜欢研究，所以选了基础医学，他也没反对。

我觉得从某种角度讲我父亲是个非常幸运的人，能够找到自己想要做的事情，他喜欢外科然后又能留在协和，还可以一直干他自己想做的事情，这真是人这一生最幸福的事情了。

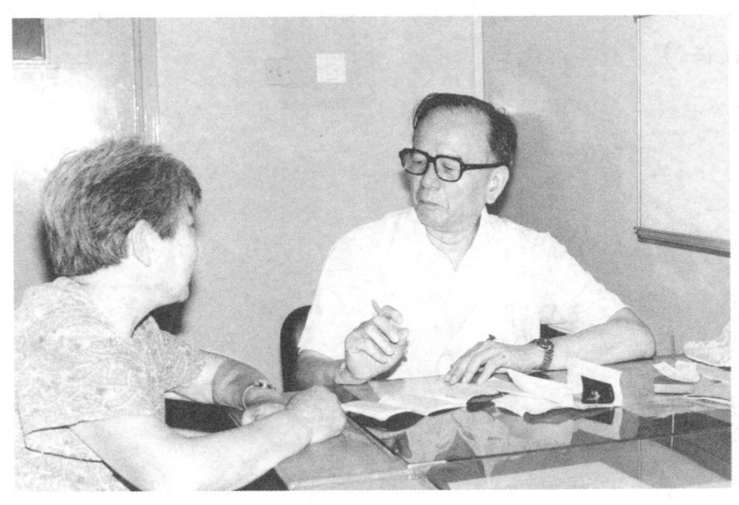

▲张建希（右一）出诊

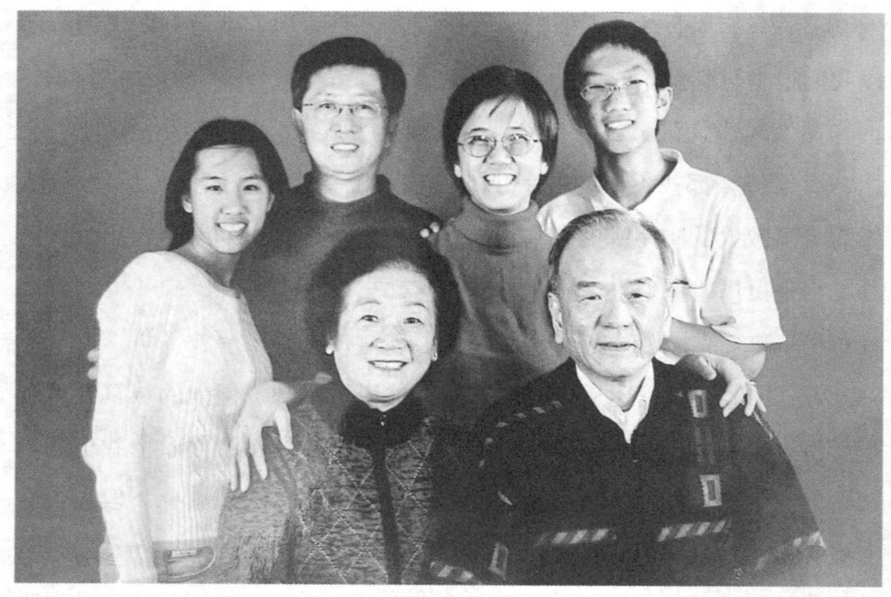

▲张建希与夫人李洁和女儿一家合影，后排右二为张渊

（因张建希教授身体原因及本人意愿，补充受访人为张建希女儿张渊，现为美国亚利桑那州立大学教授。本文内容节选自张建希教授及其女儿张渊教授1次访谈记录，文中部分图片由张渊提供。）

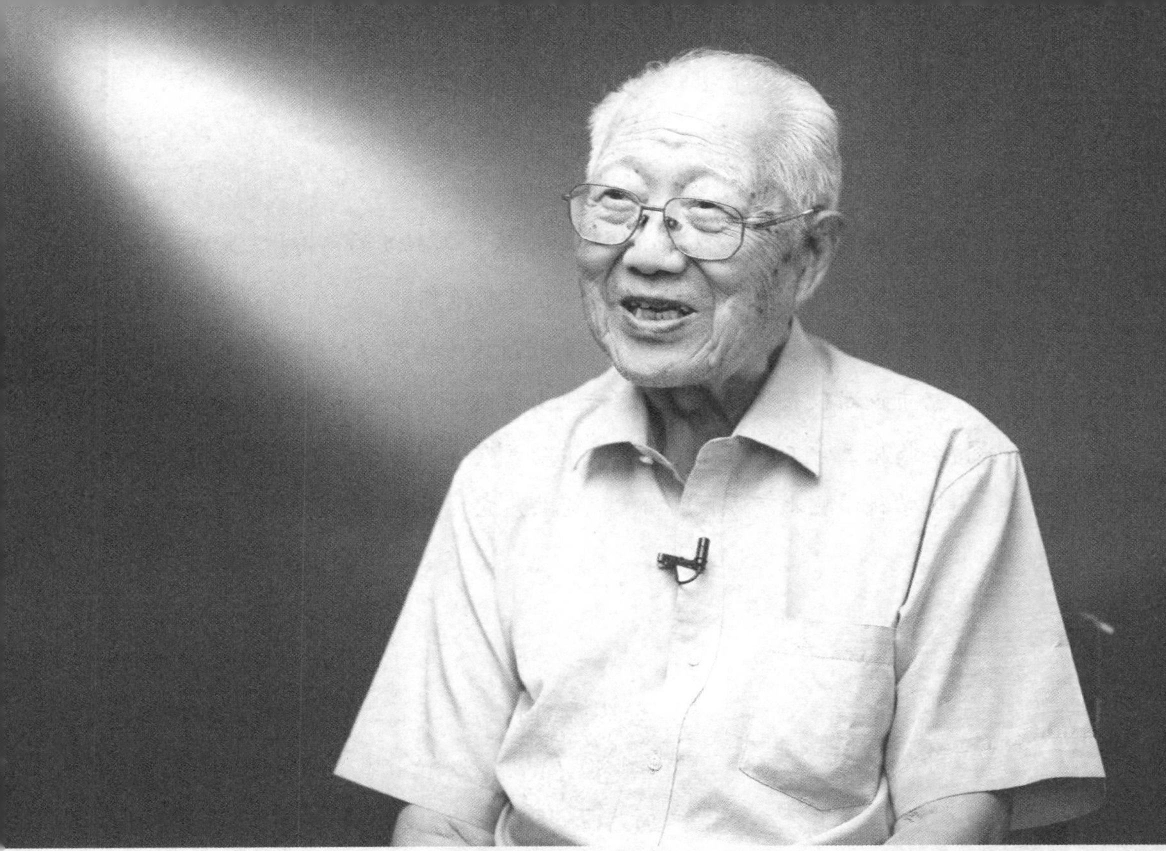

郑文祥

拥抱变化，做医工结合的探路者

郑文祥，1933 年 7 月 12 日出生于浙江兰溪，著名临床医学工程专家，北京协和医院高级工程师。1950 年 12 月参加军事干部学校，1950—1951 年就读于中国医科大学，1951—1953 年就读于大连医学院军干班放射专业。1953 年毕业后分配至北京协和医院理疗科（现康复医学科）工作；1963 年作为创建者之一，在北京协和医院成立仪器维修室（现医学工程处的前身），完成了大量医疗仪器设备的安装、更新、维护工作。

曾任中国生物医学工程学会临床医学工程分科学会委员，北京市仪器仪表学会分析仪器专业分会理事，北京生物医学工程学会临床医学工程与管理专业委员会开发咨询委员。2021 年获中国医学科学院北京协和医学院优秀共产党员荣誉称号。

郑文祥高级工程师
访谈视频

口述：郑文祥

采访：李苑菁

时间：2023 年 8 月 11 日、16 日

地点：北京·郑文祥教授家中

整理：严晓博

热血从戎　结缘医学

李苑菁（以下简称“李”）：首先请您做一个自我介绍。

郑文祥（以下简称“郑”）：我叫郑文祥，1933 年 7 月 12 日出生，我老家在浙江省兰溪县[①]板桥村，有山有水的一个地方。

因为家境不太好，我父亲念了几年私塾就去学做生意了。日本人来的时候我 9 岁，我们那儿沦陷后，日本人要我父亲去给他们做事，我父亲深明大义，不愿意，我们一家就相继偷偷跑到国统区去了，躲过一劫。1945 年日本战败，我们又回到板桥村，我父亲还是做做生意，省吃俭用，置办了十五六亩地，还有几间房子，家里总的情况是这样。

① 1985 年撤兰溪县，设立兰溪市，现为浙江省辖县级市，由金华市代管。

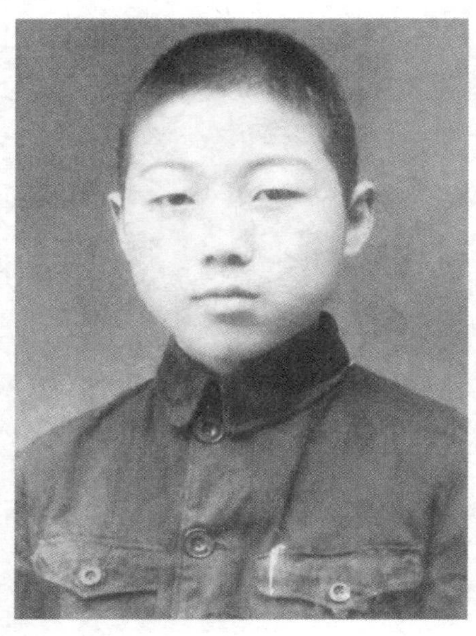

▲中学时的郑文祥

李：请介绍一下您的求学经历。

郑：我念书比较不错，小学在县立云山小学①，是住校，这样比较有精力来学习。因为日本人来了以后兵荒马乱，对我们上学影响很大，但我自己在学习上比较自觉，努力扳回来一些。

高小毕业以后，我以第一名的成绩考取了县立中学，但我还想再前进一步，所以报考了浙江省立金华中学②，大概有 2000 多人参加考试，我考了第 37 名，很高兴到那里去念书了。

金华中学是比较有名的一个学校，学风很好，在那里我好好地学习了 3 年。1949 年解放之前，我们音乐课上已经开始教唱解放歌曲，中国人民解放军百万雄师下江南的号令发出后，金华地区很快就解放了，记得当时有一名解放军拿着冲锋枪跑到我们学校，我们打开大门鼓掌欢迎，大家都沉浸在热烈欢庆解放的氛围中。

不久我又接到亲哥哥给我的信件，说他已经是光荣的解放军一员，鼓励我参军。所以我就报考了军政大学，被录取了。开拔要走前，我回兰溪老家去告别父母，遭到了家里的强力阻拦，没有去成，挺恼火。

---

① 创建于 1746 年，为兰溪县学之始，现为兰溪市云山小学。

② 创建于 1902 年，有“北有扬中，南有金中”的美名，现为浙江金华第一中学。

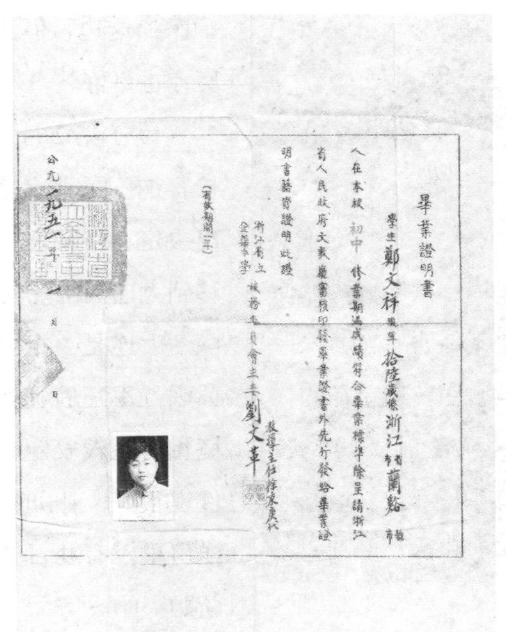

畢業證明書

學生鄭文祥現年拾陸歲係浙江省蘭谿縣市人在本校初中修業期滿成績符合畢業標準除呈請浙江省人民政府文教廳審核印發畢業證書外先行發給畢業證明書藉資證明此證

浙江省立金華中學校務委員會主委劉文革　教導主任蔣泉庚代

（有效期間一年）

公元一九五一年一月　日

▲郑文祥在浙江省立金华中学的毕业证书

后来抗美援朝战争打响了，学校号召革命青年参加军事干部学校，我第一批向组织申请报考。当时我初中还没毕业，但想法是很明确的。我们这些年轻人绝大多数都是满腔爱国之情，晚自习以后，操场上满满的人在锻炼，都是以实际行动响应号召。

有了前次的经验，这次我就没跟家里讲，到了要离开的时候再告诉他们，他们也没辄，所以我就走成了。

李：您考上军事干部学校之后的成长轨迹是怎样的？

郑：1950 年 10 月，我们到了杭州集合、等候命令，过了十来天，确定要北上，到沈阳的中国医科大学学习。军事干部学校就是为抗美援朝培养技术兵种的，包括坦克手、飞行员、高射炮手、装甲部队、海军等。因为我有近视，年龄又小一点，文化程度还不够，领导就把我分到

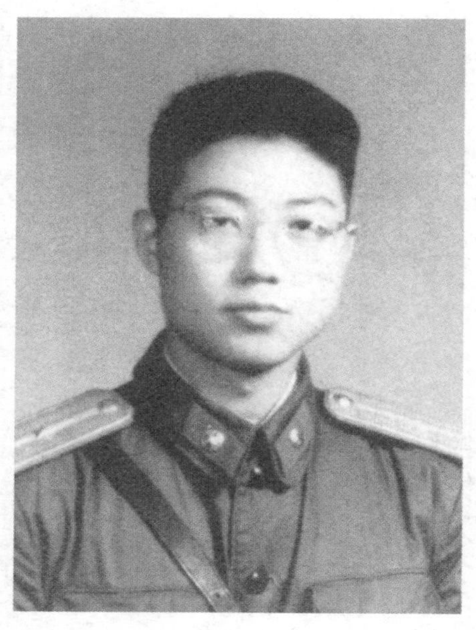
▲身着军装的郑文祥

了医疗这边，但我没有意见，做医疗也挺好。

1951年2月，由于沈阳的学校容纳不了那么多人，组织上做出决定，将我们一千多名学员转移到大连医学院安排学习。

大连是一个老解放区，当时苏联红军还驻扎在那里，外部环境相对比较安定，医学院教学条件也很好，比如教室在有电梯的洋房里，有几百台显微镜，都是新购买的。

我被分配到了“医用X线技术”专科班。那时在我们眼里，X线是很先进的技术，所以大家学起来也很有劲头。一天扎扎实实8节课，还要做实验，物理、化学等科目也打下了比较扎实的基础。

学校给我们配备的师资很强，X线专业课老师叫罗明英，曾在医院放射科工作，经验极为丰富，他来教我们，让我们少走了很多弯路。其他专科的老师也是很有名望的专家，比如生理学家吴襄[①]教授、药理学家张毅[②]教授等。

我们班有30名同学，自觉性都比较高，普遍反映学的知识比较全

① 吴襄（1910—1995年），浙江苍南人，生理学家，1950—1957年任大连医学院生理学教研室主任。

② 张毅（1902—1980年），湖南宁乡人，药理学家、医学教育家，中国药理学的奠基人之一。

面、比较新，后来大家分配到全国各地的部队医院，都是工作中的佼佼者。

迈入协和　转攻理疗

李：您第一次到协和是什么时候？

郑：1952 年 10 月，课程基本学完了，因为我是班上的团支部书记，所以学校安排由我带队，共 10 名同学一起到北京开展临床生产实习，被派到了北京协和医院。

当时协和医院开辟了专门的志愿军病房，执行救治“最可爱的人”的光荣任务，很多志愿军伤病员需要治疗、恢复，有的还要重返前线，医疗任务很重。到医院报到时，负责实习工作的老师直截了当地讲，我

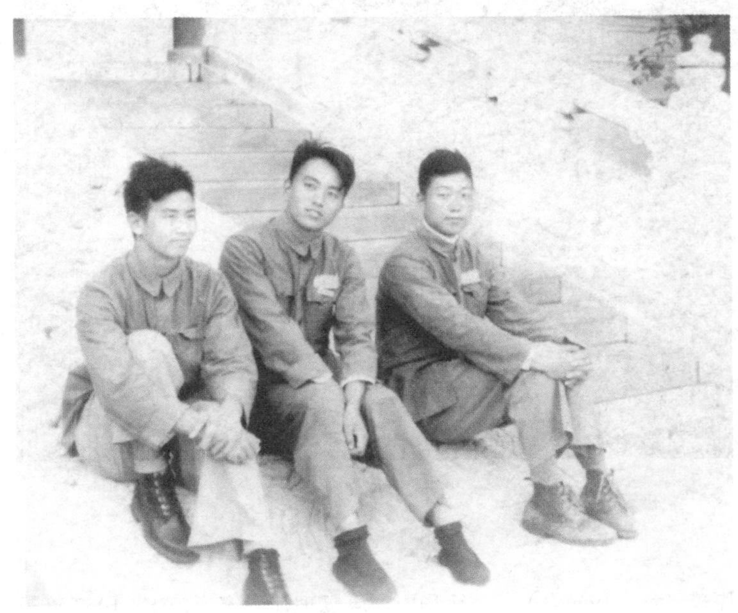

▲郑文祥（右）与同事在协和合影

们当中有 4 个人要明确改学理疗，征求我们的意见。

要改学理疗，心里不免有些接受不了，但我马上意识到这是革命形势变化的需要，因为我是带队的，所以我立即表态“服从组织安排”，其他几位同学随之报名，就确定下来了。实习了半年，毕业后我们 4 个人都留在了协和医院理疗科工作。当时医院理疗科的主任是黄厚璞①。

李：请您简要介绍一下协和理疗科当时的情况。

郑：当时要求治疗的病人很多，每天至少有几十位，志愿军伤病员占主要多数，工作比较忙。理疗比较多的有骨科、皮肤科，还有妇科，内科包括像胃肠、呼吸道这些方面，理疗都是比较重要的一种治疗手段。

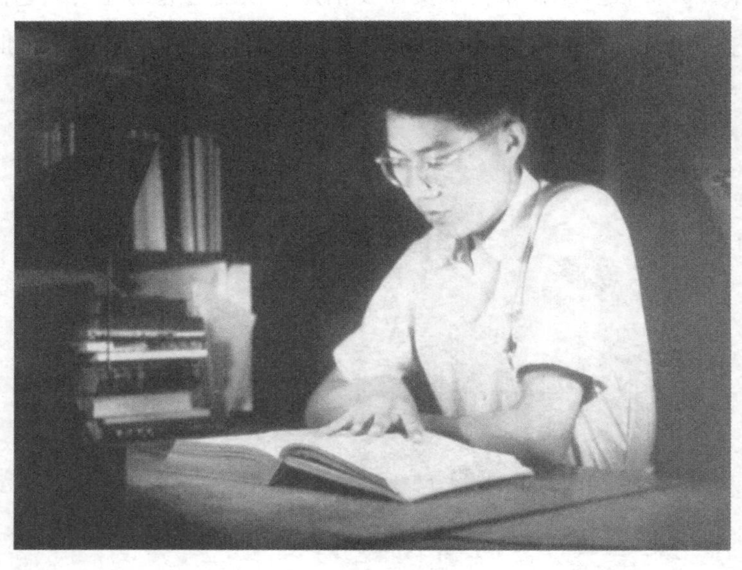

▲郑文祥在看书学习

① 黄厚璞（？—1966 年），美籍华人，康复理疗专家，1938—1963 年任北京协和医院理疗科主任。

在治疗工作中，看到很多志愿军伤病员伤残严重，但还是对革命事业抱着无限的信心，没有喊过一句痛，这让我特别感动，也鼓励了我要好好工作、提升技术水平，多解决他们一些问题。了解到苏联在理疗方面有比较成功的经验，我订了杂志，还通过翻字典、学俄文，阅读了一些大部头的学术书籍。

李：当时科室开展了哪些康复的项目？

郑：接触理疗以后，我感到临床上确实很需要，也很有效。比如外科手术后留下的顽固瘢痕让人很难受，病人睡也睡不好、动作也受限，通过蜡疗、水疗、体疗等方法，能够软化瘢痕、扩大运动范围、帮助其恢复一定的自理能力；还有一些关节受损的情况，通过做水疗、体操、按摩、器械治疗等方法，也有康复效果；对于长期暴露、难以愈合的伤口，用硫酸铜做电解疗法效果就很好。确实经过一段时间理疗恢复又重返前线的志愿军大有人在。

1953 年，杨子彬①大夫由苏联专家举办的理疗培训班结业后来到北京协和医院，1954 年，邹贤华②教授获得苏联理疗学博士学位后来到协和医院，他们曾分别前后担任理疗科副主任、主任，开展的一些工作是很值得推崇的，比如用中波透热治疗十二指肠溃疡、胃溃疡，用大剂量紫外线照射治疗呼吸系统长期不能根除的干咳等症状，效果也挺好。顺应当时发展的需要，理疗科的人员队伍逐渐壮大了。

李：您有经常打交道的老教授吗？

郑：有的老教授自己会到理疗科治疗，比如张孝骞教授有老年腱鞘

---

① 杨子彬（1930—2023 年），吉林长春人，中国医学科学院基础医学研究所研究员，曾任北京协和医院理疗科主任。

② 邹贤华（1923—1995 年），江苏南通人，北京协和医院理疗科及超声医学科教授、主任医师，曾任两科主任。

炎，经常来科里做按摩、体操等，情况还是很有改善。骨科、妇科、耳鼻喉科、皮肤科等与我们合作也比较密切，经常来科里查看自己主管病人的理疗康复情况。

李：关于您在研发超声诊断仪A型、AB型等方面开展的工作，能跟我们详细介绍一下吗？

郑：20世纪50年代初，理疗科杨子彬主任就关注到美国、日本的学术期刊上报道了应用超声波测定人体组织声波图像变化机制的相关资讯，在国内较早地探索将超声技术应用到临床诊断方面。

当时我们把江南造船厂检测造船钢材中是否有杂质的超声波探伤仪借来，改为A超机，应用到了临床，效果不错。另外还萌发了自己研制B超设备的想法，需要寻找研制设备的合作伙伴。

经请示院领导，杨子彬主任和我直接奔赴北京邮电学院①无线电系。我们的设想得到了他们的理解和支持，并最终落实到该系属下的声学教研室。经过多次研讨，确定由其声学教研室主任陈通教授负责担纲，并选择几位老师作指导，选择部分学生，按照几部分框架落实具体的研制工作，并指派我为驻院方协调员，双方随时研究解决在研制过程中出现的多种问题，另外确定我参与部分具体线路的研究工作。我长期吃住在邮电学院，前后长达一年多时间。

但研制过程并不太顺利，比如B超的超声换能器需要做成毫米级，相较于A超换能器来说，制作难度成倍增加，在国营第七〇七厂工程师的启发下，我们决定改用PPI径向扫描的方式来解决图像收集问题，但这就必须找到军用雷达示波管，后来在北京工业学院②的支持下才弄

① 现为北京邮电大学。

② 现为北京理工大学。

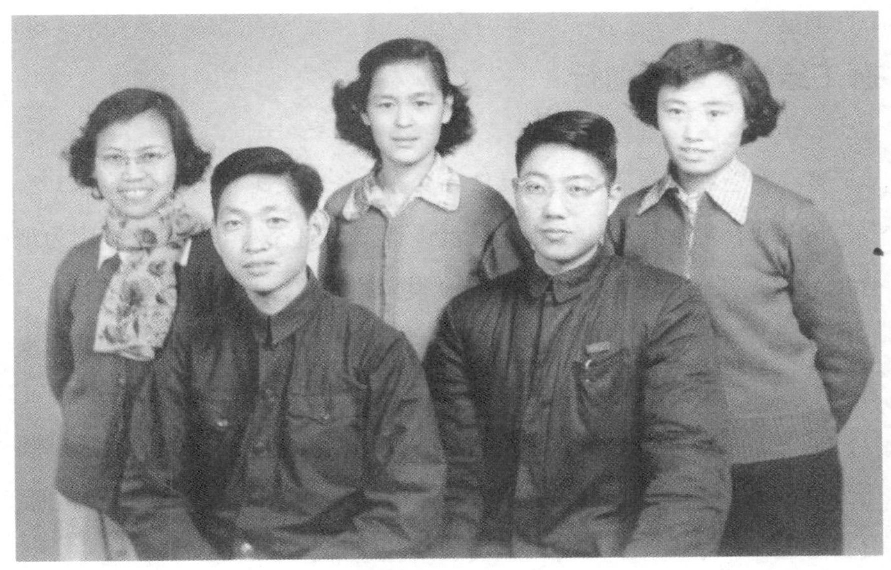

▲郑文祥（前排右一）与理疗科同事合影

到。在那个特定的历史环境下，为了国家、为了人民，大家心往一处想、劲往一处使，都愿意帮忙。

我们研制出了超声诊断仪 AB 型和 ABP 型各一台，设备研发完成后，由于费用较高等实际问题，最终没有投入临床使用，我觉得有点可惜。不过在这个工作的过程中我也慢慢体会到，协和作为医疗“国家队”的排头兵，更容易了解到全球科技发展前沿的信息，要有前瞻性思维，及时掌握这些新技术新方法，并转化为医学方面的诊疗研究手段，为我们所用。

那之后我和杨子彬主任就参加了北京邮电学院的无线专业函授学习，总共 5 年，我全部都学完了。

医工结合　与时偕行

李：郑老师，您开始做医疗仪器设备维修相关工作的契机是什么？

郑：我在理疗科工作了十年，慢慢地工作内容发生了变化。因为理疗的一些仪器用用就坏，维修是一个很大的问题，我对于放射机器有一定基础的了解，理疗也学过，维修对我来说不是太困难，自己也有兴趣，就一边工作、一边摸索。

同时，科里有些设备在使用过程中要不断改进，所以当时我还试制了万能配电盘、电动针麻仪、热疗仪、万用电表、中波透热和直流电混合仪等。

因为有进一步学习的需要，1956 年到 1957 年，医院派我到北京大东医疗仪器修理厂进修了一年半。在陈旭、罗明阳等技术精湛、经验丰富的前辈指导下，我接触到了医院常用仪器设备，包括理疗、放射、检验、心电图和实验室仪器设备等的设计、制作、维修，使我对医疗仪器有了比较深入的了解，对我来说是很大的提高。

后来北京市有关部门将大东等几个较小的医疗仪器维修厂合并，建立了较大型的北京东方红医疗器械厂，是国营性质，主要研制高毫安 X 射线医疗设备、理疗设备等，我又到那里进修了一段时间，开阔了视野，进一步学到更多知识。

另外当时有些不懂的地方我就跑图书馆，查阅了不少医疗仪器设备相关的资料，从理论到实践，各方面都打下了基础。

李：您是什么时候离开理疗科的？去了哪个部门？

郑：以前医院的仪器设备坏了都是送到院外维修，收费标准很高，慢慢地院领导也意识到这是一个薄弱环节，所以 1963 年，医院就在药

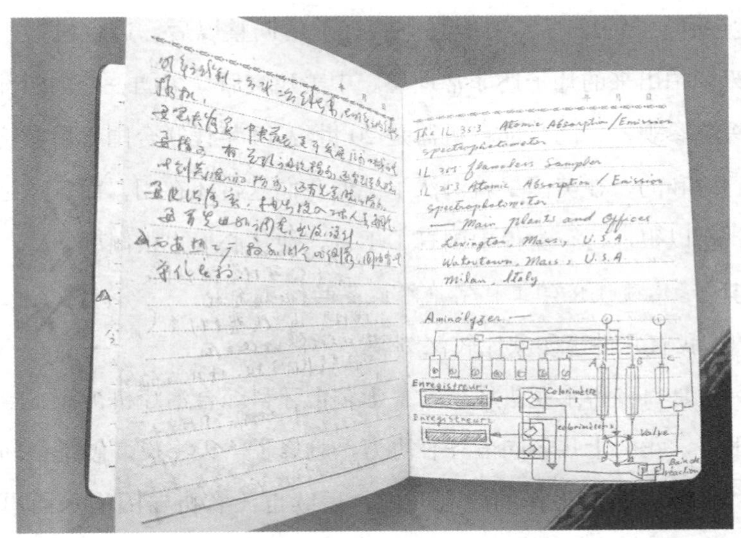

▲郑文祥所做的学习笔记

材料科仪器组下面成立了仪器维修室。一开始只有我和张和两个人，他侧重机械钳工方面，我是电器方面，我们俩配合得挺好。后来因为医院规模在扩大、实力在进步，好多仪器设备要随时安装、更新、维护，我们的工作已经突破了“维修”的界限，与名称不太相符，于是改为了“医学工程室”。

尤其是改革开放以后，医院引进了大量新的仪器设备，老的设备又旧了，问题也挺多，所以医学工程室的人员逐渐增加，到20世纪80年代已经有二三十个人，能够解决不少问题了。

李：当时医院的仪器设备进口的多吗？

郑：我们医院的设备原来很多都是进口的，讲个有意思的事情，放射科有一台500毫安的中型X线机，因为使用几十年了，X射线管参数已经不对了，所以不能聚焦，成像不能够很清晰，发现这个问题以后，我就到了杭州电子管厂，跟他们一起研究探讨怎么恢复这台机器。

换成杭州电子管厂的X射线真空管，重新调整以后，这台机器不但没有报废，拍出来的片子还非常理想。中美建交后，美国一个国防部长到协和医院参观，一问，那台机器是20世纪40年代联合国善后救济总署拨款到协和的，在美国早就淘汰了，但我们这台还在用，而且还是一个主力，所以很惊讶，觉得中国真了不得，他从心里也很佩服。

李：请您谈谈医学工程室抢修设备的经历。

郑：我有几件事印象比较深刻。

一次是口腔科水龙头坏了，二十多台牙科综合治疗机被淹、电路都泡发胀了，我们十几名同事齐心协力，赶修了一天一夜，硬是把问题解决了，保障了医疗工作的顺利开展，后续也没有机器因泡水而出安全故障。

20世纪70年代末，放射科有一台西门子1250毫安的大型设备要安装到门诊的检查室，工作量比较大，当时运送到医院的部件就有一百多箱，设备安装也有难度，卫生部从各医院抽调了一些放射科的机械维修人员来协助，医院任命我为安装组的负责人之一。那段时间我全力以赴，后半夜、礼拜天基本都泡进去了，验收设备的过程中把关也很严格，当时发现了两处比较明显的设备损伤，进行了及时调换，取得了十几万马克的赔偿，安装总体也比较顺利，我们还是起到了管理作用。

李：成立医学工程室之后，医院维修设备的费用是不是降低了？

郑：这个事情我们不清楚，修好就修好了，后来有些同志告诉我，我们真的给医院减轻很多负担，节省了好多钱，为此医院还奖励我们，换了些新的维修设备、工具。

李：听说您配合陈敏章教授在消化内镜引入和培训方面也做了一些工作，能详细谈一谈吗？

郑：20世纪70年代，正值中日两国邦交的“解冻期”，时任北京

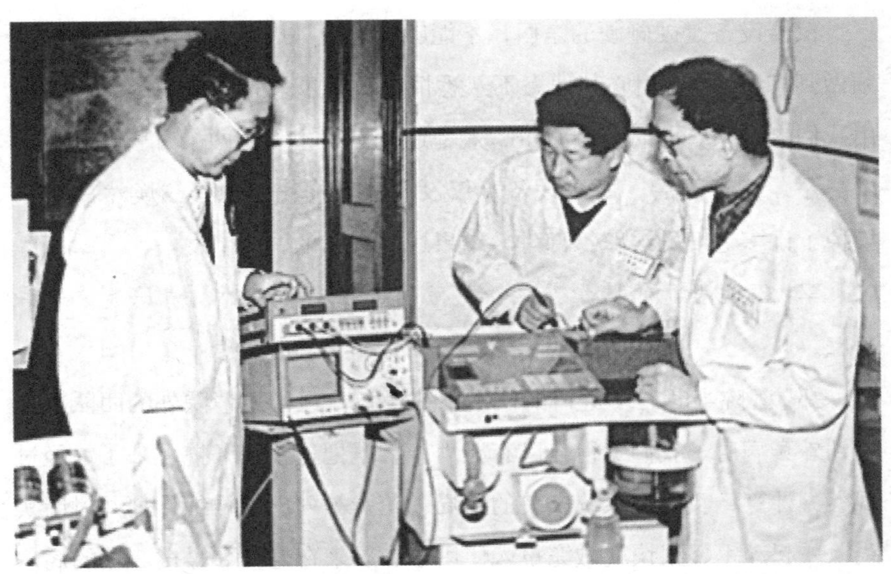

▲郑文祥（左一）与医学工程室的同事在维修设备

协和医院消化内科主任的陈敏章教授将纤维内镜从日本引进到中国，并设立多期学习班，为全国各地的医生进行培训。那时候技术传授主要以现场演示和课堂教学的形式进行，所以每次培训前，陈教授都会通知我做准备，比如把不同型号的设备运到培训地点，做好安装、检查、调试、技术处理，以及演示过程中的配合。陈教授的手法轻巧、技术高超，我配合得也不错，每次演示都很顺利。在陈敏章教授的不懈努力下，软式纤维内镜在全国范围内推广使用，造福了更多患者。

李：1978 年 9 月，医院独立的门诊楼正式启用了，是不是也有很多医疗设备从老楼搬了过去？

郑：对，这也是一件不小的事。那段时间我主要负责放射科的设备，需要搬迁、大修、安装、调试一二十台机器，任务很重，时间又短，人手也少，只有三四个人，确实相当紧张。

仪器设备是硬碰硬的东西，不能够有丝毫马虎，搬迁过程中我们必须做到“三对”，担心其他人不熟悉情况，笨重设备的搬运也几乎全部由我们自己来，同时分秒必争，效率还是挺高，不到两个月就提前完成任务了。搬迁之后，所有设备不仅没有任何损伤，而且“焕然一新”，换掉了许多老旧的线路、部件，结果还是不错的。

李：医院当时的监护系统也是医学工程室安装的，请您谈谈这一过程。

郑：医院当时有个进口的监护系统设备，最初想请院外的团队来安装到外宾病房，我们觉得自己有能力做，就把这个任务揽下来了。经过观察、计算，我们把系统安装的布局、花费等列出了详细计划并付诸实践，一起动手，很快就做完投入使用了。后来在老楼 8 号楼 3 层的病房又安装了一套监护系统，过程都很顺利。这个工作不是特别难，后头有些年轻人也挺好，都发挥了作用。

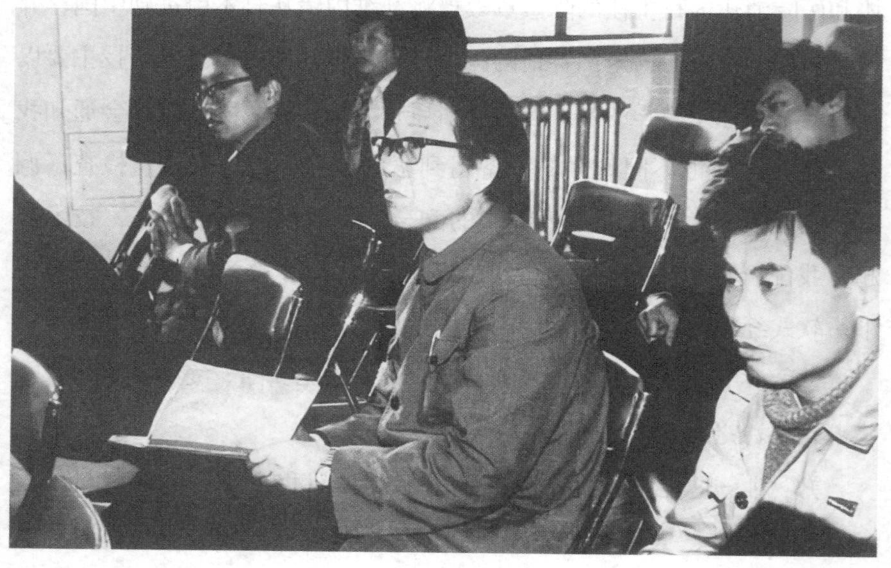

▲郑文祥（右二）参加业务培训

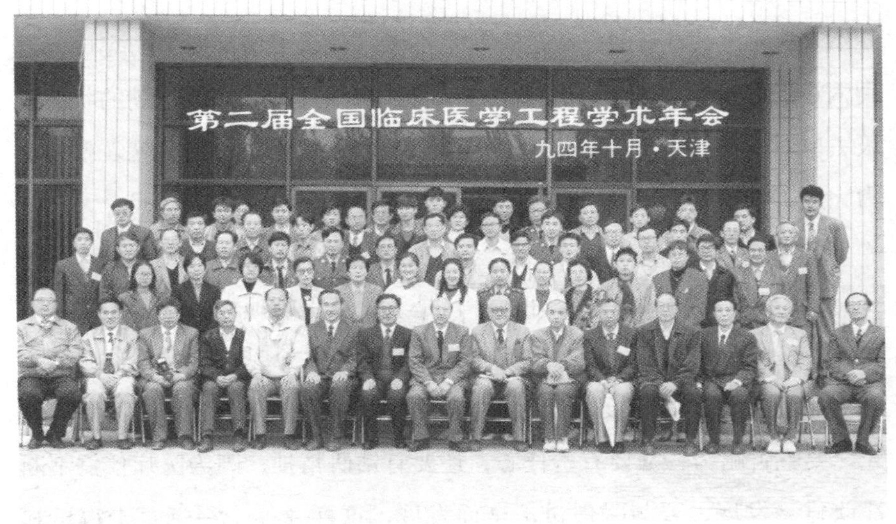

▲1994 年 10 月，第二届全国临床医学工程学术年会合影（前排右四为郑文祥）

李：您担任医学工程室负责人期间，是如何提升团队业务能力和水平的？

郑：当时没有开展很正规的培训，只是抓住了一些机会，比如 1985 年北京工业大学举办微机应用学习班，我们这些同志都去参加了；再比如在天津等地召开全国临床医学工程学术年会，我们也都派人去学习，因为这些技术都是当时需要用的，对大家都有好处。

李：您是哪一年退休的？

郑：我工作到 1994 年 12 月才离开医院，61 岁。

李：您退休之后的生活是怎么安排的？

郑：我也没有太多安排，主要参加了老年大学的一些学习，比如计算机、写毛笔字这些有兴趣的东西。大家在一起热热闹闹、嘻嘻哈哈，还是挺容易过去的，我觉得我没什么忧愁，天天都挺高兴的。

李：回首这一生，您觉得最有成就感的事是什么？

郑：没什么特殊的，我这人就是不懒，什么事情都要努力完成，遇到困难也好、顺利也好，我都能以一种斗志昂扬的、比较饱满的状态积极去应对，没有很低沉的情绪。要是说成就，也没有什么成就，就是努力完成工作，不偷懒。

李：您在协和工作了一辈子，如何看待医院的医学工程工作？

郑：我觉得协和是一个好地方，是人才辈出的地方。医学工程这一块，在医院里所担当的使命确实不简单，它是一个基础性的工作。要高标准来配置人，真正要有比较扎实的功底、开阔的思路、前瞻性的眼光，要吃苦耐劳，又要有责任心，还要有钻研精神，因为医疗仪器不断在改进、发展，要与时俱进、全面发展，这样才能走得远、走得更扎实，步子更大，贡献更大。希望协和越办越好，不负众望。

（本文内容节选自郑文祥高级工程师2次访谈记录，文中部分图片由郑文祥提供。）

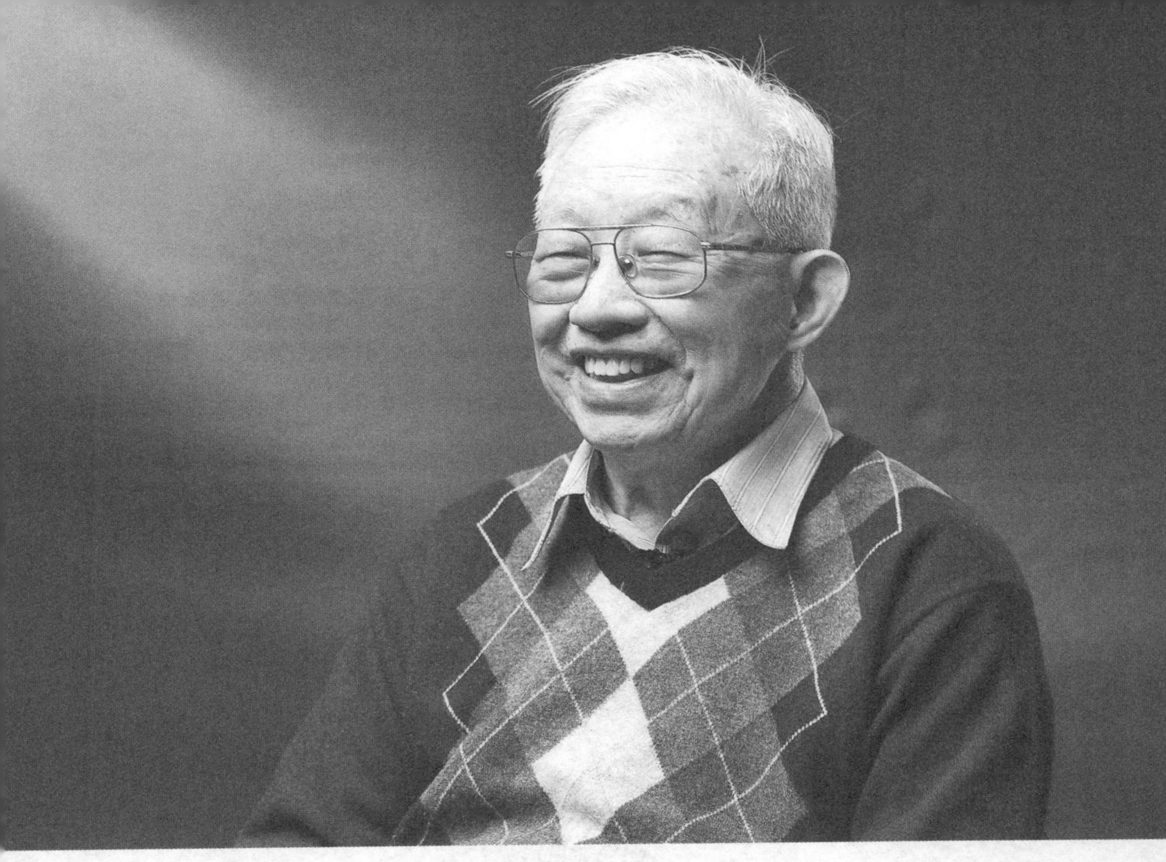

赖钦声

在攻坚克难中践行医者初心

赖钦声，1933年12月出生于山东省福山县，著名口腔医学专家，北京协和医院口腔科教授。1953年考入北京医学院口腔医学系，1957年毕业后分配至北京协和医院工作。1961—1962年在中国医学科学院整形外科医院进修学习，1986—1987年赴加拿大渥太华大学市民医院颌面外科访问学习。1987—2000年任北京协和医院口腔科主任。

多年从事口腔颌面外科的临床、教学、研究工作，对口腔医学的发展和建设作出积极贡献。对口腔颌面部肿瘤、损伤，涎腺疾病，颞下颌关节疾病以及口腔颌面部发育畸形的诊断和治疗具有丰富经验和较高水平。1979—1980 年，协助指导研究生率先在国内用旋髂深血管游离复合髂骨瓣重建下颌骨缺损；1987 年，指导研究生率先在国内用以颞浅动静脉为蒂的颅骨瓣修复下颌骨缺损。2011 年获北京协和医院杰出贡献奖。

赖钦声教授访谈视频

口述：赖钦声

采访：李苑菁

时间：2023 年 4 月 13 日、19 日

地点：北京协和医院院史馆

整理：李苑菁

机缘巧合，投身口腔医学

李苑菁（以下简称“李”）：请您介绍一下自己。

赖钦声（以下简称“赖”）：我叫赖钦声，1933 年 12 月出生在山东省福山县招贤村，现在的烟台市福山区。我的父亲经商，母亲是家庭妇女，我是最小的一个孩子，家里还有哥哥和四个姐姐。我家有个讲究，女孩名字都带草字头，男孩都带金字旁，所以家里给我取名赖钦声，哥哥叫赖钟声。

我家里很重视教育，从小就教孩子要做老实人，见了人要打招呼、有礼貌，出去别跟人吵架之类的。因为受到严格的教育，所以我们兄弟姐妹后来上学都比较努力。

李：您上学也是在烟台吗？

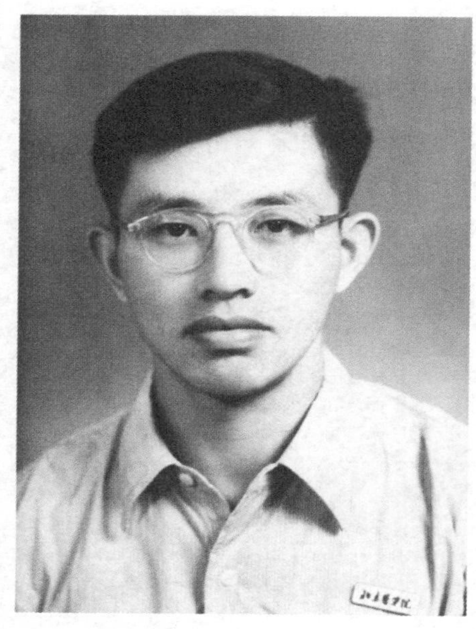
▲青年时期的赖钦声

赖：我家那个地方教育还算比较发达。那会儿农村都分乡，一个乡大概十个村，每个乡有一个中心小学。乡里的中心小学就在我们村，一年级到六年级都有，我就在这个学校上学，一直上到六年级。

小学毕业以后，我就到北京来上中学了，初中上的是北京市第八中学。考高中的时候不是统考，而是各个学校自主招生。北京男校里比较好的学校有男四中①、师大附中②、河北高中③，我考了河北高中，地点在地安门东大街。

李：您小学毕业就离开家乡外出求学了，还适应吗？

赖：我1947年到北京念书，1948年父亲母亲也都到北京来了，哥哥嫂嫂也在这里，全家都离开烟台了。

那时候上学都是住校，我也在学校里住宿，生活当然跟现在没法比。初中的时候我们天天吃窝窝头和咸菜，喝白菜汤，冬天宿舍里也不生火。不过我从小就喜欢运动，在学校的时候经常打打篮球、玩玩单双

① 即北京四中，创建于1907年，“文革”前是一所男校。

② 现北京师范大学附属中学，前身是成立于1901年的五城学堂，是我国成立最早的国立中学。

③ 河北省立北京高级中学，原址在北京市地安门东大街，创建于1902年。

杠。高中的时候正是新中国成立初期，北京开始推行劳卫制[①]，要求学生们加强身体锻炼，做好保家卫国的准备。冬天的时候，我们早上从地安门出来，围着景山跑一圈再回到学校里去。高中时，我还获得过劳卫制一级奖章。

1949 年，我们全校师生去天安门广场参加了开国大典，还参加了游行。此后连续很多年，我都参加了五一劳动节和国庆节的群众游行。每一次都是学校集体组织的，全校的学生打着校旗按方队排，一班一班

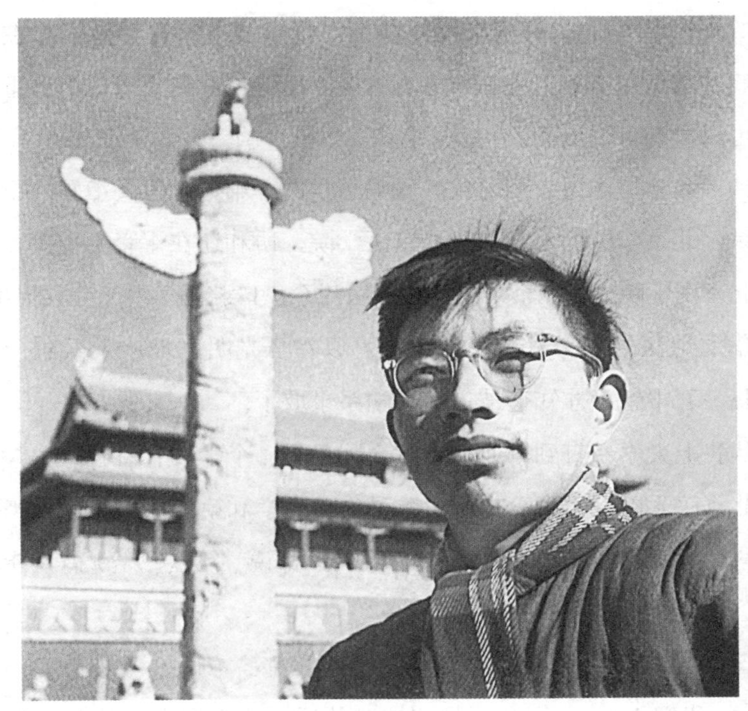

▲1954 年 1 月，赖钦声在天安门前留影

① 准备劳动与卫国体育制度，简称劳卫制，是新中国成立初期从苏联引进的鼓励民众积极投身体育锻炼的一种制度。

走着去。我记得在河北高中的时候，学校还有鼓乐队，大家吹着号、打着鼓走过天安门广场并高呼口号。那时候我们白天参加游行，晚上就去天安门广场狂欢，一个学校围一个圈，同学们到圈里跳集体舞，或者坐在地上看烟火，一直玩到12点再回学校。那时候的学生生活还是非常愉快的，我能参与到这些活动中也很荣幸。

李：从医是您学生时代就有的志向吗？

赖：1949年，我母亲生了病，四处看病也没有看好，我想将来要是我能当医生就好了，可能母亲的病我能治好。在河北高中的时候，礼拜六的晚上学校会请放映队来操场拉个白幕布放电影，学生们坐在幕前看。我记得放过苏联片子《乡村医生》，我当时看完又想，当医生也不错，可以给老百姓治病。

到考大学填志愿表的时候，我只想学医。第一志愿要填写一个学校三个系，北京学医的大学只有北京医学院，协和还在军管不招生，我就填了北京医学院①，三个系分别写了医疗系、口腔医学系、公共卫生系。那时华北地区的招考发榜是登报，可以在《光明日报》上看到录取情况。我一看报纸，才知道被口腔医学系录取了。

从我上大学一直到毕业，当时全国只有4个学校有口腔医学系，分别是北京医学院、上海第二医学院、华西大学和第四军医大学，当时的口腔科医生可以说很少很少。那时候大家都说“牙疼不算病”，能忍都忍了。

李：口腔医学系的课程设置和医疗系有哪些不同？

赖：我们1953年入学，是院校改革后，北京医学院从北京大学独

① 现北京大学医学部。1952年，因全国高等学校院系调整，北京大学医学院脱离北京大学，独立建校并更名为北京医学院。

立出来收的第一届学生。北京医学院公共卫生系和口腔医学系的学制是4年，医疗系是5年。我们医预课上半年，医疗系学生上一年。

基础课都是一样的，如解剖、生化、生理、病理，所有学生都学。临床课也都是从诊断学讲起，再系统讲内科、外科、妇产科、五官科的知识，这也跟医疗系的课程一样。但我们还要学习口腔专业的课程，课程安排很紧凑，有时一天要上9节课，实验只能晚上做，很累。最后生产实习的时候，口腔医学系学生在口腔科轮转一年，医疗系学生在内科或者外科轮转一年。

李：您是什么时候开始对口腔外科感兴趣的？

赖：我刚入学的时候，北医就有口腔外科，我对这方面比较感兴趣。因为我的手比较好动，一个瘤子切了再缝上，立竿见影，这给我的

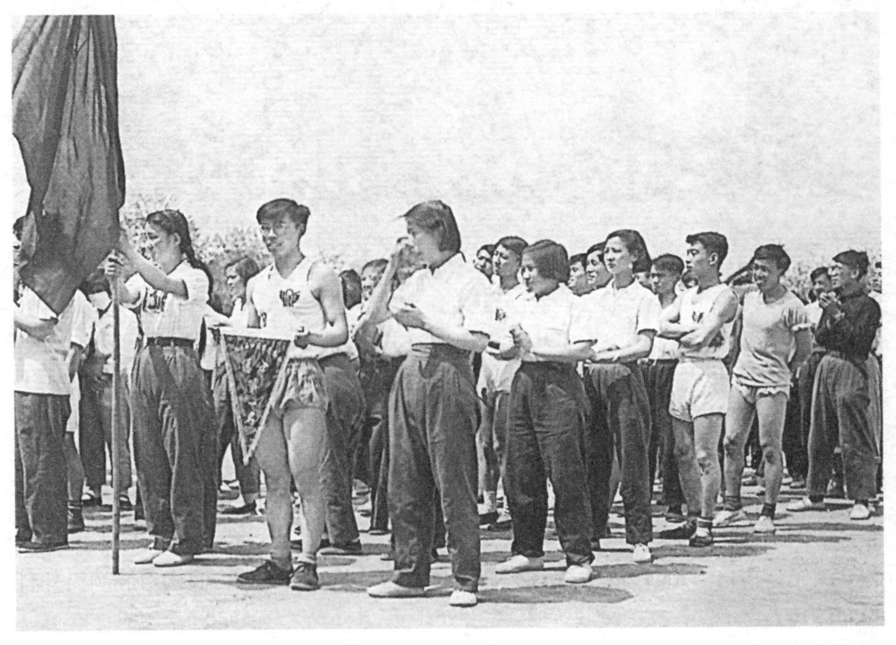

▲1955年，北京医学院口腔医学系举办运动会，赖钦声（前排右二）所在班级荣获第一名，赖钦声作为军体委员代表全班领奖

感觉挺痛快。

1955年，苏联派了一个专家柯绥赫教授来北医授课[①]，举办口腔颌面外科培训班。那是一个在口腔颌面外科方面比较有名的教授，他在北医办培训班的时候，来自全国的口腔外科大夫都来学习，张涤生[②]、洪民[③]、丁鸿才[④]这些著名专家也都参加了。也是从那时起，我国的口

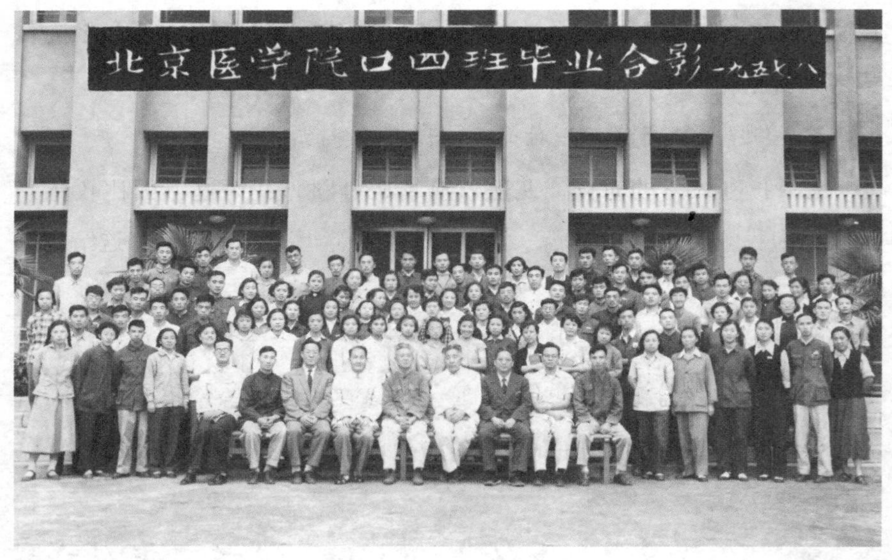

▲赖钦声所在的北京医学院口腔医学系1957届师生毕业合影

① 1955年至1957年，苏联专家柯绥赫受邀在北京医学院工作，其间举办卫生部高等师资进修班，为全国各地培养了一批口腔颌面外科专家。

② 张涤生（1916—2015年），江苏无锡人，我国整复外科事业的创始人和开拓者，中国工程院院士。

③ 洪民（1914—2004年），浙江宁波人，著名口腔医学专家，我国口腔颌面外科学的奠基人之一。

④ 丁鸿才（1914—2015年），江苏涟水人，著名口腔医学专家、冷冻生物学家，我国口腔颌面外科学奠基人之一。

腔颌面外科开始快速发展。举办培训班期间，同一专长的大夫会在一起做一些科研课题。我那会儿虽然还是学生，但也加入了裂唇裂腭组，学习到了兔唇修复手术的不同设计方法，知道了原来上膛裂了还能给缝起来，病人术后恢复正常，吃饭不受影响，讲话也不受影响，这多好啊。从那以后，我对口腔外科就更感兴趣了。

来到协和，在锻炼中成长

李：您到协和工作是哪一年？

赖：1957 年，我们那时候工作都是统一分配的。全班集中在一个大教室里，老师一个人接一个人地点名，宣布分配结果。我坐在那儿等着念我名，心里还有点紧张，都等到快最后了，才宣布我和另外两个同学分到中国协和医学院。

我们 9 月下旬报到，来了以后补了半年的实习，先在耳鼻喉科和皮肤科各实习了一个月，后到外科两个月，内科两个月。我印象最深、收获最大的是在外科那两个月，我上午在病房工作，下午看门诊，还跟随有名的外科专家如曾宪九、费立民、朱预等上台手术，受益匪浅。

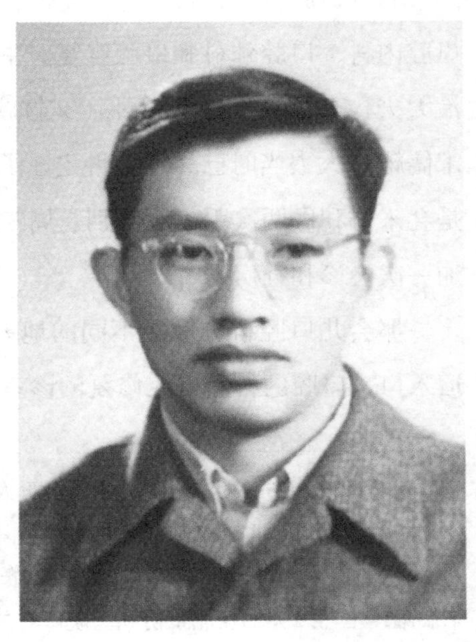
▲1959 年 12 月，赖钦声在协和留影

那时基本外科的病房有两个，分别在 7 号楼 1 层和 7 号楼 2 层。7 号楼 2 层的主治医师是

费立民大夫，他对病人管理各方面的事要求都很严格。吴蔚然大夫管我们的门诊，我们在门诊每看一个病人，写完病历和诊断以后，吴大夫都要复查一下再签字，也是很严格的。所以我们的知识面增长也很多，可以说为今后工作打下了良好的基础。

李：实习结束后，您就到口腔科工作了吗？当时科里情况怎样？

赖：我轮转实习完成后，正好是国家修十三陵水库期间。卫生部组织了咱们医院40个人去参加水库建设，要的都是身体好的男大夫和工人。我年轻，身体也比较好，被选中了，跟工人们一起去修水库。我们晚上住帐篷，白天出去干活要把帐篷边缘封死，常常回来一看，帐篷里的肥皂都被热得化成了水。不仅热，挑的担子也沉，那真是锻炼人。我记得很清楚，是1958年5月25日去的，一直干到十三陵水库收工，7月1日大坝落成典礼结束我才回医院，才到口腔科。

我到口腔科时，科里一共4张病床、10个治疗台。工作分3个方向，口腔内科、口腔外科和口腔修复。主任是王巧璋①大夫，下边有3个主治大夫，高孟麟大夫管口外，文竹咸大夫管口内，林映霞大夫管修复。宋儒耀②大夫当时已经不是科主任了，他去整形外科医院了，但每周还是会来协和做两次手术，分别是周二、周四的上午，还会在周二下午参加一次会诊和查房。

那会儿口腔科分散在不同的地方，口腔外科诊室在10号楼1层大道入口，口腔内科和口腔修复的诊室正对着8号楼1层病房，负责做义

① 王巧璋（1915—1988年），四川自贡人，著名口腔医学专家，对儿童龋齿的研究和防治作出卓越贡献，曾任北京协和医院口腔科主任。

② 宋儒耀（1914—2003年），辽宁海城人，著名美容整形外科专家。1953年，宋儒耀、王巧璋夫妇在北京协和医院原有的牙病治疗室的基础上组建了独立的口腔科。1957年，宋儒耀创建了中国医学科学院整形外科医院。

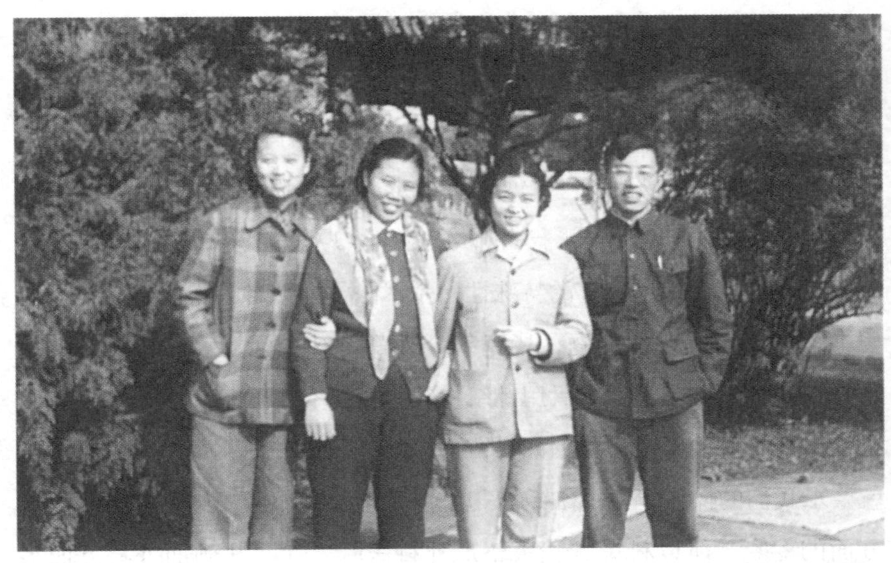

▲1958 年，赖钦声（右一）与口腔科团小组同志合影于协和小花园

齿、假牙、假上颌的技工室在 14 号楼 0 层。科里有门诊，有病房，还有专业组、教研组，架构还是比较齐全的。虽然科内也要求住院大夫在不同专业组间轮转，但我在口腔外科轮转的时间最长。

李：您对宋儒耀大夫和王巧璋主任印象如何？

赖：王主任的办公室在 5 号楼 1 层靠西边的地方，她一般在那里办公。我刚来还是小大夫，和她接触不多。但是她对人特别和善，我从来没有见过她发脾气。王主任是研究龋齿的，她从 1959 年起，连续 3 年组织我们去小汤山地区调查饮用水里的含氟量，还带我们去学校里给小学生做牙齿检查，在龋齿防治方面做了很多工作。

宋儒耀大夫很高大，手也大。但他做手术，手的操作却很灵巧。裂唇手术这么精细，他做起来也是很麻利的。他做一些比较难的手术，我跟着上台，他会非常耐心地边做边讲。我一开始干不了别的，只能拉钩、剪线。但到他认为这个手术我能做下来的时候，就逐渐放手了，他去当第一助手。有的时候他就坐在边上，双手搁在胸前看着。宋大夫对我们小大夫的成长帮助很大。

李：您在口腔外科专业方面的成长经历是怎样的？

赖：宋儒耀大夫 1957 年创建了整形外科医院，地址在东交民巷。1961 年到 1962 年，科里派我去那里进修学习了一年多的时间。

口腔外科的手术有它的特殊性，手术除了要照顾到口腔的功能，还要考虑到是否美观的问题，毕竟每个人都有社会活动嘛。有些外科手术，划开肚子做完手术以后用针线一缝，就算有了瘢痕，病人穿上衣服也不会太明显。可是，脸上如果留下瘢痕，病人心理就容易出问题。这就要求我们的操作要更加细致，与整形手术很相似。宋儒耀大夫是整形方面的专家，所以科里派我去整形外科医院，让我在颌面外科方面多学习。

在整形外科医院，有时候我一个人要管十几个裂唇裂腭病人，机会

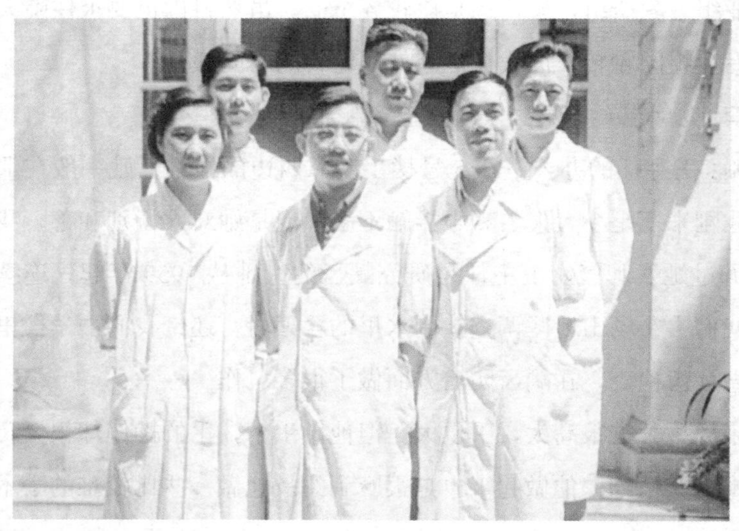

▲1962 年，赖钦声（前排中）在整形外科医院与同事合影（前排左为王光和，后排中为宋儒耀，后排右为凌诒淳）

多，看得也多，面部整形方面的知识学到了不少。后来我进修完回到科里，像下颌骨切除、一次植骨等手术就能做了。有的时候碰见特别疑难的病例，宋儒耀大夫不方便来院的话，我也会请整形外科医院的凌诒淳、王光和两位大夫来帮帮忙。还有些手术需要外科上台协助的，基本外科朱预大夫也很支持，我们就请他上台帮助手术。慢慢的，工作就做起来了。

在我的成长过程里，协和基本外科的轮转经历很重要，给我打了一个好的基础。去整形外科医院进修，让我在这个基础之上得以开展更多的工作。

李：您对协和其他老教授还有印象吗？

赖：我印象比较深刻的一件事是关于病理科专家胡正详[①]教授的。我记得有一次做口腔手术，需要取一个冰冻切片。因为诊断不明确，我们手术中要看看切片结果，根据结果来确定手术的范围。那个时候冰冻技术没有现在这么先进，当时取好了标本送到病理科以后，可能不太好诊断。结果老人家亲自到手术室，穿上手术衣，来询问并亲眼查看这个冰冻标本从哪里取的，他看了现场后再回去反复看片子，最后给我们一个准确的诊断。他那时候已经是病理界非常大的专家了，却能做到这样，这让我印象特别深，这种精神真是值得我们学习。

李：您到协和后，还接受了其他哪些锻炼？

赖：为响应国家号召，让知识分子接受贫下中农再教育，1964年，中国医学科学院组织了一个一百多人的队伍下乡，去安徽。我也在其中，先到合肥，再到安庆地区的桐城县吕亭公社。在那里，我们和贫下

① 胡正详（1896—1968年），江苏无锡人，著名病理学家，中国现代病理学的主要奠基人之一。

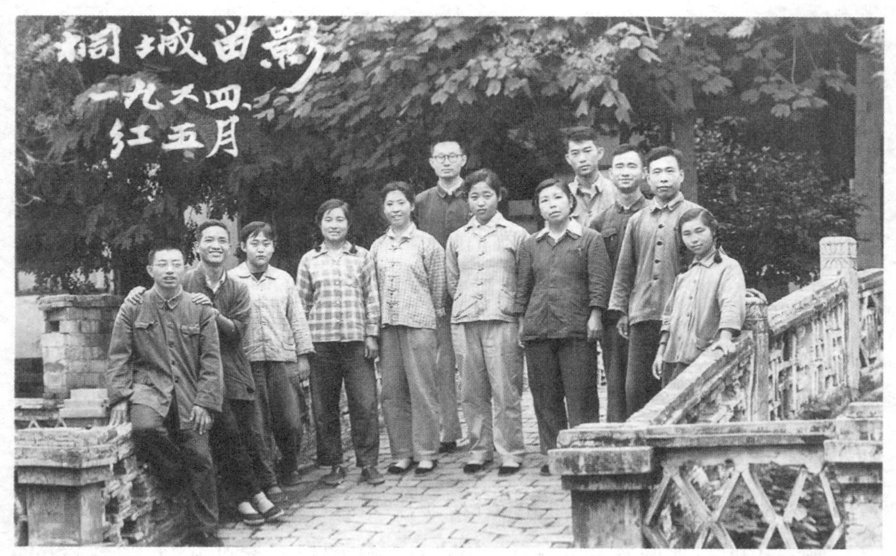

▲1964 年 5 月，赖钦声（左一）与同事们在安徽桐城留影

中农同吃同住同劳动。在安徽干农活不像在北方可以推车，在那儿得走小田埂，到稻田里干活。房子是稻草盖的，周围透风，冬天人待在屋里可冷了。有时天气不好，下小雪渣，我们照样穿着棉裤棉袄光着脚丫到秧田里拔秧干活。从育秧到收割的全过程，我都经历了，接受了锻炼，也真正体会到了农民的生活有多艰苦，真是"粒粒皆辛苦"。

1964 年 10 月，我们全体队员集中在桐城县招待所学习，集体加入了安庆地区"四清"工作队，和当地干部混合编组，过江到安徽青阳县做"四清"工作，一直到 1965 年 7 月工作结束才回到北京。

1966 年 3 月 8 日，邢台地震。医科院组织了一个救灾医疗队，队长是我院神经外科的王维钧大夫。3 月 9 日我们就出发了，抗震救灾去了。那时候邢台农村的房子都是干打垒①的，一震全倒了。远远望过

① 一种简易的土作筑墙方法，墙的主要成分为生泥。

去，房子变成了一大片瓦砾，真是惨啊。我印象最深的是一个孕妇，婴儿的手都从阴道里出来了。最后没办法，我跟一个产科大夫一起上台，我给她当助手，把孩子给剖出来了。我们医疗队在地震现场待了十几天，后来病情严重的患者转到邯郸去治疗，我也跟着医疗队到了邯郸，一直在那里待到救援结束。其实邢台抗震救灾的时候，我爱人正怀着孕，当年 6 月我回到北京，7 月 3 日她就生孩子了。那时候我们都不考虑自己，组织让到哪儿去就到哪儿去。所以后来我当主任的时候老说，年轻的大夫不要斤斤计较，为病人服务是我们的职责。如果斤斤计较，那就是你的职业选错了，干脆别当医生了。

1974 年，中国医学科学院组织了一个巡回医疗队去甘肃敦煌县，

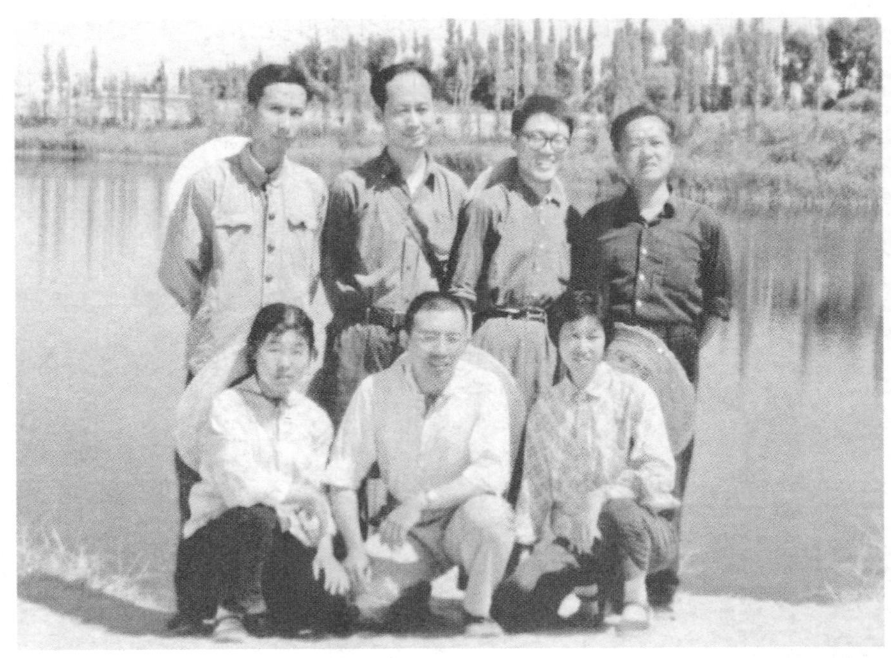

▲1974 年，巡回医疗队队长朱预（后排右一）到敦煌县南湖公社看望赖钦声（前排中）等同事

朱预大夫是队长，我也参加了。我先去的是南湖公社，离敦煌县城大概有一百多公里路，在那儿先待了两个多月。后来为了把毛主席的温暖送到每个贫下中农的蒙古包里，医疗队又组织了一个5人的小分队到肃北蒙古族自治县，协和的队员有妇产科吴葆桢大夫、超声科程玉芳大夫、内科翟谨懿大夫和我，另一位是中国医学科学院肿瘤医院的焦芳护士。

我们去了盐池湾公社和好布拉公社。有位赤脚医生给我们做向导，哪儿有蒙古包大家就去哪儿。找到蒙古包后，我们给牧民们量量血压，给点药物，关心一下牧民的生活，晚上就跟牧民同住在一个蒙古包里。盐池湾公社在祁连山里，那儿每年的无霜期仅有一个月，我们8月份去都得穿棉衣。那时交通主要靠骑马和骑骆驼，因为没有路嘛，全是山和戈壁滩。我记得骑马走山路，旁边是深渊，马背是倾斜的，上山的话我们得趴在马背上，下山得躺在马背上，这才骑得稳。

这些经历，对我来说都是锻炼。可以说，协和培养了我，也锻炼了我。什么情况都见过了，什么苦都吃过了，再遇见困难，也就不觉得难

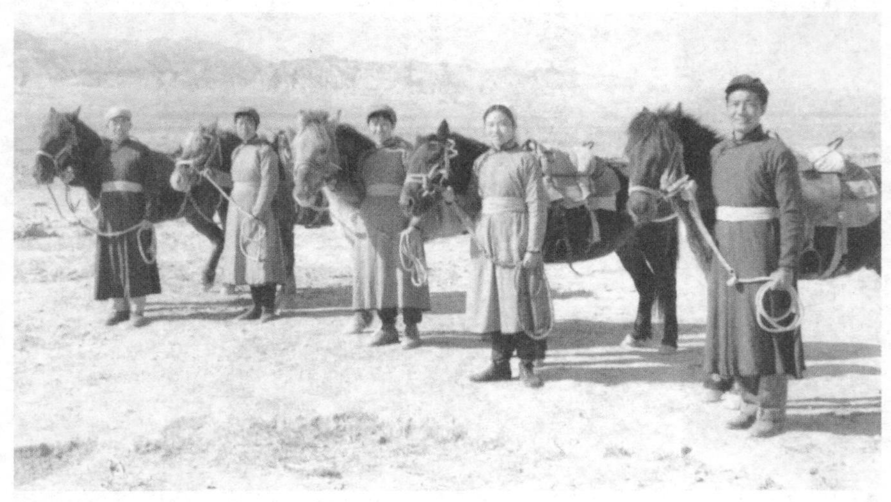

▲1974年，赖钦声（左一）与医疗队小分队队员在甘肃省肃北蒙古族自治县

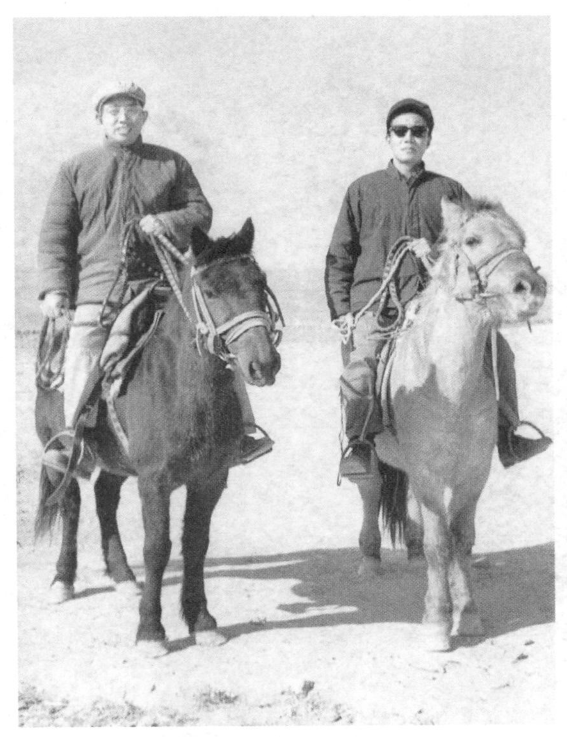

▲1974 年，赖钦声（左）与吴葆桢（右）在前往牧民蒙古包途中

了，总会克服的。

攻坚克难，推动协和口腔科发展

李：改革开放后，您是不是去国外进修学习了一段时间？主要学习哪方面的内容？

赖：1986 年到 1987 年，我去加拿大学习了一年，去的是渥太华大学市民医院颌面外科，主要学习正颌外科。他们当时的科主任是哈迪医生（Dr.Hardie），做正颌手术的是库西医生（Dr.Kucey），我跟着库西

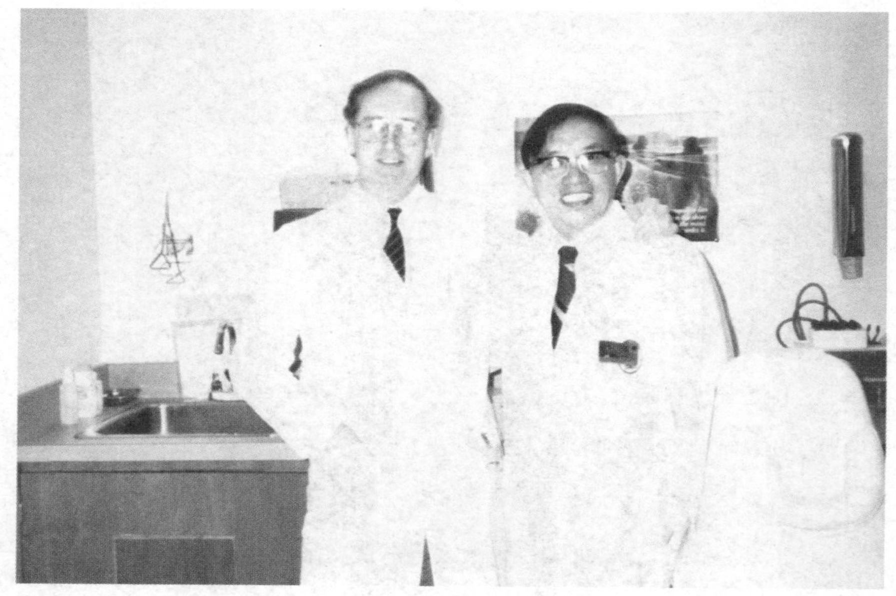

▲1986 年，赖钦声（右）在渥太华大学市民医院与口腔颌面外科主任哈迪医生（左）合影

医生学习。我刚开始没有加拿大行医执照，按照加拿大的规定是不能碰病人的，只能观摩手术。3 个月后我有了加拿大行医执照，才可以给库西医生当助手。

那时候我们跟对方差距还是挺大的，我们口腔科此前没开展过正颌外科这方面的工作，顶多做一做正畸。但是，牙齿长在颌骨上面，如果颌骨畸形只矫正牙齿，颌骨和面部形状还是无法改变。只有改变骨头以后再进行牙齿矫正，才能真正改变面型、改善咀嚼功能。既从美观的角度考虑，又兼顾口腔功能，这叫正颌外科。

我当时观摩他们做手术，才发现原来可以在口腔里把颌骨造成人工骨折，根据病人的咬合关系、面型改善的需求重新设计骨头位置，再把骨头像堆积木一样固定起来，等它愈合后，人的面型就改变了。这个手术，当时在渥太华大学市民医院已经是作为常规手术开展了，我们还从来没有做过，我觉得很新鲜。

但很遗憾，因为设备、人员方面的原因，我回来以后其实没有开展起来。我最大的收获，是知道了有一种新方法可以进行颌骨矫正，了解了手术如何进行、过程中该怎么显露、手术该用什么器械，受了很多启发。

李：您是回国后担任的口腔科主任吗？担任主任后做了哪些工作？

赖：出国之前，我、高孟麟、钱雪君是副主任，王巧璋主任退了后，科里没有正主任。1987 年，我在国外收到一封信，说是科里换届了，任命我当主任。我就从 1987 年开始，一直干到 2000 年。

科室要发展，没有人不行。我从加拿大回来就问高孟麟大夫有没有新来的住院大夫，高大夫说没有，我说没有住院大夫哪儿行。因为我是北京医学院毕业的，当时北医口腔的院长张震康教授是我上一届的同

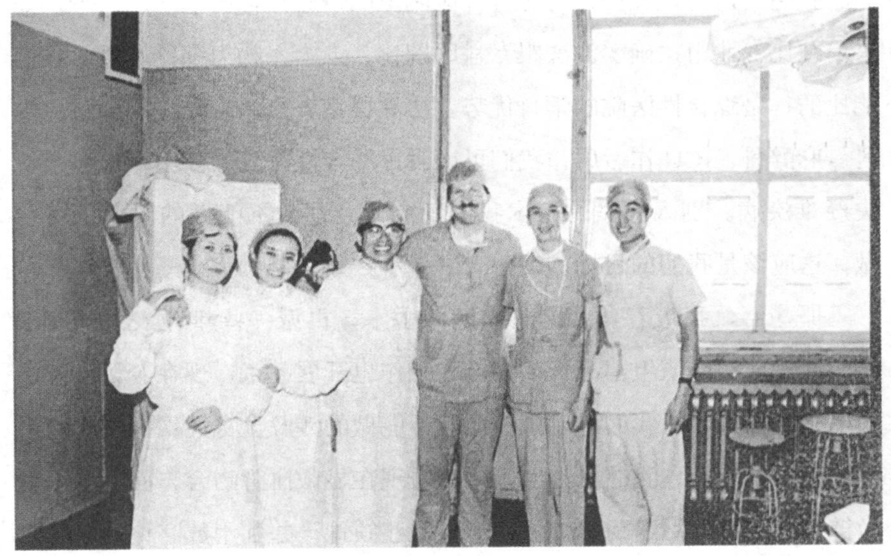

▲1988 年 10 月，库西医生（右三）受邀来北京协和医院访问，并进行正颌手术示教

学。我找到他，让他一定帮忙想办法给我们送人来。后来我们真要来了一个学生，1987 年从北医口腔毕业的段军，可惜她几年后就离开协和了。

从那年开始，每到春天的时候我就开始着手要人了。先是跟医院积极争取招人名额，再去北医摸底，面试学生。赵继志大夫是 1988 年毕业时，我从北医要来的，万阔大夫是 1993 年来的，王威大夫是 1995 年北医毕业来的……几乎每一年，我们都能招来一两个人。

但是很可惜，有一些人来的时候说得好好的，结果把协和当个跳板，或者觉得床位少发展受限，我们刚培养没几年人就走了，很多工作因此没继续下去。所以后来我下定决心，把真正愿意留在协和的人送出去学习，比如把赵继志大夫派到整形外科医院，请他在整形方面多学习，把陈永宁大夫送到肿瘤医院学习头颈肿瘤手术，把周炼大夫送到北医口腔学正颌外科，把正颌工作发展起来。

我始终认为，我们作为综合性医院里的口腔科，科室小、人少，如果单纯比专业组，确实没法跟专科医院比，人力、物力都比不过。我们能比的，是综合性医院的学科优势。协和科室齐全，有强大的外科、内科、麻醉科、ICU 作后盾，我们可以发挥综合性医院的多学科优势来解决疑难疾病。别人能做的手术我们都能做，别人不能做的我们也可以做，这应该是我们的目标。

那些年，我带着一些同事在院做手术，再派一些年轻人去外面学习，慢慢地把队伍组建起来，多方面工作也开展起来。现在专科医院能做的颌面部大手术我们都能做，他们不能做的涉及全身性疾病的疑难手术，我们也能做。我的研究生张韬大夫现在显微血管吻合方面的手术就做得很好，可以做远距离腓骨移植来重建颌骨，并利用数字化技术同时在植入的腓骨上植入种植体，缩短了患者恢复咀嚼功能的时间；他还经

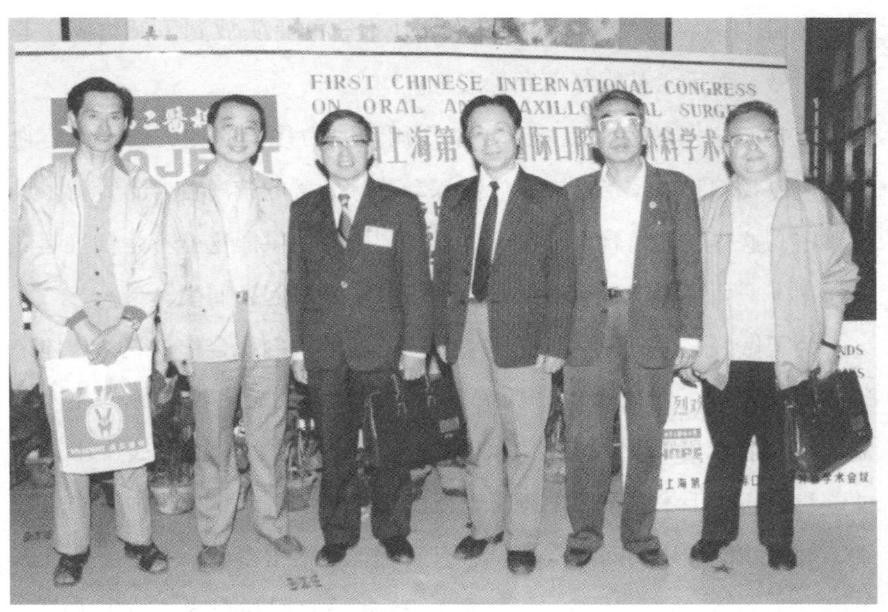

▲1988 年，赖钦声（左三）在上海参加国际颌面外科学术会议

常帮助其他科室用各种肌皮瓣修补局部的软组织缺损。所以说，任何工作都有一个发展的过程。

李：听说您有几项工作在国内是开创性的，您能介绍一下吗？

赖：1978 年，研究生招生制度恢复，科里招了三个研究生。其中，两个是口腔内科方向的，一个是口腔外科方向的。口腔外科的研究生刘家琛，是以宋儒耀大夫的名义招的，由协和来培养，主要是高大夫和我多带一些。他的研究也是我们帮着指导的，后来还发了论文，题目是“用旋髂深血管游离复合髂骨瓣重建下颌骨缺损”，在国内是首次报道。

下颌骨植骨，一般需要切掉一部分患病的骨头，再植上另一块骨头才能恢复下颌骨外形。在过去，下颌骨要是长了良性肿瘤，需要先切掉下颌骨，等 3 个月到半年后再进行植骨，做不到一次植骨，因为怕感染等并发症。我到协和以后，看见宋儒耀大夫可以做一次植骨，手术中先把下颌骨切去一部分，再从髂骨取一块适合的骨头放到下颌给固定起来，只做一次手术就恢复下颌骨形状。

但是，这样的植骨只能起支架作用，因为移植的骨头周围没有血供。所以我们和刘家琛选择以旋髂深动静脉为蒂的游离复合髂骨瓣来进行移植，这样既能植骨，又能保证骨头周围有血供。这就不是仅仅起支架作用了，而是类似于骨折的愈合，可以说是“起死回生”。

为了做好这个研究，我们前期和医科院的解剖系合作，先去尸体上研究血管走向、肌肉和皮肤的情况，再往尸体的旋髂深动脉内注入美蓝，检查着色的情况，确认了血供的范围没问题，才敢开展手术。此外，我们还在手术显微镜下做了老鼠的动静脉吻合，掌握了血管吻合技术，最后才敢应用到病人身上。做科研啊，事情很多的，不是想到什么就立马应用到临床，得先去踏实地做准备工作。

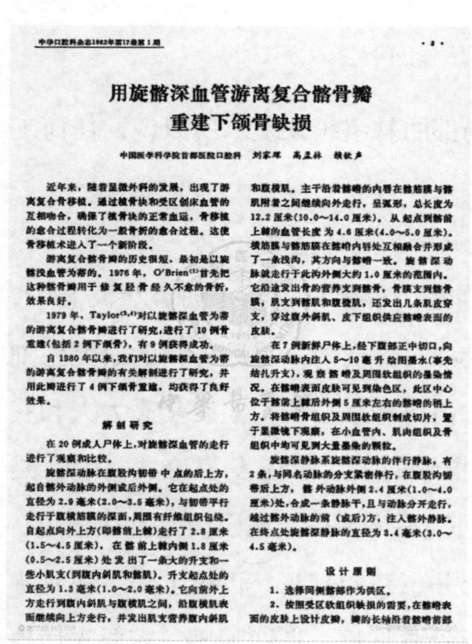

中华口腔科杂志1982年第17卷第1期　　·3·

用旋髂深血管游离复合髂骨瓣
重建下颌骨缺损

中国医学科学院首都医院口腔科　刘家琛　高孟林　赖钦声

近年来，随着显微外科的发展，出现了游离复合骨移植。通过植骨块和受区创床血管的互相吻合，确保了植骨块的正常血运，骨移植的愈合过程转化为一般骨折的愈合过程。这使骨移植术进入了一个新阶段。

游离复合髂骨瓣的历史很短，最初是以旋髂浅血管为蒂的。1976年，O'Brien(1)首先把这种髂骨瓣用于修复胫骨经久不愈的骨折，效果良好。

1979年，Taylor(3,4)对以旋髂深血管为蒂的游离复合髂骨瓣进行了研究，进行了10例骨重建(包括2例下颌骨)，有9例获得成功。

自1980年以来，我们对以旋髂深血管为蒂的游离复合髂骨瓣的有关解剖进行了研究，并用此瓣进行了4例下颌骨重建，均获得了良好效果。

解剖研究

在20例成人尸体上，对旋髂深血管的走行进行了观察和比较。

旋髂深动脉在腹股沟韧带中点的后上方，起自髂外动脉的外侧或后外侧。它在起点处的直径为2.9毫米(2.0～3.5毫米)，与韧带平行走行于腹横筋膜的深面，周围有纤维组织包绕。自起点向外上方(即髂前上棘)走行了2.8厘米(1.5～4.5厘米)，在髂前上棘内侧1.8厘米(0.5～2.5厘米)处发出了一条大的升支和一些小肌支(到腹内斜肌和髂肌)。升支起点处的直径为1.3毫米(1.0～2.0毫米)。它向前外上方走行到腹内斜肌与腹横肌之间，沿腹横肌表面继续向上方走行，并发出肌支营养腹内斜肌和腹横肌。主干沿着髂嵴的内唇在髂筋膜与髂肌附着之间继续向外走行，呈弧形，总长度为12.2厘米(10.0～14.0厘米)。从起点到髂前上棘的血管长度为4.6厘米(4.0～5.0厘米)。横筋膜与髂筋膜在髂嵴内唇处互相融合并形成了一条浅沟，其方向与髂嵴一致。旋髂深动脉就走行于此沟外侧大约1.0厘米的范围内。它沿途发出骨的营养支到髂骨，骨膜支到髂骨膜，肌支到髂肌和腹壁肌，还发出几条肌皮穿支，穿过腹外斜肌、皮下组织供应髂嵴表面的皮肤。

在7例新鲜尸体上，经下腹部正中切口，向旋髂深动脉内注入5～10毫升绘图墨水(事先结扎升支)，观察髂嵴及周围软组织的墨染情况。在髂嵴表面皮肤可见到染色区，此区中心位于髂前上棘后外侧5厘米左右的髂嵴的稍上方。将髂嵴骨组织及周围软组织制成切片，置于显微镜下观察，在小血管内、肌肉组织及骨组织中均可见到大量墨染的颗粒。

旋髂深静脉系旋髂深动脉的伴行静脉，有2条，与同名动脉的分支紧密伴行，在腹股沟韧带后上方，髂外动脉外侧2.4厘米(1.0～4.0厘米)处，合成一条静脉干，且与动脉分开走行，越过髂外动脉的前（或后)方，注入髂外静脉。在终点处旋髂深静脉的直径为3.4毫米(3.0～4.5毫米)。

设计原则

1. 选择同侧髂部作为供区。

2. 按照受区软组织缺损的需要，在髂嵴表面的皮肤上设计皮瓣，瓣的长轴沿着髂嵴前部

▲刘家琛、高孟麟（又作高孟林）、赖钦声发表的论文《用旋髂深血管游离复合髂骨瓣重建下颌骨缺损》

用颞浅动静脉为蒂的颅骨瓣修复下颌骨缺损的想法，是我在加拿大多伦多大学儿童医院参观时得到的灵感。我在加拿大学习期间，观摩了多伦多大学儿童医院做整形手术，发现他们用颅骨来修复下颌骨缺损。因为颅骨的抗压能力比髂骨、肋骨高，支撑能力强，所以他们从颅骨取出一块骨头后从中间剖开，用一部分来修复下颌骨缺损，另一部分放回去盖住脑组织。

我看完以后很受启发，再加上那时候刘家琛的研究也成功了，我就想或许可以以颞浅动静脉为蒂，把颅骨瓣取下来修复下颌骨的缺损。带血管蒂的全层颅骨瓣，不用吻合血管，成活率还高。我指导研究生刘基光查了很多资料，还和他一起去医科院解剖系做解剖。后来我们和神经外科合作，一起做了几例手术，也都成功了，在国内算是率先开展这项工作的。

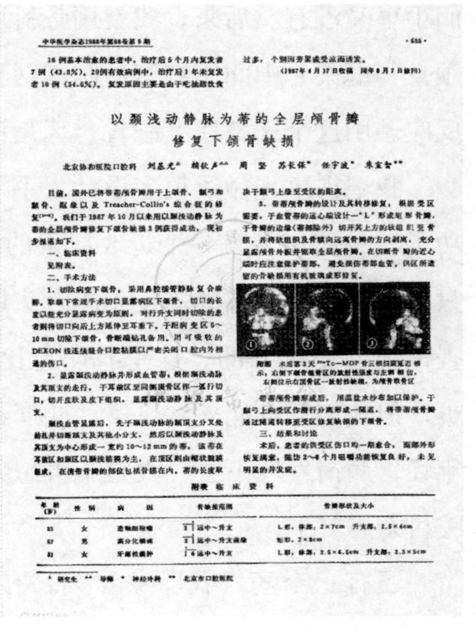
中华医学杂志1988年第68卷第9期　·535·

16例基本治愈的患者中，治疗后5个月内复发者7例（43.8%）。29例有效病例中，治疗后1年内复发者10例（34.5%）。复发原因主要是由于吃油腻饮食过多，个别因劳累或受凉而诱发。

（1987年4月17日收稿　同年6月7日修回）

以颞浅动静脉为蒂的全层颅骨瓣修复下颌骨缺损

北京协和医院口腔科　刘基光*　赖钦声**　周坚　苏长保*　任宇波*　朱宣智**

目前，国外已将带蒂颅骨瓣用于上颌骨、颧弓和颧骨、眶缘以及Treacher-Collin's综合征的修复[1-4]。我们于1987年10月以来用以颞浅动静脉为蒂的全层颅骨瓣修复下颌骨缺损3例获得成功，现初步报道如下。

一、临床资料

见附表。

二、手术方法

1. 切除病变下颌骨：采用鼻腔插管静脉复合麻醉。取颌下常规手术切口显露病区下颌骨，切口的长度以能充分显露病变为原则，对行升支同时切除的患者则将切口向后上方延伸至耳垂下。于距病变区5～10 mm切除下颌骨，骨断端钻孔备用。用可吸收的DEXON线连续缝合口腔粘膜以严密关闭口腔内外相通的伤口。

2. 显露颞浅动静脉并形成血管蒂：根据颞浅动脉及其顶支的走行，于耳前区至同侧顶骨区作一弧行切口，切开皮肤及皮下组织，显露颞浅动静脉及其顶支。

颞浅血管显露后，先于颞浅动脉的额顶支分叉处结扎并切断额支及其他小分支，然后以颞浅动静脉及其顶支为中心形成一宽约10～12 mm的蒂，该蒂在耳前区和颞区以颞浅筋膜为主，在顶区则由帽状腱膜组成，在携带骨瓣的部位包括骨膜在内。蒂的长度取决于颧弓上缘至受区的距离。

3. 带蒂颅骨瓣的设计及其转移修复：根据受区需要，于血管蒂的远心端设计一"L"形或矩形骨瓣，于骨瓣的边缘（蒂部除外）切开其上方的软组织至骨膜，并将软组织及骨膜向远离骨瓣的方向剥离，充分显露颅骨外板并锯取全层颅骨瓣。在切断骨瓣的近心端时应注意保护蒂部，避免损伤蒂部血管。供区所遗留的骨缺损用有机玻璃成形修复。

附图　术后第3天 99mTc—MDP骨三相扫描延迟相示：右侧下颌骨植骨区的放射性强度与左侧相仿，右侧位示右顶骨区一放射性缺损，为颅骨取骨区

带蒂颅骨瓣形成后，用温盐水纱布加以保护。于颧弓上向受区作潜行分离形成一隧道，将带蒂颅骨瓣通过隧道转移至受区修复缺损的下颌骨。

三、结果和讨论

术后，患者的供受区伤口均一期愈合，面部外形恢复满意，随访2～6个月咀嚼功能恢复良好，未见明显的并发症。

附表　临床资料

年龄（岁）	性别	病因	骨缺损范围	骨瓣形状及大小
33	女	造釉细胞瘤	3┐远中～升支	L形，体部：2×7cm　升支部：1.5×4cm
67	男	高分化鳞癌	3┐远中～升支前缘	矩形，2×5cm
31	女	牙源性囊肿	┌6远中～升支	L形，体部：2.5×6.5cm　升支部：2.5×5cm

* 研究生　** 导师　* 神经外科　** 北京市口腔医院

▲1988年，赖钦声指导研究生完成的论文《以颞浅动静脉为蒂的全层颅骨瓣修复下颌骨缺损》

但是，后续收集病例很困难。从头上取块骨头放在下颌骨上，大部分病人想不通，不接受。再加上我的研究生也毕业出国了，没有人继续从事这个工作，所以尝试是尝试了，成功是成功了，没有继续下来。

李：*赖老师，您有印象深刻的病例吗？*

赖：20世纪六七十年代，我曾经接诊了一个女病人，才二十岁左右，特别年轻。她的下颌长了特别大的一个瘤子，大到我们都看不见她的舌头，全被瘤子盖住了，她自己饭都没法吃。如果手术切除瘤子，肯定也要把下颌骨切了。切了以后怎么办？如果植骨，找不到下颌骨这么大的骨头；如果不植骨，舌头露在外面，呼吸道容易堵塞。

我想，必须用别的材料代替骨头来进行修复。那会儿不像现在，可以用钛板给定制一个下颌骨模型，当时用得最多的可能就是钢板，但我

们手里又没有。后来，我就用骨科用的最粗的不锈钢钢丝围了一个“下颌骨”框架，中间用细钢丝制成网状，软组织可以长进去，不会有排异反应。用这个来替代下颌骨，算是没有办法的办法。

我记得事先做了很多设计，手术从早上一直做到下午 5 点多钟，成功了。我们切下来一个近 8 斤重的瘤子，病人的下颌骨也几乎切完了，只留了一点点未被肿瘤侵犯的骨头用于固定钢丝架。两年以后病人来复查，情况还挺好的。这是我印象比较深刻的一个病例，虽然过程有困难，但我们帮助病人解决了一些痛苦，让她能正常生活。否则孩子这么年轻，病情发展下去，真是不可想象。后来，病例报告发表在《中华口腔科杂志》上。

还有一个病例我印象深刻。有一年大年三十的晚上，我刚吃完饺子，就接到了急诊的电话。我赶到急诊一看，一个生产队的饲养员上唇被马给咬掉了一部分。我立刻到手术室为其进行清创后，用皮瓣转移的方式为他修复了缺失的上唇。考虑到美观的问题，我做得比较细，手术做了一晚上，最后基本修复了他的上唇缺损，恢复了其外形和功能。

其实，这个手术并不太难，对我们口腔科大夫来说也较常见，但马咬导致的缺损很少见，又因为是大年三十，这个经历我记得很清楚。我们当医生，学技术，就是为了在这种情况下能用得上，能解决病人的痛苦。要是因为工作时间特殊就推脱，那这观念就不对。我们协和的优良传统，就是一切从病人的利益出发，怎么做对病人有利我们就怎么办。

牢记职责，为广大人民群众服务

李：您在协和工作了一辈子，最有成就感的事情是什么？

赖：在协和的熏陶之下，我从一个刚毕业的孩子，成长为能够解除病人一些痛苦的医生，这是我最有成就感的事。

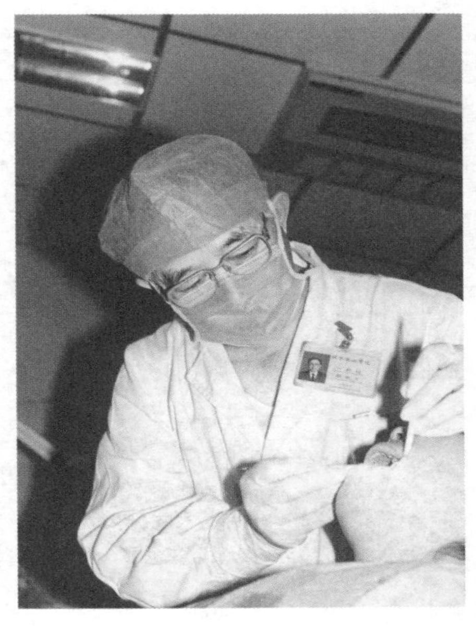

▲赖钦声在为患者诊治

虽然我原来念的是医学专业，但学习的都是基础的东西。如何更好地为人民服务，从各个方面来思考问题、治疗疾病，我是在协和学到的。我懂得了当医生就要一切为了病人，要从病人的角度来考虑，不要从个人的角度考虑；也知道了对待任何事都要有严谨、认真、负责的态度。我的人生观，是在协和的影响下确立的。

我对年轻的大夫，也是要按照协和的标准来要求的。我觉得人的成长一定要严格要求，长此以往，才会有进步。

李：您是什么时候退休的？退休后的生活怎么安排？

赖：我是 2000 年 8 月退休的，但当时我带的研究生还没毕业，医院又把我返聘回来了。所以我虽然退休了，仍然没离开医疗工作岗位。每天早上我还是跟大家一起查房，看看病人，该上手术还是上手术。不过我一般是当第一助手，帮帮忙，盯一盯。直到 2011 年，我才完全不做手术了。

2013 年，口腔科病房搬到了外科楼，我就再未去手术室了，只每周去参加一次大查房，平常主要是看看门诊。一开始是每天出诊，后来一周出 3 次门诊，一次特需门诊、两次普通门诊。有人说“你可以多看两次特需门诊，普通门诊少一些”，我不同意这种观点。从个人角度来

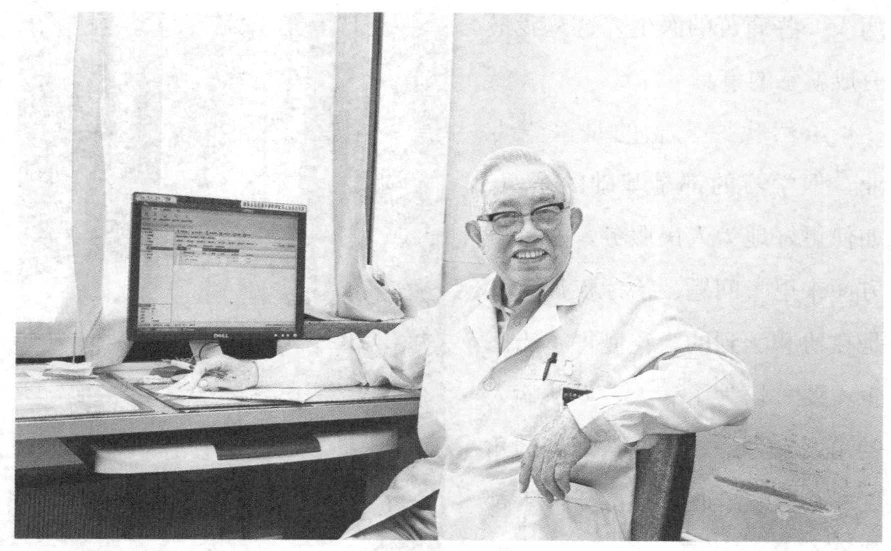

▲2011 年，赖钦声在门诊

考虑，这样收入可能会高一些，但我不看重这个，我觉得我应该为广大的人民群众来服务，真正为病人解决问题。我一直出门诊出到 2019 年，直到新冠疫情来临。

我现在的生活比较有规律。每天早上五点半起床，去公园做做操，和老同志们聊聊天。我订了一份《参考消息》，白天会看看报。晚上一般看看电视，因为我喜欢体育，所以看得最多的就是体育比赛。11 点前我就睡觉了。

科里的同事挺照顾我的，年轻大夫王木、李倩经常给我打电话，问我需不需要什么东西、要不要帮我取药寄药。我很感谢科室领导和同事对我的关心和照顾，也感谢协和对我的培养和牵挂。

李：赖老师，对协和的后辈们，您有什么嘱托？对医院的发展，您有什么寄语？

赖：做医生，一定要正直，这个很要紧。不要老是考虑自己那点小范围的东西，要从大的角度来考虑，做到不计较个人得失，一切从病人的利益出发。

协和人，应该有追求，对于疑难疾病，要有攻坚克难的精神。有些专科医院治不好病人，还可以往协和转。我们能往哪儿转呢？我们就是最后一站，绝不能让病人得不到治疗！

在中国共产党的正确领导下，现在社会各方面都发展得比过去好多了。协和建成了新的大楼，各个科室有了新的设备、新的治疗手段，希望大家发挥综合性医院的优势，加强协作和配合。别人不能解决的问题，我们来给予解决，满足人民的期盼。

我相信，协和一定会发展得越来越好，也真心希望我们小小的口腔科能够伴着医院的东风，得到进一步的发展。

（本文内容节选自赖钦声教授2次访谈记录，文中部分图片由赖钦声提供。）

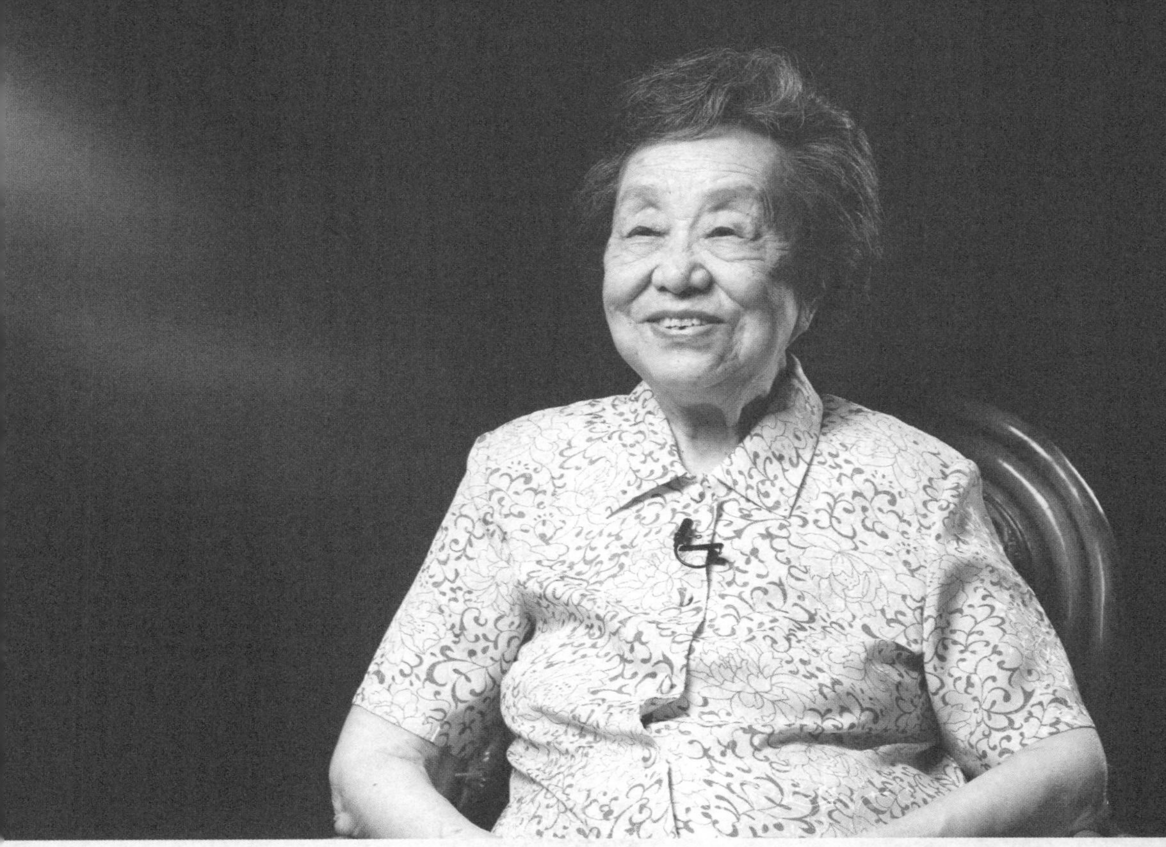

周觉初

协和放疗事业的守门人

周觉初，1934 年 1 月出生于江苏南京，祖籍浙江诸暨，放射治疗专家，北京协和医院放射治疗科教授。1952 年考入上海第二医学院医疗系，1957 年毕业后分配至北京协和医院放射科工作。1985—2000 年任北京协和医院放射治疗科首任科主任。

从事放射治疗临床和研究六十余年，治疗了大量恶性肿瘤和良性疾病，开展多项先进的放疗技术，如全脑全脊髓照射、全身照射、斗篷野照射等，注重临床放疗质量，建立了相应的管理制度。参与“激素分泌性垂体瘤的临床和基础研究”，荣获 1992 年国家科学技术进步奖一等奖。

1992 年被聘为中国科学院“快中子治癌研究装置及应用研究”鉴定委员及“快中子专家组”成员。1991 年起任《中华肿瘤杂志》第三届、第四届编委，1994 年起任中华医学会放射肿瘤学会第三届、第四届委员。2009 年获北京协和医院杰出贡献奖。

周觉初教授访谈视频

口述：周觉初

采访：史真真

时间：2023 年 8 月 2 日

地点：北京 · 周觉初教授家中

整理：史真真

如愿走上学医之路

史真真（以下简称“史”）：请您介绍一下自己。

周觉初（以下简称“周”）：我叫周觉初，1934 年生，今年已经 89 岁了。我是浙江诸暨人，但是没回过老家，我出生在南京。我在家里排行老二，有 1 个姐姐、3 个弟弟和 1 个妹妹。大概在小学三四年级的时候，跟着家长到了北京。

史：您青少年时期求学经历是怎样的，为什么选择学医？

周：我小学上的是师大第二附小[①]，小学毕业以后考入了北京私立

① 北京师范大学附属第二小学，建立于 1909 年，现为北京第二实验小学。

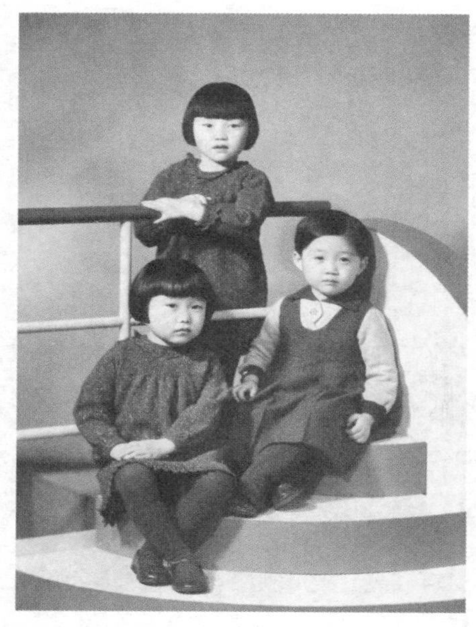
▲儿时的周觉初（左一）

笃志女中①，这是一个基督教教会学校，在那儿从初中到高中上了六年。解放前，在这个中学里还有一些外国人，如英国人、新西兰人，教我们英文，这个学校跟燕京大学有合作，所以毕业的高材生有很多考入燕京大学医预系，那是我挺羡慕的。

我高中毕业报志愿的时候，住我们家隔壁有一位留德的外科医生是我家的世交，也是后来我爱人的父亲，他主张我学医。在他的影响下，我就报了医学院。当时我的志愿里有一个是圣约翰大学医学院。后来发榜的时候，并没有这个学校，我以为没考上大学呢，直到我收到上海第二医学院的通知书才知道，这个学校是震旦医学院、同德医学院和圣约翰医学院3个医学院合并成的。那时虽然家里生活也不宽裕，但是上大学吃、住和学费都是免费的，就到了上海第二医学院上的大学。

在上海读大学5年，最后一年是在仁济、宏仁②医院实习。后来毕业分配的时候填志愿，因为家在北京，那时候我爱人已经在北京工作了，所以我就希望回北京。可是第一志愿不敢填协和，因为来协和是很难的，所以我第一志愿报的是北京市同仁医院，第二志愿才是协和医

① 北京笃志女中，建立于1901年，由基督教圣公会创办。后改为国立北平女子师范学院。鲁迅曾执教于此。解放后改为一五八中，现为北京鲁迅中学。

② 宏仁医院，现上海市胸科医院。

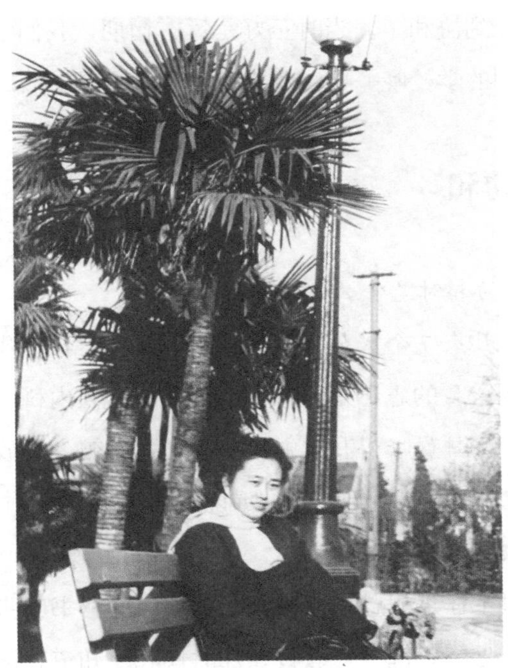

▲周觉初在上海读大学期间

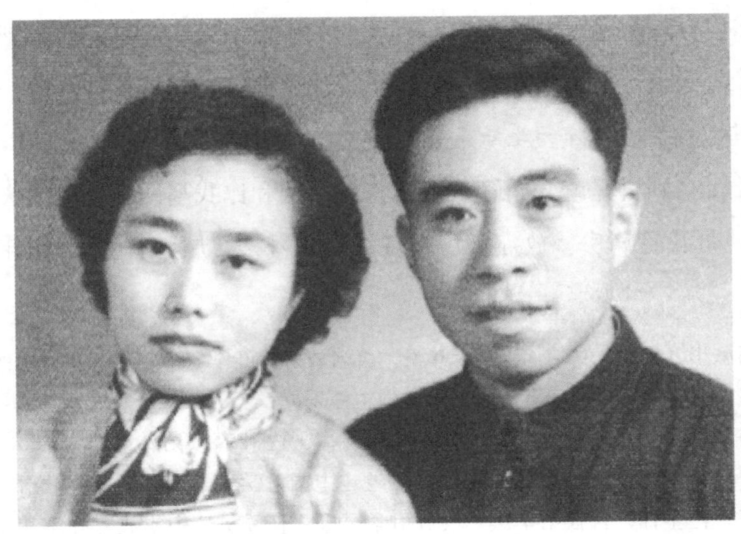

▲周觉初与谢寿炽夫妻

院，最后还是分到协和了。当时正好是反右初期，我们学校搞运动，所以毕业分配比别的学校晚一些，我来到协和大概是 1957 年 10 月。

冥冥中结缘协和

史：您初到协和时是什么情形？

周：我们一共有 7 个人分到协和，6 个女生、1 个男生，一起到医科院人事科报到。我的志愿是内科，但分配的时候内科、外科这些大科都分完了，就剩下耳鼻喉科和放射科，后来我就被分到放射科了。那时候我们的思想就是服从分配，所以听说“明天你到放射科去报到吧”，我就到放射科报到了。

当时放射科主任是胡懋华[①]教授，放射科的秘书叫张振山，他带我到放射治疗组，见了谷铣之[②]教授，那时候我才知道我被分配在放射科的治疗组。诊断组是一个大组，治疗组比较小。因为医学院基本都没有放射治疗课，我们在学校也没学过放射治疗，这是一个比较新兴的学科。

史：当住院医师的生活是怎样的？

周：来到科里就开始管病房。有一个协和比我高两三年的大夫李鼎九，他带我管病房。放疗病房在现在的 6 号楼 2 层，有 6—8 张床，那

① 胡懋华（1912—1997 年），天津人，著名放射诊断学家。曾任北京协和医院放射科主任，中华医学会理事、放射学会副主任委员。

② 谷铣之（1919—2012 年），山东文登人，国内肿瘤放射治疗学奠基人之一。1949—1958 年在北京协和医院工作，后组建中国医学科学院肿瘤医院放射治疗科并担任首位主任，曾任中华医学会放射学会副主任委员、中华放射肿瘤学会主任委员。

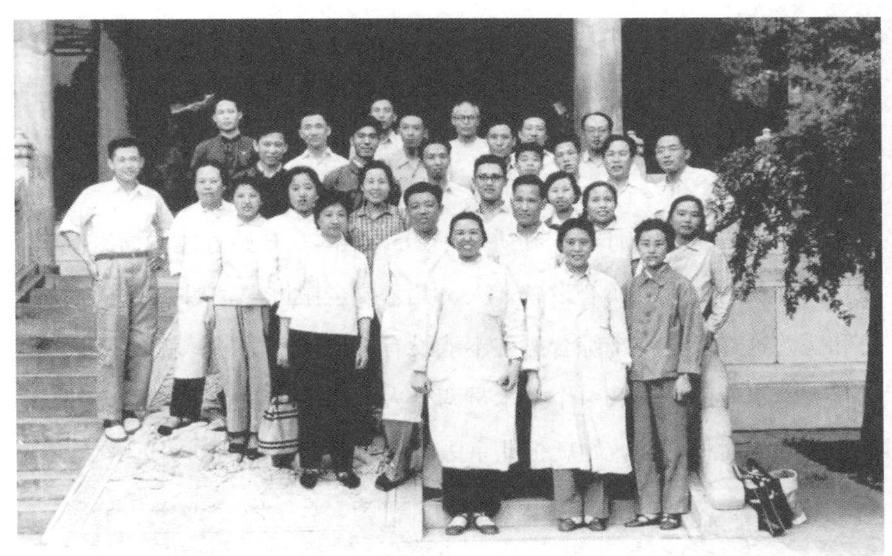

▲20 世纪 60 年代初期放射科合影，前排右一为周觉初

是一个由皮肤科、放射科等几个科组合而成的病房，我就开始成了住院医师。那时候对住院医师要求很严格，因为放射治疗有住院病人要管，就给了我一个住院医生宿舍的床位，在放射科的上层。15 号楼 3 层是女大夫宿舍，15 号楼 4 层是男大夫宿舍。从那时候起，楼上是我睡觉的地方，下一层楼就是放射科我工作的地方，地下室是大夫饭厅。晚上我就在放射科办公室，跟着我的上级大夫看书、看文献。一个礼拜只有礼拜天早上可以回家，下午就得回来，因为病房的病人都属于我管。

稚嫩的肩膀扛起重任

史：当时协和放射治疗的工作开展得怎么样？

周：那时，放射科走廊上头挂了一个牌子叫“放射学系”，里头是放射诊断，外边是放射治疗。那时候的放射治疗实力比较雄厚。协和医院是全国最早有放射治疗设备的。我到放射治疗组的时候，人员挺齐，谷铣之教授是组长，下面带了十几个大夫，技术员也有十几个，一共有二十多人，另外还有几个进修生。机器有深部治疗机 3 台、浅部治疗机 1 台、接触治疗机 2 台，还有镭和一块锶 –90①。

我是 1957 年 10 月分配到协和，1958 年国家开始筹建肿瘤医院②，原定协和放射治疗的所有设备、人员几乎要全搬过去，胡懋华主任认为协和医院这么大的一个综合医院不能没有放射治疗学科，就留下我一个刚从大学毕业的大夫和一个技术员两个人。胡懋华教授那时候也兼任北京医院的放射科主任，她就把北京医院放射科的年轻的刘明远③大夫派

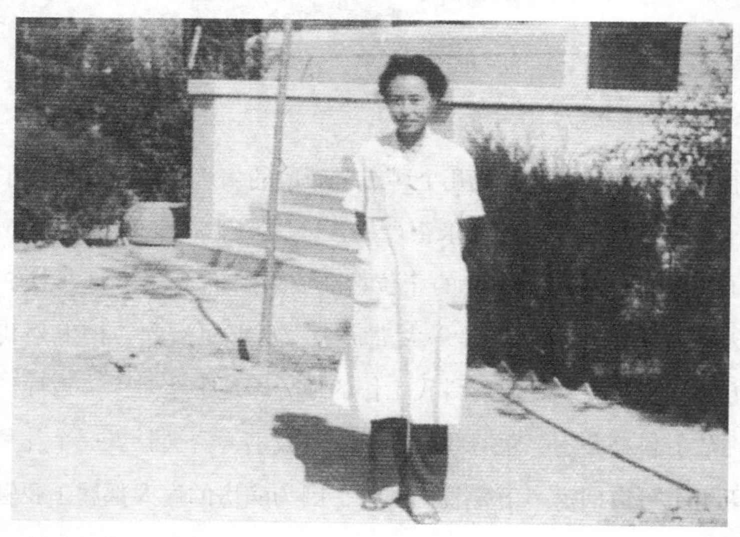

▲周觉初在医院

① 锶 –90，利用其衰变产生的贝塔射线，治疗浅表肿瘤和一些良性病。临床曾用于治疗神经性皮炎、瘢痕、血管瘤等。

② 中国医学科学院肿瘤医院，始建于 1958 年，原名日坛医院。

③ 刘明远，著名放射治疗专家，北京医院放射治疗科主任医师、教授，曾任北京医院放射治疗科主任。

来支持我们，大概每个礼拜来 3—4 个上午，帮助我工作，那时开展工作比较困难。

协和放射治疗的建筑是很特殊的。我的办公室原来是一个深部治疗机机房，正对机头的地面上包着一公分多厚的铅皮，两个大门都是厚厚的铅皮包着。那时候不像现在有电动装置，门底下装一个挺大的滑轮，更换照射野或换一个病人，技术员得使劲地把门拉开再关上，长年累月，机房的地上都压出来一条大沟。操作台在机房外头，在它前面的墙上开一个 1 尺多的小窗户，上头装一块铅玻璃，我们就从那儿观察里面病人的动静。

放射治疗工作，除了收治病人、问病史、检查身体等，还要制订照射野、计算剂量，都是非常重要的。那时没有治疗计划系统，也没有物理师，一切工作都需要大夫自己做。所以，刚分配到组内的医师首先由一位高级工程师下午给讲课，学习如何计算剂量，制作每个机器的等剂量图等。当时没有电子计算机，只有一个进口的手摇计算机，我每天就

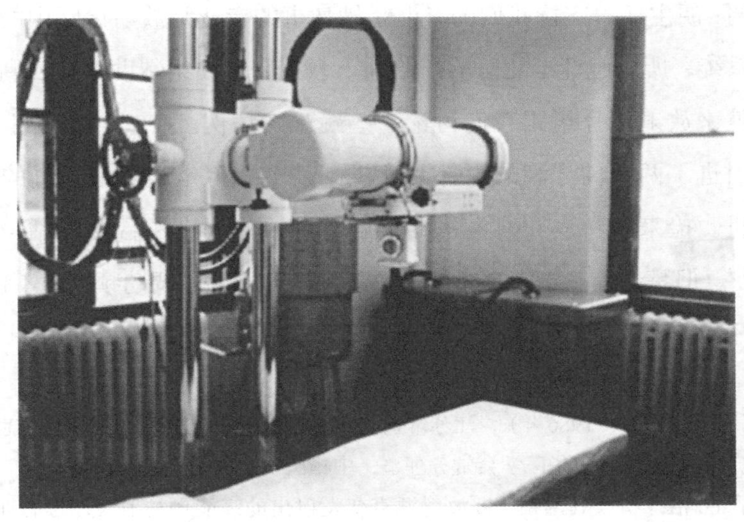

▲位于协和医院老楼 15 号楼 2 层的 200KV 深部 X 线治疗机

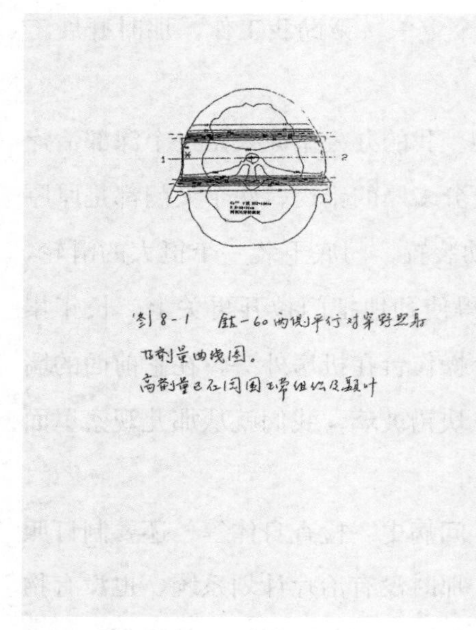

▲等剂量曲线图

摇计算机算剂量，画等剂量曲线图。手摇计算机加减乘除都有，因为得推来推去，叽哩咣啷地响得很，可惜后来搬家丢了，我觉得挺可惜的。

那时候定位、摆位都靠人工，靠铅皮一片一片地挡，有的恨不得挡个十几片，才能挡出照射野来。大夫用大红墨水把照射野画在病人的脸上、鼻子上、身上，像鼻咽癌病人都画在脸上，所以有的病人走在路上很吓人。

史：胡懋华教授是当时的科主任，她对您有什么影响呢？

周：胡主任很支持我们的。但是她从事的专业是放射诊断中的胃肠消化系统，所以她请了北医的汪绍训[①]教授来诊断组帮助读片，剩下点时间就来放射治疗组跟我们讨论一些疑难的病例。在机器设备上，给我们引进了两台匈牙利的深部治疗机，其中一台是当时最先进的旋转治疗机。捡来一台皮肤科淘汰的接触治疗机，调来一台旧的钴-60治疗机[②]。但是赶上三年困难时期以及各种运动，人员调动频繁很不稳定，工作开展受到限制。

① 汪绍训（1907—1986年），江苏常州人，临床放射学先驱之一，曾任北京大学医学院放射学教授，中华医学会常务理事、中华医学会放射学会主任委员。

② 钴-60治疗机，利用钴-60放射源衰变发射出的高能伽马射线，对恶性肿瘤进行治疗，是20世纪六七十年代常用的放射治疗设备。

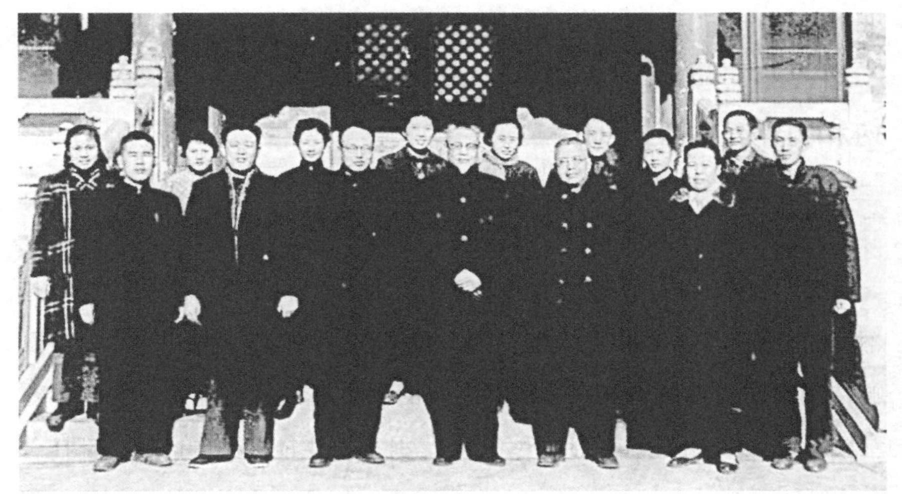

▲20 世纪 60 年代初协和放射科，前排右二为胡懋华，后排右四为周觉初

60 年代中后期，苏学曾[①]教授下乡回来后，胡主任派他到我们组来，开展了一些工作。譬如对良性病的治疗，还治疗宫颈癌。那时候宫颈癌的病人特别多，没有后装机，宫颈癌的治疗很困难，胡主任就派我到北医学宫颈癌的体腔管治疗，用体腔管内照射配合钴 –60 外照射的方式，治疗了大批的宫颈癌病人。我们用深部治疗机，用体腔管对着宫颈的肿瘤，得找好了位置再把机头装上去，治疗一个病人就得用一个体腔管，体腔管是铜制的，外头还有一个铅皮包着，所以很沉，一天要治疗二三十个病人，每天治疗完得自己洗体腔管，洗完放在一个大的脸盆里头，送到消毒室去消毒，第二天早上再取回来接着用。那时候挺辛苦的，大家也是任劳任怨地坚持做了不少年。胡主任看我们技术员比较少，治疗病人经常要到晚上十一二点，还让诊断组的技术员来帮我们晚

① 苏学曾（1925—2021 年），我国最早临床应用 CT 和 MRI 的专家之一，曾任中国医学科学院肿瘤医院放射科主任。

上开机器。

协和打下的深刻烙印

史：协和“三宝”对您产生了什么影响？

周：虽然没有一位教授直接带着我工作，但我受协和的教授影响是不少的，刚进协和医院的时候，每个礼拜有一次全院病理讨论，对我影响特别深。我多忙也要去参加，全院的医生都去。地址就在协和小礼堂。那时，协和医院包括地下室等处，凡是医生能见到的区域，都挂着一个呼叫系统的灯，灯上的数字亮了，表示病理讨论会开始，医生们就赶紧去参加。先是由病理科报告病人的尸检、病理情况，检验科报告病人的血液检查等，然后是内科大夫或者外科大夫分析病历，最后是教授、高年资大夫总结。我从不放弃这个机会，张孝骞、曾宪九教授都在会上发言，我挺受教育和启发的。

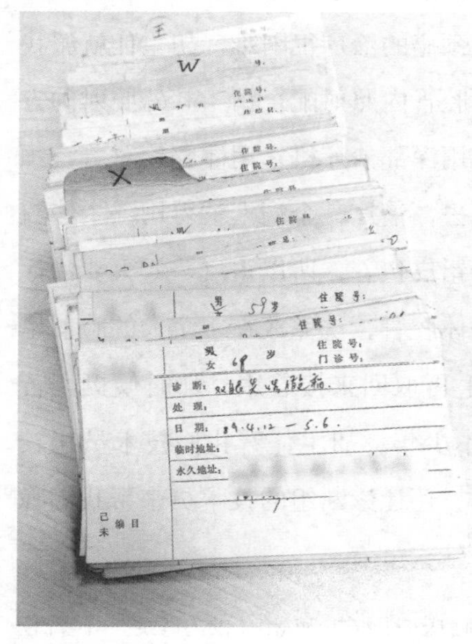

▲放疗科保存的“随访卡”

图书馆我没很好利用。我开始的时候根本不敢进，怎么分类的我都不明白。图书馆里放射治疗相关的基本都是外文书，没有或者很少中文的书，幸好那时候有一本英文的放射治疗专业的教科书，我就买了一本，开始啃它，碰到一些疑难的病人必要的时候我才到图书馆去查一些文献。

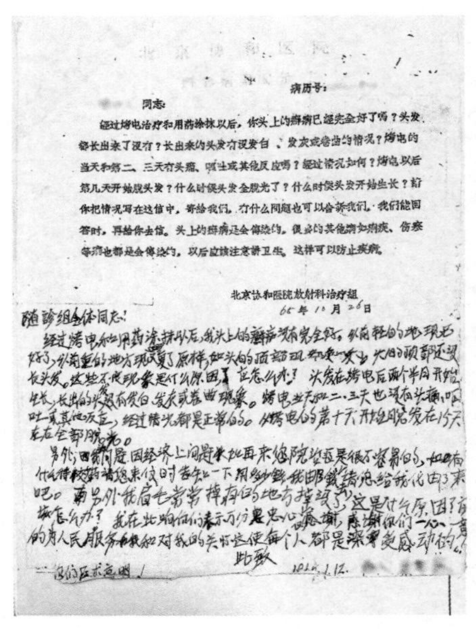

病历号：

同志：

经过烤电治疗和用药涂抹以后，你头上的癣病已经完全好了吗？头发都长出来了没有？长出来的头发有没发白、发灰或卷曲的情况？烤电的当天和第二、三天有头痛、呕吐或其他反应吗？经过情况如何？烤电以后第几天开始脱头发？什么时候头发全脱光了？什么时候头发开始生长？請你把情况写在这信中，寄给我们。有什么问题也可以告訴我们。我们能回答时，再给你去信。头上的癣病是会傳染的。很多的其他病如痢疾、伤寒等病也都是会傳染的，以后应該注意讲卫生。这样可以防止疾病。

北京协和医院放射科治疗组
65年10月26日

随診组全体同志：

▲放射治疗组随访的病人回信

我主要利用的是病案室。老协和的放疗有一个特别好的随访制度，因为肿瘤病人不随访就不知道他的生存期和治疗效果，所以有一个随访制度。病人一进到我们放疗科就要填两张卡片，记录他的姓名、地址、病情，一份保留在我们科，一份交给病案室。大夫会在上面填上需要几个月以后去随访，就由病案室替我们发出随访信，病案室专门有一个人负责，我们叫邵先生，她是个女的，很细心。病人回信以后交给我们，我们阅读并在上面批注以后，她又返回到病历里。所以病历上都有病人或者病人家属回的信。这样对了解病人存活年限、分析病历都很有用。

史：协和精神对您有哪些影响？

周：协和的8字方针“严谨、求精、勤奋、奉献”对我影响很深。我这个人有点“死心眼儿”，就是很严谨，这是我的工作性质造就的。

我们当时治疗很多良性病。比如脱发，那时农村黄癣病人特别多，治疗黄癣要把头发连根拔掉以后才能上药，药才能进去。那怎么办呢？就用射线来照，照完了以后使头发脱掉。这对治疗要求非常高，剂量高了给人造成损伤，以后永远生不出头发来，剂量低了又不能达到脱发效果。射线是平面的，脑袋是个圆形，所以治疗起来很困难。我们通常把病人的头分成4—6个照射野，一个一个区域照。头上有很多重要器

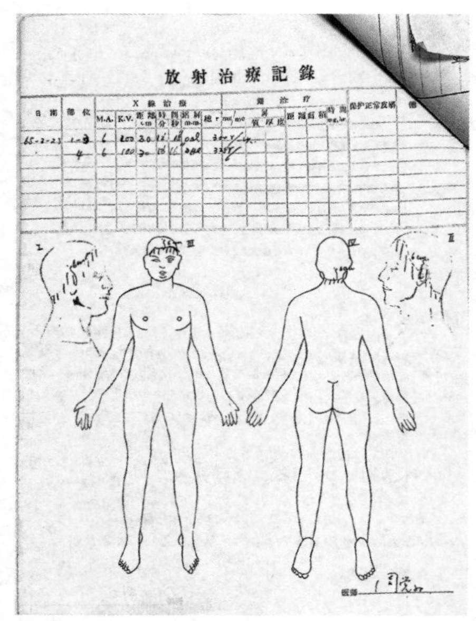
放射治療記錄

▲周觉初在 20 世纪 60 年代记录的放射治疗

官，尤其眼睛的角膜对放射线特别敏感，需要特别注意。我们用破铅围裙剪成铅片，一块一块遮挡好，露出准确的照射野，挡得非常严密，不能有一丝遗漏。有时候病人过一两个礼拜该脱头发的时候回来一看，有一块头发剂量不够没脱掉，我们就得拿镊子一根一根地给他拔掉。

我们还治疗血管瘤，都是小孩甚至是刚出生的孩子，照射时要求一点都不能动，因为孩子皮肤娇嫩，一动就照到旁边去了。这时候我就穿上个铅围裙，也不管自己吃不吃射线，就是自己来扶着小病人照。治疗这些良性病也是很提心吊胆，就是怕出现一些并发症，比如皮肤的花斑萎缩甚至破溃，这也培养了我严谨、求精的作风。

那时候没有模拟定位机，也没有 CT、核磁，治疗食道癌要定位内脏器官是很难的。我们把透视机的荧光屏拆下来搁到床底下，让病人吞口钡来确定食道的位置，这时候我们也顾不上射线，就穿上铅围裙跑到床边去定位。

艰难困苦中坚定前行

史：放疗科是在什么情况下独立成科的？

周：中华医学会放射学分会原来包括诊断、治疗两个组，1985 年开始，随着肿瘤放疗的发展，放射治疗就开始准备分出去，1986 年成立了放射肿瘤治疗学分会，主任委员就是谷铣之教授。1985 年我晋升副主任医师以后，胡懋华主任把我叫到她家，说全国的形势是诊断跟治疗要分开，综合医院的形势也是这样，所以协和也得分开。我表示不想分开，当时放射治疗是一个很小的组，人也少，收入也少，独立起来很困难。但是胡主任坚持劝我，于是就这样分开了。所以 1985 年是一个比较特殊的年份，我升了副主任医师，放疗科也独立了。协和的放疗能维持到现在，跟胡懋华主任的远见、英明决策是分不开的。

史：放疗科成立后您担任科主任，开展了哪些工作？

周：放疗科刚成立的时候，医生只有 4 个人。1985 年，我去法国买新的加速器，在那里接受了两个月的培训。加速器是一个比较新的设备，对剂量要求很高，因为当时科里没有物理和维修人员，在胡懋华教授的推荐下，就请了肿瘤医院冯宁远工程师一起去法国培训，回来以后

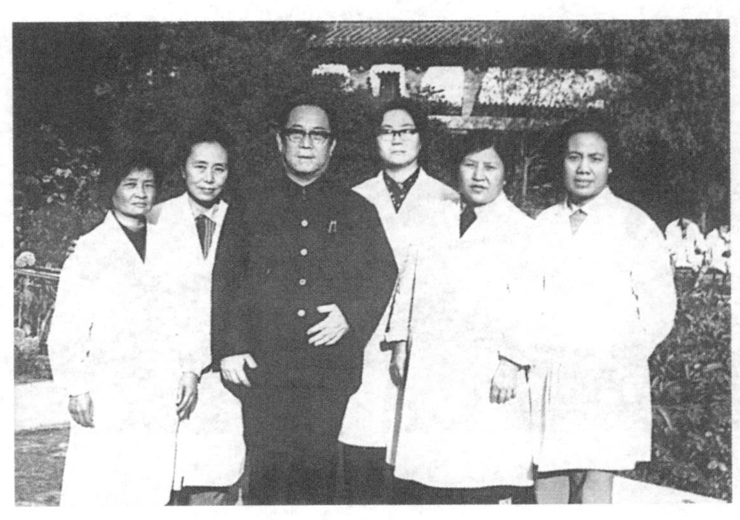

▲放疗科独立建科初期工作人员合影，左起：邢小坤、周觉初、康秀山（放射科）、刘兰、吴桂兰、何家琳

他帮着我们测剂量，制定新的治疗记录单等。

放疗科建科十年后，原来的设备老化，故障率高，病人常规治疗很困难。医院挺支持我们，把 19 号楼旁边的放疗科和电话房一起改建，给我们扩大面积。为了适应放疗的要求，房子要大修，我们无法在院内开展工作，就跟北京市第四医院①借加速器，跟北京医院借定位机，上午在第四医院治疗，下午到北京医院去定位，两头跑来跑去继续治疗病人，坚持干了一年多快两年。新的放疗区域修好才回来，以后开展工作就顺利一些了。

1989 年，张福泉大夫研究生毕业来到科里，我很欢迎，他进了科里以后起的作用非常大。当时我碰上的困难就是医大教学，原来医大没有放射治疗，只有放射诊断课，后来他们让了几节课给放射治疗去讲，

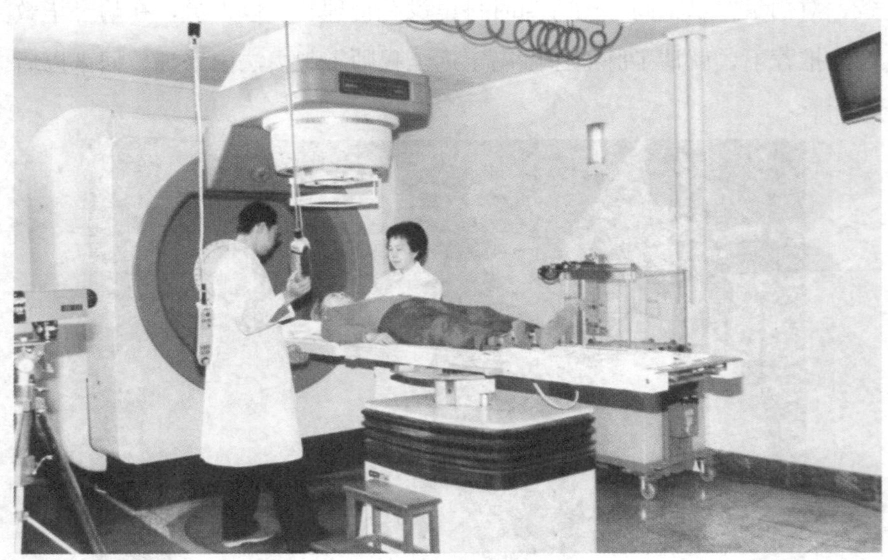

▲周觉初（右侧站立者）治疗病人

① 北京市第四医院，即北京普仁医院，始建于 1900 年。

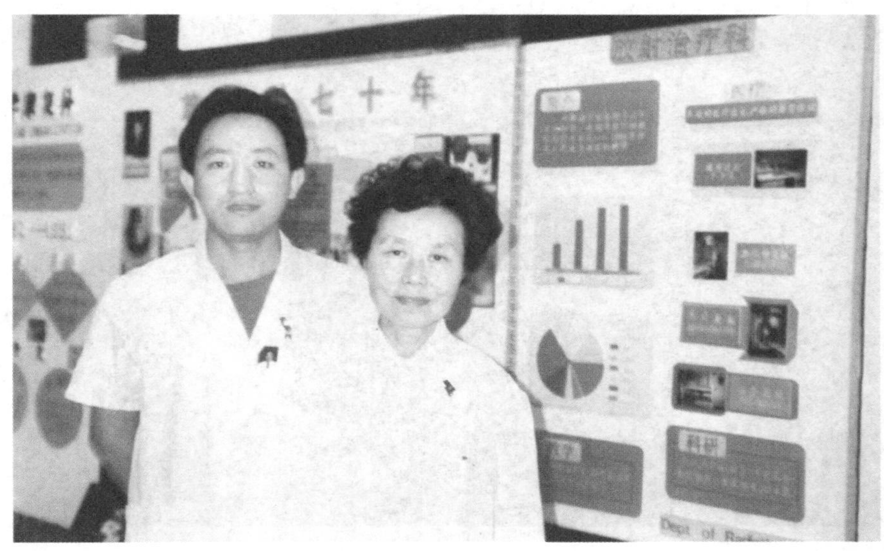

▲周觉初（右）、张福泉（左）在建院 70 周年放疗科展板前

一般医学院都没有放射治疗的课，我也没有现成的讲义，教学很困难。张福泉大夫来了以后，就帮助我在医大讲课、制作整理课件，帮助挺大的。

对我们支持特别大的还有我们的医技总支书记，叫刘静华，我有困难、有难事就去找她，我们要后装机①都是她替我们跑，所以对我们支持很大。

肿瘤医院的谷铣之教授对我们的帮助也很大。我们的培养计划是，协和放疗的医生都要到肿瘤医院去培训一年，我就应该去，可是没有机会去。我觉得自己知识上很匮乏，所以再三要求去肿瘤医院学习。因为工作需要，只能批准我去半年，在肿瘤医院谷教授亲自带了我半年，对

① 后装治疗机，是使用放射核素产生的射束治疗肿瘤的设备，它的功能是近距离放射治疗。

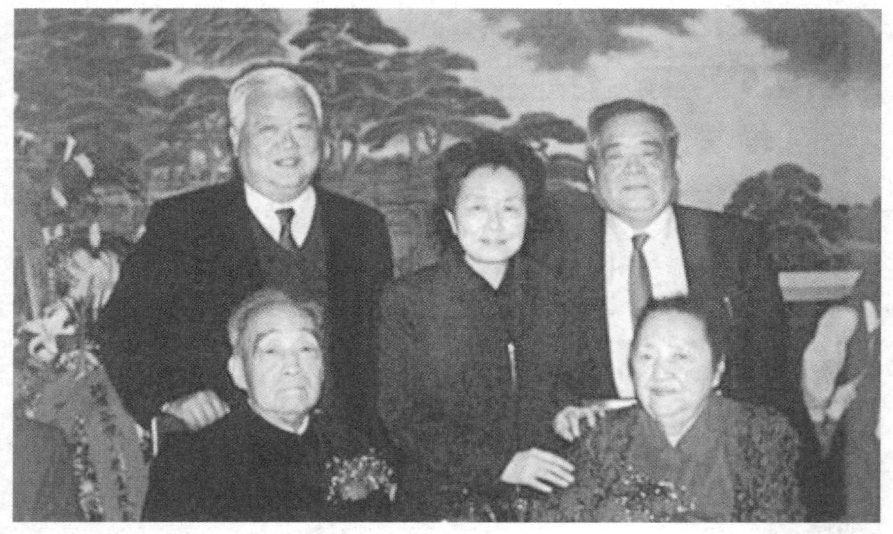

▲为谷铣之教授（前排左一）祝寿

我帮助很大。我印象最深的是，他带我收治一位上颌窦癌病人。但是需要开窗引流，我很为难，因为从来没有做过。他站在我旁边，立刻把刀接过去，很熟练地完成了手术。半年中学了一些恶性病的治疗和少量的放射生物知识，然后回来开展工作。

淡泊于名，支持多科协作结硕果

史：*您参加了史轶蘩大夫主持的垂体瘤治疗组，当时是怎么开展多科协作的？*

周：垂体瘤协作组在20世纪60年代末就成立了，史轶蘩教授是组长。她来找我，要求我参加，我就服从安排。垂体瘤有各种各样的，有分泌功能的、没有分泌功能的，诊断主要靠内分泌科，我们配合治疗，不适合手术的做放射治疗，大夫定位、画野，技术员给治疗。史大夫是一个很勤劳的人，听说她在飞机上都要看书、写文章，很辛苦的。尤其主持这个协作组很不容易，涉及多个科，有内分泌科、外科、耳鼻喉科、放射科、放疗科等，每次召开协作组会她都很有耐心地等大家，为了把这个组会开好，有时候我都等得挺急的，她就很有耐心等待。后来这个课题拿到了国家科技进步奖一等奖，要排名次的时候，我说我无所谓，没有都不要紧，我们是个小科，支持你这个工作就可以了。

垂体瘤治疗开展时间很长，在垂体瘤上我做了一些工作，比如说对它的定位，我们最早叫等中心照射，原来的照射都是从前额和两颞侧进行，脑门前头角度不合适的话容易对眼睛造成伤害，所以我们就开展了等中心照射，把中心绝对放在垂体上，机器旋转，想方设法让治疗的位置更准确、剂量更准确，做了这些工作，做得不多，是垂体瘤里头很小的一部分。

史：这是协和多科协作的一个很重要的体现。

周：对。从垂体瘤协作组开始，多科协作对医院和医疗系统都很有

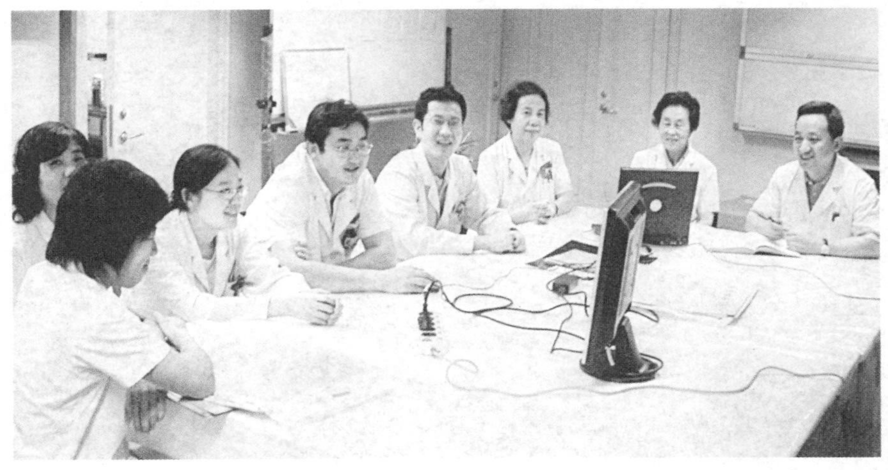

▲周觉初（右二）参加科室病例讨论

作用，因为各科联合讨论以后对病人很有利，后来我们又参加了肺癌协作组，每个礼拜有半天跟肺癌协作组一起讨论病例，是李龙芸教授组织的。她也挺让我感动的，她对病人非常负责，非常有耐心。小细胞肺癌是一种恶性程度高、预后特别不好的病，有一个小细胞肺癌的病人治疗后几年来找她，她就非常高兴地来告诉我“这个病人还活着，还来找我”，因为这个病对放疗很敏感，治疗效果挺好，她就特别高兴。

坚毅于心，投身放疗事业续星火

史：您作为一个女大夫，从事的又是放射治疗这样一个专业，您觉得有什么优势，又有什么困难之处吗？

周：我对放射治疗开始是一窍不通，所以就是服从分配，我觉得能分到协和是很不容易的，也是非常知足的。后来我们分来的女大夫有好

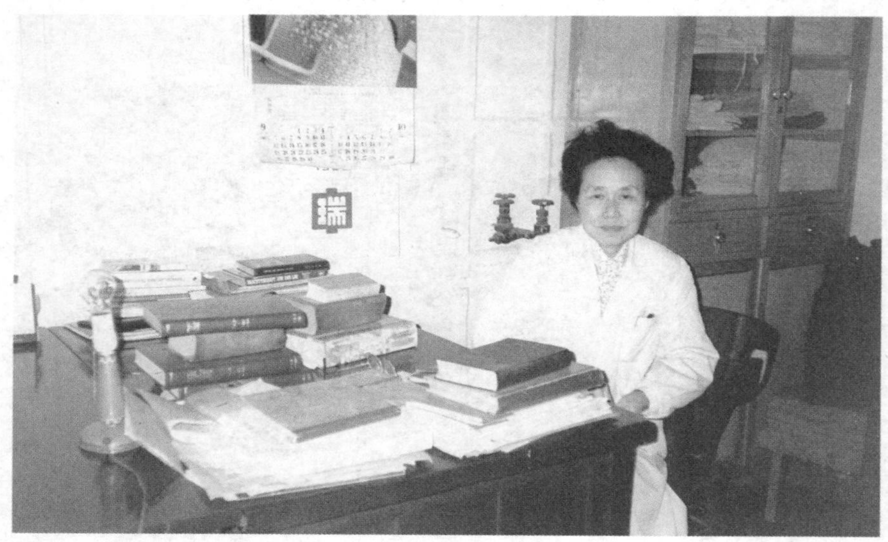

▲周觉初在办公室

几个都要先问，这个射线对我们有多大伤害、防护怎么样，因为我们的射线是深层的，比诊断的机器射线剂量高多了。问我这个问题的，我都谢谢您别来了，如果对放射治疗这么害怕，何必来呢？我们周围都是机房，我工作的地方原来就是一个放深层治疗机的屋子，我们看病人都是透过一个铅窗户，就是这样。可是我觉得我们医院的防护还是非常好的，最早的放钴–60 治疗机的房子，是用造城墙的砖盖的，里面都涂有钡水泥，后来有条件再装加速器，测量周围都没有什么射线的。

史：您在协和工作一辈子，协和对您最深的影响是什么？

周：最深的影响就是"严谨、求精、勤奋、奉献"这 8 个字。我对工作是比较严谨的，所以那时候我在医院里算有名的厉害主任吧，哈哈。我每天不到 7 点钟就到医院了，先做办公室的卫生，看看机器的运转情况，等同志们陆续来上班。我对下级要求比较高，要求严守岗位。比方不许迟到、早退，不能随便请假，当然特殊的情况除外，过年因为有时候也要开机器，我也要求他们尽量能早回来的就早回来。还有就是工作不能太计较，只要病人需要就得干。比方 20 世纪五六十年代，有

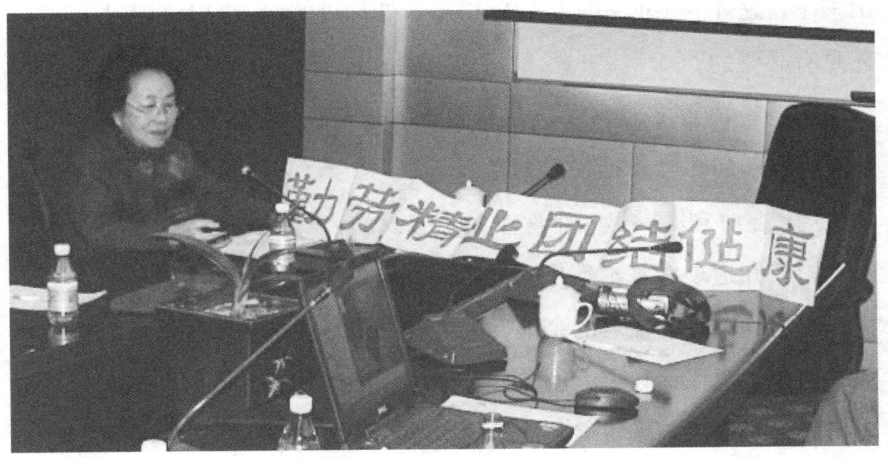

▲周觉初对年轻人的教诲

些病人出现皮肤反应破溃，需要换药，我们就自己换。自己洗消毒用具，技术员和大夫一起动手，再送到消毒室消毒。技术员不够时，我们都是大夫自己去开机器。不要太计较你的工作岗位，该上的我们就要上，该做的就要做，不要分工太细，希望大家能够一专多能。

史：您觉得这么多年的工作中有什么遗憾吗？

周：我最主要的就是看见晚期的放射反应，心里真是特别难受。因为那时候机器的条件不好，放射损伤的病人比较多。有一个上颌窦癌的病人，放疗以后好几年回来了，拿了一块下颌骨来找我，说你看把我这个骨头都烤坏了，那其实是死人的下颌骨，他自己的下颌骨已经烂掉了。唉呀，那时候我心里很难受。所以我有这么个习惯，就是每天回去我都要想想看过的、治疗过的病人，有什么问题没有。有一次，一个宫颈癌的病人大出血，我给她塞了两块纱布，她就回旅馆了。到下班的时候我突然想起，这个人的纱布是不是没取出来，如果烂在里头可怎么办。于是我们就赶快去找了这个人的随访卡片，幸亏有这个卡片，找到她住的地址，她的派出所，替我们把这个病人找到了，她说纱布已经取出来了，这才放下心。所以我觉得每天处理过的病人晚上回去考虑考虑还是有必要的。

史：您2009年获得了“协和杰出贡献奖”，在协和耕耘了一辈子，您想对协和的年轻人说点什么呢？

周：在协和医院做一个医生是不容易的，就是进这个门也不是很容易的，我知道现在基本都是博士后，我希望年轻人不要太计较个人的得失，在协和总是有发展的余地，因为有很多好的医生带领你，有好的环境，所以不要太计较个人的名誉、地位，该做什么你就做什么，好好地工作，为协和医院做贡献是值得的。

史：您对百年协和有什么寄语？对放疗科的发展有什么希望？

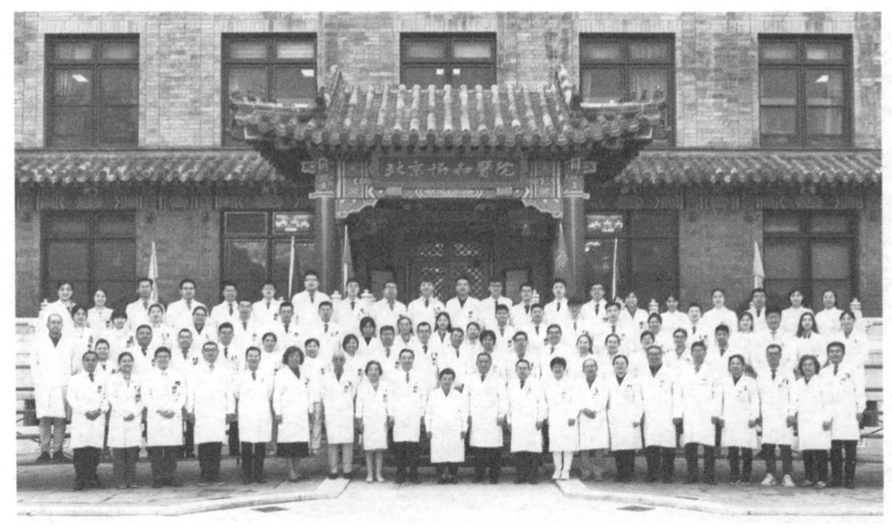

▲2021 年放疗科合影

周：我祝福协和医院发展得更好，希望它保持全国的综合医院的第一名。

对放疗科我当然就希望，在综合医院能起到一个旗帜作用。这也证实胡主任那时候的考虑，就是放疗在综合医院是可以发展起来的，而且能发展得很好，因为它有临床科室的配合。在我们条件这么好的一个综合医院，放射治疗是有必要的，因为肿瘤现在不像过去是一个少见病，现在是一个常见病、多发病，而且是一个很难治的病，就必须有各科的配合，所以我觉得放疗会起到很大的作用。

（本文内容节选自周觉初教授 1 次访谈记录，文中部分图片由周觉初提供。）

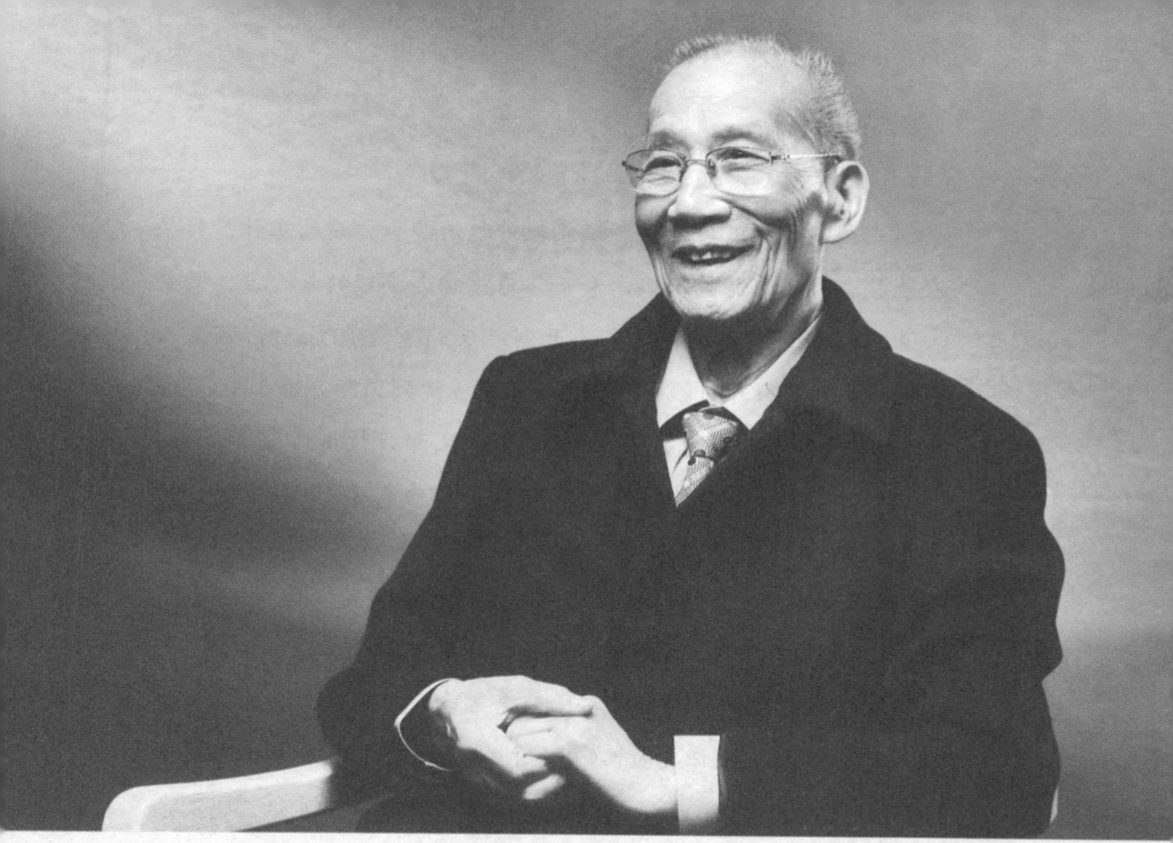

任祖渊

手术是技术也是艺术

任祖渊，1934 年 9 月出生于浙江东阳，著名神经外科专家，北京协和医院神经外科教授。1954 年考入上海第二医学院，1959 年毕业后分配至北京协和医院工作。1983 年赴澳大利亚访学 1 年半。1987—2000 年任北京协和医院神经外科主任，1991—2000 年任外科学系主任。

在国内最早开展现代经蝶显微外科治疗垂体瘤的工作，最早提出侵袭性垂体腺瘤的概念和垂体腺瘤综合病理的新分类，最早提出 ACTH 细胞增生的论点。开创或改进手术 10 余种，颈前入路 Cloward 显微外科治疗脊髓型颈椎病等达到国际先进水平。“经蝶切除垂体区微小肿瘤”获 1981 年卫生部科技进步奖二等奖；“激素分泌性垂体瘤的临床和基础研究”分别于 1991 年和 1992 年获卫生部和国家科技进步奖一等奖；国家“八五”攻关项目“高血压脑出血 CT 导向立体定位脑内血肿排空实验和临床研究”获 1997 年国家科委三等奖。

曾任中华医学会神经外科学分会常委、中华医学会北京分会神经外科学会副主任委员、《中华神经外科杂志》常务编委及十余种专业期刊编委。曾任国家科学技术奖励评审委员会、国家自然科学基金、原卫生部科学基金、中国卫生科技成果鉴定、国家医药管理局医疗器械评委和药审专家等评审专家。1992 年起享受国务院政府特殊津贴。2011 年获北京协和医院杰出贡献奖。2019 年获中华医学会神经外科学分会终身成就奖。

任祖渊教授访谈视频

口述：任祖渊

采访：王　晶

时间：2023 年 10 月 19 日、31 日

地点：北京某颐养中心

整理：王　晶

青葱少年结医缘

王晶（以下简称“王”）：请谈谈您小时候的家庭情况和读书经历。

任祖渊（以下简称“任”）：我籍贯是浙江省东阳县一个小乡村，叫渶塘村①。我们家里人很多，有十几个人，兄弟 5 个，我是老四，妹妹有 3 个，两个小的时候得了痢疾、霍乱这些传染病，夭折了。家里主要以农业为主，妈妈、奶奶她们养牛、养猪、养鸡，爸爸也做点小本生意。我们那边做生意比较活跃一点，什么合适就做什么生意。平时卖布，到杭州、金华去批发来再赶集零售；到秋天了去收火腿，做好放几

① 渶塘村的地名来源于泉多、塘多，村内水源洁净丰沛，自古以来酿酒和火腿业发达。

个月后拿到大城市去卖。我爸爸是勤劳的人，不然怎么维持我们一家子人的生计？

我们的爸爸妈妈是只要孩子愿意念书，一定供给，所以我们都是东阳中学①毕业。我们的姑姑是金华八婺女中②毕业的，高中毕业后一直当中学老师，她很鼓励我们读书。她的文化水平高一点，给我们5个兄弟取名，我们是“祖”字辈的，老大任祖藩，老二任祖汤，三哥任祖润，我是任祖渊，还有一个弟弟任祖源。

我小学头一两年是在村里念私塾，那时候村里有一个会教书的老师，后来到两里地外邻村的一个中心小学读到6年级。我们这些农村的孩子认真拼命念书，我初中考到了县城比较有名的浙江东阳中学，那是当地中学当中最好的。

后来我们那边解放了，解放军进来，我们还参加秧歌队。当时干部不够用，需要好大一批干部，我的初中同班同学有的就去当乡长了。我的三哥念了东阳中学高中，正好抗美援朝战争爆发，他报名当兵去了。我不参加那些，我就要学习，初中不够，还要接着念，后来去了杭州卫生学校③，卫生学校相当于高中，我们这一批共四五十人。

读卫生学校时大约是20世纪50年代初期，那时候国家正好在搞反

---

① 浙江省东阳中学创办于1912年，初名“东阳县立中学校”，1955年被教育部确认为国家级重点中学。

② 八婺女中于1925年为响应中共金华支部提出的“维护教育主权、男女平等”的主张而创办，这是金华第一所由共产党人倡办的女子中学，今金华四中的前身。

③ 前身为1925年创建的浙江省立女子产科学校，后历经浙江省立杭州高级医事职业学校、杭州卫生学校、杭州医学院（旧）、浙江省卫生学校、浙江医学高等专科学校等办学时期，2016年升格更名为杭州医学院，2019年由原杭州医学院和浙江省医学科学院合并组建为浙江医学高等专科学校。

细菌战[①]宣传，所以在防疫方面比较重视。政府请了好多教昆虫、寄生虫防治的大学老师，有来自浙江医学院的，兼做我们卫生学校的老师。公共卫生课的老师给一个手摇计算机，一个画图的板，教我们去测量、画设计图，设计建一个乡村的厕所。解剖、生化、物理这些学科都学了，所以有一点基础。

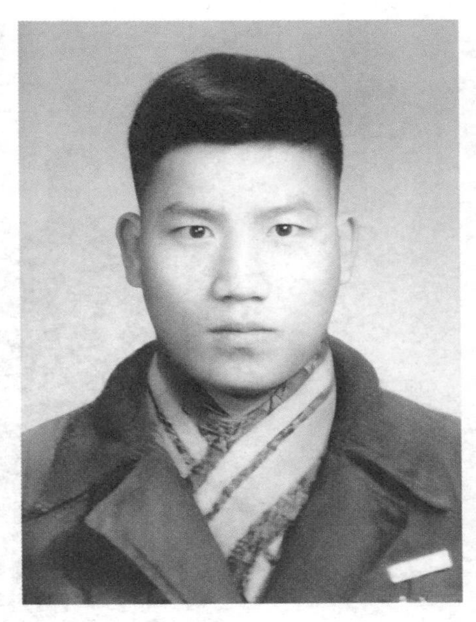
▲青年时期的任祖渊

毕业后是统一分配，我被分配到仙居县卫生院当干部，就做公共卫生。后来有个机会，跟医疗队到乡下去看病。再后来大学要扩招，一些高中毕业的、工作过的干部可以招考，我被选中了，当然很高兴。我们仙居是属于台州的一个县，要到宁波去集中统一考试。我就白天晚上连轴转，拼命复习功课，后来我考上了上海第二医学院。我是要么不做，只要做就认真做。

临床实践学真知

王：*您在读大学的时候有什么难忘经历吗？*

任：上二医那时候是打基础，外科学是苏联的教授教，有一个英语

① 20世纪50年代初期，美国在侵朝战争中对朝鲜和我国发动了细菌战争。为了粉碎细菌战，全国上下普遍开展了规模空前的爱国卫生运动，使新中国成立初期的人民卫生水平和健康水平都大为提高。

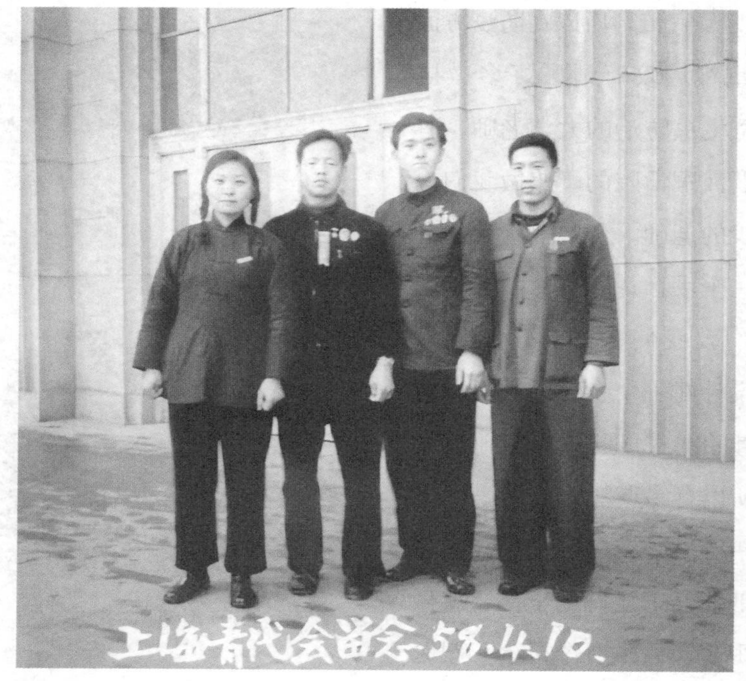

▲1958 年 4 月 10 日，任祖渊（右一）参加在上海举行的全国青年工人代表大会

老师是外科医生。化学、物理都要学的，大学物理课程我学起来比较吃力，但老师非常好，他帮助我，还借书给我看。我是 1956 年 7 月入党，后来还参加了全国青年工人代表大会。

我被分到广慈医院①实习，有一个邱财康②烧伤的病例我印象很

① 上海第二医学院的附属医院，瑞金医院的前身。

② 1958 年 5 月，上海第三钢铁厂炼钢工人邱财康因铁水溢出，全身 89.3% 面积的皮肤被烧伤，三度烧伤面积达 23%，广慈医院医疗组经半年时间的全力救治，将他从死亡线上救了回来，该例烧伤治疗达世界领先水平。后来，邱财康的事迹被改编成许多文学、影视作品并进入小学课本。

深，当时的住院大夫是陈德昌[①]，他后来也调到协和了。邱财康是钢铁工人，他全身被铁水烧伤，病情很危重。烧伤是专科，输血、输液、病情的观察等各方面都要细致。陈德昌是住院医师，上面还有经验比他好的主任医师，但他是第一线，几乎是天天要守在那儿，他得了解病情变化，汇报、讨论具体措施，这一系列的过程是很不容易的。全院都很重视这个病例，不只一次组织大会诊，也请过外院会诊，有什么事大家商量，不是轻易一两个人做决定。他们有一定的经验，但有些方法还要摸索，这就有讲究了，医学是个艺术，处理措施头两天用跟后两天用不一样的，看准了时机、方法对路了才行。他们这些处理方法确实有效，邱财康最终抢救成功了，这是很大的功劳。这件事在当时是很有名的，全国都有名，世界都有名。

王：您大学毕业之后如何到了协和？

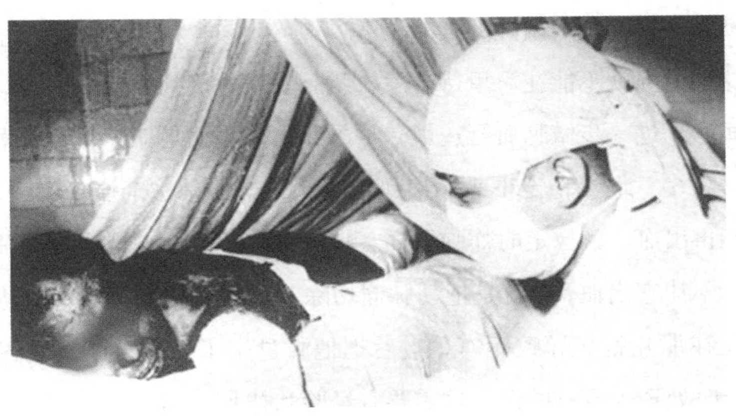

▲1958 年，陈德昌（右）在严重烧伤的钢铁工人邱财康（左）床旁（图片由陈德昌提供）

---

① 陈德昌（1932—2022 年），浙江定海人，著名重症医学专家，中国重症医学的开拓者，1983 年任北京协和医院加强医疗科首位主任。

任：我是大学毕业后分配到协和，那时候是从全国招学生到协和来做住院医师，协和有一套培训制度，要在各个科轮转，科室会根据学习的情况来具体安排。虽然学过医，但是看病人光是那点书本知识是不够的，所以来协和医院学习培训的，有山东、江苏、福建、浙江等几个省市的学生，都要重新学。

我到协和那会儿，曾宪九是我们外科的主任，他是对建设外科有很大功劳的元老，在他们那一辈里很有名的，我们就跟他学。

王：您在协和还有印象比较深刻的老师吗？

任：范度[①]大夫是带我的老师，对我挺好，借给我书，很细心地教我，他英语很好，告诉我要学好英语。他的夫人潘伱若大夫[②]也在我们医院，是儿科大夫。他有一次接待外宾后回去就头疼、恶心、想吐，我那时候做总住院医师，我们两家住得很近，就去给他会诊。我赶紧做一个腰椎穿刺，一针就见血，我们分析是脑动脉血管出血了，可能是动脉瘤，动脉瘤有的是很凶险的。

这种情况就不能在家里待着了，我赶紧把他接到医院里，转到神经外科病房，进一步做脑血管造影。片子照出来，就是动脉瘤。所幸他出血不是太多，慢慢稳定下来，出血也停止了，但是这个瘤子已经破了，还可能再出血，就像定时炸弹一样。那就要准备手术，把这个动脉瘤夹闭住，不让它出血；再就是把动脉瘤切除，出的血块要清除，血块如果一直压在那儿就会导致瘫痪。最后把他救过来了，我自己也觉得很高兴，及时处理了没有耽误，这需要有经验和技术。

王：请您谈一谈在国外学习的经历。

---

① 范度（1922—1969 年），江苏无锡人，神经外科学专家。

② 潘伱若（1921—2016 年），江苏苏州人，儿科学专家，北京协和医院儿科教授。

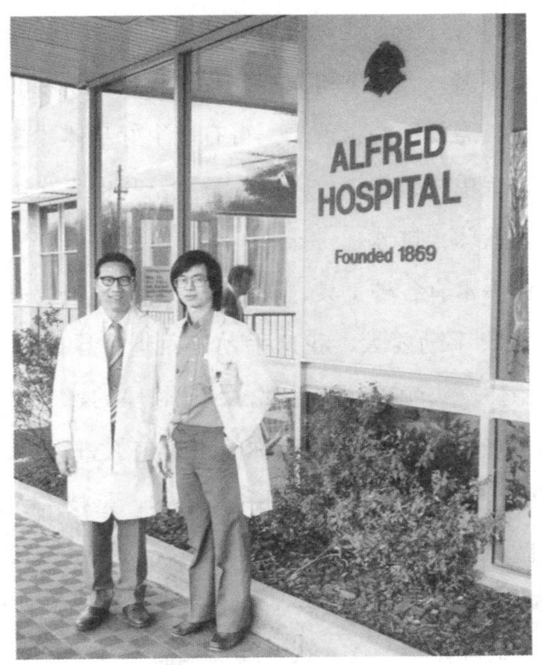

▲任祖渊（左）在澳大利亚 Alfred 医院访学

任：1983 年，我到澳大利亚进修学习神经外科，去了一年半，包括新南威尔士大学、悉尼大学、墨尔本大学等几个大学的附属医院。颅脑是很复杂的一个器官，颅脑外伤、脑出血、脑肿瘤等都可以通过神经外科手术来治疗。我们中国也能做这些手术，做法也大同小异，世界上都差不多的，只是设备、操作技术有一些区别，协和医院水平也比较高的。

精研手术如艺术

王：您当时是怎么选择神经外科这个专业的？

任：就因为这个专业好多细的工作，我一到神经外科，就下了决心学这个专业。外科有好多专业，骨科、泌尿外科、胃肠外科等，我看喜欢神经外科的人不多，大家觉得太难，我说我就要学难的。神经外科是比较精细的学科，需要细心、苦干，得有一个好身体才能坚持下来。我平时经常锻炼，练单杠、双杠、哑铃、举重。我也喜欢运动，在学校里就打太极拳，打篮球、排球。

我们现在做手术有各种工具，有凿子、锯子、咬骨钳等。颅骨很硬的，要把它咬断，手劲要大，我这手劲五六十公斤握力，我的手也不小，做手术能稳住。头颅后面枕骨部位是比较厚的，一般的咬骨钳咬不动，要用特殊的咬骨钳打开，好像你门不开怎么进得去拿东西？所以这是一种手术的艺术。我觉得神经外科是手术，是技术，也是艺术，挺有意思的，我做着也挺高兴。

王：我看到资料说您在国内最早开展现代经蝶显微外科治疗垂体瘤的工作，能给我们解释一下这具体是什么样的工作吗？

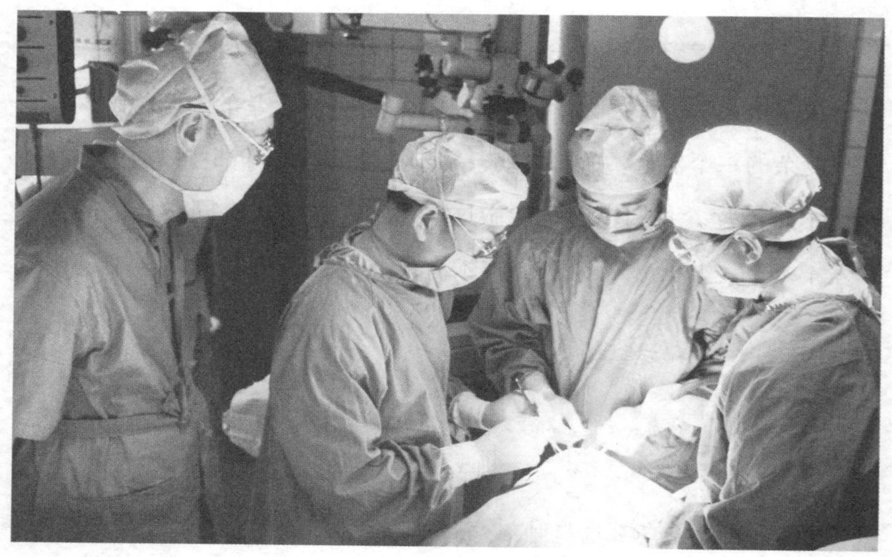

▲任祖渊（左二）在手术中

任：显微外科是进行精细手术的学科。有的器官很小也很重要，脑不是很大，就管整个全身。头颅深部都是比较小、比较狭窄的地方，有很重要的组织器官，视神经、眼球就在那儿，看得见、摸得着。耳朵看起来很小，有好多骨头在里面保护着。有一种在耳蜗里面的小瘤子叫作听神经瘤，“小螺丝”里面核心的部分，那种微小的瘤子只有两三毫米，要用小的器械，小的刮匙、小的剪刀，长把的，因为比较远嘛，通过手术间隙进去，这些器械都是特殊的细小的器械。

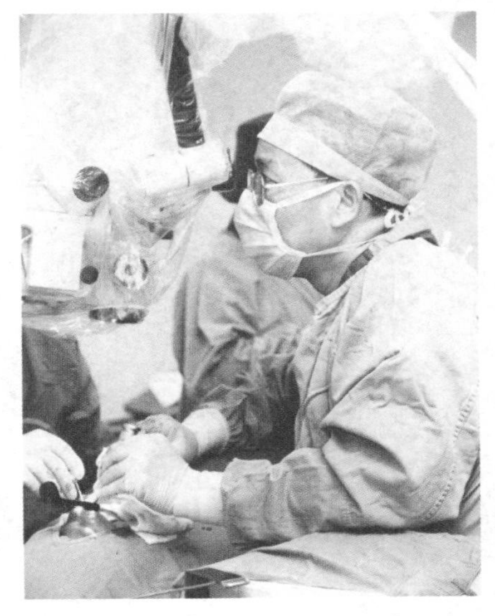

▲任祖渊在做显微神经外科手术

垂体瘤切除术原来最早是耳鼻喉科主任王直中①团队在做，从鼻子这里进入，我们主要是改进，从上唇那儿做②。

垂体也是一样，它有一个腔隙包围着，手术到那一步了才能够发现，要很细心。脑干里面也有很精细的神经系统，要看准了，不应该去的要保留，该切掉的要切掉，切掉一部分不至于影响生命，这都是很细致、很精巧的，所以这就是科学嘛！越小的地方越精细、复杂，解剖起来也越费功夫。

---

① 王直中（1927—2023 年），四川乐山人，著名耳鼻咽喉学专家，曾任北京协和医院耳鼻喉科主任。

② 1979 年 5 月，尹昭炎等在国内首先开展采用显微外科技术经口鼻蝶入路垂体腺瘤切除术，其后任祖渊等进一步改进了手术器械并完善了手术。

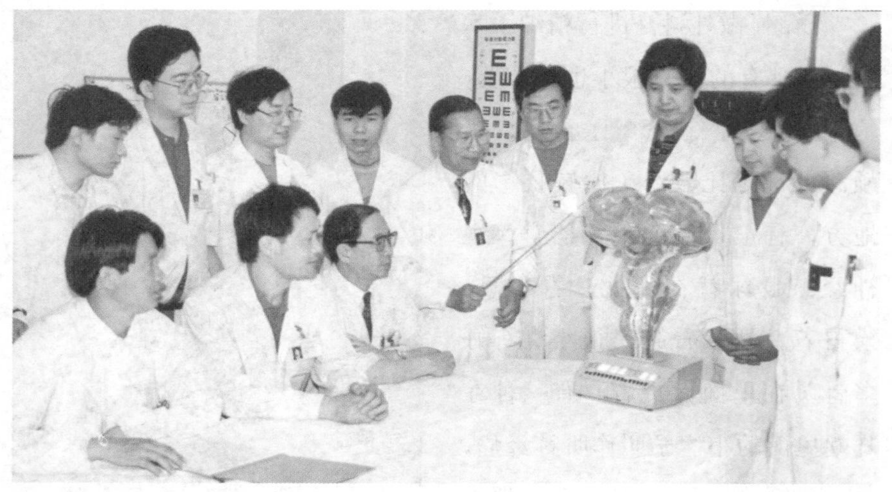

▲任祖渊进行神经系统教学

如履薄冰为病人

王：在您几十年的从医生涯中，有什么经验分享？

任：每个人经历不一样，经验也不一样。有人善于总结，比如这个药什么时候该用了，提前还是晚一点好？静脉给药还是肌肉注射？静脉给药怎么给，要注意一些什么事？这都是细节的问题。用药以后要有连续性的观察，看有什么反应。所以这是一系列的工作，除了一般规律，还有特殊变化，有变化就要积极处理，错过这个机会效果就不一样了。这就需要关心病人，作为大夫得了解情况，才能根据变化去处理，要盯住病人，看问题才看得准。

像我们给颅脑动手术，如果有问题都是大问题，容不得错过机会。用同样的方法手术，为什么一个好，一个就差了？这就需要把握时机、方法，需要有经验。但是真正的机会不是那么容易把握的，手术什么时候做合适呢？关于这一点，我有一个印象深刻的病例。

一个6岁左右的小女孩脑出血，我跟一个年轻的女大夫一个组，本来决定下礼拜就做手术，大夫也同意，家属也签字了。但我看了有一个手术器械不是太好，出血了怎么办，发生危险了怎么办？我再三考虑是不是一定要现在做？但是长期等是不行的，改日子也许要出现问题，所以我就翻来覆去也没睡好觉，后来我到图书馆翻翻书，决定还是不要太盲目手术了。时机的问题要慎重一点，准备得充分一点。

我下定了决心，就很坦白地跟家属交代，我说我们竭尽全力来治是没有问题，但不要急于做手术，关键是止血设备的问题，万一发生意外，一出血止不住，你干着急。谈了以后她妈妈就哭了，家里就这一个宝贝，不敢下决断。她回去再商量，后来同意了我的意见。

最后手术很顺利，没有发生问题，尤其设备全了，也没有出血。那

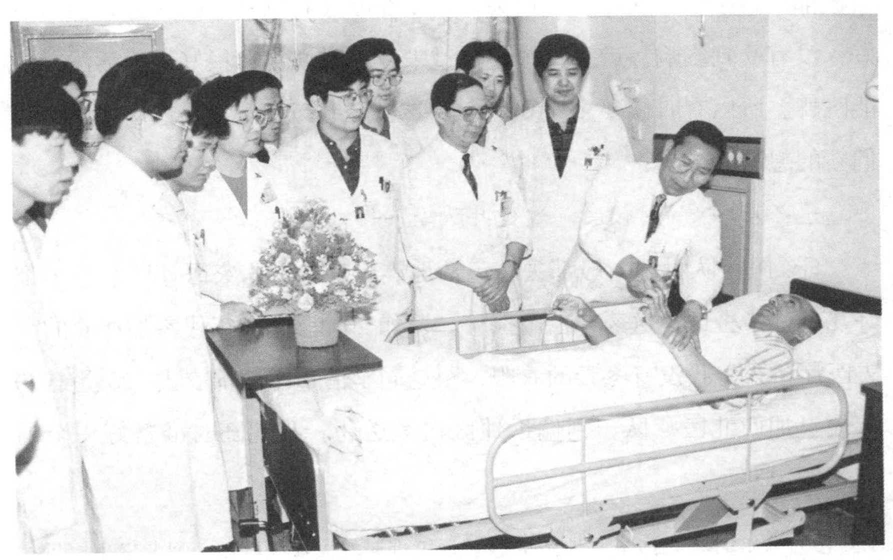

▲任祖渊（站立者右一）在神经外科查房时为病人查体

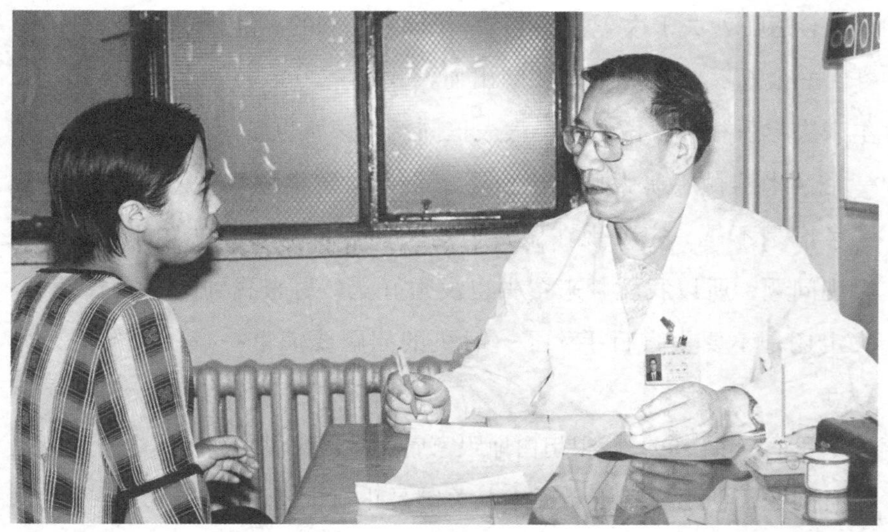

▲任祖渊（右）在门诊与病人交流

是一个先天畸形的动脉瘤，很小的血管里面长的，我在显微镜下操作，器械都是微小的，从鼻腔里进去，病变在颅底右侧右眼的底部，视力也好，没有受到影响。后来这个小孩过来复查时恢复得很好，很活泼，还能跳舞。所以有时候要多反复思考，要坦率地交代清楚，让病人知道我们新的想法。

王：您年轻的时候参加过医疗队吗？

任：医疗队我们一般都去，包括地震医疗队、水灾医疗队，一去都好几个月，去送医送药，上门探访。比如20世纪60年代参加河北的水灾医疗队①，我没有冬天的衣服，跟老同学借了旧的棉衣去。20世纪70年代参加西北医疗队，到偏远地区送医送药。我们随时准备好一个铺

① 1963年8月，我国华北地区遭遇了百年难遇的大规模降雨，河北发生罕见洪灾，2200万人受灾。

盖，当天很早就要出发，到甘肃敦煌县去了整整一年。西北医疗队一批有好几百人，我是队长，刘轩亭①是书记。朱预大夫比我早一期，是第8批，我是第9批。那边条件艰苦，连井水也是苦的，只有下雨的时候积一点水能喝。

合作创新促发展

王：您参与的激素分泌性垂体瘤的研究曾经获得国家科技进步一等奖，请谈谈这项研究。

任：这个项目由内分泌科史轶蘩大夫牵头，我们一起合作。多科性的研究必须是合作的，单科发挥各自的特长。外科方面由我们做

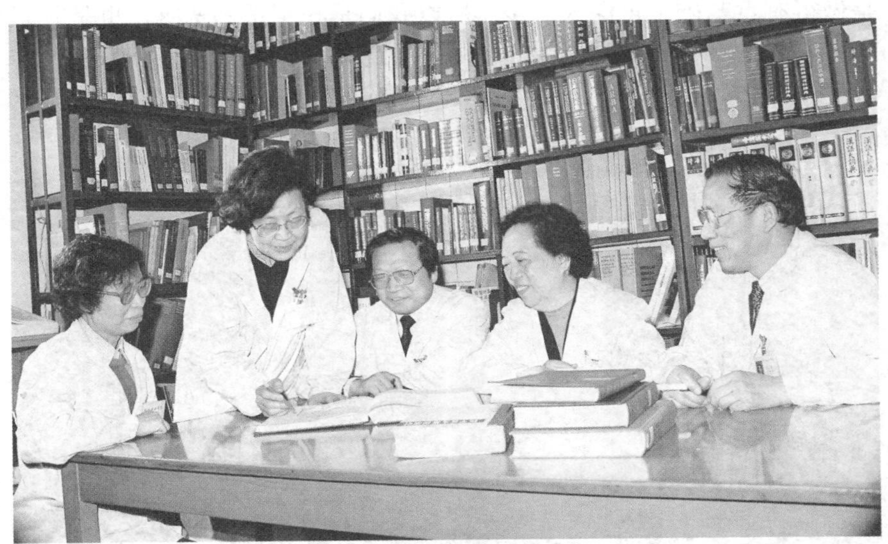

▲激素分泌性垂体瘤课题组部分成员在讨论病例，左起：邓洁英、史轶蘩、陆召麟、劳远琇、任祖渊

① 刘轩亭（1920—2024年），山东莱芜人，曾任解放军总医院院长、政委。

手术，因为内分泌腺很小一点点组织，管全身的代谢，这是很精细的。内分泌外科学是能够通过外科解除内分泌腺的问题，有的是压迫、有的是破坏。有的压迫问题解除后能恢复一部分功能，有的也不能恢复，那是因为各个病种不一样，瘤子的形成原因也不一样，不能一概而论。所以说内科、外科双方要合作的，孤立地干都完成不了大任务。

王：您觉得搞临床、做科研之间有什么关系？

任：临床和科研的关系是很密切的，要做好临床，不做科研不行的。在协和医院做外科大夫也要做点研究工作，科研是比较难的，要做科研就要有创新的问题。当然在过去，别人做过的让我得到一个启发、有一个新的发现，那是值得去做的。但是要从头开始做不容易，都是做得有点基础了再深入一步。所以我们是一辈帮一辈嘛，也是尹昭

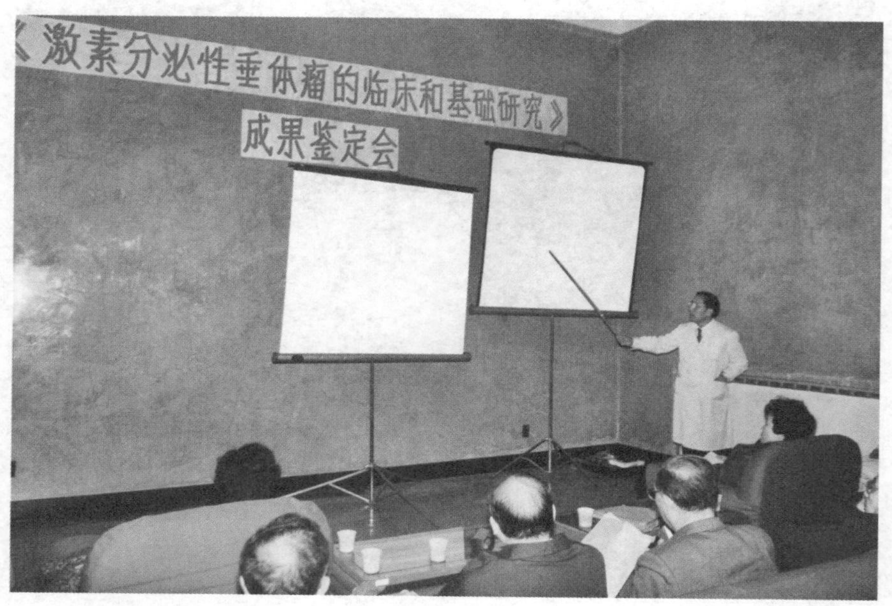

▲任祖渊在《激素分泌性垂体瘤的临床和基础研究》成果鉴定会上作汇报

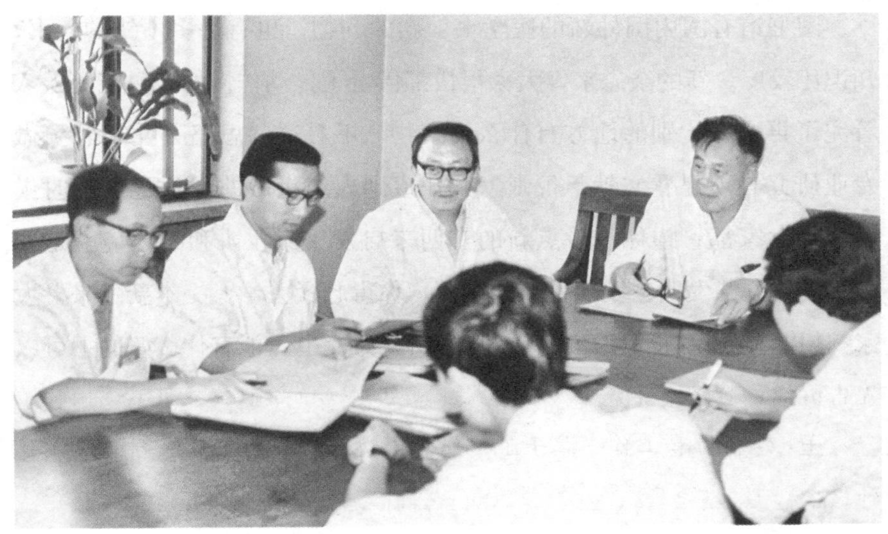

▲1984 年，神经外科病例讨论会，后排左起：苏长保、任祖渊、尹昭炎、王维钧

炎[1]教授、王维钧[2]教授他们帮助我。但是你必须得要有一些新的东西，或者改进也行，原封不动那是不行的。你干工作一辈子，不做一点新东西？

王：您在工作生涯中开创或改进手术达十余种，是怎样发现哪里需要创新的？

任：你去做了就有发现了。另外去看杂志、看报道，这些都要去图书馆，所以说图书馆是协和的一个“宝”嘛。时不时地到图书馆去，肯定有收获。还要结合自己的工作，一个工作做深了以后就是这样，你了解病人，才知道能做一些什么，应该做一些什么。

---

① 尹昭炎（1922—2008 年），河北武安人，神经外科学专家，北京协和医院神经外科教授。

② 王维钧（1924—2017 年），辽宁北镇人，神经外科学专家，北京协和医院神经外科教授。

图书馆有国内国外新的医学书、新的刊物，也有好多不错的老书，知识比较广。新的杂志来，大家很快都借走了，动作慢的人只能等人家看完了再去看。别的地方有什么新事物，不看这些思路哪儿来？要做专业研究必须得看文献，否则怎么知道别人怎么做的？讨论会的时候发言，大家都希望你有一点新的东西来启发大家。协和的环境就是这样，谁在哪儿发明、发现了新的东西，你得赶紧去看，一本新书来，大家都想看。所以你得跟图书馆的管理员打好交道，他有什么好的书可以先告诉你。

王：您在协和工作一辈子了，您觉得协和给您打下最深刻的烙印是什么？

任：当然是协和医院的传统了，协和有协和的特点，我觉得协和的条件还是比较全面的。我是想好好在协和把工作做好。我学习是努力

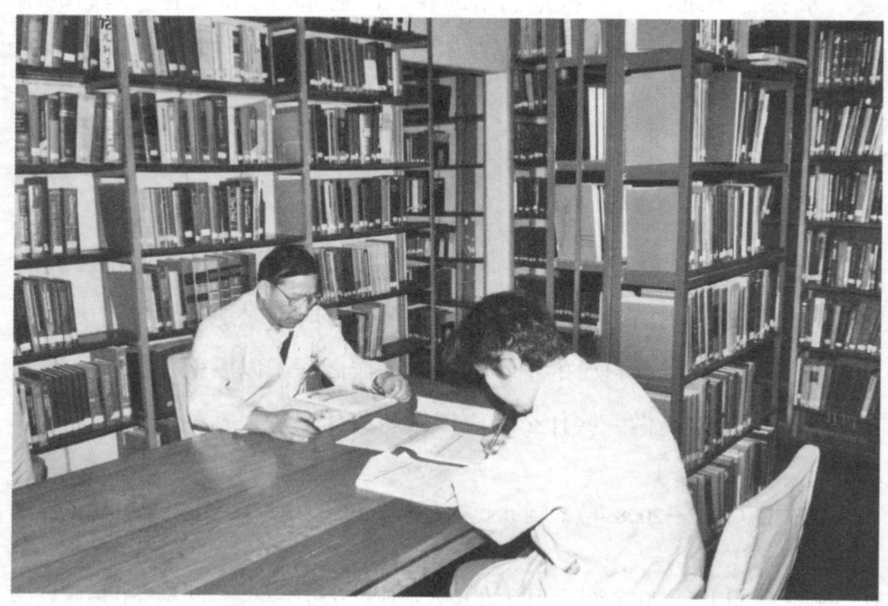

▲任祖渊（左）在图书馆查阅资料

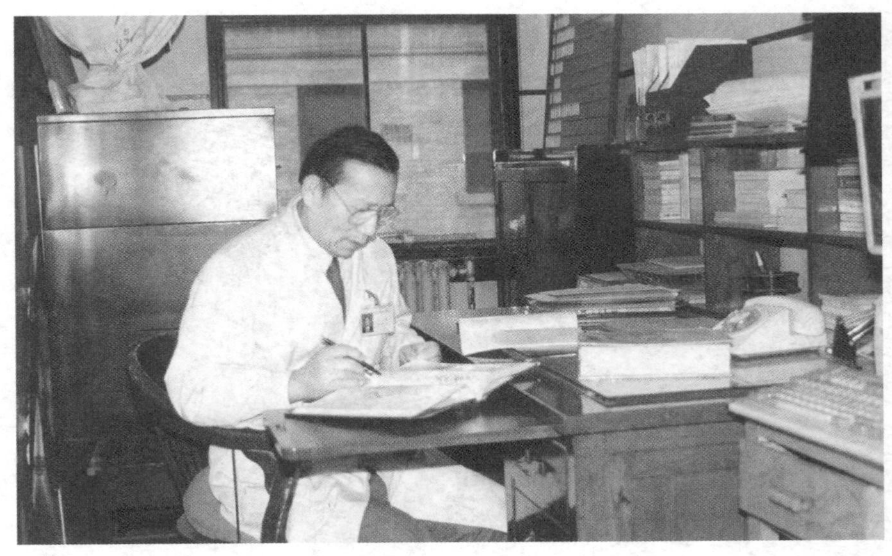

▲任祖渊在办公室工作

的，工作也顺利，这是组织培养的结果。

王：您觉得怎样是一个合格的协和人？

任：这有不同的标准，首先是把本职工作做好，然后去发展协和。协和应该要发展，要跟得上世界的形势，那大家得要努力，不是过一天算一天。现在要强调研究，吃老本是不行的。

王：您对年轻的协和人有什么嘱托？

任：希望他们努力超过我们，因为时代在发展嘛，不进则退。不能现在觉得还不错就沾沾自喜，协和作为一个集体应该要发展、要进步，所以我很同意现在院领导的主张，注重创新、鼓励创新。

王：您对未来的协和有什么期望？

任：应该更进一步吧，那就得要努力了，要靠大家的努力，全院上下共同的努力，现在别人也进步得挺快，新的一代更要努力才行。

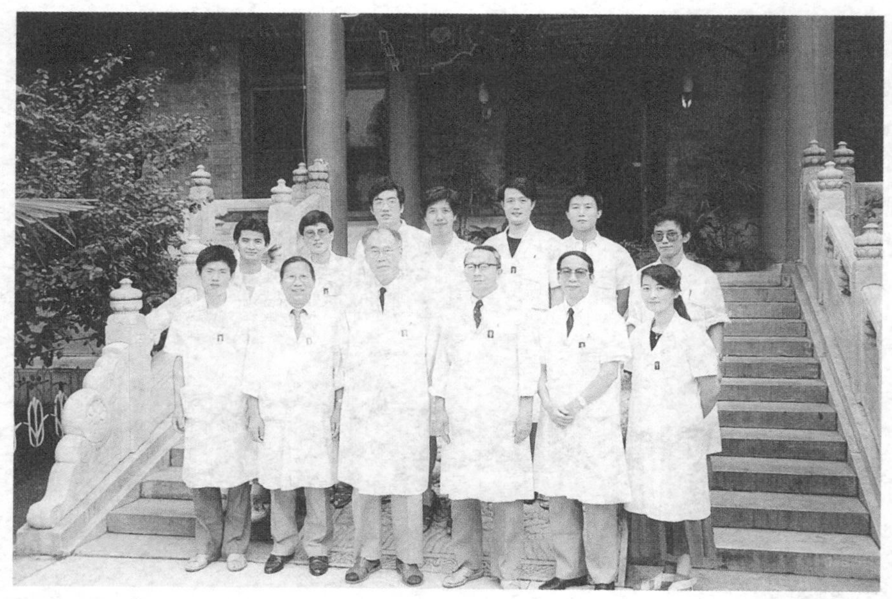

▲1991 年 9 月，协和神经外科合影，前排左起：崔建文、任祖渊、王维钧、尹昭炎、苏长保、郭兰君；后排左起：陈黎阳、杨义、马文斌、王任直、徐林、任宇波、高禄斌

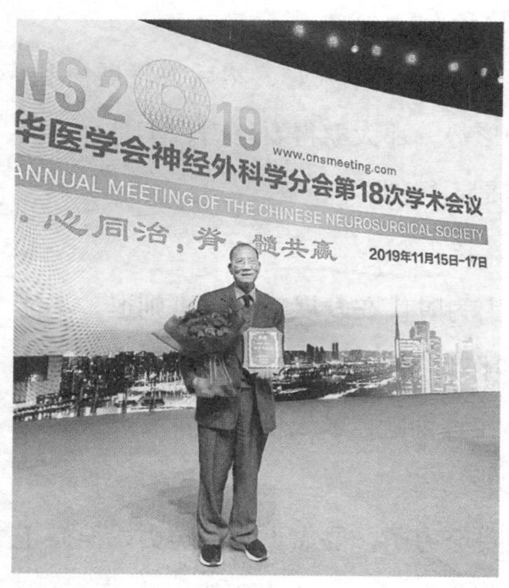

▲2019 年，任祖渊荣获中华医学会神经外科学分会终身成就奖

（本文内容节选自任祖渊教授 2 次访谈记录，文中部分图片由任祖渊提供。）

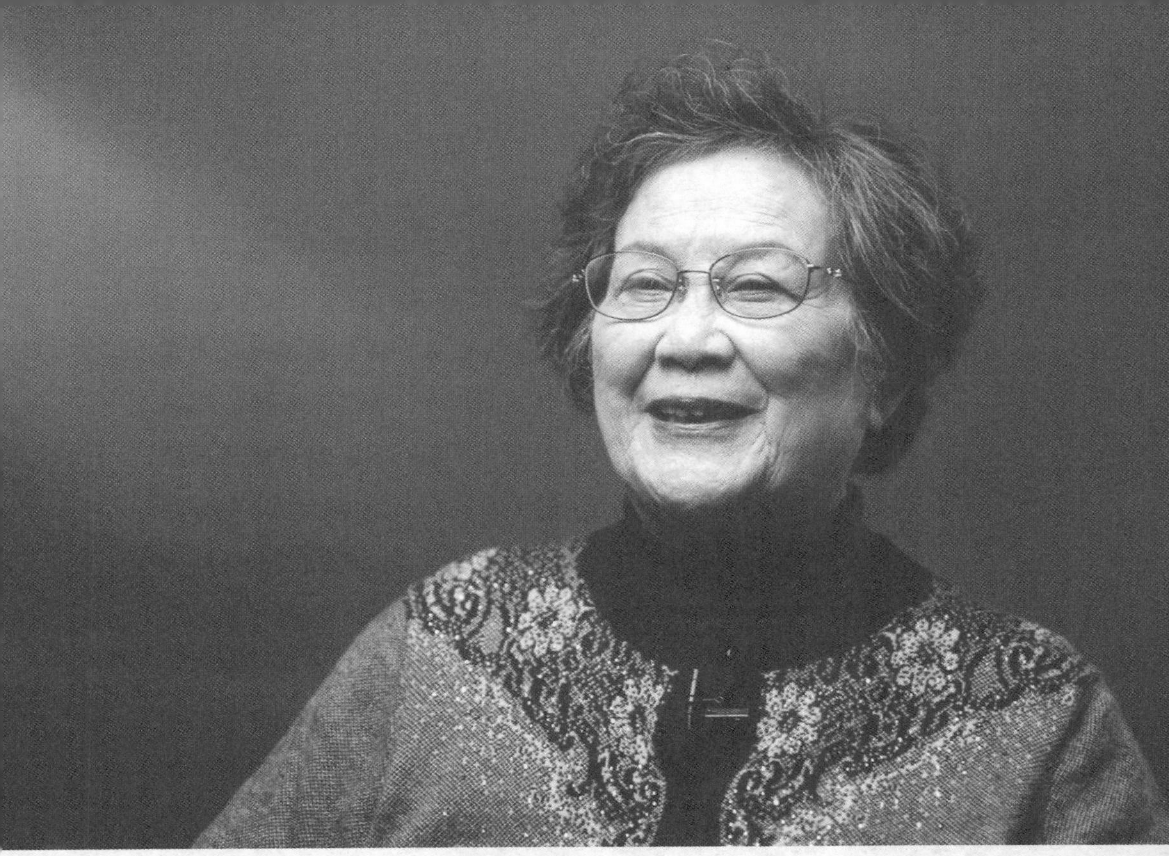

徐景蓁

当医生有说不出的快乐

徐景蓁，1935 年 2 月 8 日出生于上海，祖籍江苏昆山，著名儿科学专家，北京协和医院儿科教授。1952 年考入北京大学医学院医预系，1953 年转入北京医学院医疗系。1957 年毕业后分配至大连医学院附属妇婴分院工作；1968 年调入北京市第一医院；1970—1979 年支援甘肃；1979 年起在北京协和医院儿科工作；

1984—1985年赴美国纽约哥伦比亚大学医学院进修新生儿及新生儿重症监护；1985—1991年任儿科副主任。

中国早期新生儿专家之一，在新生儿重症监护、早产儿营养、新生儿黄疸等领域，引进新技术新理念，开展深入研究，“新生儿窒息病因、预防及治疗的研究”和“中国15城市不同胎龄新生儿体格发育调查”分别于1990年和1991年获卫生部科学技术进步三等奖。担任国家评估员，为推进爱婴医院建设和母乳喂养作出重要贡献。积极促进产儿合作和围产保健，曾任中华医学会围产医学分会委员、常委、副主任委员，《中华围产医学杂志》、《新生儿科杂志》（现《中华新生儿科杂志》）编委。1993年起享受国务院政府特殊津贴。2016年获北京协和医院杰出贡献奖。

徐景蓁教授访谈视频

口述：徐景蓁

采访：傅谭娉

时间：2023 年 10 月 25 日

地点：北京·徐景蓁教授家中

整理：傅谭娉

从事医学、从事儿科

傅谭娉（以下简称“傅”）：请您做自我介绍。

徐景蓁（以下简称“徐”）：我叫徐景蓁，是一名儿科大夫，现在 88 岁、奔 89 岁了。我不是从协和毕业，也不是毕业后就分配到协和工作的。我是在 1979 年进入到协和医院的。

傅：您如何确立的从医志向？

徐：我选择学医主要是受到我的母亲的影响。她做护士的整个过程，对我来说影响很大。她曾两次在北京协和医院工作，第一次是年轻时从道济医院[①]护士学校毕业后在协和工作，第二次是 20 世纪 50 年代

① 道济医院，今北京市第六医院前身。

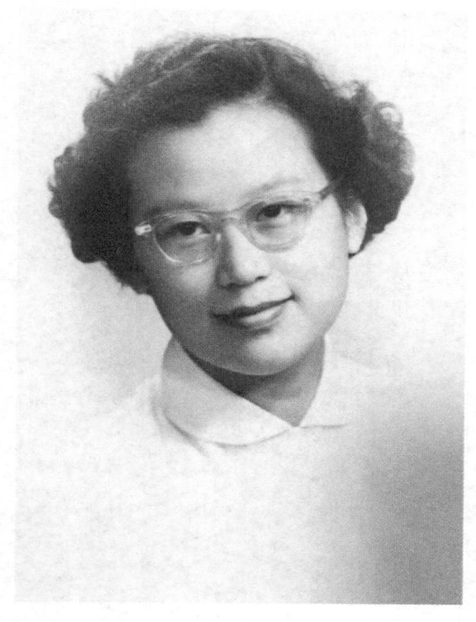
▲青年时期的徐景蓁

从上海回到北京后在协和工作。

此外，我们家也有多人学医。我的两个姑父牛惠生①、曹晨涛②都是医生。大姑父牛惠生是骨科的，他与兄弟牛惠霖③创建了上海骨科医院④，我小的时候母亲在这里当过护士长。小姑父曹晨涛是泌尿外科大夫，他也在协和工作过，后来去了上海，1953年后去了西安，到第四军医大学从医执教。

傅：您如何走上儿科专业方向？

徐：我1952年考入北京大学医学院医预系学习，1957年毕业。当时学医并不分专业。有次，卫生部部长李德全到学校做动员，说中国人口中三分之一是孩子，所以医学院毕业生中应该有三分之一的人要分配到小儿科。于是，1957年我们班三分之一的同学进入儿童医院实习，

① 牛惠生（1892—1937年），上海人，骨科学家。1918年8月至1920年4月任协和医学堂（北京协和医院前身）骨科医生。曾任中国红十字会总医院（今复旦大学附属华山医院）外科主任、中山医院（今复旦大学附属中山医院）院长等职。

② 曹晨涛（1893—1971年），上海人，泌尿外科学家。1921年至1929年在北京协和医院外科工作。1929年至1930年任南京中央医院副院长及外科主任。1953年参加革命工作，任第四军医大学第一附属医院泌尿外科主任。

③ 牛惠霖（1889—1937年），上海人，医学科学家。曾任仁济医院副院长兼外科主任、中国红十字会总医院院长、圣约翰大学医学院教授、中华医学会会长等职。

④ 上海骨科医院为1928年牛惠霖、牛惠生兄弟在上海创办的私立骨科专科医院。

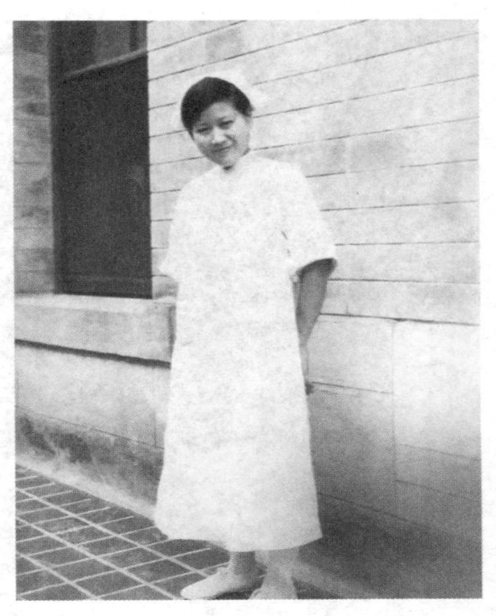
▲徐景蓁的母亲隋宝琴年轻时在协和医院留影

在儿外、儿内、小儿耳鼻喉科、小儿眼科、小儿皮肤科等所有科室轮转，确立了儿科的方向。

毕业的时候，全国都缺儿科大夫，我们被补充到全国各个医学院和附属医院。我服从分配，到大连医学院附属妇婴医院工作了十年。

大连医学院是一所新建的医学院。国家从上海调去许多好医生支援，其中最有名的是沈其震[①]教授。他是大连医学院第一批教授、第一任院长。当时，大连医学院几乎所有科室的带头人都是上海去的，青年医生培养模式基

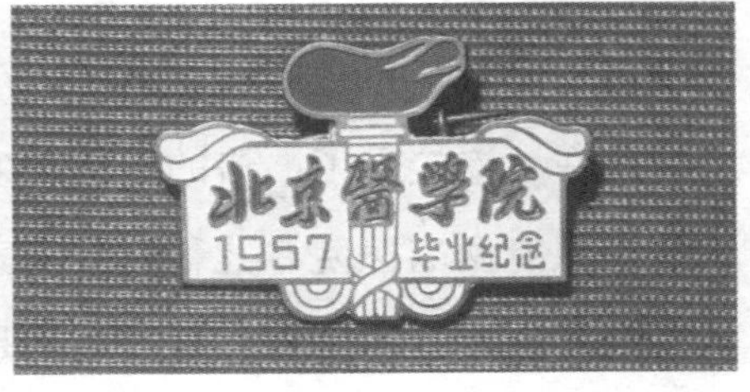

▲左：徐景蓁荣获的北医三好学生荣誉徽章；右：1957 届北医毕业纪念徽章

① 沈其震（1906—1993 年），湖南长沙人，著名医学教育家、医学科学家，人民军队和新中国医药卫生事业奠基人之一。1945 年任中共中央军委总卫生部第一副部长。1949 年任大连大学医学院院长，1950 年大连医学院独立，任院长。1952 年任中央卫生研究院院长，1956 年中央卫生研究院更名为中国医学科学院，沈其震担任第一任院长。

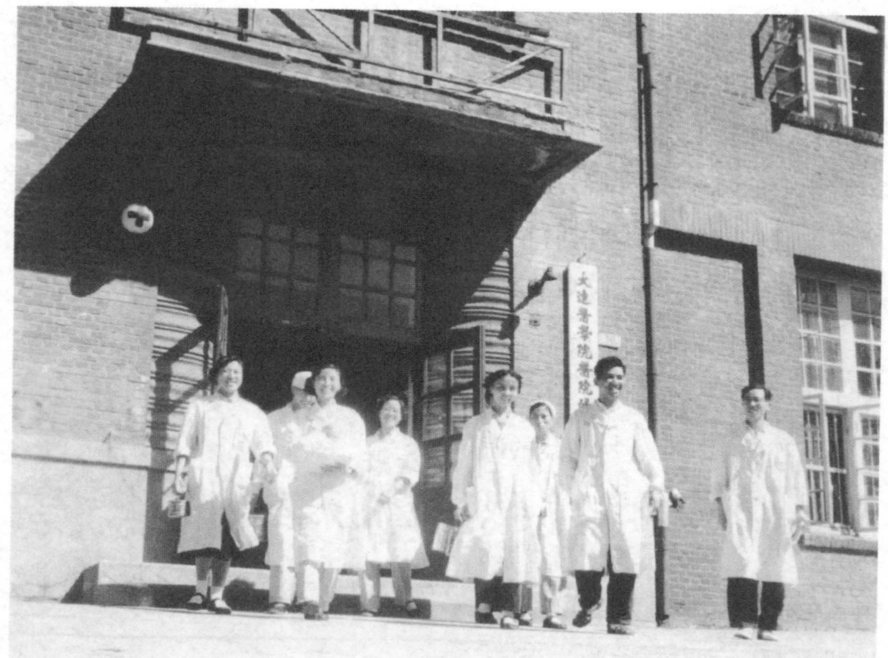

▲徐景蓁（右五）在大连医学院附属妇婴医院工作时留影

本上也是按上海的模式在培养。

我在大连接受了严格的培训，度过了住院医及住院总生涯。当时大连市只有两家医院有儿科，另一家是大连儿童医院。病人流水非常大。病种主要是传染病，夏天多半是痢疾，到了冬天就是流脑，都是很重的病人。我管病房的时候，一个人要管 7—8 张床，值夜班的时候要管 20—40 张床。你的床位，病人永远是你负责。做总住院医的时候，住在医院里面，随叫随到。这样高强度的培训帮我打下了扎实的基本功。

傅：在大连工作十年之后，您又辗转去了西北，请您谈谈在西北工作的经历。

徐：我的爱人是国家派去苏联留学的。1962年他回国后在北京工作，我们一直两地分居，希望能够调到一起工作生活。当时是对调，1968年，有一位现役军人家属需要从北京调到大连，所以我能够从大连调回北京。1968年4月，我调回北京市第一医院①，当儿科大夫。但没在北京待熟，就奔到了西北。

1970年，根据毛主席的“六二六”指示，北京市属的10家医院，包括1个护校，全部人员、家属、设备搬到河西走廊，成立不同的医院。一是出于西北地区人民医疗的需要，二是有着更重要的加强三线建设的国家战略意义。

拥有200张病床、350多名医护人员的北京市第一医院下放武威地区后一分为二，一半在乌鞘岭以北，一半在乌鞘岭以南。我们这一支在离兰州大概100多公里的永登县成立了新的医院。当时各科人手都不

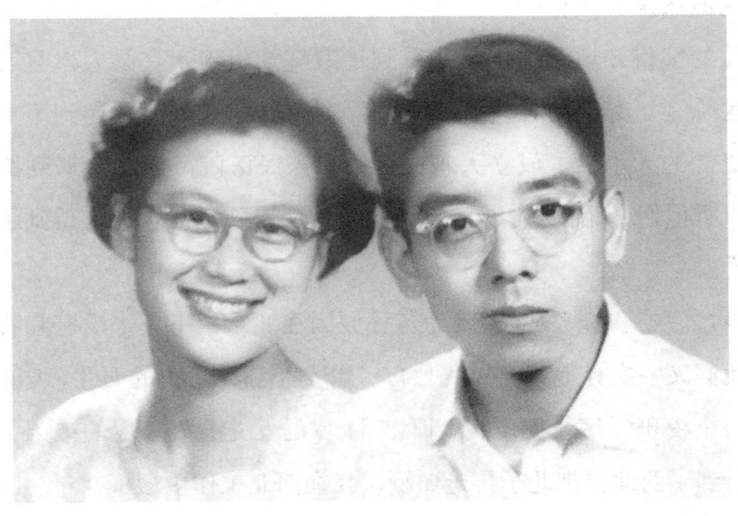

▲徐景蓁与爱人李甡

① 北京市第一医院，1970年迁往甘肃。

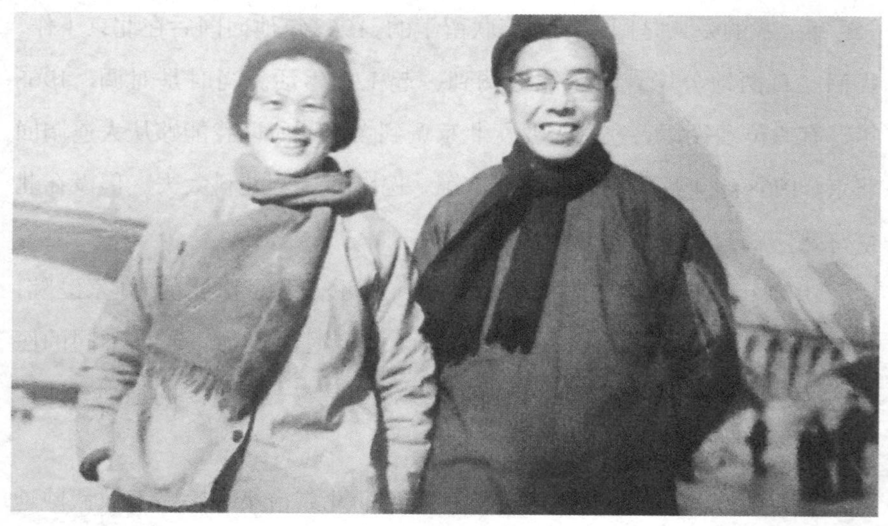

▲徐景蓁爱人李甡赴西北探望她

够，我虽然是看儿科的，但到值班的时候，病房里所有的病人包括内外妇儿的都得知道，这也使我得到了锻炼。由于永登县人口只有 2 万人，医院有 2 家，在向卫生部汇报后，1973 年 8 月医院迁到了更需要医疗资源的天水县，成立天水地区第二人民医院。后来我遇到原来的同事，听他们介绍永登县已经达到 20 万人口，医疗水平也得到了明显的提升。

“六二六”时期我爱人因为各种原因在北京留下了，没有和我一起走，我们又一次异地分离。我独自带着女儿和儿子去的西北。当时每 3 天值一个夜班，每逢夜班我就叮嘱 11 岁的女儿看好 3 岁的弟弟。后来我母亲到了西北，把儿子接走照顾。我在西北工作生活了 9 年。因夫妻异地，1979 年终于调回北京，一家团聚。

成为“协和人”

傅：您怎么到协和工作的？

徐：我调回北京后，有两个选择，一是去医科院情报所[①]工作，二是去北京协和医院儿科工作。我还是愿意做临床，所以选择了协和儿科。

协和儿科曾外迁，当时医院只在外宾医疗部有儿科门诊、急诊和住院，地点位于东单三条儿童医院。我刚到协和后，先在外宾病房、外宾门诊工作了一年半。我感到在协和这个大家庭里，每个人都非常珍惜协

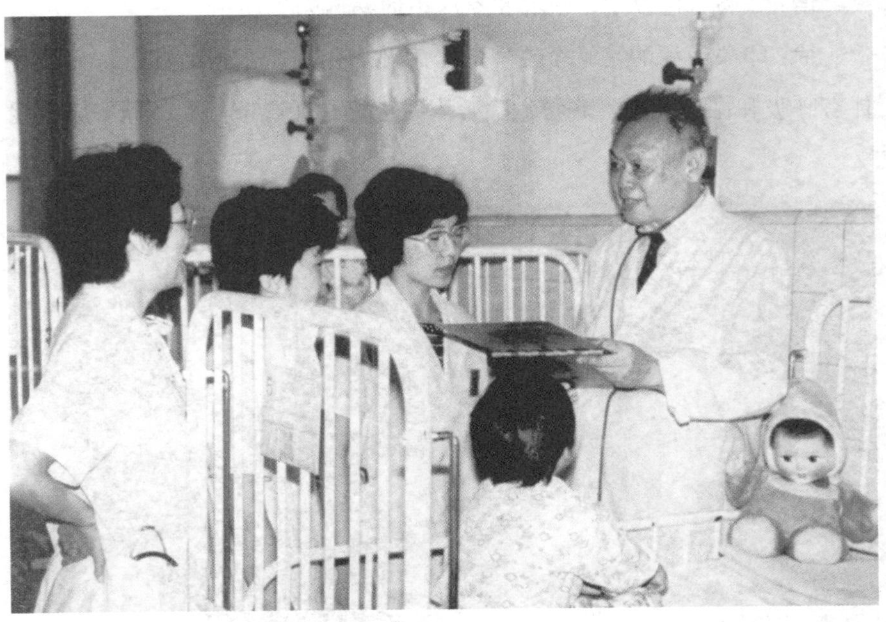

▲周华康教授查房，左一为徐景蓁

① 今中国医学科学院医学信息研究所。

和的身份和声誉。我虽然不是协和医学院毕业的，又是“半路”加入的，但我要努力成为一名“协和人”。人家做五分努力，我必须八分努力，一定得把自己缺失的补上，这就是我对自己的要求。

儿科主任周华康教授了解到我原来外语学的是英文，就鼓励我把英文拣起来，并想了各种方法培养我们的英文水平。他先发给我一个儿科常见疾病英文单词小册子背诵。交班时，他要求我们用英文汇报当天收的病人或者病房的情况。后来我英文能力逐渐提高，可以不需要翻译自如地和外宾交流了。周教授又鼓励我编写儿科常见疾病的英文问答，还培养我参与跟病案科合作的中英文疾病诊断目录的编制和翻译工作，给我很大帮助和提高。

傅：在临床诊疗中，您有印象深刻的病例吗？

徐：印象最深的是一个 1 岁的小患儿，他患严重败血症、毒血症并伴有呼吸和循环衰竭，非常危险。当时正好是在春节假期，周华康教授

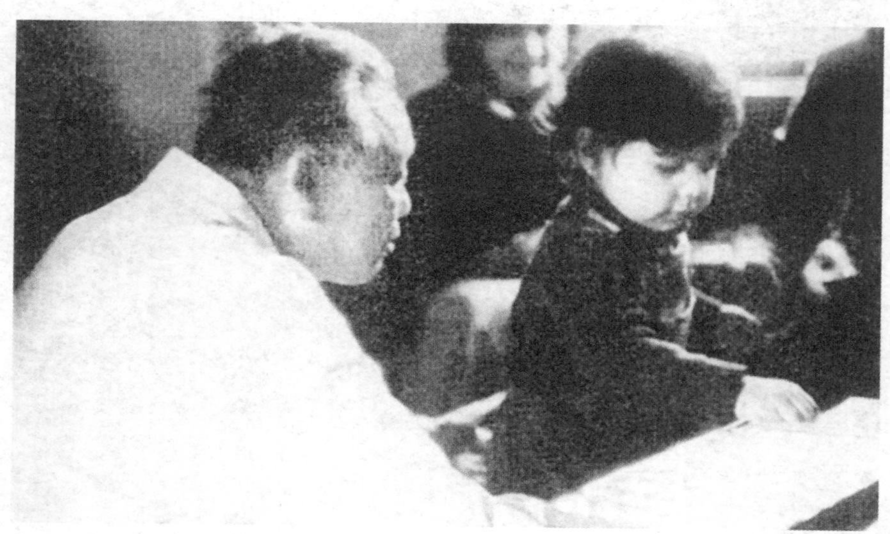

▲周华康教授与康复后的患儿做游戏

组织全体医护，我们轮流守在孩子身边观察病情，积极抢救。周大夫每天早上 7:30 准时到病房，讨论病情，指导方案。这个孩子需要呼吸机，医院没有设备，我们从儿研所借来。周大夫非常谦虚地学习呼吸机的使用，应用在这个孩子身上，孩子最后被抢救成功，完全恢复了健康。

外宾患者出院时，需要写中英文病例摘要。周华康教授亲自写了这个患儿的病例介绍。他对病程的描述，没有多、没有少，恰如其分，挑不出任何毛病，我看了感到非常佩服，曾多年珍藏着他的手稿。

傅：协和新生儿专业是如何建立和发展起来的？

徐：当时全国每年分娩 2000 万新生儿，这是一个巨大的数量。有些新生儿不是不可以救活的，（之所以没有救活）是因为当时我们不了解、不掌握这些技术。

新生儿是一个新的专业方向，协和儿科积极派人出国学习。先是赵

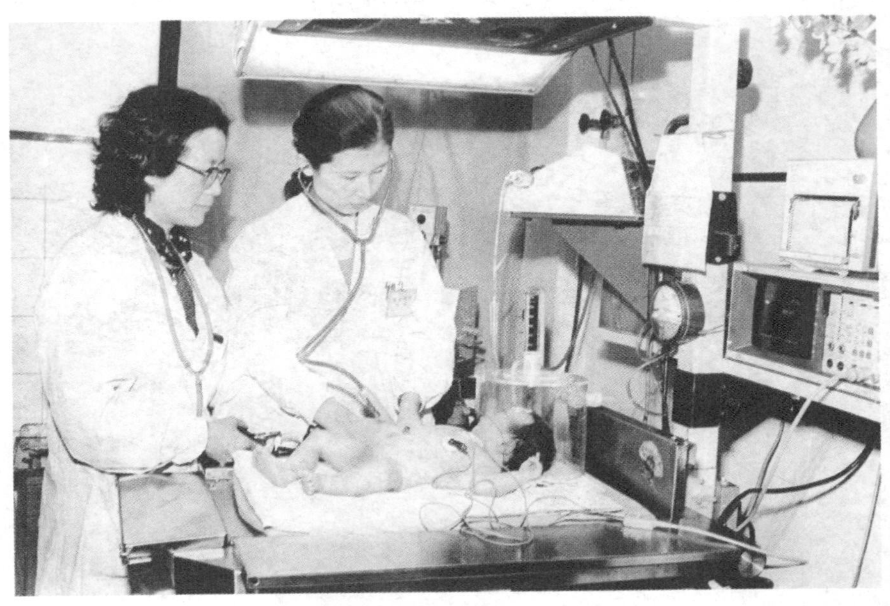

▲徐景蓁（左）与住院大夫苏英（右）医治新生儿

时敏大夫去国外进修了两年，然后是籍孝诚大夫。我 1984 年至 1985 年到美国纽约哥伦比亚大学医学院，在他们儿童医院的新生儿科及新生儿重症监护室进修一年。这样，协和儿科把新生儿专业建立了起来。

我们和产科开展合作，派儿科大夫进入新生儿室，凡是生下来的孩子都由儿科来管，需要时就转到儿科继续治疗。协和产科有很多有高危因素的孕产妇，比如多年不育、合并糖尿病、合并红斑狼疮、多胎的，等等。每个月产科和儿科都一起讨论这些高危孕产妇的病情，分娩时儿科大夫进手术室，随时做好抢救新生儿的准备，新生儿重症监护病房、新生儿病房也提前接到通知做好充足的准备。通过密切的合作，我们明显提高了胎粪吸入、黄疸、呼吸窒息等新生儿多见并发症的抢救成功率，新生儿死亡率明显下降。协和成功抢救的早产儿体重越来越低，从 1500 克逐步下降，多例 1000 克以下的极早早产儿都健康长大了。协和儿科新生儿专业达到了国内领先、与国际同步的水平。这都是在赵时敏

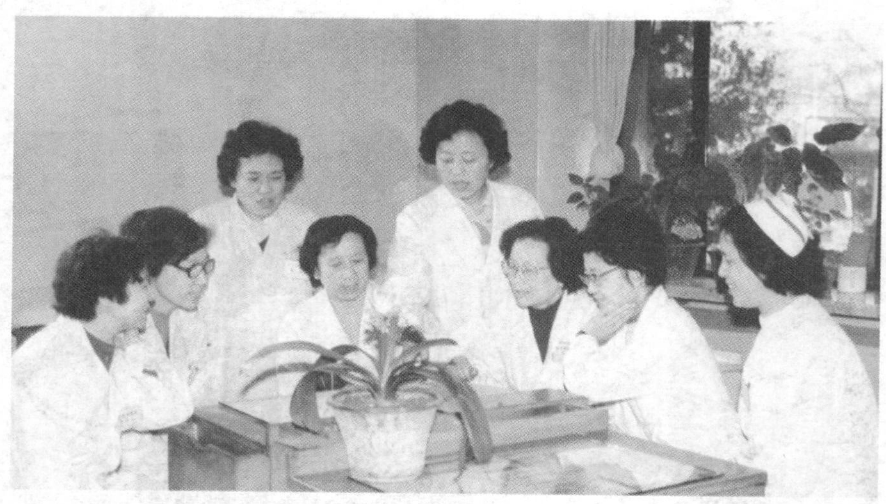

▲产科、儿科讨论病例。左起：鲍秀兰、郭异珍、魏珉、赵时敏、杨剑秋、徐景蓁、徐蕴华、奚丽芳

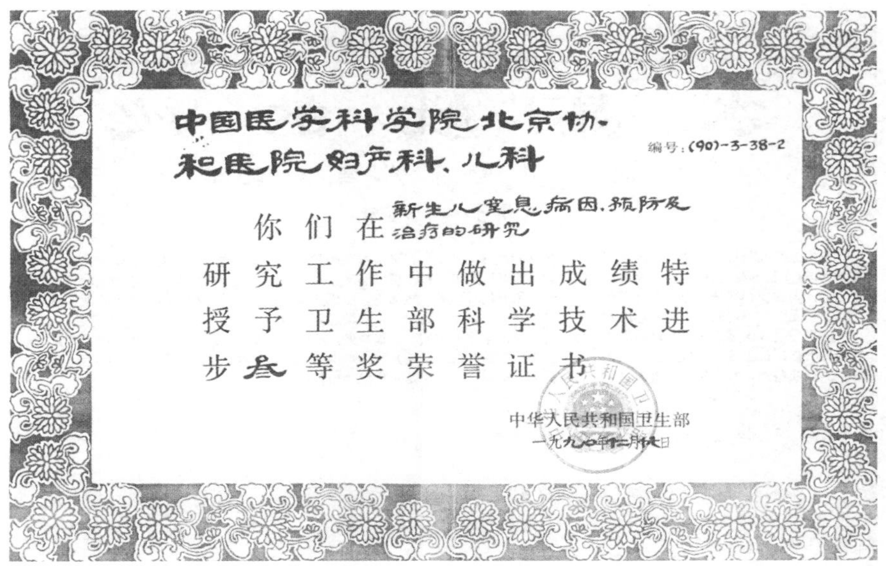
中国医学科学院北京协和医院妇产科、儿科

编号：(90)-3-38-2

你们在新生儿窒息病因、预防及治疗的研究

研究工作中做出成绩特授予卫生部科学技术进步叁等奖荣誉证书

中华人民共和国卫生部

一九九〇年十二月[illegible]日

▲“新生儿窒息病因、预防及治疗的研究”项目获 1990 年卫生部科学技术进步三等奖

大夫当主任的时候，我们医护共同努力的结果。

傅：*您对哪些协和老教授印象深刻？*

徐：最深刻的是周华康教授，他是我永远学习的榜样，一辈子也学不完。

周大夫的为人是那么平易近人，没有一点儿科主任的架子。任何人提出任何的问题，或者有为难的情况，甚至于生活的问题，他都给予很客观的、很善意的意见和帮助。周大夫遇到经济特别困难，却需要长期服药的病人，他会自己花钱买了药，然后寄给患者，让孩子继续用药治疗。这样的情况不只一例。有一次记者来采访，我就对记者说，周教授有颗水晶般的心。

他在查房的时候，无论是思维、逻辑还是做出的结论，都是慎重又准确的。我记得有个诊断不明的病例，怎么查也查不出原因，周大夫就

人民日报　1984年4月10日　星期二　第三版

水晶般的心

——记儿科专家周华康教授

本报记者　缪宜琴

首都医院儿科被评为全国卫生战线的先进集体，我慕名前往访问。这个科的医生、护士异口同声对我说："你写写我们的老主任吧，要说我们有什么先进事迹，和老主任是分不开的"，"老主任是一个高尚的人，他的心象水晶一样透明。"

老主任是我国著名儿科专家周华康教授，他今年七十岁，已经在医疗岗位上战斗了44个春秋，在首都医院（原协和医院）担任儿科主任30多年，去年才退居第二线。

一直坚持捏了30多天，使孩子恢复了呼吸。去年4月的一天，他从国外回来，刚下飞机，听说病房来了一位因大叶肺炎已经严重休克、血压基本上量不到的女孩，他没来得及拭一拭身上的尘土，立即赶到病房，和大家一起抢救，直到病儿转危为安。他这样做，不仅把许多危重病儿从死亡线上夺了回来，而且使儿科无形中形成一种制度：遇有危重病儿，科里领导同志总是亲自参加抢救。

▲《人民日报》发表的周华康采访文章

说，这个孩子是结核。最终我们找到了结核杆菌，治疗后孩子恢复了健康。

对待晚辈，他总在不同时候，用不同方式来培养每一个人。我初到

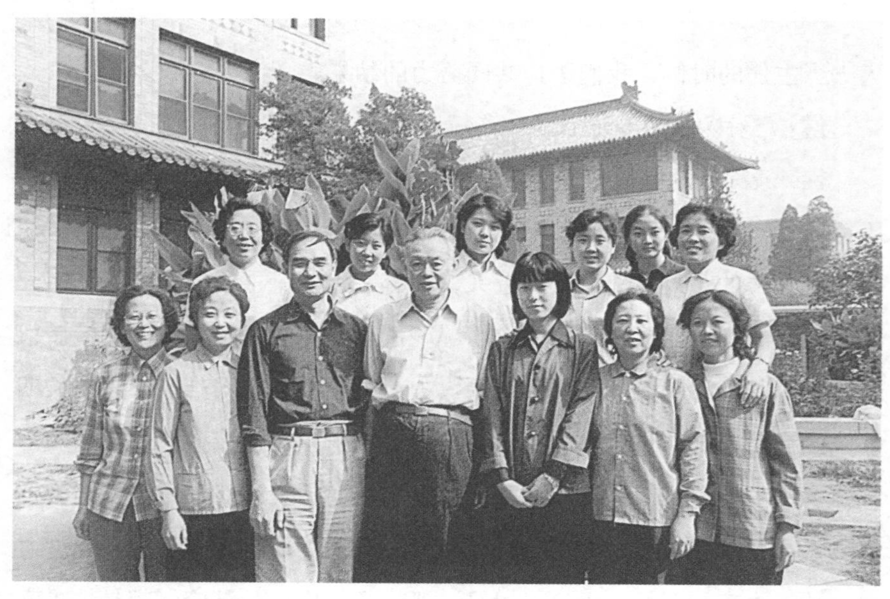

▲20 世纪 80 年代初儿科合影。前排左一至左四：徐景蓁、李大维、籍孝诚、周华康；后排右一：魏珉

协和的时候，在科研方面是欠缺的，而协和在这方面非常突出和拔尖。我写文章给周教授审稿，他每次都很仔细地修改，文字的错误、意思的错误、标点符号的错误都给我改正，使我不断地得到提高。

推广母乳喂养理念

傅：您主要参与了爱婴医院在全国的推广工作，当时是怎样开展这项工作的？

徐：当时的背景是，中国新生儿数量多，改革开放后，大量外国商品，比如牛奶，进入中国市场，有些打着母乳化牛奶的广告，很多人误解以为这可以替代母乳，中国母乳喂养率下降得非常快，这对孩子来说并不是好事。

1992 年，联合国儿童基金会与原卫生部签署了“促进母乳喂养、创建爱婴医院”项目，推广母乳喂养。如果能达到母乳喂养、母婴同室等 10 条标准，就可以被授予“爱婴医院”。

这是一个很大的工程，全国推广的工作交给了协和。1992 年 6 月至 7 月，医院产科和儿科派出我、徐蕴华和杨剑秋大夫一起，到伦敦国际母乳喂养管理培训中心接受了 5 周培训。我们学习回来后，原卫生部妇幼司成立了中国母乳喂养技术指导委员会，我们被任命为委员、爱婴医院国家级评估员，负责对全国 6 大区的大医院、综合医院和妇幼保健院培训。

此前中国的产科都是母婴分离的，有单独的婴儿室，妈妈不在孩子身边，不利于母乳喂养。爱婴医院提出，母婴应该同室，让孩子在妈妈的身边，帮助妈妈产奶。此外，那一代的母亲都是一胎，没有母乳喂养的经验，怎么抱、怎么喂、怎么吃，母乳喂养的姿势和技术都需要

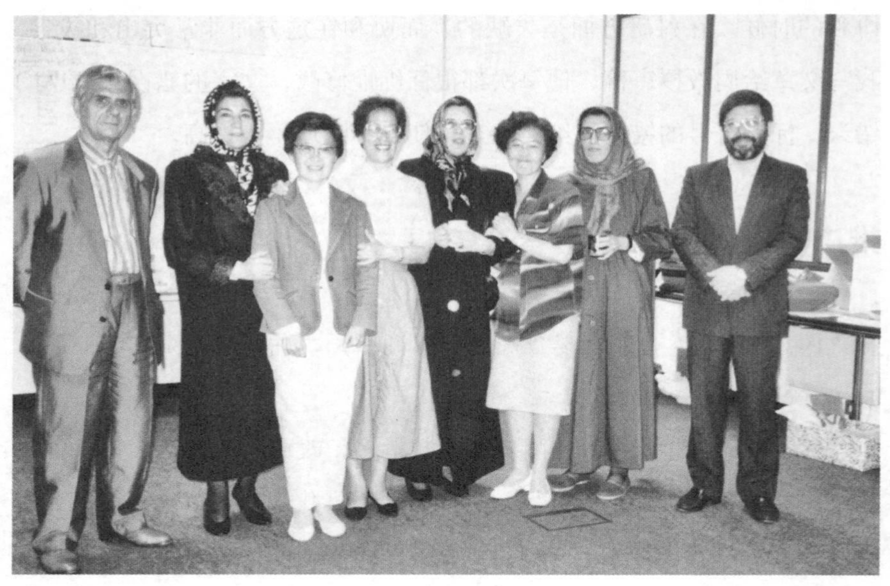

▲1992 年，徐蕴华（左三）、徐景蓁（左四）、杨剑秋（左六）在伦敦国际母乳喂养管理培训中心学习

培训。

除做好培训外，还需要去检查，是否达到爱婴医院的标准，可否授牌。北京协和医院就是全国首批 5 家爱婴医院之一。最初两年都是由联合国儿童基金会的外国专家来检查，我们陪同，一起考核和评审。后来就由我们独立继续做评估，每年我和徐蕴华都要去全国各地评估，这个工作做了十年。

通过坚持不懈的努力，我们扎扎实实地把母乳喂养率提高上去了，中国成为全世界爱婴医院发展最快、数量最多的国家，得到了联合国儿童基金会、世界卫生组织的认可。我们被推荐到联合国儿童基金会的一次会议上去分享中国经验。我介绍了中国政府对这个问题的高度重视，对母亲和下一代的关心和关爱。我们在产前就组织了孕妇学校，对生产过程、新生儿看护、新生儿喂养方面进行指导，并宣传母乳喂养的

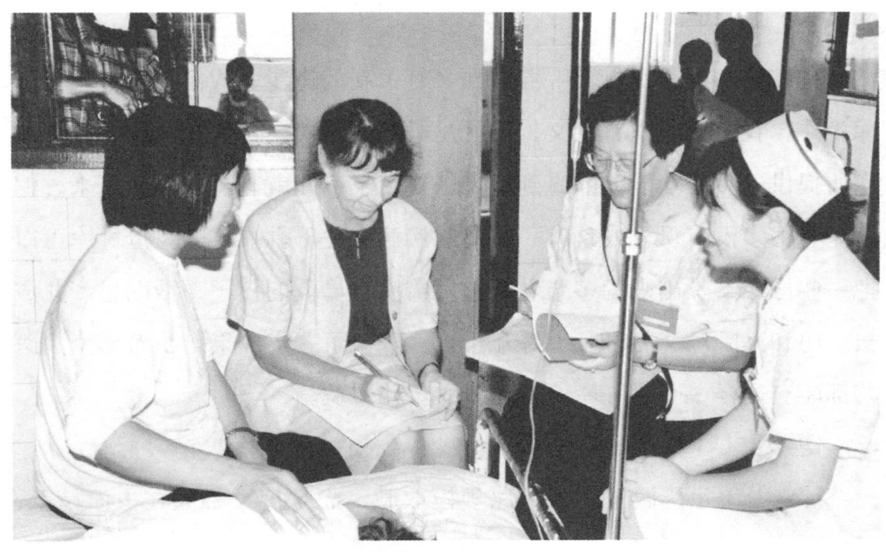

▲徐景蓁（右二）在全国开展爱婴医院评估工作

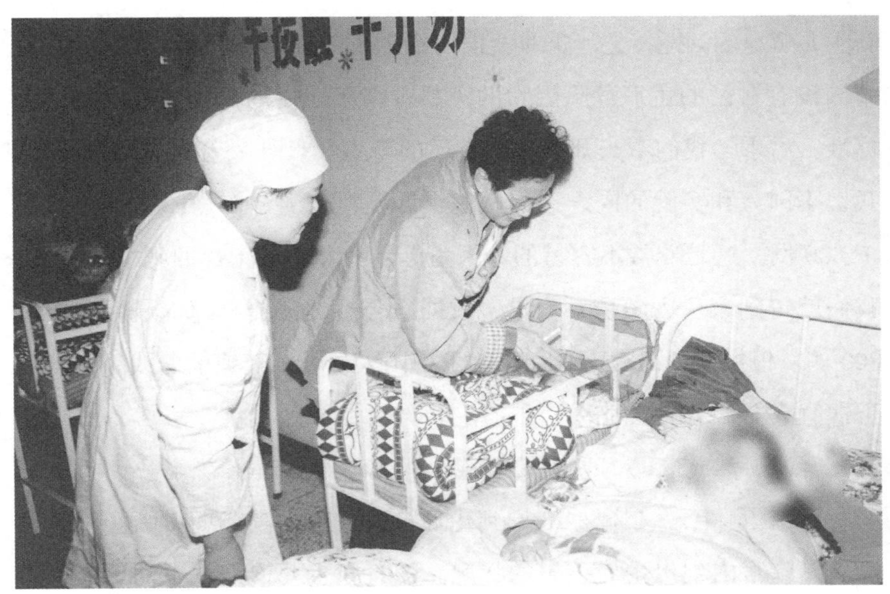

▲徐景蓁（中）在全国开展爱婴医院评估工作

益处。

现在协和儿科在母乳喂养方面又有了新的进步，我们在推进的母乳库工作，我觉得非常有意义。母乳是最好的营养，任何东西都替代不了它所提供的免疫功能。能吃到母乳，更多早产儿就有机会存活下来。但是，有很多没有母乳或是有一定基础疾病无法母乳喂养的。母乳库可以把一些母亲奉献出来的多余乳汁提供给没有母乳的孩子，帮助早产儿成长。协和医院已建立母乳库好几年了，取得了一定成果。我希望全国医院都能有这样一个母乳库，让更多早产儿受益。

傅：您做科研有什么心得或体会？

徐：协和儿科做科研不是以规模取胜，而是把重心放在少而精上，通过仔细的临床观察，总结发表了许多高质量临床文章。外院来参观时，没想到我们仅仅这么少的床位，就能发表这么多的文章。

我并没有做基础科研，都是在临床上解决临床问题的。比如，对于新生儿黄疸的问题，它严重时会损伤新生儿大脑，引起新生儿脑病。但中国没有自己的黄疸危险因素的资料，临床使用的都是国外的数据和标准。后来，我们牵头开展中国自己的新生儿母乳喂养黄疸变化研究。我、丁国芳和实验的同志一起做这个课题，全国合作，15 个城市收集了 800 例。这是非常不容易的，因为母乳喂养的孩子都回到家里去了，我们就得到家里去随访、测量。数据不合格的都要删掉，最后完成了 800 例。根据这项研究，我们绘制了中国人母乳性黄疸的曲线，得到了正常值范围，结论被国内广泛应用。

傅：您参与了围产医学分会的创建，做了哪些工作？

徐：国际上定义怀孕 28 周到生后 7 天，叫做围产期。围产医学关注从母亲宫内到出生后孩子的状况。随着新生儿诊疗技术的发展，协和产科与儿科密切协作，不断提高早产儿存活率，得到了国内同行的

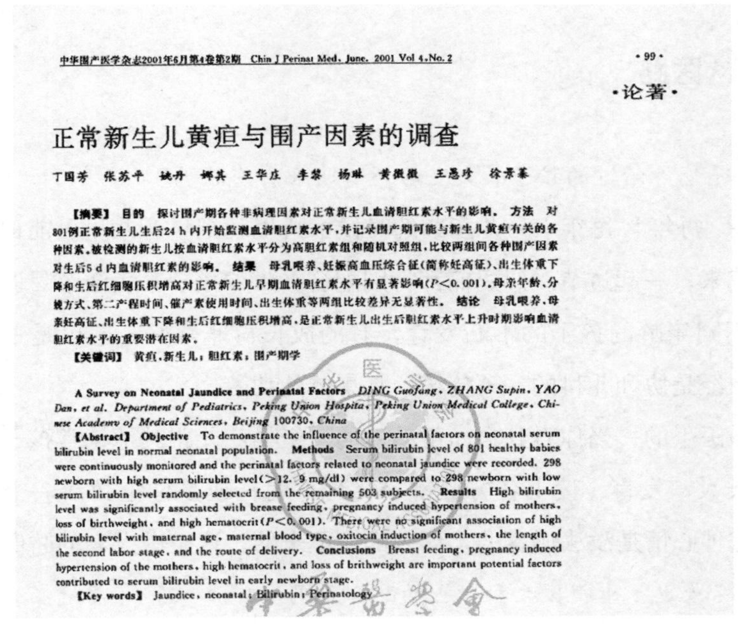

中华围产医学杂志2001年6月第4卷第2期 Chin J Perinat Med, June. 2001 Vol 4, No. 2　　·99·

·论著·

正常新生儿黄疸与围产因素的调查

丁国芳　张苏平　姚丹　郦其　王华庄　李黎　杨琳　黄微微　王恩珍　徐景蓁

【摘要】 **目的**　探讨围产期各种非病理因素对正常新生儿血清胆红素水平的影响。 **方法**　对801例正常新生儿生后24 h内开始监测血清胆红素水平，并记录围产期可能与新生儿黄疸有关的各种因素。被检测的新生儿按血清胆红素水平分为高胆红素组和随机对照组，比较两组间各种围产因素对生后5 d内血清胆红素的影响。 **结果**　母乳喂养、妊娠高血压综合征（简称妊高征）、出生体重下降和生后红细胞压积增高对正常新生儿早期血清胆红素水平有显著影响（$P<0.001$）。母亲年龄、分娩方式、第二产程时间、催产素使用时间、出生体重等两组比较差异无显著性。 **结论**　母乳喂养、母亲妊高征、出生体重下降和生后红细胞压积增高，是正常新生儿出生后胆红素水平上升时期影响血清胆红素水平的重要潜在因素。

【关键词】 黄疸，新生儿；胆红素；围产期学

A Survey on Neonatal Jaundice and Perinatal Factors　*DING Guofang, ZHANG Supin, YAO Dan, et al. Department of Pediatrics, Peking Union Hospita, Peking Union Medical College, Chinese Academy of Medical Sciences, Beijing* 100730, *China*

【Abstract】 **Objective**　To demonstrate the influence of the perinatal factors on neonatal serum bilirubin level in normal neonatal population. **Methods**　Serum bilirubin level of 801 healthy babies were continuously monitored and the perinatal factors related to neonatal jaundice were recorded. 298 newborn with high serum bilirubin level (>12.9 mg/dl) were compared to 298 newborn with low serum bilirubin level randomly selected from the remaining 503 subjects. **Results**　High bilirubin level was significantly associated with brease feeding, pregnancy induced hypertension of mothers, loss of birthweight, and high hematocrit ($P<0.001$). There were no significant association of high bilirubin level with maternal age, maternal blood type, oxitocin induction of mothers, the length of the second labor stage, and the route of delivery. **Conclusions**　Breast feeding, pregnancy induced hypertension of the mothers, high hematocrit, and loss of brithweight are important potential factors contributed to serum bilirubin level in early newborn stage.

【Key words】 Jaundice, neonatal; Bilirubin; Perinatology

▲徐景蓁等人发表的论文《正常新生儿黄疸与围产因素的调查》

重视。北大医院妇产科严仁英①教授非常重视围产期保健工作，由她牵头，协和、北医一直共同积极争取，1988年在中华医学会成立了围产医学分会，1998年《中华围产医学杂志》正式创刊。我比较早进入围产医学分会，历任委员、常委、副主任委员。《中华围产医学杂志》编委我做了20年，最开始是册子，正式创刊后先是季刊、然后双月刊、再是月刊。2000年退休以后，我还干了8年编委。2018年创刊20周年纪念会时，我被授予终身成就奖。

---

① 严仁英（1913—2017年），浙江宁波人，著名妇产科、妇女保健专家。1940年毕业于协和医学院。历任北京医学院教授，北京医学院第一附属医院妇产科主任、院长，中华医学会妇产科学会主任委员，全国妇联执委。

无悔从医路

傅：您诊治过的孩子长大之后还有回来看您的吗？

徐：每年！每年六一儿童节的时候，科里就把早产儿尽可能地请回到医院来，一起过节。妈妈们都特别配合，带着孩子来表演节目。我们看到不同年龄的孩子的不断发育，有的成长得非常好。这也是一种回访，已经是协和儿科的一项传统，是集体的功劳。

做医生的，当你看到自己帮助过的一个早产儿跟其他正常孩子一样健康长大，发育、读书各方面都一样地好时，或是你抢救活一个孩子时，这种心情是没法形容的，什么都换不来的，这是做大夫的骄傲。

傅：您也很重视医生和护士的配合是吗？

徐：我这个思想是我母亲传递给我的。她一直告诉我，大夫和护士

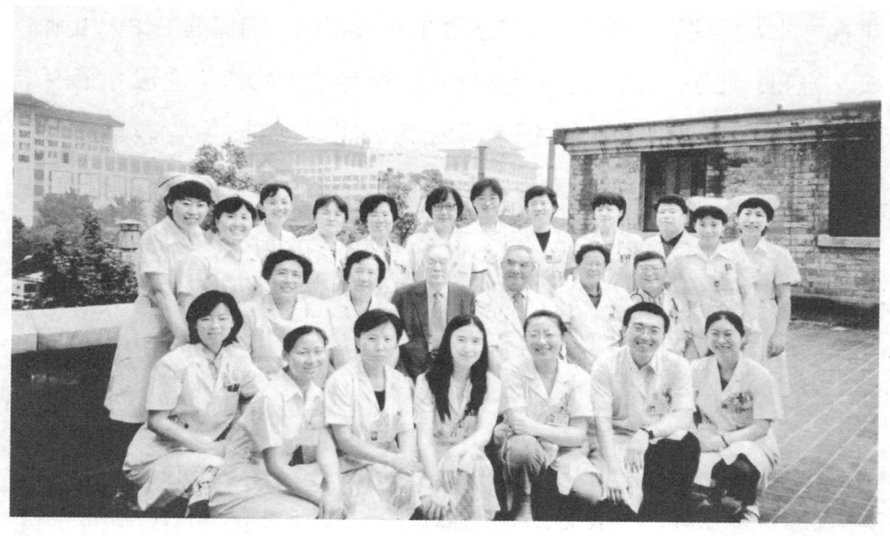

▲2001 年 6 月 27 日，儿科在 15 号楼 3 层阳台合影。二排坐者右二为徐景蓁

是一列火车的两个轨道，没有这两个轨道，火车是开不了的。护士跟大夫是平行的，没有孰轻孰重，只有密切配合，才能使患者康复。

傅：您对协和以及协和青年有什么寄语？

徐：协和有“严谨、求精、勤奋、奉献”这 4 个词的院训，我时刻按照协和的标准，努力做到这 4 点。医院聘我为副主任，后来再颁给我协和杰出贡献奖，我觉得我自己终于能够达到协和人的标准了，这是医院对我的认可，我打从心里感到高兴。协和杰出贡献奖章对我而言有莫大的意义，是我这辈子最珍爱的一项荣誉！

我认为大夫就应该以救死扶伤为己任，永怀对生命的敬畏，尽最大努力和耐心去做，永远不能忘掉最基本的医德。技术在进步，科学在发展，祝愿今天的协和人不断求新、求精，跟上时代、超越时代！

（本文内容节选自徐景蓁教授 1 次访谈记录，文中部分图片由徐景蓁提供。）

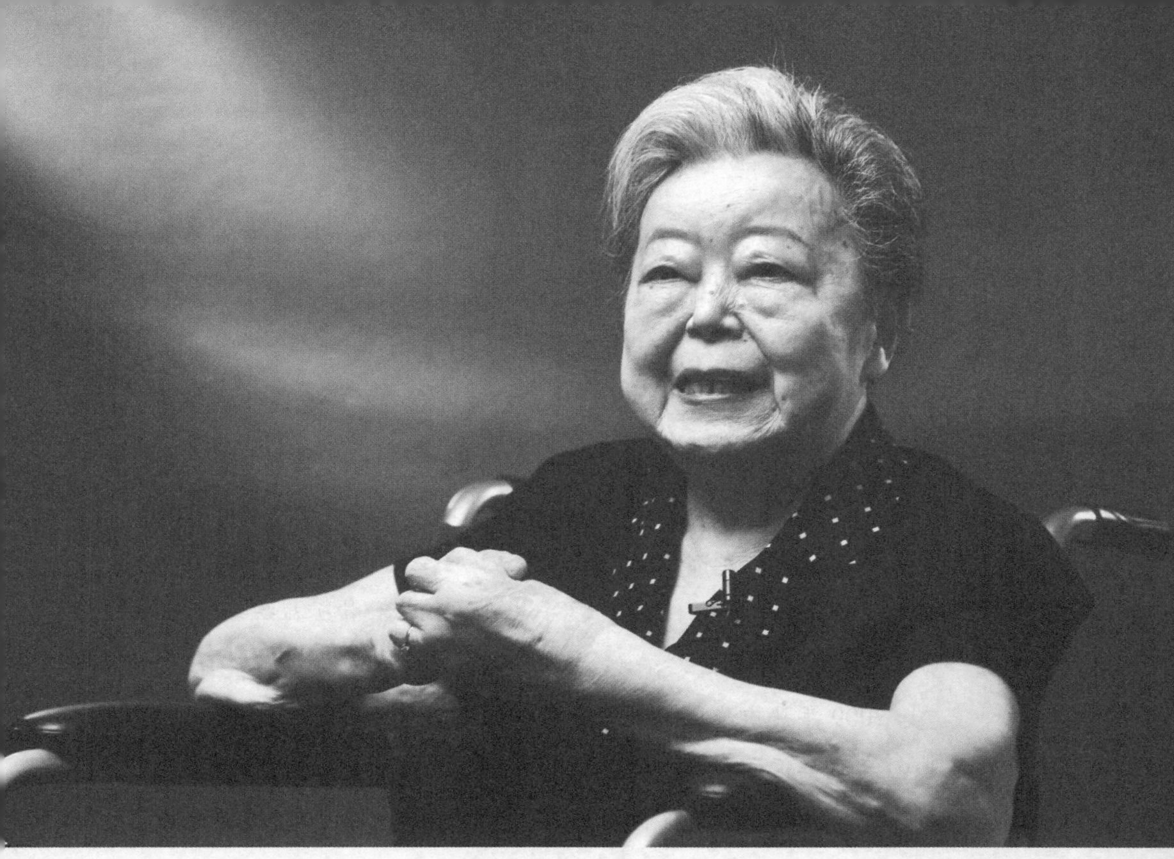

孟迅吾

服务病人、解除痛苦，永远排在第一位

孟迅吾，1935 年 10 月出生于江苏江阴，著名内分泌学专家，北京协和医院内分泌科教授。1952 年考入上海第二医学院，1957 年毕业后分配至北京协和医院工作。1981—1983 年，赴美国哈佛大学医学院麻省总医院访学；1989 年、1993 年先后 2 次赴美国哥伦比亚大学海伦 · 海耶斯医院（Helen Hayes Hospital）访学。

孟迅吾对内分泌和代谢性疾病，尤其是甲状旁腺疾病、骨质疏松、骨软化等代谢性骨病的诊治有深入研究。国内外发表医学论文200余篇，参与编辑和撰写专著9部。主持的“原发性骨质疏松症的临床和实验研究”获国家科技进步奖二等奖，曾因骨质疏松、甲状旁腺功能亢进和维生素D的临床和实验研究获卫生部科技进步奖一等、二等和三等奖。曾任中华医学会骨质疏松和骨矿盐疾病分会首届主任委员，北京医学会骨质疏松和骨矿盐疾病专业委员会首届主任委员。《中华骨质疏松和骨矿盐疾病杂志》首任总编，现任名誉总编。

2009年被中华医学会内分泌和代谢病分会授予终身成就奖，2010年中华医学会骨质疏松和骨矿盐疾病分会、国际骨矿盐学会和国际华人硬组织学会联合授予“终身贡献奖”，2012年获北京协和医院杰出贡献奖，2016年获中华医学会骨质疏松和骨矿盐分会杰出贡献奖。

孟迅吾教授访谈视频

口述：孟迅吾

采访：严晓博

时间：2023 年 9 月 5 日

地点：北京 · 孟迅吾教授家中

整理：严晓博

因病萌生学医念头

严晓博（以下简称“严”）：请您介绍一下自己。

孟迅吾（以下简称“孟”）：我是孟迅吾，是北京协和医院内分泌科的医生。我出生于 1935 年 10 月，那时候正是抗日战争时期，我们全家从上海逃难到了老家江苏江阴华士镇[①]，我在那儿读了小学和初中一年级。江苏是鱼米之乡，但战争环境下生活也很苦，为了省粮食，家里晚上只有小孩和男士能吃米饭，其他人喝粥，我和堂兄、堂妹 3 个人分享一个鸡蛋做成的蛋羹，已是美食。

抗日战争胜利之后，1947 年，我回到上海，完成了中学的学业，

① 华士镇，原华墅镇，自古为江南名镇，有“小小华墅赛苏州”的美誉。

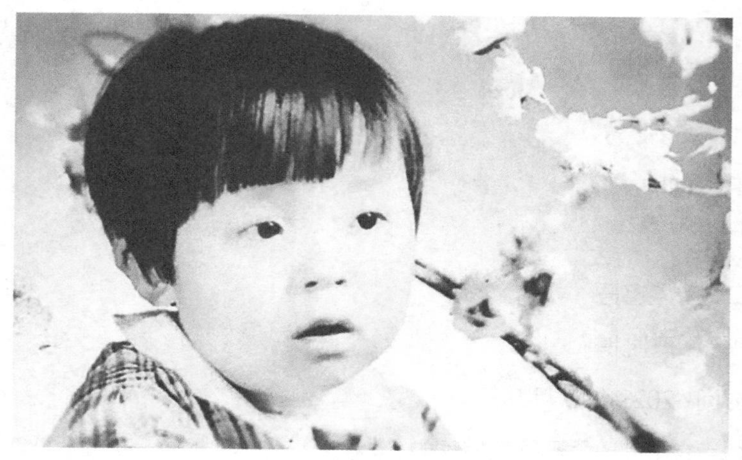

▲幼年时期的孟迅吾

初中在复兴中学念书，高中就读于育才中学，都是上海的重点中学，因此打下了比较好的学习基础。

严：您为什么选择学医？

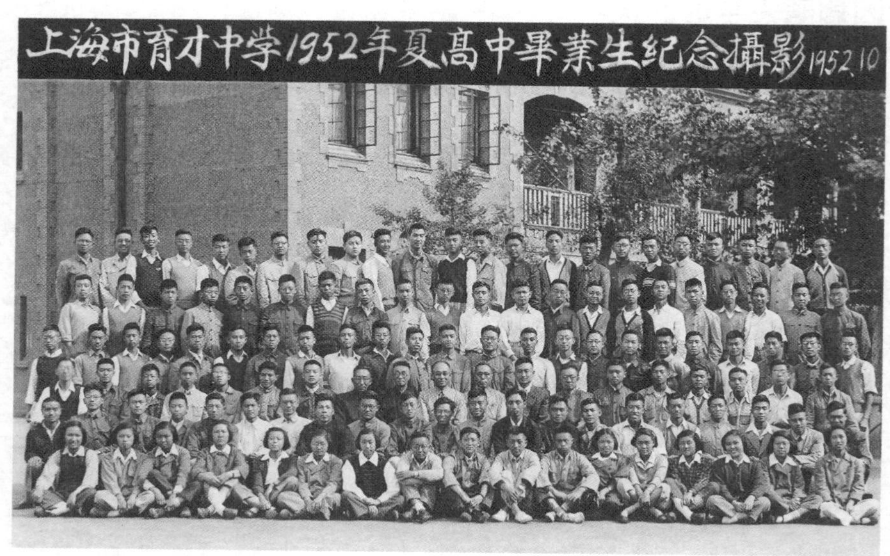

▲上海市育才中学 1952 年夏高中毕业生合影，前排左五为孟迅吾

孟：高三那年，我得了一场重病，主要是高烧不退，诊断伤寒，吃了氯霉素体温正常了，但是人很虚弱，恢复得很慢。当时我们班还有一位同学得了伤寒，并发了肠穿孔，病故了。看到疾病如此凶猛，对人产生重大的打击，所以我就迸发了要治病救人、学医的念头。

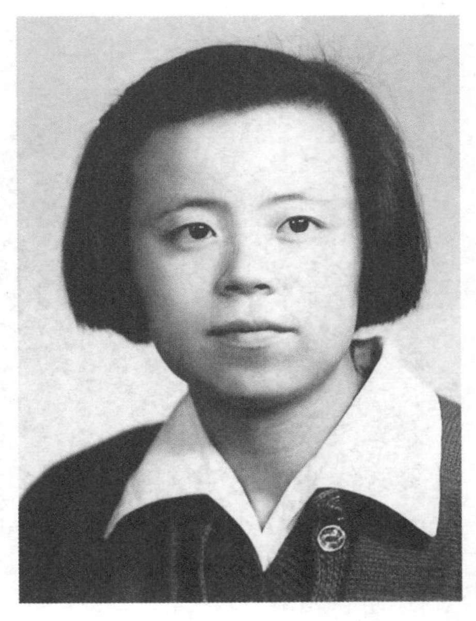
▲大学时期的孟迅吾

当时我面临高考，家里面有3种意见：第一种意见，说落了那么多课了，复读一年吧；第二种意见，说身体弱，找一个将来工作不太辛苦的专业吧，比如做个会计；第三种意见，我自己想呢，治病救人很有意义。经过讨论，我就本着试一试的念头，以同等学历报考了医学院。非常庆幸的是，我被上海第二医学院录取了，当时非常非常地高兴，特别特别地珍惜这么一次难得的学习机会。

严：*您在上海第二医学院的学习和生活是怎样的？*

孟：上二医应该说是很好的一个高等学府，它有第一流的医学专家，有第一流的教材，见习、实习的医院都是上海的三甲医院，比如仁济医院、瑞金医院，那儿病人多、病种也多，理论联系实际的时候操作的机会也多，让我们开阔了眼界。我们是住校，周末是可以回家的，但是我很少回家，总是抓紧时间认真地学习。

我进了大学就自己注意德智体全面发展，也重视世界观的改造。大学四年级的时候，我加入了中国共产党，当时我们班有150多名学生，

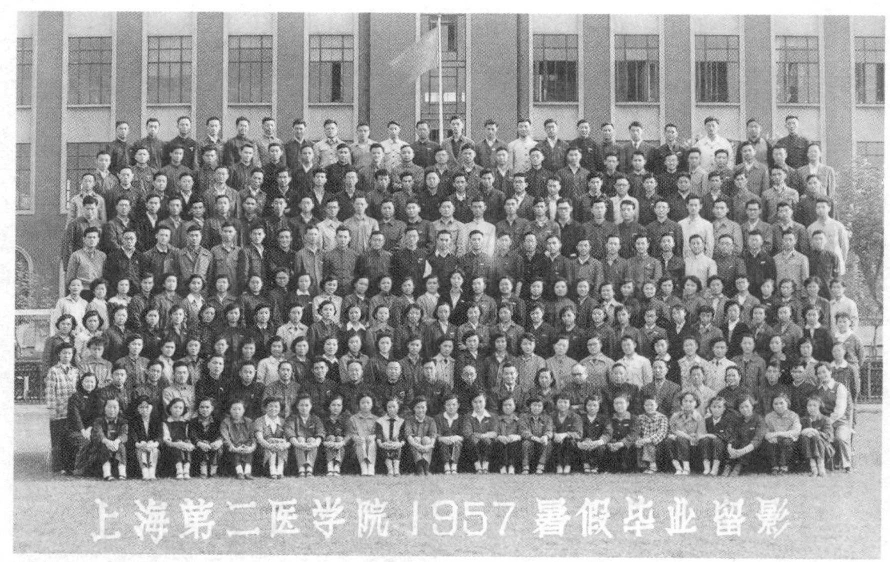

▲上海第二医学院 1957 年毕业生合影，第五排左十为孟迅吾

有 4 名新党员。

北上迈入协和之门

严：您在来协和之前听说过协和吗？

孟：听说过，但是了解不多、印象不深，因为协和的教授们都有很好的著作，比如张孝骞教授、吴宪①教授等，所以我们在上海也能看到。

严：您是什么时候来到协和的？

孟：1957 年大学毕业，我被组织分配到北京协和医院，安排在内

① 吴宪（1893—1959 年），福建福州人，生物化学家、营养学家、医学教育家，曾任北京协和医学院生物化学科主任。

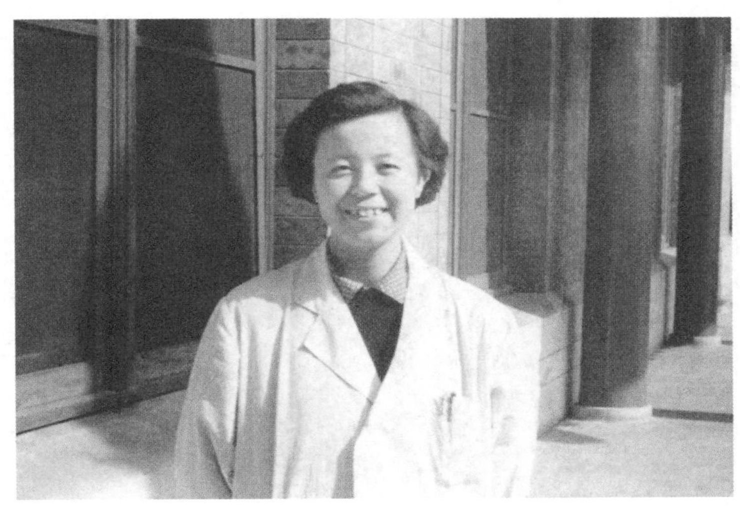

▲初入协和工作的孟迅吾

科。到北京是多少人向往的，当时很高兴。

严：您刚到协和来时，对协和的印象是怎样的？

孟：协和一方面很关心你，比如吃饭，我们当时一个月交 15 元就包伙了，还吃得很好，有工人帮我们整理房间，让你生活上面不要有什么负担，全心全意地看病人，另一方面要求也很严格。当时内科张孝骞主任、张安①副主任找我们亲切地谈话，要求我们延长一年的实习时间，然后执行 24 小时住院医师制。这延长的一年实习时间做些什么呢？主要的一个是收新病人、写大病历、写拟诊讨论，是临床思维、临床判断的培训；同时让我们做很多化验，那是检验技术的训练，比如自己管的病人，血尿便常规每个星期查一次，脑脊液、胸水、腹水取到标本以后送一份到检验科，自己再分析一份，我自己管的糖尿病病人，每天都

① 张安（1916—2009 年），广东新会人，著名内科学家、血液病学专家，曾任北京协和医院血液学组组长。

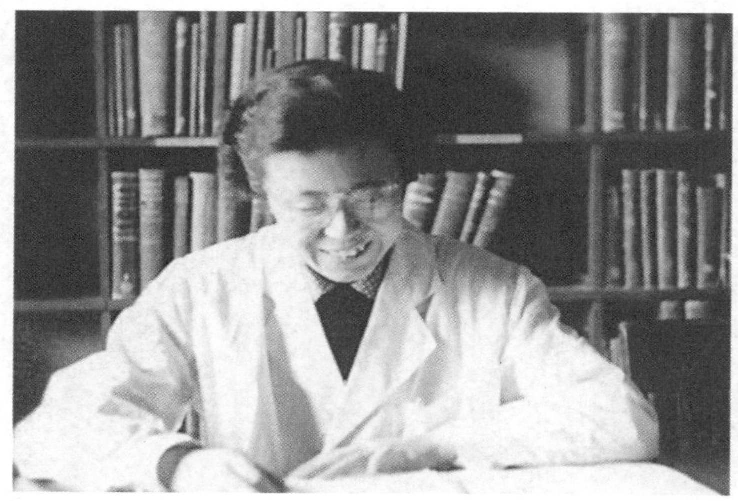

▲孟迅吾在图书馆看书

要给他查尿糖的定性和定量，还要做比如血沉、肾功能、基础代谢等。这些都是我们大学念书的时候所欠缺的，所以我也愿意接受，让我们的基础培养得更扎实一些。

严：请谈谈您所亲历的协和住院医师培养制度。

孟：协和的住院医师培养制度强调 24 小时待命，就是说你全天都要在医院待着，要经常巡视病人，有重病人你就要在床边守着，平常夜间也是随叫随到，让你观察病人整个的过程，所以协和的训练就比一般医院严格得多，当然也很辛苦，我来协和 5 年后才第一次回上海探亲。

在轮转住院医师期间，我接受到了全面的培养，轮转了所有的内科专业组，有心脏组、肾脏组、血液组、内分泌组、胃肠组，还让我去了阜外医院学习肺科，去了北京第二传染病医院①，看外面一般医院

① 北京第二传染病医院，创建于 1956 年，以肝胆疾病和感染性疾病诊疗为特色，现为首都医科大学附属北京佑安医院。

看不到的一些传染病，他们那儿有肝炎病区、杂病区，医院对我们很照顾，把我们分在杂病区，所以看到了多种传染病，比如像麻疹黏膜斑（Koplik's spot），还有猩红热的草莓舌，都看得清清楚楚，印象很深刻。带我们的主治医师专长儿科，所以我们又从她那儿学了很多儿科方面的知识和经验。

三年的住院医师轮转完，我们接着就要进入专业组，当时采取的是双向选择，本人提出志愿，专业组也愿意接收你，这样就定了。我就加入了内分泌组。

择定内分泌学方向

严：当时的内分泌组情况是怎样的？

孟：那时候内分泌组的临床一共有 6 名大夫，两名教授是刘士豪、

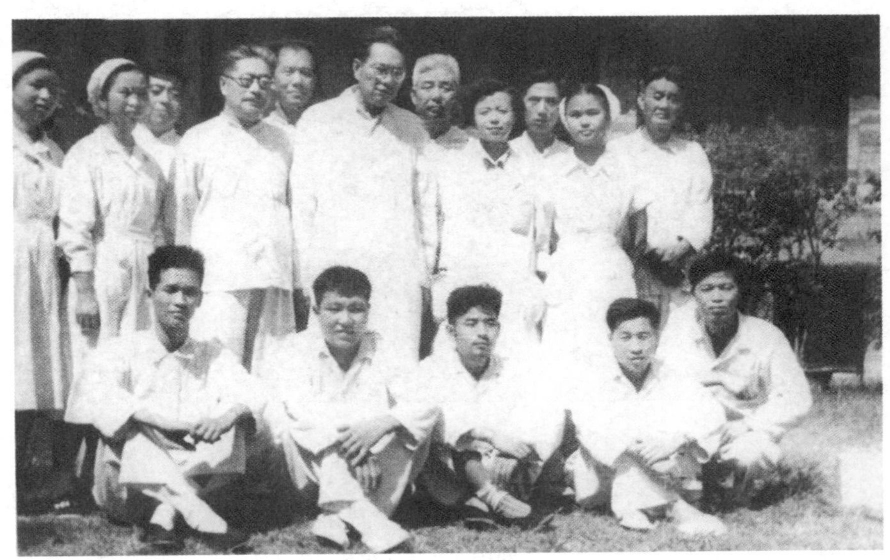

▲1961 年，刘士豪（第二排左四）、孟迅吾（第二排左五）与同事及病人合影

池芝盛，两名主治医师是史轶蘩、白耀，两名住院医师是1959年毕业的潘孝仁[①]和1957年毕业的孟迅吾，就是我自己。

我们从上级医师那儿学习到很多。刘士豪教授是闻名国内外的大教授，在20世纪三四十年代就带领团队，以“骨软化症的钙磷代谢”为题，发表了13篇系列论文，最突出的成就是他描写了一组由肾脏病引起的骨骼钙磷代谢紊乱的疾病，命名为“肾性骨营养不良”，这是第一个由中国人命名的疾病。美国著名内分泌学家Dr.Parfitt说：“在三四十年代，全世界关于钙磷代谢的研究大部分出自中国的北京协和医院”，给了很高的评价。刘士豪教授每次查房都是第一个发言，他的生化基础很好，所以就能把临床表现和生化知识结合起来，分析得头头是道。

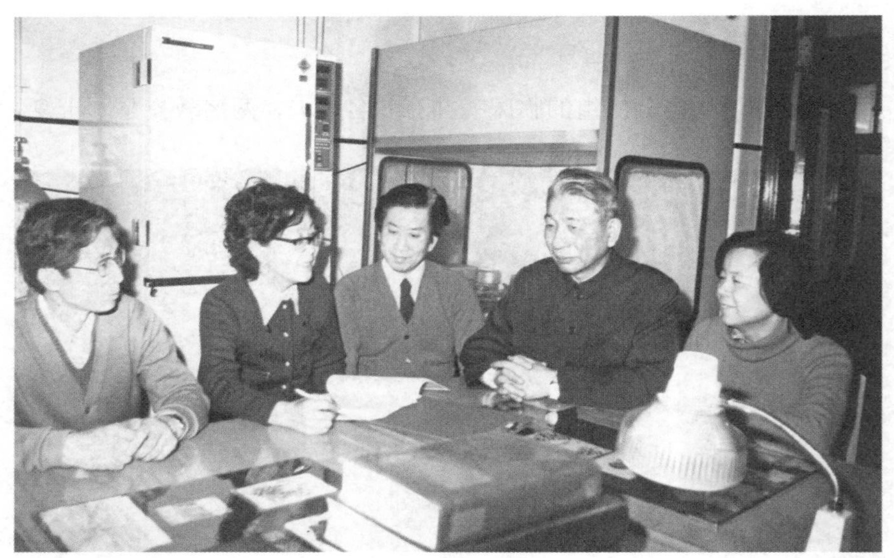

▲北京协和医院内分泌科专家，左起：周学瀛、史轶蘩、白耀、池芝盛、孟迅吾

① 潘孝仁（1936—1997年），江苏南京人，1959—1985年在北京协和医院内分泌科工作，后调入中日友好医院，曾任中华医学会糖尿病学分会副主任委员。

池芝盛教授从法国留学回来，在协和医院他一手抓科研、一手抓临床，主要方向是糖尿病。他看到了糖尿病影响因素那么多，有内在的、有外在的，所以他强调一定要把糖尿病的知识教会给病人，让病人在治疗中发挥主观能动性，也确实收到了成效。

史轶蘩大夫那时候还是主治大夫，后来她是院士了。史大夫亲自带着我们治疗了不少重症的病人，她主张床边观察病人，坚守床边。坚守床边什么意思呢？就是说碰到了重病人就守在他的床旁再也不离开了，一直到脱离险境为止。坚守床边做些什么呢？第一是密切观察病的演变过程，第二是及时地做出分析和判断，第三是给予积极的治疗。而且史大夫在很多事情上也以身作则，比如病人病危了，当时怀着孕的她还紧急为病人做人工呼吸，确实是身教、言教。

严：关于“坚守床边”，有没有您印象深刻的经历？

孟：20 世纪 60 年代，咱们国家经济困难，猪很少，胰岛素也很

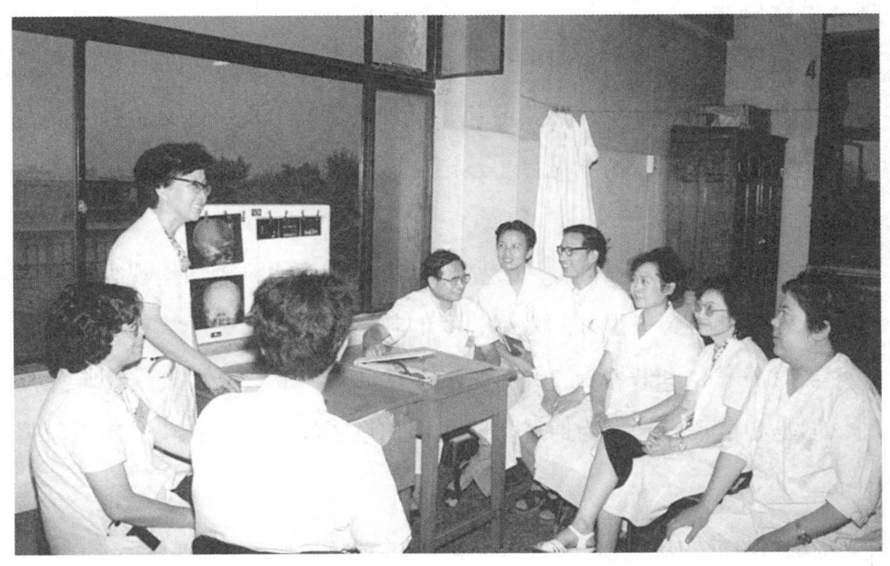

▲内分泌科查房，左一为孟迅吾，左二为史轶蘩

少，所以糖尿病酮症酸中毒的病人就多了。来一个急诊病人，他尿糖“++++”、酮体强阳性，我们就看看他全身的情况，病人神智有点恍惚、有点烦燥、呼吸很粗大、全身脱水征很明显，眼睛是凹凹的、鼻子是尖尖的、嘴唇也干燥、皮肤弹性不好，这时候我们就判断，这病人糖尿病酮症酸中毒。不等血的生化结果出来，我们就立刻给病人静脉输入生理盐水、胰岛素和碱性药。二三十分钟以后生化结果出来了，果然跟我们预测的是一致的，他的血糖600、700毫克①，很高，二氧化碳结合力很低。随着治疗，慢慢地病人就有所见好，尿糖减少了，2个“+”了，酮体转弱阳性或者阴性，这时人神智清楚了，呼吸平稳了，人也安静了，全身的脱水征不明显了，我们就判断，酸中毒纠正了，他的血糖有下降，大概200、300毫克（正常要120毫克以下），还到不了正常，因此我们判断病情已有明显好转，就应该马上给予葡萄糖和胰岛素。一旦给了葡萄糖和胰岛素，6—8个小时以后会出现低钾血症的可能，低钾血症对心脏是很不利的，为此，内分泌组自己添置了一台火焰光度计，便于值班大夫自行取血，及时为病人测定血钾，指导临床究竟要不要补钾盐、补多少合适，避免了低钾血症的出现。这么治疗一路过来，病人整个的临床情况见好，逐渐就脱离了险境，坚守床边也就告一段落。

史轶蘩大夫带着我们，一直坚守在重病人床边，密切地观察、及时地分析处理，得到了很好的效果，我们救治了一个又一个病人。

当时潘孝仁和我都是20多岁，精力充沛，跟着史大夫是经常熬夜的，但是心情很好，因为通过实践我们积累了经验，也收获了知识，很

① 血糖旧制单位为毫克每分升（mg/dL），国际单位为毫摩尔每升（mmol/L），二者的换算关系为：1mmol/L=18mg/dL。

快地成长。

我做总值班的时间比较长，就有机会去参加查房，跟着主治大夫白耀学习。其间，比如像张孝骞主任报告的我国第一例肿瘤性低磷骨软化症（TIO）病人，我就看到了他在病房的诊治全过程，当时确实很受教育。

严：协和还有哪些让您印象特别深刻的老前辈？

孟：我做总值班时，都要跟张孝骞主任汇报。他很重视病人，会把我们汇报的情况都在小本本上记下来，过后他就要问这个病人怎么样了，要随访，所以你每次都得准备好。而且他也挺关心我们的，有次我有一篇文稿请他帮着修改，他一直修改到后头的参考文献，把我参考文献里的错误也给发现了。

朱预教授手术挺棒的，他对解剖也很熟，手很巧，他后来重点做甲

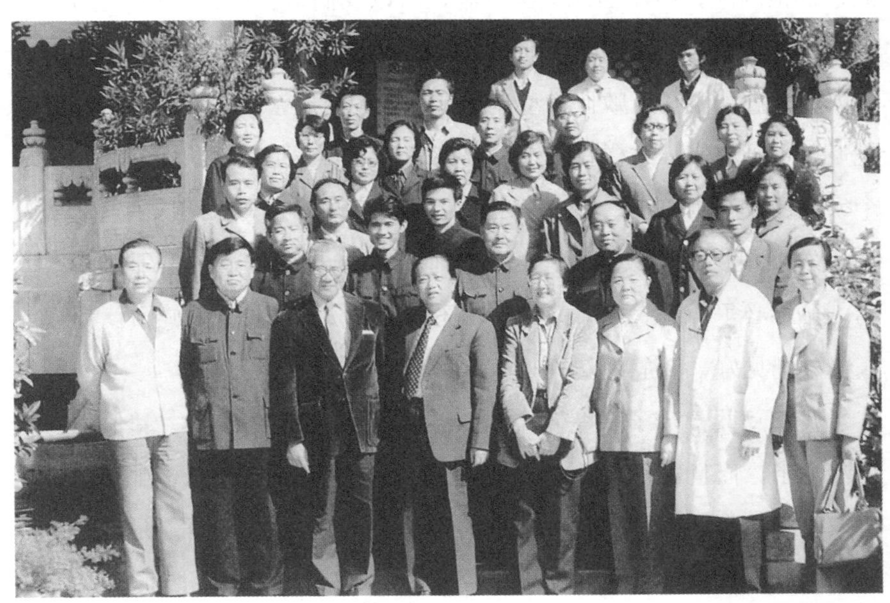

▲1986 年全国甲旁亢学习班与外宾合影，前排右一为孟迅吾，前排左四为朱预

旁亢手术，所以他叫我上台看他做手术，相互配合。我们是管前头的诊断，他负责手术，术后追查又是我们的事。朱预院长对甲旁亢很重视，经常来我们科问有没有病人。我们还办了两期全国的甲旁亢学习班。

全心全意为病人着想

严：您参加过医疗队吗？

孟：我们经常参加医疗队，印象最深刻的一次就是1967年去广西。当时广西流行性脑脊髓膜炎（以下简称“流脑”）很厉害，卫生部派了好几支医疗队去，我们那支队伍是到了广西玉林专区北流县。到那儿一看，病人都是暴发性流脑。暴发性流脑有两种类型，一种是脑膜脑炎型，高烧、昏迷，还有一种是败血症型，皮肤出现瘀斑、血压下降、休克，都很凶险，由于当地缺医少药，所以我们带去的药治疗反应特好，我们用青霉素和磺胺消除炎症，甘露醇或山梨醇降低颅压，几个小时后病人就神志清醒了。败血症型流脑有皮肤的瘀斑，按照常规要求，要先把瘀斑勾画出来，这样就可以看出瘀斑是增多还是减少了。但是我第一个瘀斑还没有画完全，旁边又出了好几个瘀斑，我马上意识到这个病人病情发展很快，就放弃了慢慢地勾画这种常规操作，马上下医嘱、上药，分秒必争，病人用了青霉素，还用了好多654–2（消旋山莨菪碱），病情逐渐见好，转危为安。

我们总共救治了暴发性流脑50例，除1例死亡以外，其他的都存活治愈了，而且还没有后遗症。来的时候病人是奄奄一息，出院的时候病人已经活蹦乱跳了，因为好多是小孩，所以虽然很累，但是我心情很好，满满的成就感。我深深地体会到，这是一个高尚的、神圣的工作，可敬可爱的白衣天使，我找对了职业。

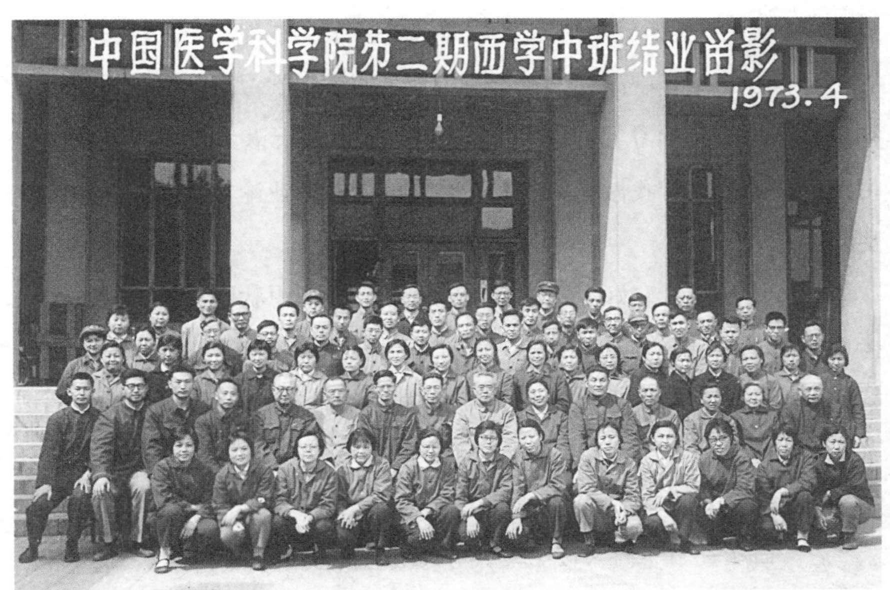

▲中国医学科学院第二期西学中班结业合影，前排左三为孟迅吾

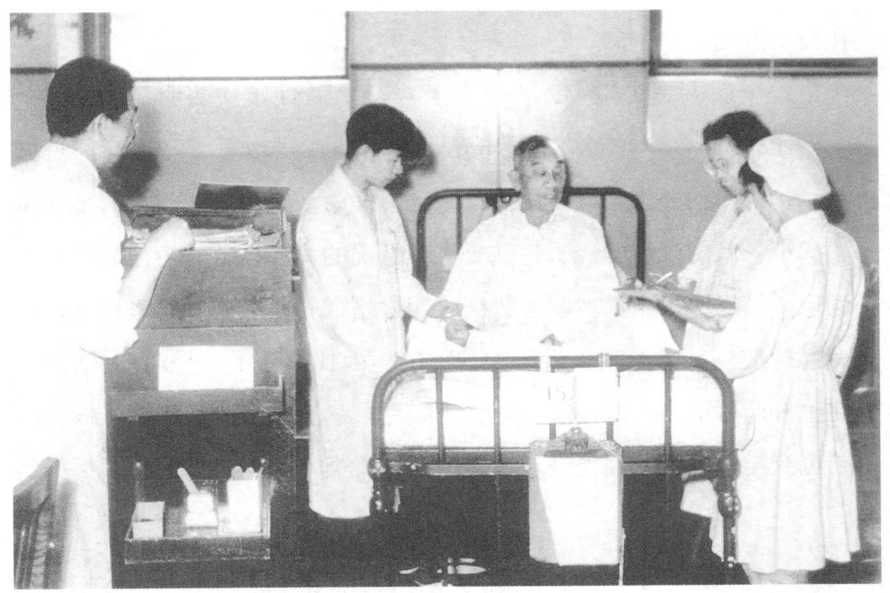

▲中西医结合查房，左一为池芝盛，左二为张育轩（中医科），右二为孟迅吾

严：我们了解到您对中医也很有研究，可以给我们讲讲吗？

孟：1972年，中国医学科学院组织了西学中学习班，都是请的中医名医授课，我去学习了7个月。老中医、老专家祝谌予老师[①]是我们学习班的老师，还带我做了毕业论文，我的中医毕业论文是“二仙汤治疗更年期综合征”。

内分泌科患者有好多腺体的功能低减，比如甲状腺功能低减、甲状旁腺功能低减、垂体功能低减、肾上腺皮质功能低减等，当时我就想，要是保持原来的治疗，再加上中医的辨证论治、扶正培本，能不能把这些低减的扶起来？所以我就开展了中西医结合门诊。确实中医中药有它独到之处。

严：回顾数十年的从医生涯，有没有您至今印象深刻的病例？

孟：我有许多印象深刻的病例，有这么两例愿意与大家分享。这两位都是畸形性骨炎的病人，畸形性骨炎这个病在英国比较多见，在中国是比较少见的。

第一个病人是男性，58岁，腰疼4年，碱性磷酸酶明显增高4个月，到了1800多个单位，正常值是200。他在当地看了，也在邻近城市看了，都不明原因，查不出来，来到了北京。我第一次门诊看他，了解了病情，就想到我曾经看过几个类似情况的病人，就告诉他去照一个头颅像。结果照出来果然就是骨吸收明显增加、骨形成也明显增加，所以碱性磷酸酶很高。我告诉病人，你的病因找出来了，是畸形性骨炎，现在也有药可治，需要住院用药。入院后，病房进一步了解到，病人的弟弟也有类似情况，经检查，也是畸形性骨炎，他们兄弟两个人都得到

① 祝谌予（1914—1999年），北京市人，中医名医，北京协和医院中医科教授。曾任北京协和医院中医科主任。

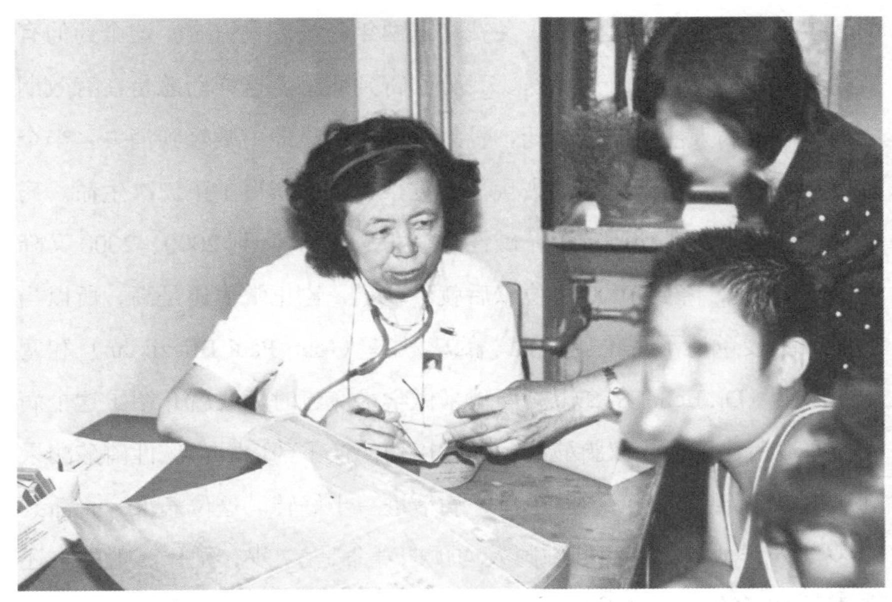

▲孟迅吾看门诊

了诊断和治疗。

第二个病人是一名医务工作者。她 17 岁的时候溜冰，不小心摔了一跤，一摸脑袋上有个鼓包，就手术了，手术病理证实是畸形性骨炎。开始发展得还比较慢，到了 40 岁以后病情就发展得快了，一是脑袋越来越大，二是全身骨疼，下不了地，卧床挪动都很困难。美国哈佛大学医学院麻省总医院（Massachusetts General Hospital，MGH）的主任波茨医生（Dr. John T. Potts）来北京做学术交流，池芝盛教授就把这个病人的情况介绍了。波茨医生建议病人用降钙素，他可以帮忙找药。因为我那个时候在 MGH 做访问学者，池芝盛教授就给我写信，叫我帮助联系，我就跟我的导师尼尔医生（Dr. Robert Neer）说了。美国当时有一项规定，如果病人病情很重，本国没有此药生产，可以免费赠送，我的导师就帮着申请。因为 MGH 是美国有名的医院，波茨和尼尔都是有名的教授，所以很快得到答复，免费赠送两年药量。我一看，这个药的有效期只有一年，建议分次赠送，我分次寄到北京，这样药总是在有效期之内。结果病人注射了这个药，骨疼迅速、明显地由减轻到消失，半个月就能下地了，还到龙庆峡去玩，她觉得自己又获得了第二次生命。病人骨疼消失了、活动改善了，碱性磷酸酶从 3000 降到 2000、2000 又降到 1000 单位，降到 1000 单位以后就不动了，比正常值还是高，所以当胡应洲教授邀请了哥伦比亚大学的毕利基（John Paul Bilezikian）和塞瑞斯医生（Dr. Echel S. Siris）两位来做学术交流时，我就介绍了这个病人。塞瑞斯建议换为双膦酸盐，静脉用药。换了药以后，碱性磷酸酶果真从 1000 降到了 400、300 单位，病情进一步好转。这位病人一直活到 93 岁才安详地离去。我们中国人均预期寿命是 77 岁，她比一般的人还多活了 10 多年，所以病人和家属都深深地感恩协和，感恩协和给了她

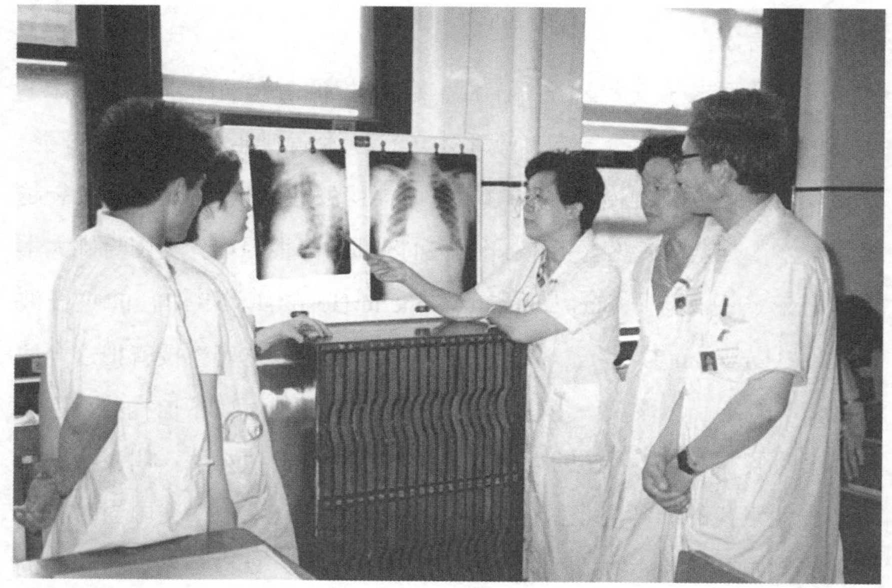

▲孟迅吾（右三）与同事一起读片

有效的治疗。

严：您觉得怎么样才算一名合格的协和人？

孟：合格的协和人就得全心全意为病人，脚踏实地做工作，要不断地学习和发扬“严谨、求精、勤奋、奉献”的协和精神，不要想着朝九晚五，一般我们都是病人随叫随到。

啃下代谢性骨病这块“硬骨头”

严：您是如何确定研究方向的？

孟：1978 年国家改革开放，政府派出一批专业人员出国深造，当时

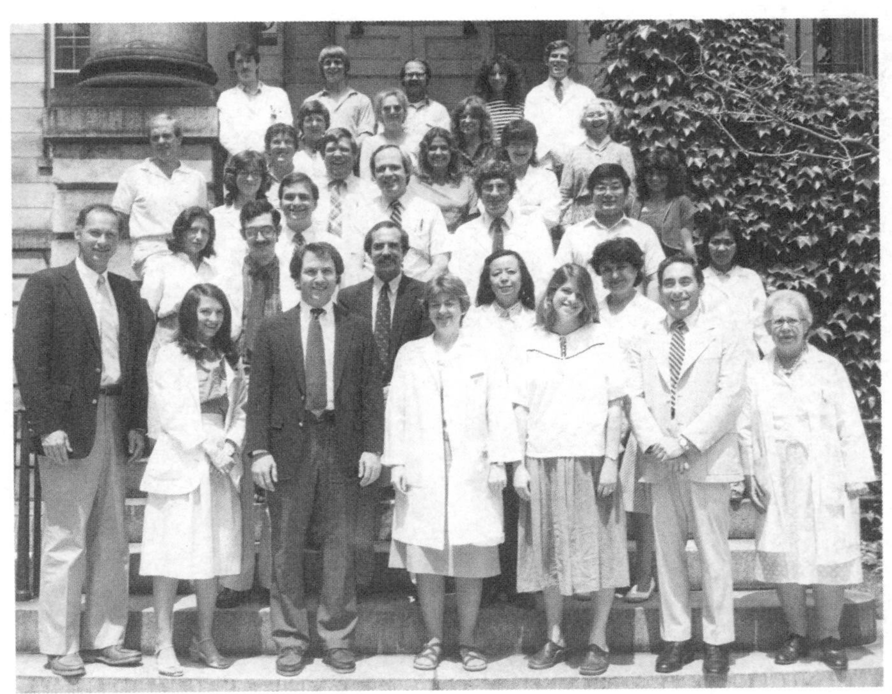

▲孟迅吾（二排右二）在访学期间与麻省总医院内分泌科同事的合影

我有机会，但我的研究方向是什么呢？看到内分泌领域糖尿病、甲状腺患者居多，研究的人也多，代谢性骨病的诊断、治疗都有难度，研究的人很少，所以我就想，啃啃这个硬骨头吧，就定了代谢性骨病作为我的研究方向。回想当时，真有那种迎着困难而上的勇敢劲儿。

严：之后您就出国学习了吧？

孟：是的。1981 年，我到了美国波士顿，进了哈佛大学医学院麻省总医院。我一般跟着导师看门诊，学习临床思维，更多的是在实验室学习骨的生化、维生素 D、甲状旁腺激素（PTH），学习骨密度测定。

1989 年 12 月，我又到哥伦比亚大学 Helen Hayes 医院骨研究中心，学习了骨组织计量学和骨生物力学性能的相关研究，针对骨质疏松症建立了去卵巢大鼠模型，完成了甲状旁腺激素类似物治疗骨质疏松症的动物实验研究，以第一作者撰写的论文《甲状旁腺激素类似物有促进骨

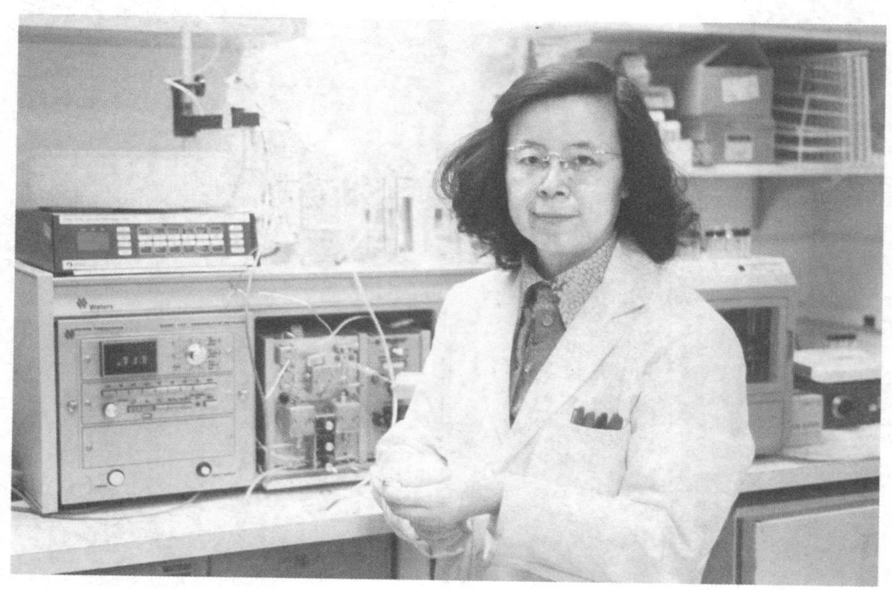

▲孟迅吾在麻省总医院的实验室

形成的作用》发表在美国《骨与骨矿盐研究杂志》（*Journal of Bone and Mineral Research*，JBMR）上，这是一本骨代谢领域很有影响的顶级期刊。

这些国际交流的经历让我们开了眼界，也交了朋友。我那时候也是可以申请“绿卡”的，但我没有这种思想。

严：请谈谈您取得的主要研究成果。

孟：结束了出国学习，回到国内，我看到中国正在迈向老龄化，老年病病人多，比如像骨质疏松、骨折，不仅仅个人痛苦，家庭和社会都有沉重的负担，所以我就确定了以防治骨质疏松为研究的主题。

当时发现骨质疏松病人多数缺乏维生素 D，钙也不足，所以叮嘱他们多吃富有维生素 D 和钙的食品。同时强调每天至少晒 2 个小时太阳，因为光照可以促使皮肤自己合成维生素 D，也鼓励病人运动，加强一切防止跌倒的措施，因为病人本身有骨质疏松，一摔倒就容易发生骨折。我们大力进行健康宣教，告诉病人，强调下雨、下雪天不要出门，一定要穿合适的鞋，晚上在厕所放一个小的照明灯，家里地上的障碍物都要清除，要保持卫生间地面的干燥，否则容易摔倒。

我们探讨多种药物治疗骨质疏松症的效果，当时妇产科的林守清教授研究了小剂量雌激素防治骨质疏松症；妇产科的徐苓教授做流行病学调查，得到了中国人髋部骨折患病率的数据，为世界卫生组织（WHO）所接受；内分泌科的周学瀛教授研究了中国骨质疏松病人的基因型，发现与西方人不一样，与日本人很近似，与韩国人完全一致；葛秦生教授引进了一台双能 X 线骨吸收测量仪，交给放射科管理，放射科的余卫教授、秦明伟教授率先应用，建立了中国人腰椎和髋部骨密度的正常参考值，而且确立了骨密度测定是衡量骨质疏松症治疗效果的重要指标。经过将近 20 年的工作，团队完成的“原发性骨质疏松症的临床和实验

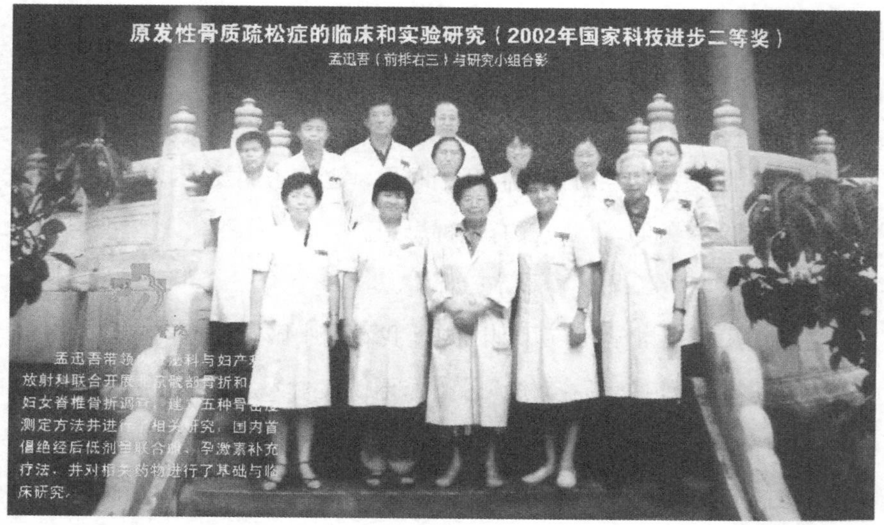

▲原发性骨质疏松症的临床和实验研究（2002 年国家科技进步奖二等奖）课题组合影，前排左起：邢小平、林守清、孟迅吾、徐苓、周学瀛；后排左起：刘怀成、夏维波、秦明伟、余卫、田均平、胡莹莹、王鸥、姜艳

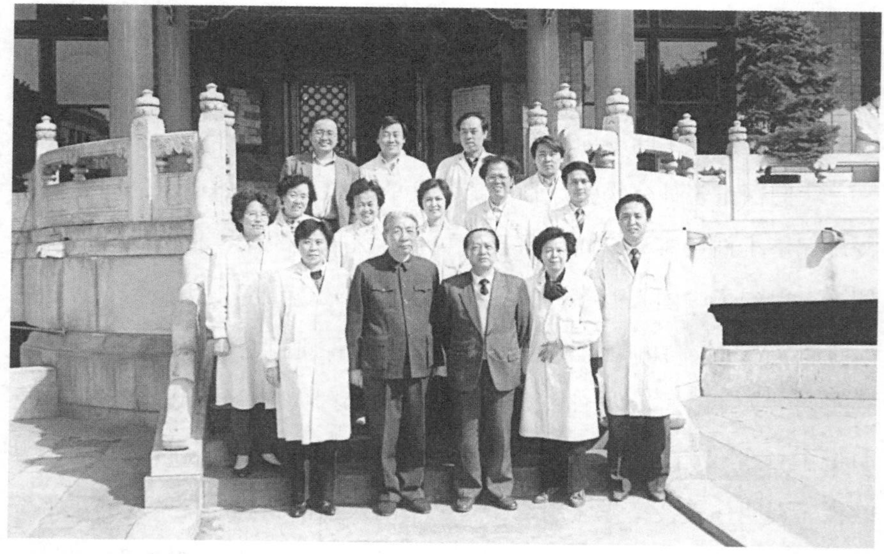

▲多学科合作，前排左二为内分泌科池芝盛、左三为基本外科朱预、左四为内分泌科孟迅吾，第二排左四为外科管珩

研究”这个课题被授予卫生部科技进步奖一等奖，2002 年又被授予国家科技进步奖二等奖，这是我们的科研成果之一。

科研成果之二，是课题“维生素 D 的临床和实验研究”，获得了卫生部科技进步奖二等奖。我们建立的 25– 羟维生素 D 检测方法，可以了解维生素 D 的营养状态，知道是不是有维生素 D 的缺乏。周学瀛教授又建立了 1，25– 双羟维生素 D 的检测方法，这是维生素 D 的代谢产物，是有活性的这一部分。

科研成果之三，是和外科的朱预教授、管珩教授，还有核医学科一起合作，提高了甲状旁腺功能亢进定性定位诊断的水平，也提升了治疗效果，获得了卫生部科技进步奖三等奖。

科研成果之四，是针对肿瘤性低磷骨软化症（Tumor-induced Osteomalacia，TIO）的研究。如果是低血磷性的佝偻病或者软骨病，病人的临床表现就比较严重，而且治疗反应也不太好，治疗难度很大。后来研究发现，这类病人的病因除了基因异常以外，相当一部分是肿瘤引起的。这种肿瘤能够被奥曲肽，也就是生长抑素受体显像定位。奥曲肽显像定位发现肿瘤这个技术是 20 世纪末国际上首次报告，我们医院核医学科 3 年以后引进了这项技术，成功应用在临床。由奥曲肽显像定位出来的肿瘤 70%都是良性的，做了手术病情就缓解、病人就康复，治疗效果很好，我们总结了 39 例肿瘤性低磷骨软化症的诊断和治疗情况，2012 年发表在《骨与骨矿盐研究杂志》（JBMR）上，已经被国内外引用了上百次。我们在国际会议上介绍的时候，好多大夫对这项研究都很感兴趣。到目前为止，经过奥曲肽显像定位肿瘤而又施行手术的患者在我们医院已经有 450 余例，大部分的病人都完全康复，这样就拯救了一大批病人，而且多数是中年、青年，是家里的顶梁柱。

我们结合多年的临床实践、科研成果和本领域的国际前沿发展，撰

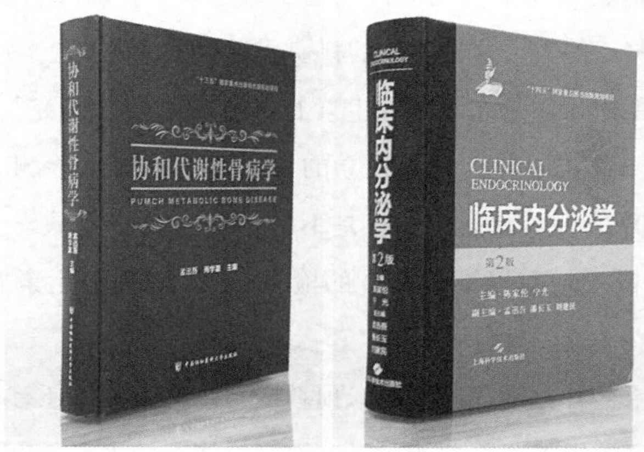

▲孟迅吾参与编著的书籍

写了《协和代谢性骨病学》一书，已出版2年。我还协助上海瑞金医院陈家伦教授和宁光院士完成了《临床内分泌学》的出版，这是陈家伦老师对我的培养，主要是他做的工作，他把我设为副主编，我只是协助撰写和组织了一些书稿。

严：您曾担任北京医学会骨质疏松和骨矿盐疾病专业委员会、中华医学会骨质疏松与骨矿盐疾病分会的首届主任委员，《中华骨质疏松和骨矿盐疾病杂志》首任总编，请您谈谈创建学会和创办学术期刊的情况。

孟：当时我们看到咱们国家进入老龄社会，老年病病人多，治疗难度也大，就认识到医务同道一定要联合起来、团结一致，共同应对，少数的单位力量还是薄弱的。因此1997年，首先是在北京医学会领导下成立了全国第一个骨质疏松专业委员会，两个月以后上海也成立了同样的地方分会，随后四川、江苏等地区的骨质疏松地方分会相继成立。正好卫生部老年卫生工作领导小组专家委员会在北京举行会议，专家们都提议成立全国的学会。经过努力，2001年4月，中华医学会骨质疏松

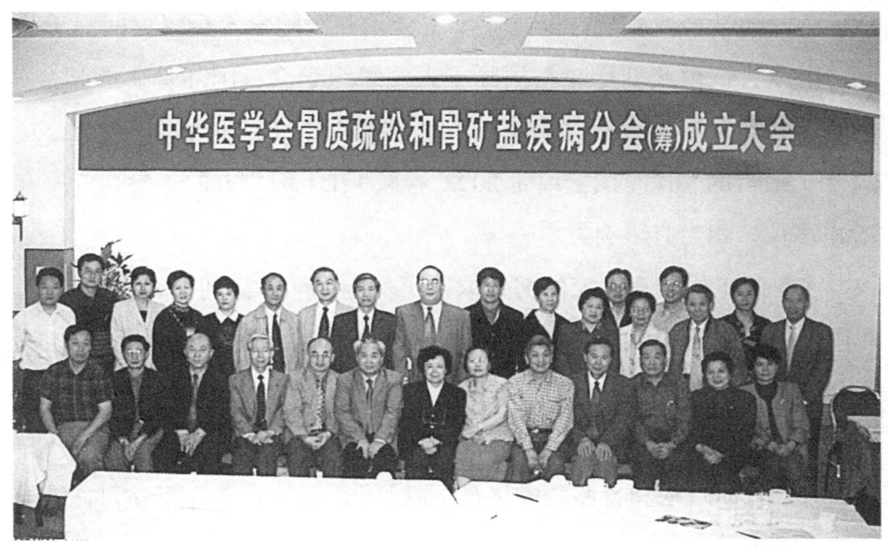

▲ 中华医学会骨质疏松和骨矿盐疾病分会（筹）成立大会，前排右七为孟迅吾

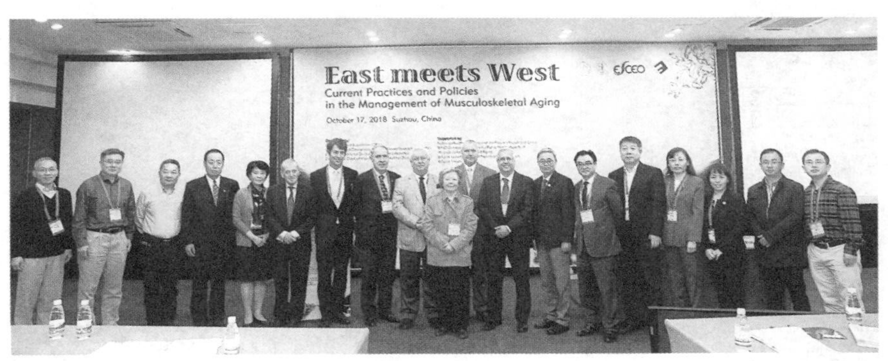

▲ 第九届国际骨质疏松及骨矿盐疾病学术会议部分专家合影，左十为孟迅吾

和骨矿盐疾病分会成立，我被推选为第一届学会的主任委员。后经过卫生部批准，分会创办了学术期刊《中华骨质疏松和骨矿盐疾病杂志》，推选我为第一届杂志总编。我认为这不在于个人，主要是因为协和多年来创造性的、扎实的工作，在同行中建立了良好的声誉。专家们都相信协和、信任协和，希望协和来做领头羊。

全国的学会成立后，全国性学术会议和国际学术会议就间隔着举办。国际会议由我们学会与国际华人硬组织学会、国际骨矿盐学会3个组织共同合作，这是学术界公认的含金量高的学术会议，迄今已经20年，最近的一次全国会议是2023年4月在上海举办的，参会专家有1500多位，相当有影响力。

多年的工作依靠大家的努力取得了一定成绩，得到了表扬和鼓励，在国际上也得到了认可。2010年，中华医学会骨质疏松和骨矿盐疾病分会、国际骨矿盐学会和国际华人硬组织学会联合授予史蒂夫·卡明斯医生（Dr. Steve Cummings）、韦伯斯特·杰医生（Dr. Webster Jee）和我3人“骨质疏松和骨骼研究终身贡献奖”，照片和事迹简介刊登于国际杂志 *Bone*①。

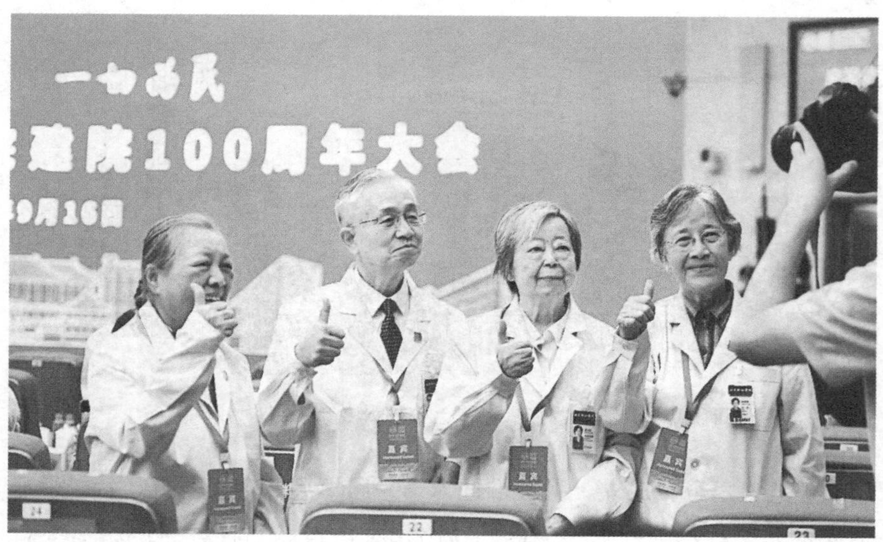

▲老专家们在庆祝北京协和医院建院100周年大会会场合影，左起：李龙芸、金自孟、孟迅吾、盛瑞媛

① 主要事迹简介刊登于 *Bone* 2010，47:S335–S336。

严：您在协和已经66年了，有什么想对协和说的话吗？

孟：感恩协和给了我全面的培养，让我掌握了为病人服务的真实本领，感恩协和优良的传承，让我树立了为病人服务的坚定信念，服务病人、解除痛苦，永远是第一位的。2021年是协和建院百年，举办了隆重的庆祝会，同时迎来了第二个协和百年。我相信在第二个百年，协和必将再次取得辉煌。

（本文内容节选自孟迅吾教授1次访谈记录，文中部分图片由孟迅吾提供。）

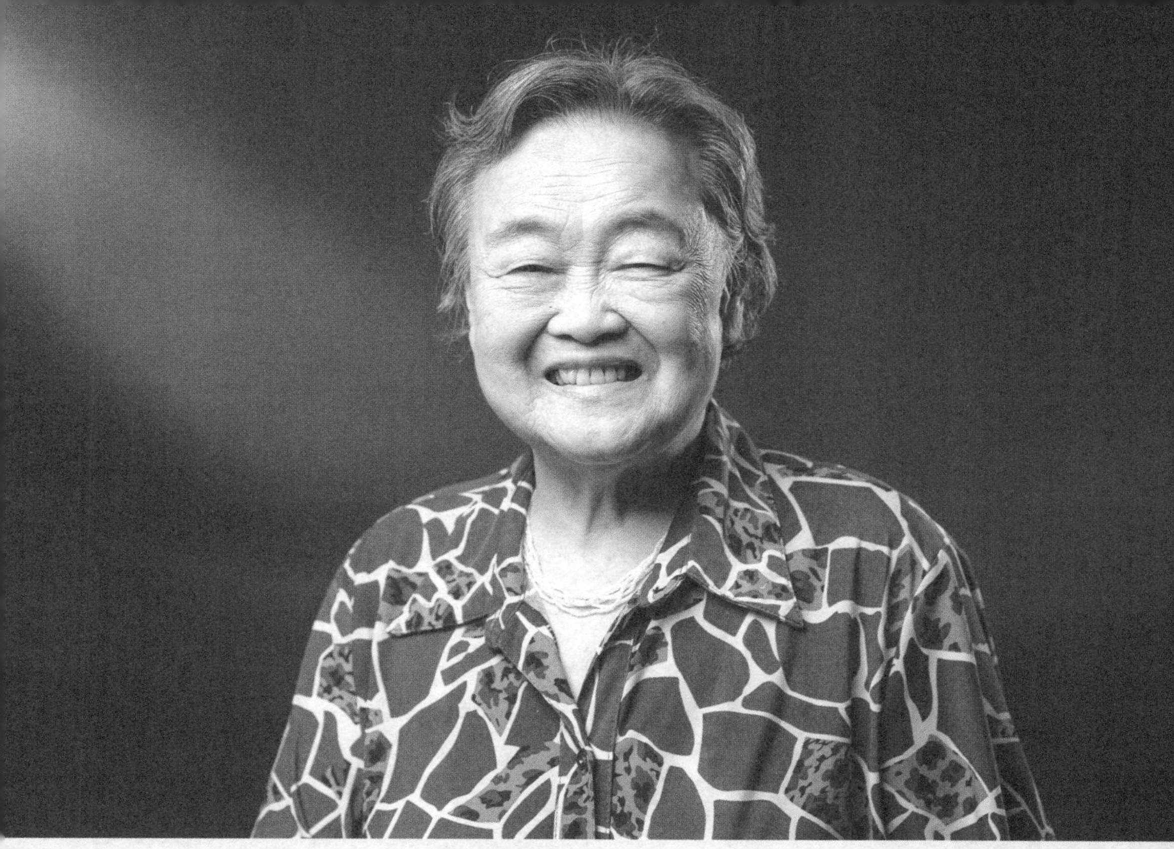

蔡力行

不惧挑战　身体力行

蔡力行，1937 年 4 月出生于上海，祖籍江苏崇明，著名外科学专家，北京协和医院基本外科教授、主任医师。1956 年考入中国协和医科大学，1964 年毕业后分配至北京协和医院工作。1987—1989 年，先赴美国洛马·林达大学（Loma Lida University）进修学习临床外科，后在罗切斯特大学（University of Rochester）医院胃肠中心进行胰腺内分泌功能的研究。

具有扎实的基础理论和丰富的临床经验，善于解决基本外科疑难重症，处理复杂的大型手术和急诊手术，尤其擅长胰腺外科，对胰腺内外分泌肿瘤有深入研究，对胰腺癌的早期诊断、手术操作和围手术期处理形成一套完整经验。在国内首先提出利用选择性动脉造影判断壶腹周围癌的可切除性，提高了手术切除率，降低了死亡率。在国内首先对胰腺癌进行介入治疗，圆满完成国家“九五”攻关计划的研究课题“胰腺癌介入治疗的应用研究”，为胰腺癌的临床治疗提供了新的途径，至今在临床中广泛应用。2016 年获北京协和医院杰出贡献奖。

蔡力行教授访谈视频

口述：蔡力行

采访：董　琳

时间：2022 年 8 月 10 日、12 日

地点：北京协和医院院史馆

整理：史真真

战火中艰难求学

董琳（以下简称“董”）：请您介绍一下自己。

蔡力行（以下简称“蔡”）：我叫蔡力行，1937 年 4 月出生在上海。我妈妈是医生，爸爸在电报局工作。我出生一百天的时候，家里为了给我庆祝，蒸了一个大糕，糕还在锅上蒸着呢，日本人打进了上海，家里人抱着我就开始逃难，去过很多地方。我还有一个弟弟，小我 9 岁，他是在逃难路上坐船经过长江三峡时，在船上出生的，还挺惊险的。直到 1948 年，我们一家跟着爸爸来到北京。

董：小时候社会动荡，您是怎么读书的，在哪儿上的学？

蔡：我小时候上学很早。因为妈妈是医生，工作很忙，我的姑姑是老师，我 3 岁就跟着她上教室了，可是我没好好上过正经的小学，到了

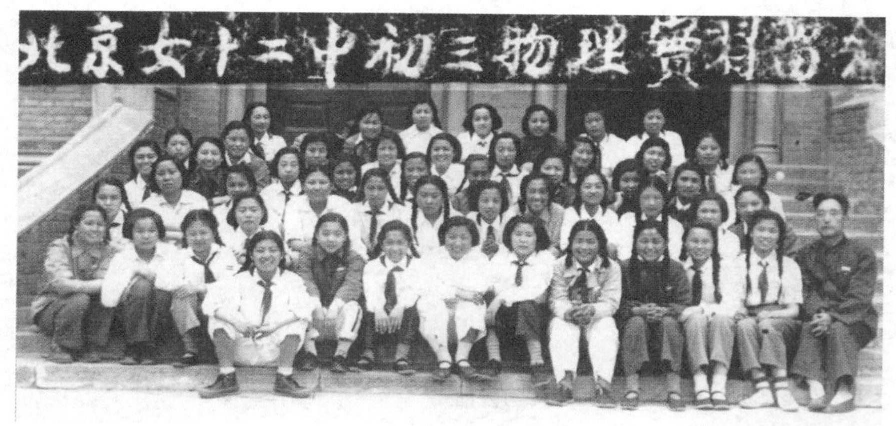

▲1953 年，北京女十二中（原贝满女中）初三班级合影，二排左三为蔡力行

北京以后也是这儿转、那儿转，没有固定下来，先在电报局的职工小学里上了一段，后来又到东城区的象鼻子中坑小学上了一段。到五年级的时候，我比别人大一岁，后来就直接考了贝满女中①，正经地上了中学。在我的印象中，我的功课不好，但是因为上的是女中，独立性比较强，不觉得自己是个女的要被照顾。那时父母都不管我学习，考大学、报志愿也没人管。当时我想两个方向不考，一个不考文、一个不考医，我喜欢学农。第一志愿就报了北大生物系，第二志愿报了南开生物系，后面三个学校都报的农业、园林专业。后来一发榜，考上北大，也挺高兴，就这样上了北大。

上了北大以后，我没有别的兴趣，就是念书。等到大学 3 年级结束的时候，我们几个同学就突然被留下了，说协和医学院要招你们，不过要学 8 年。我当时已经不是团员了，可是对听党的话是根深蒂固的，

① 贝满女中，1864 年由美国基督教公理会创建，是北京近代最早引进西方教育的学校，现为北京市第一六六中学。

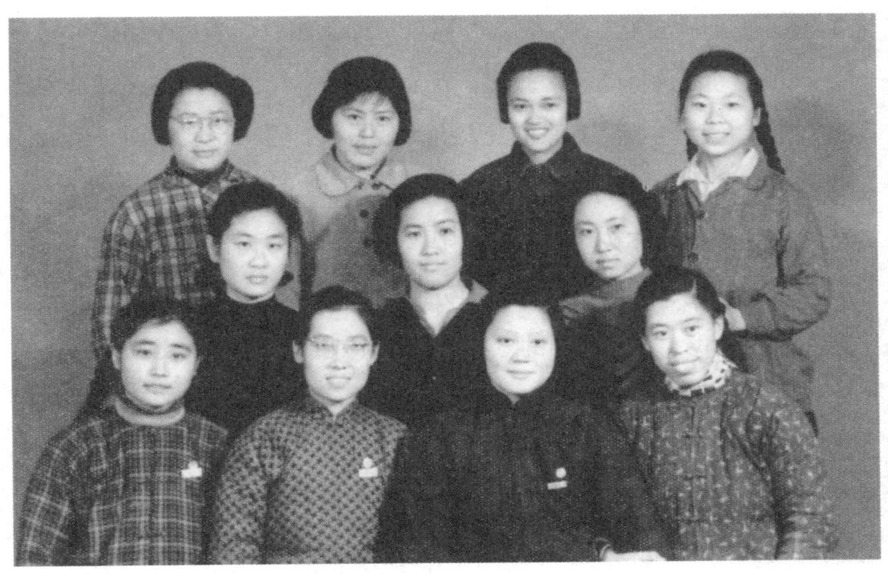

▲1960 年，中国医科大学第一届全体女生合影，后排右二为蔡力行

党说上哪儿就上哪儿，党让我去学医，二话没说那就学吧，就来到了协和。

学医之路艰苦卓绝

董：您当时是怎么改变自己的观念喜欢上学医的？

蔡：到协和来就是学习、就是念书来了，外头什么事都不管。那时大家很少出学校，有一年“五一”放假的时候，我们班有个同学戴个棉帽子、穿个棉大衣，捂得非常严就出去了，出去一看人家外面都穿裙子了，所以我们那时对外面事情一点儿都不了解，就能到这种程度。

有几次考试让我印象深刻，考得很绝。一次是生理学考试，当时是先抽题，抽到哪题你先准备，像答卷子一样，然后一个一个叫进考场提问。当时主考官是赵以炳[①]教授，我们都叫先生。我那道题正好是考胰腺的功能，因为老师没上课也没人讲，就是自己看书，我前面3个人抽到这道题的都不及格。轮到我的时候，我说“我不知道答的对不对”，赵先生就说了句“你按你准备的答吧”。我就答了，答完一点错都没有，就是内分泌功能、外分泌功能，内分泌引流胰液有多少等。当时满分是5分，他给了我4分。周围的老师表情都很诧异，怎么一点错没有，给4分啊？赵先生说，因为是经过提醒才答的，提醒按准备的答，这就扣了1分。我觉得很冤，回去就大哭一场。

有一次在医大的组织学考试，考的是动脉。人的动脉有3类：大动脉、中动脉、小动脉，组织结构是不同的。考试时老师给了一张片子，问是哪一类动脉，我们一看不认得，好像也不是大动脉、也不是中动脉、也不是小动脉，有的人就随便说了一个。我还真不知道，我就没答，结果没答的对了，因为这是狗动脉。狗的动脉不分大、中、小，所以不答的就对了，答的倒扣5分。

还比如说，解剖学张鋆[②]先生考试，他的考试怎么考呢？拿一条骨头，股骨或者胫腓骨，上头有好多小窟窿，就是血管、神经从外头进去，他在那个很小的针尖那么大的窟窿上，插一个个小牙签，牙签上写一个号，3号、4号、5号、6号……让你回答3号是哪根血管、神经从这儿进去的？5号又是哪根？考得非常细。

---

① 赵以炳（1909—1987年），江西南昌人，生理学家，教育家，中国冬眠生理学的创始人，曾任北京大学生理教研室主任，中国生理学会主席、理事长。

② 张鋆（1890—1977年），浙江平阳人，解剖学家，医学教育家，中国现代人体解剖学的开拓先驱，曾任北京协和医学院解剖室主任、中国医学科学院副院长。

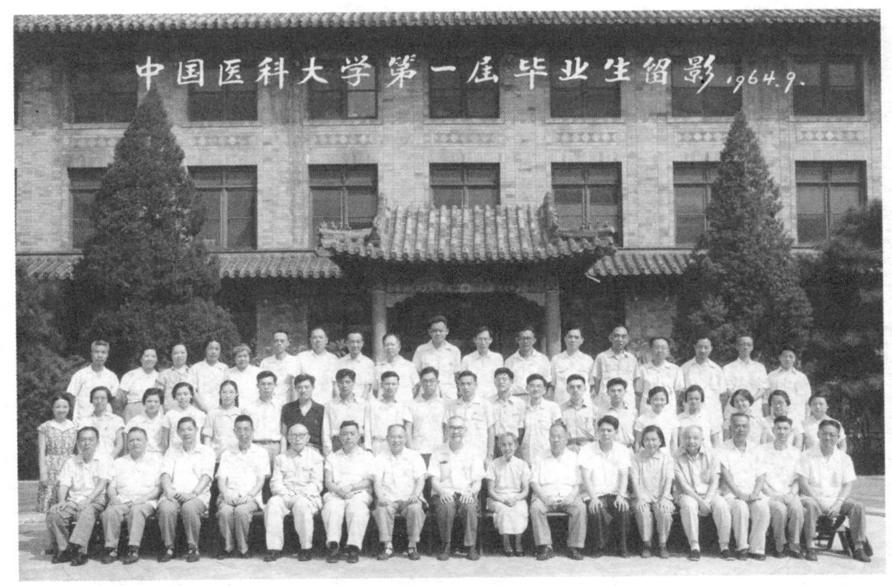

▲1964 年 9 月，中国医科大学第一届毕业生合影，二排右四为蔡力行

协和大医影响至深

董：您在当医学生的时候，还有什么印象特别深刻的事情？

蔡：大学 6 年级在儿科实习的时候，周华康教授对我们特别好，那时候我们没有一个固定念书的地方，他就把办公室旁边的一个大会议室让给我们几个同学念书。当时儿科有一个 5 岁的小病人，认为是肾癌准备做手术了，正好赶上“三八”节人家都放假了，我就去周华康教授那儿看书，翻了一本《儿科学》，看着看着我觉得这个孩子不像肾癌，像先天性总胆管囊肿，各方面都像，我就按这个诊断写的病历。结果做手术的时候真的就是先天性总胆管囊肿。后来周华康主任问我：“谁告诉你的是胆总管囊肿啊？”我说：“您那本书告诉我的。”我就给他翻到书

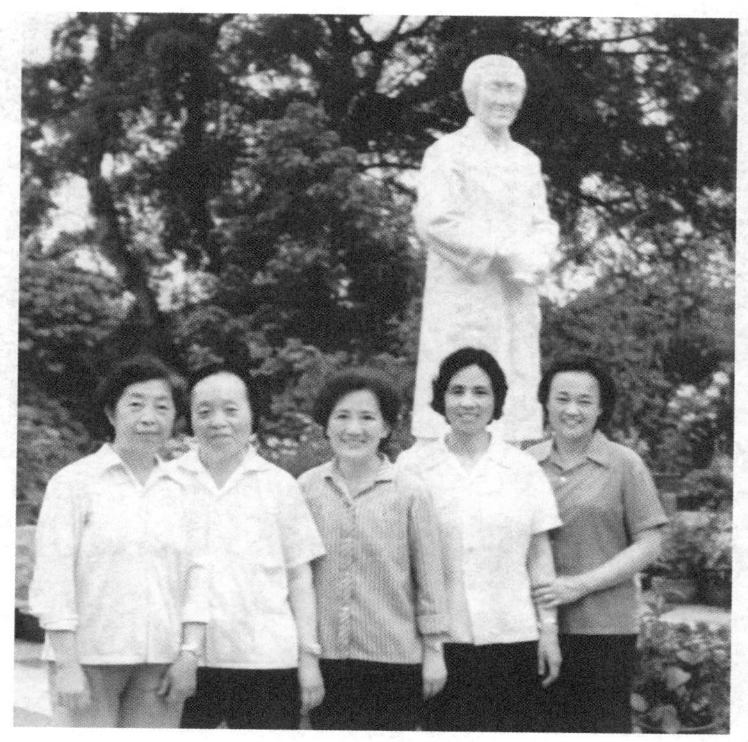

▲1985 年，蔡力行（右一）参加第一届胰腺外科会议时在林巧稚像前留影

上那个地方。他也没夸我，但是我自己心里挺高兴的，我觉得念书还真有用。一个是要多学、多看书、多参考。另外一个，要自己多动脑子，有独立思考的能力，不能别人说什么就是什么。

在妇产科实习的时候，有一件事情印象深刻。因为我老在病房，所以我接生的孩子特别多，3 个月时间人家接两三个，我接了 10 个，后来上农村“四清”的时候，有一个农村妇女生孩子，找不着接生婆，他们就说蔡力行你去，你接得最多，后来我真给人接下来了。

董：协和还有哪些让您印象特别深刻的老前辈？

蔡：我们外科有 3 大家，曾宪九、吴蔚然和费立明，他们仨每次都

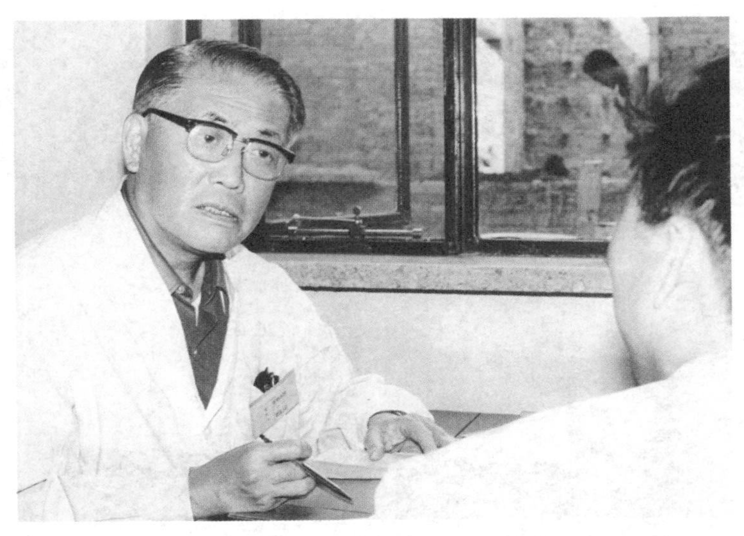

▲曾宪九教授在问诊患者

一起来查房。曾主任很谦虚，很严谨，也很平易近人。记得我当总值班的时候，有天中午，我从 6 号楼 2 层会诊出来，就碰见了也晚下班的曾主任，他听说我会诊的病人诊断不是很清楚，“走，我跟你看看去！”二话没说陪我回到 6 号楼 2 层，他不是说马上就告诉你怎么办，而是先看看病人，然后看病历，最后帮我解决了问题。他很愿意帮助别人，真诚地帮助别人。

我跟曾主任一起做胰岛细胞瘤，有次他让我写篇论文，关于怎么处理胰岛细胞瘤的过程。因为稿子要得比较急，我不可能写这么快，他就亲自写了。写完给我看，有一半的内容写得比较深奥，我看了半天才看明白，我就拿铅笔在那块改，说我看不太懂。第二天再拿给我看的时候，那部分整个没有了。我问他怎么都没有了？他说，你跟我一起做的你都看不懂，别人看得懂吗？我写它干嘛？虽然我当时只是个主治医，他也这么重视我的意见，我真的很感动。

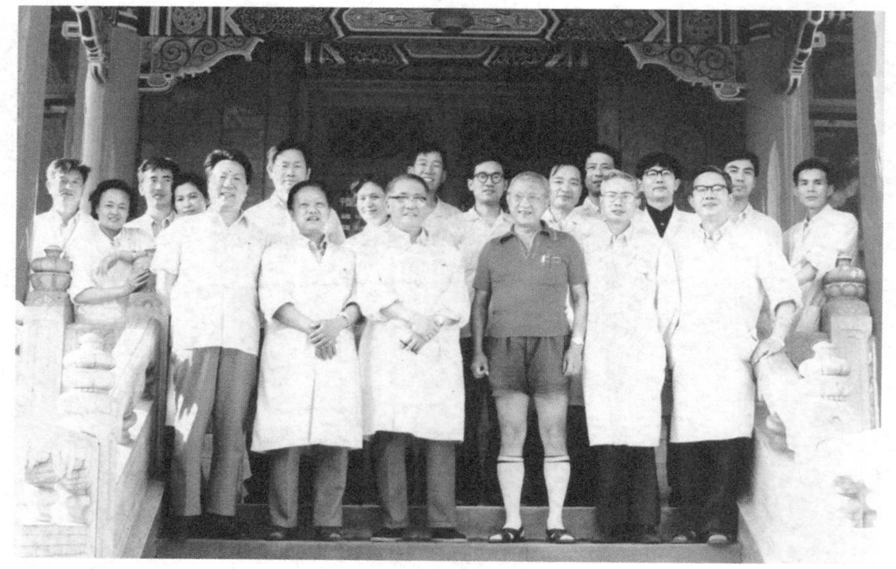

▲曾宪九教授（前排左三）与外科同事们合影，后排左二为蔡力行

曾主任对人相当好，他得病期间，我代表他去厦门开第一届胰腺外科会议，我把做的那些幻灯拿给他看，他就一个一个给我改，看的过程中，黄萃庭[①]正好来看他，就说我，“主任病得这么重，你还来麻烦他”，说得很重。主任连忙说“不是不是，是我让她来的”。曾主任就是什么都替别人想。在他病重的过程中，有一个病人该来复查没来，他还写信催病人来复查。

每礼拜全科大查房，曾主任基本都来。办公室里头，人多到站不下，我记得我那会儿也够淘气的，没地方站我就跑到桌子上头的那个窗台上坐着听。讨论完了以后就上病房查房，他能解决很多问题，每次查

① 黄萃庭（1916—1992年），广东惠阳人，临床外科学家，医学教育家，北京医学院外科教授，曾任北京医学院附属人民医院院长。

房收获都很大。

我们那会儿做动脉灌注[①]，就跟现在做介入差不多，动脉灌注需要压力，可是又没有泵，曾主任就在房顶挂个挂钩，把瓶子拉上去吊在挂钩上，这就有压力了，就靠这个压力来往动脉里输液，这就是他想出来的办法。

我们在内科实习的时候，都是两个导师，我的导师是方圻和戴玉华。毕业后我们去江西干校待了一段时间，当时方圻大夫也在。那会儿热得不得了，男的不管老少都光膀子干活，方大夫老穿着一个衬衫，我们说别穿了，但是他不让脱，后来我们发现，他因为挑重担，肩膀上磨出很大一个大水泡，他怕人家看见，就不肯脱衣服。还有一件事，我们在那儿吃是要交饭钱的，当地人请方大夫去会诊，是管饭的，会诊完了回来以后食堂会退钱的，一个礼拜不在，伙食费要退给他，但是他不要。他说，我在外头吃饭没花钱，为什么要退我这个钱。我们看在眼里，觉得方大夫特别正。

女外科大夫的从医之路

董：您当时为什么选外科？

蔡：我比较喜欢外科。人家说我手比较巧，我经常揪一根短头发就能在手上打扣，所以我扣打得也比较好。急诊室做手术比较多，不值班也可以上台，我当然愿意上台了，能上台就是好事。实习的时候我和任玉珠老师住 19 号楼斜对门，她值急诊班的时候，一有手术准叫我，所

① 动脉灌注是一种将药物输注到患者动脉中的治疗方法，用于维持器官功能，防止组织缺血和缺氧。

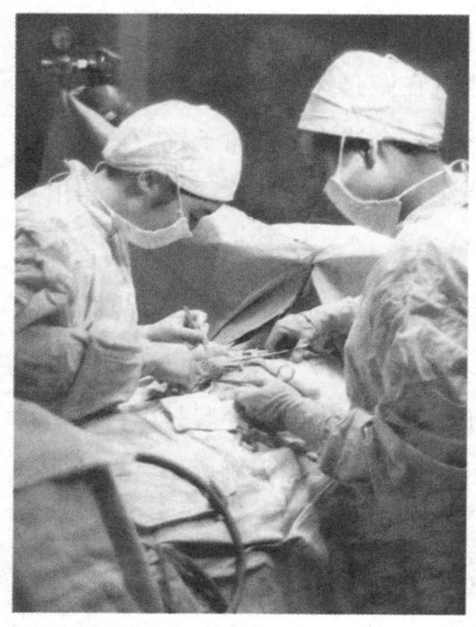
▲1964 年，蔡力行（右）与管珩在手术中

以我清创缝合缝得很好，邮票植皮[①]、点状植皮[②]我全都会。

有一次，汤兰芳大夫带我做一个较大的皮脂腺囊肿，在屁股这儿，我们俩正做呢，吴蔚然大夫正好路过，他看了说“这囊肿一会儿肯定会破”。皮脂腺囊肿是要把皮剥下来的，因为张力很大，而且离皮特别薄，剥离时特别容易破。我主刀，汤大夫在旁边帮我，我说“咱别破啊”，我们俩就真的没破，完整地给拿下来了。所以可能正是这些小的地方，让他们看着我还可以吧，我就被留在了外科。

董：您到了协和医院以后接受了哪些比较严格的训练？

蔡：我觉得老师的身体力行对我影响很大，老师们很严格，没有人做过损害病人利益的事情，所以我们耳濡目染，就会全心全意对待病人。

我当住院医生第一个半年轮转的是骨科，收了一个气性坏疽[③]的病

① 邮票植皮，将取下的皮片剪成 1.5—2 平方厘米如小邮票状，移植于肉芽创面上的植皮方法。此法适用于自体皮源缺乏的大面积烧伤。

② 点状植皮，用针挑起皮肤后削取，故皮片边缘薄而中央厚，皮片面积小，易存活，用于肉芽创面移植容易成功。

③ 气性坏疽是一种厌氧菌感染的疾病，多发生于较深伤口的严重创伤，是火器伤中最为严重、发展最快的并发症之一。

人，是个年轻小伙子，他在农村开矿的时候被炸药炸伤了。来的时候小肚子以下到大腿全是伤口，那很厉害的。收住院以后骨科准备做胯关节离断的手术。可是我认为做手术解决不了他伤口感染的问题，气性坏疽解决不了，感染一进入腹腔，没准儿还是活不了。不做手术怎么办呢？也有办法，就是天天换药，拿双氧水冲。我就主动承担起每天换药的工作，但是这一换药，3 个月都别想上手术。因为要保护其他病人，接触气性坏疽期间，是不许进手术室的。那也没问题，我都没考虑自己，就真的守了他 3 个月，一天到晚双氧水冲着，底下接着的水还得倒。后来病人的两条腿都保住了，肚子也长好了，双腿走着出去的。后来这个病人专门回来看我，送了我一个“为人民服务”的毛主席纪念章，我挺高兴的。有人问我，你亏不亏啊，3 个月上不了手术。我不觉得亏，我觉得很好，这是我很引以为傲的一件事情。

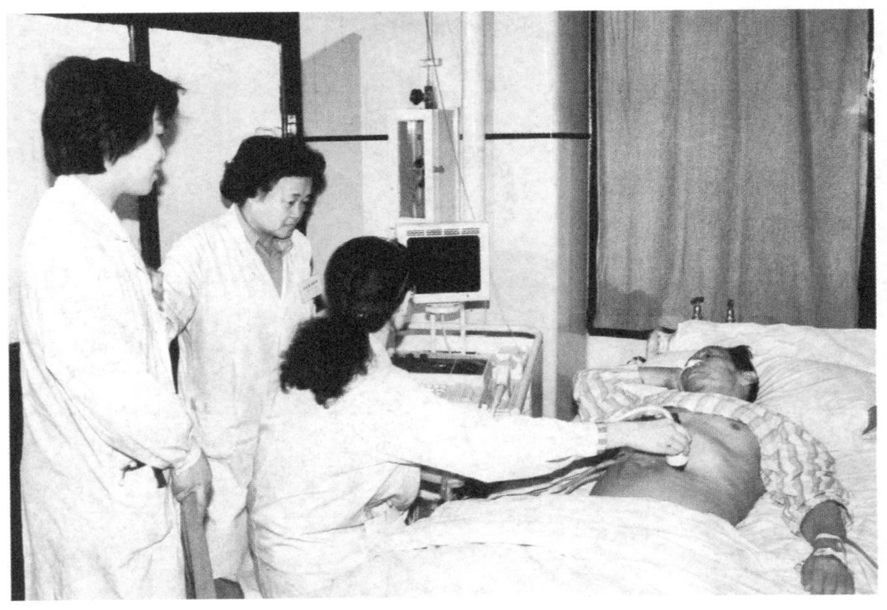

▲蔡力行（左二）在病人床旁

还有一个印象深刻的病人，在别的医院诊断为胰腺癌，已经进了危重病房。他的家人就挂了我的号，我没有轻易下诊断，就分析他的病历，比如说病程、发作时间、化验指数等，我不着急，要把病历看明白。综合全部信息，我一分析觉得他不像胰腺癌，就让他回去按照胰腺炎治疗，后来完全好了。这种病人不只一个，对病人来说得到了正确的救治，还是很不错的。

董：您觉得作为外科女大夫，有哪些优势或者劣势呢？

蔡：优势好像没有，可能会有人看不起你，觉得外科女大夫不行，可是我不管这些，在医院里都一样。

有一次外院做了个胰腺大肿瘤手术，术中大出血，门静脉被切断，他们以弃血、换血等待协和救援。医院派我去了，我进入他们手术室时，他们两个外科医生大声地说，“怎么是个女的呀！”看不起的感觉。

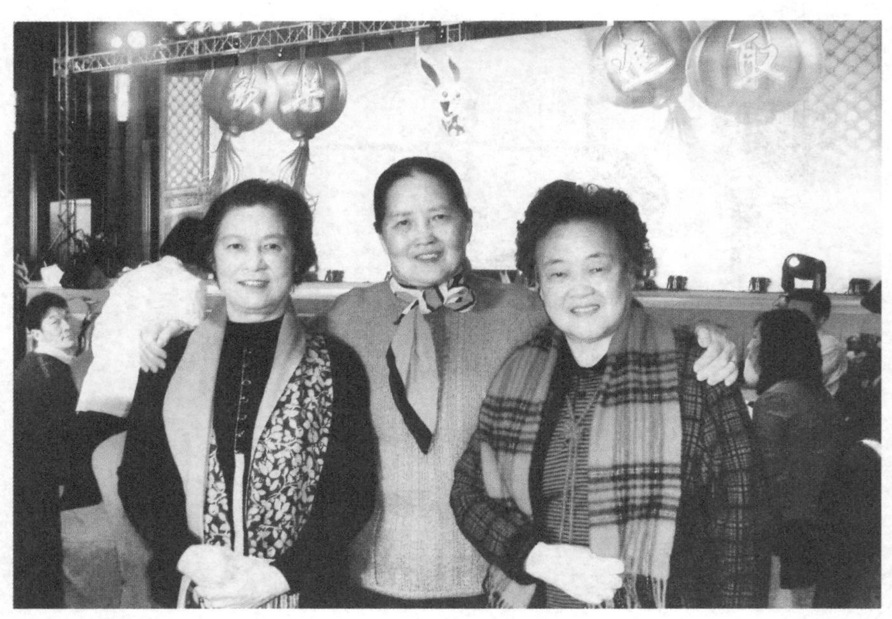

▲外科女教授合影，左起：管珩、任玉珠、蔡力行

我进去一看，门静脉两端相距5—6厘米，马上让他们绞了一截输液瓶上的无菌塑料管，拿线一接，先把血管通了，再做手术。这个手术从下午1点做到了晚上11点多，最后病人活了。

协和精神薪火相传

董：在协和工作这么多年，您觉得协和的特点是什么？

蔡：我没有在别的医院工作过，从病人的反映来看，协和的医生对病人还是很负责任的。

董：协和对医生的培养很严格，您觉得这个“严”字体现在哪些方面？

蔡：我觉得这个“严”主要体现在对疾病的态度，从诊断到治疗、随诊，一直到病人完全康复，在这方面是比较严格，不是随随便便的。

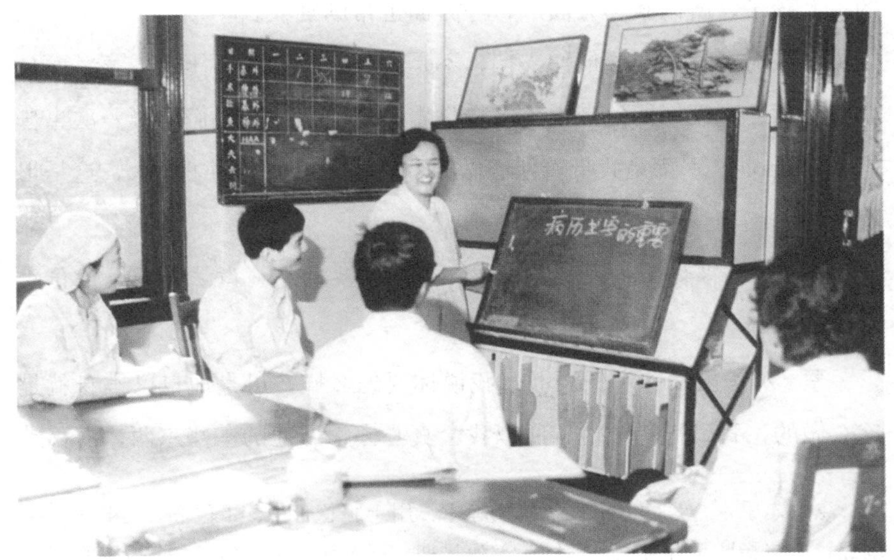

▲1984年，蔡力行（站立者）与同事讨论病历书写的重要性

对外表、行为方面要求也很严格，让病人一看这个医生的样子不是吊儿郎当的，就会信任你，一旦信任了，治疗各方面就会有配合，心态好了有的病自己就会好，因为本身的免疫力就会增强。所以这个严格对自己、对病人都是有好处的。

董：您在对待学生的时候，是怎么体现严格的呢？

蔡：一般的查房，哪怕他说错了，我很少在病人面前去指责他，但是下来我肯定会说你应该怎样，哪里不正确。曾经有一个学生，总是丢三落四，我就替他订了一个小本儿，给他一支笔，让他记下来。一方面我会对他们严格要求，一方面我也会想办法帮他们怎么改正那些毛病。我管病房的时候，来了一个男护士，有人跟我说这孩子特别调皮、不听话。后来我看这孩子也不错，我就交给他一些比较重要的工作，比如换引流瓶、记录时间等，有时候中午都不能休息，他觉得我很重视他、相信他，所以他做得很好。等他从我们病房转了 3 个月以后，就变成挺好的一个孩子。所以我一方面严，一方面也帮助别人。

我认为对学生要给他们支持，不是说什么都管着，压着人家。而是全心全意、毫无保留地带学生、教学生。我的学生，他们的第一次惠普尔（Whipple）①都是我带着他们做的。培养学生就是为了病人，这是很明确的。

董：协和很好的传统就是传承，您对学生的很多做法是不是也传承自您的老师？

蔡：对，虽然曾主任没教过我说你要怎么样，可是他自己本身就是这么做的，我又很尊重他，所以我会真心去学习他的一些东西，潜移默

① 惠普尔手术，是胰、十二指肠切除术，用于胆总管中、下段癌，乏特壶腹周围癌，十二指肠恶性肿瘤，胰腺头部癌早期，严重胰、十二指肠伤等疾病的手术治疗。

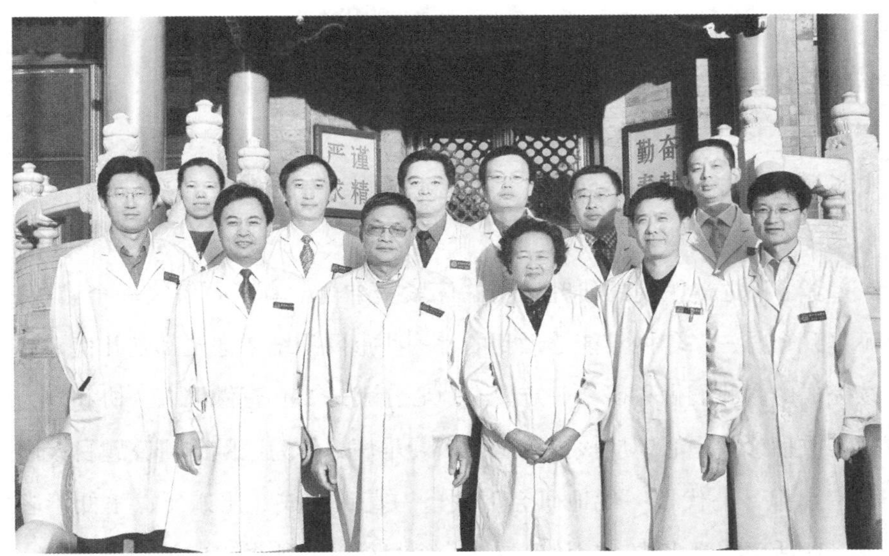

▲蔡力行教授（前排左四）和赵玉沛教授（前排左二）与基本外科及其他科室同事合影

化地跟着他走。

董：*在临床医疗当中，很多工作涉及多学科的合作，您对于这种多科协作有什么看法？*

蔡：多科协作不是新发明的，曾主任在的时候就有，他当时跟消化内科陈敏章、病理科刘彤华①、B超科（现超声医学科）张缙熙等，每个礼拜组织一次会诊，就是现在多科协作的雏形，我们当时也去听。病人是一个整体，尤其像胰腺病，它跟生化都有关系，多科一起讨论，对病人是个全面的考虑，所以我觉得多科协作是很能解决病人问题的。

① 刘彤华（1929—2018年），江苏无锡人，著名病理学家，1969年创办北京协和医院病理科，1999年当选为中国工程院院士。

做科研要有恒心

董：*从您个人的经历来看，您觉得临床、科研和教学是一个什么样的关系？*

蔡：我觉得医院的研究应与临床紧密结合，真正要解决一个难题，不是几个月、一年两年能够做到的，一些重要的结果甚至都是几代人接续完成的。我们做科研，一定要有恒心，就是要一直做下去。协和作为疑难重症诊治中心，应该提炼出几个疑难病，作为医院的研究题目，由科室承担，一代接一代地研究下去，一直到完成，比如死亡率低于多少，存活率提高多少，应该有这么一个目标，才能做出成绩来。

比如曾主任对胰岛素瘤，从发现、命名、诊断到治疗各个环节，研究得很透彻，经过几代努力，2017 年获得了国家科技进步奖二等奖。

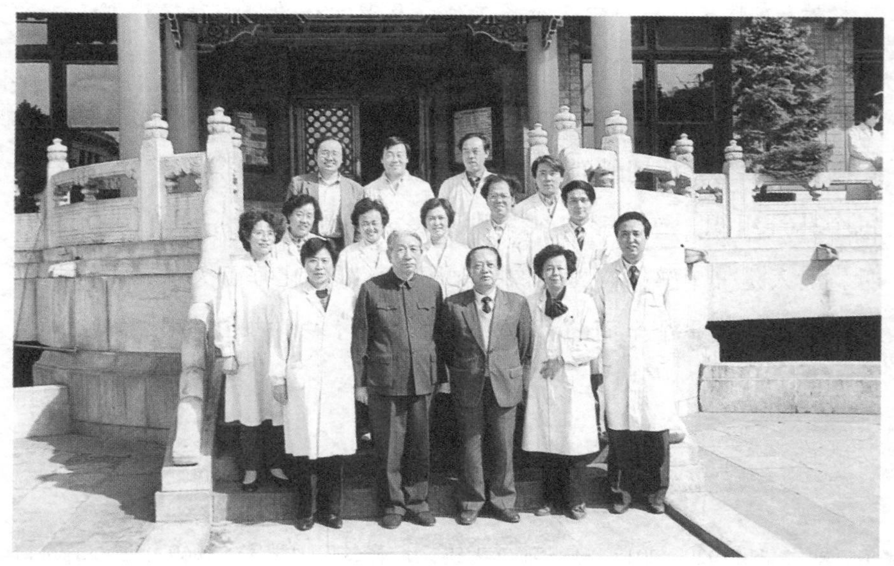

▲朱预教授（前排左三）与多学科团队合影，二排左三为蔡力行

董：请您介绍一下您的主要研究成果。

蔡：主要还是在胰腺这个范围之内，跟着曾主任做了很多胰岛素瘤的工作，还有胰腺癌的治疗。另外还有一个研究是胰岛素瘤的术前诊断造影，一开始是朱预大夫带我做的，因为有的消化道出血，开腹后找不到出血位置，一段一段地找都找不着。还有一种肠内微血管瘤，很小的，做造影就能看得见。这样就解决了术前不知道有多少个瘤子，术中也不确定是不是切干净了的问题，避免没做干净又重新再做的情况。

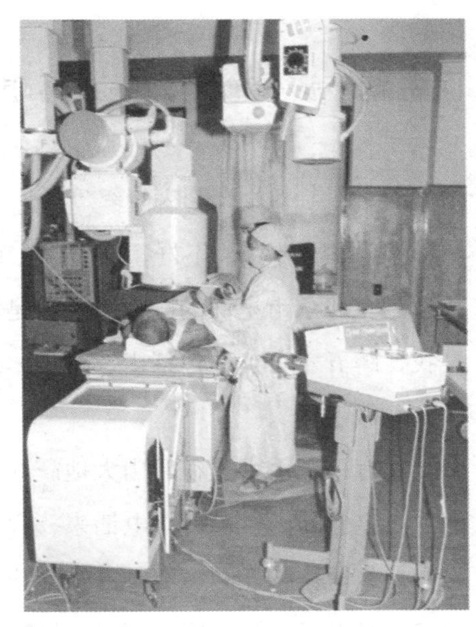

▲蔡力行为病人做介入治疗

后来我把介入治疗应用到胰腺癌的病人，止疼效果特别好，胰腺癌病人主要是疼，介入以后就可以不疼，这些病人基本都是做不了手术的，能缓解痛苦对他们来说很重要。

我主持的国家“九五”攻关课题就是“胰腺癌介入治疗的应用研究”，联合肿瘤医院（中国医学科学院肿瘤医院）、解放军总医院（301）等兄弟医院，完成了300多个病例，研究结果很好。我把胰腺癌切除的病例分成做介入和不做介入两个对照组，第一年做介入的生存率提高了14.04%，第二年提高了9.95%，第三年提高了7.86%。不手术的胰腺癌介入组第一年生存率提高12.04%，第二年不做介入的就都没了，做了的能提高2.37%，所以效果挺好。

医生就应该全心地为病人着想

董：您有参加医疗队的经历吗？

蔡：我因为身体不好，一直没去成医疗队，但当时有一个城市小分队，是在北京市里面的医疗队，我是城市小分队里的一员，外科主要就是我，蹲五六个点，包括内燃机厂、纸箱厂、酱油厂等，除了看病，也在那儿做手术。

我有一个手术是在唐山大地震的时候做的，那时咱们医院手术室也停了。突然间内燃机厂打电话来，说有一个人得了急性阑尾炎，我去了一看是急性化脓性阑尾炎，已经穿孔了，得做手术，但是内燃机厂的手术室已经塌了，没办法，那也得做啊，穿孔了不做手术病人随时都有生命危险。我想到内燃机厂里有汽车，就找了一个公交车，在两排椅子中间搭一个木板，病人就躺在那个板上，我就站在过道那儿做。他躺好

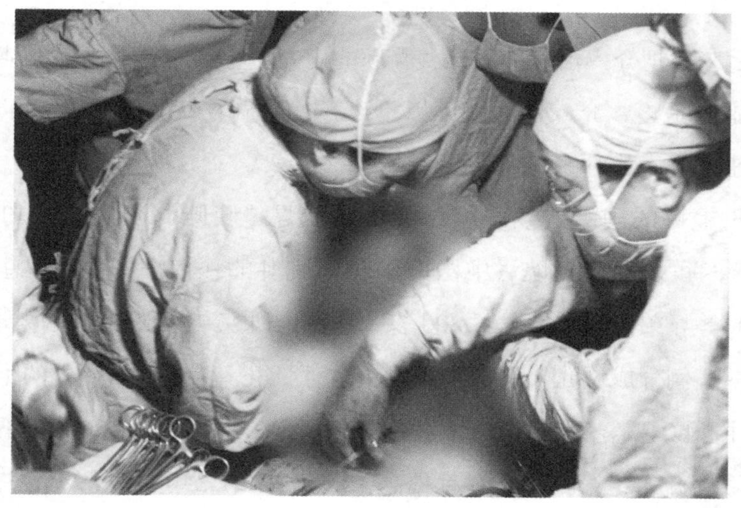

▲蔡力行（左）在手术中

了，我从后门上去了，站在病人的左边，一看不对，应该站在右边，都刷好手了怎么办，只能从木板底下钻过去。手术的时候为了避免伤口感染，想了很多方法。做完以后就住在地震棚里头，结果这个病人伤口没感染，很快就恢复了，我觉得挺不错的，在汽车上做手术，也是一种难得的经历。

董：请您谈谈出国留学的经历。

蔡：我 1987 年出国待了两年，第一年在美国洛马 · 林达（Loma Lida）大学[①]，主要是搞临床，第二年是在葛秦生大夫帮我联系的罗切斯特大学（Rochester）医院胃肠中心，主要是在实验室做动物实验。

我在洛马林达大学跟大家关系挺好，我回国那天，飞机停航了，把我急得不得了，人家就问我“你还回去干嘛呀？”他们觉得中国穷得不得了，可是我觉得我在国外像是鱼搁浅沙滩，回国是如鱼得水，我那会儿是可以留在美国拿“绿卡”的，但我还是回来了。

董：您觉得怎么做才能算是一个合格的协和人？

蔡：我得过很多奖，但最重视的是“协和杰出贡献奖”。因为我热爱协和，医院承认我有贡献，我很欣慰。做一个合格的协和人，一要有作为，协和是全国拔尖的医院，就要有拔尖的技术，在协和做医生得有本事。另外一个，作为一个医生就应该全心地为病人着想，不要想自己，对自己有什么影响、有什么好处，不要有这种私心，就想怎么为病人。还有，我们应该多向别人学习，要虚心不要高傲，除了从书本上学以外，还要到一些有特点的地方进修学习。

① 洛马林达大学，一所私立的、基督教的、男女合校制卫生健康科学高等院校，创办于 1905 年，位于美国加利福尼亚州南部。

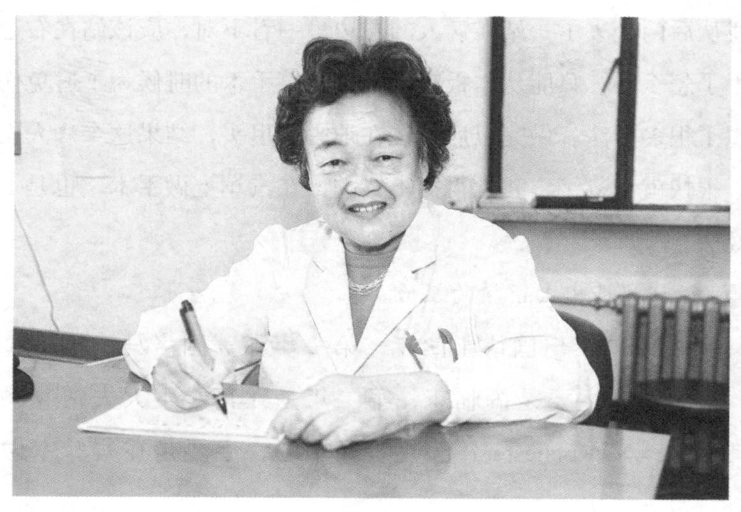

▲蔡力行出门诊

董：对于医院未来的发展您有什么期待吗？

蔡：我当然希望我们医院永远是全国第一了。另外我希望协和保留优良传统。协和人能够人品正，就在于制度好。

（本文内容节选自蔡力行教授2次访谈记录，文中部分图片由蔡力行提供。）

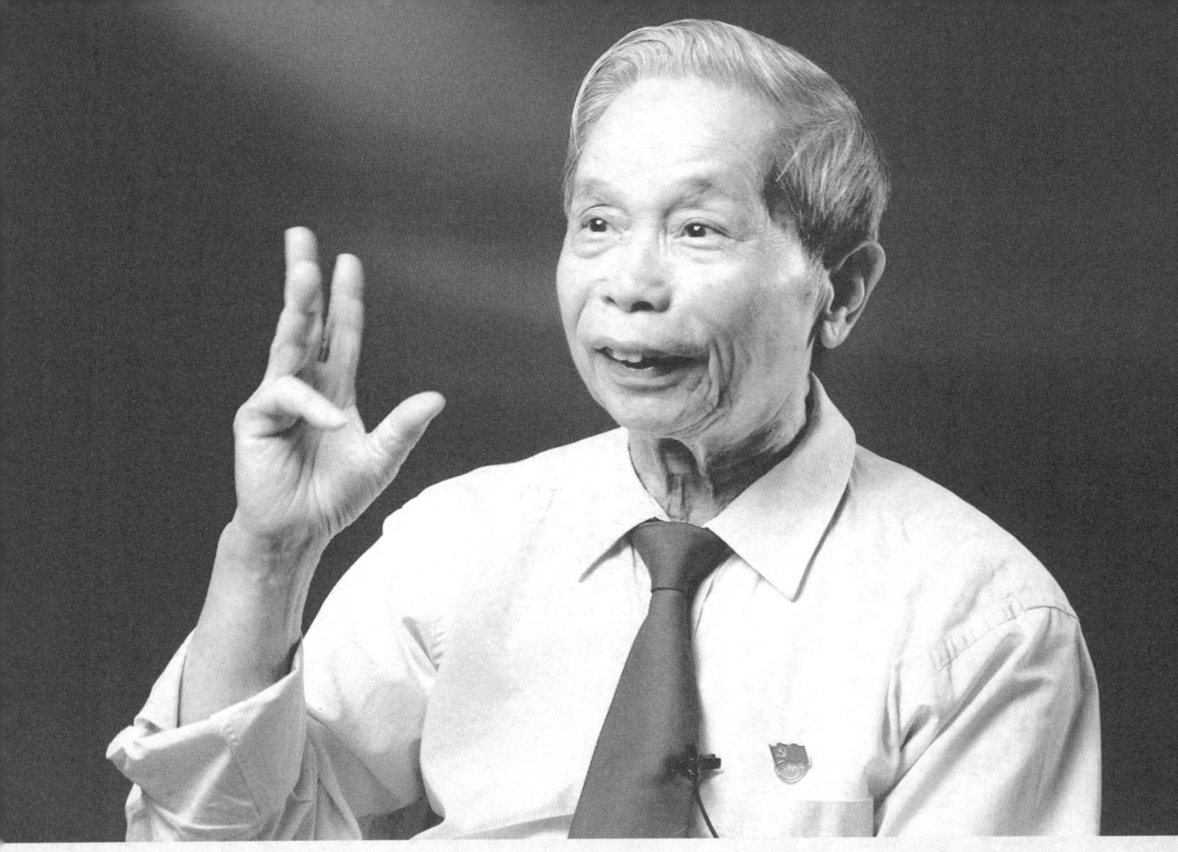

張尤局

永远做党和人民需要的医生

张尤局，1937 年 10 月出生于广东揭阳，著名内科专家，北京协和医院内科学教授。1958 年考入广州中山医学院医疗系，1964 年毕业后分配至北京协和医院工作。1976—1981 年赴美国纽约，承担中国常驻联合国代表团医疗保健工作。1981 年在美国纽约州立大学下州医学中心进修。1982—2004 年先后任外宾干部医疗科、特需医疗部副主任。在普通内科和老年医学领域有扎实的理论基础和丰富的实践经验。2020年获北京协和医院杰出贡献奖。

张尤局教授访谈视频

口述：张尤局

采访：李苑菁

时间：2019 年 8 月 9 日、22 日

地点：北京协和医院院史馆

整理：李苑菁

贫苦少年的坎坷求学路

李苑菁（以下简称“李”）：*请谈谈您的童年生活。*

张尤局（以下简称“张”）：我出生在广东省揭阳县（现揭东县）冷水坑村一个贫苦的农民家庭。出生后不久，我的生父就病逝了。在那个贫困交加的灾荒年代，生母带着我去逃荒要饭，走到离家三百多里外的揭阳县（现揭西县）河婆镇下滩村，把我卖了。

我的养母有一个女儿，也就是我的姐姐，那个时候生活条件很艰苦，养母把我们姐弟两个很艰难地养大成人。

李：*在那个年代求学是不是要面临很多困难？*

张：我读书比较晚，8 岁才开始念小学。小学毕业要上初中的时候，养母没有钱供我上学了，本来要我去给别人家放牛，但正好赶上 1950

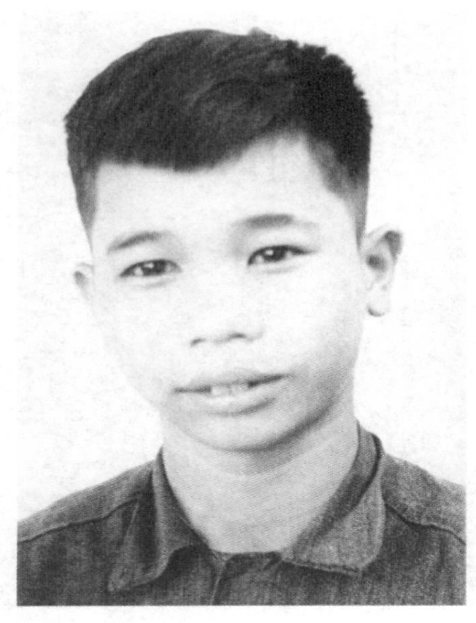

▲张尤局初中毕业照

年我的家乡解放，1951 年党和政府提出可以免费上学，我才有机会上初中和高中。

我的初中、高中都是在当地的河婆中学念的。1958 年，我考进了广州中山医学院医疗系，学制是六年制。我们年级一共有 600 个同学，分为 18 个小班，这 18 个小班又归为 3 个合班，分别是甲合班、乙合班、丙合班，上课以合班上课，我是乙合班的副班长。

在大学里，我拿的是二等助学金，每个月有两块钱的生活费，吃饭、住宿、学费国家全包了，这很好的，念书不需要自己负担了。

李：为什么选择考医学院？

张：虽然养母是在去世前才把我的身世告诉我姐姐，姐姐又转告我，但在我的记忆里，村里很多人都曾议论过我的身世。我自己也知道一些，知道我的生父是病逝的，生母是因为穷困才把我卖了。所以在我的印象里，有医生治病很重要。

我在家乡也看到过一些人生了病却没得到治疗的情形。比如，有一个人因腹痛没得到治疗，结果人就走了，今天看可能是阑尾炎穿孔。我自己也有切身体会，小学时我得了疟疾，发烧得厉害，家里没有药，就用凉水一直冲脑袋，那时候真是没办法。

看到农村缺医少药的情况，又想到自己的亲身经历，高考填志愿的时候我考虑来考虑去，还是决定学医，可以治病救人，就是这么想的。

协和开启人生新篇章

李：您是怎么来到协和工作的呢？

张：1963 年，我被挑选到北京协和医院进行毕业实习。那一年，从广州中山医学院来协和实习的一共有 20 名同学。我们实行的是单科轮回实习，我在内科实习了 6 个月，外科 2 个月，妇产科 2 个月。如果你的重点放在外科，那么你要在外科实习 6 个月，内科 2 个月，妇产科 2 个月。1964 年我们毕业时，协和医院留下了 10 名中山医学院的实习生，我有幸名列其中。

李：您来之前对协和是什么印象？

张：我考医学院的时候，其实对协和的情况不是很了解。但当我到

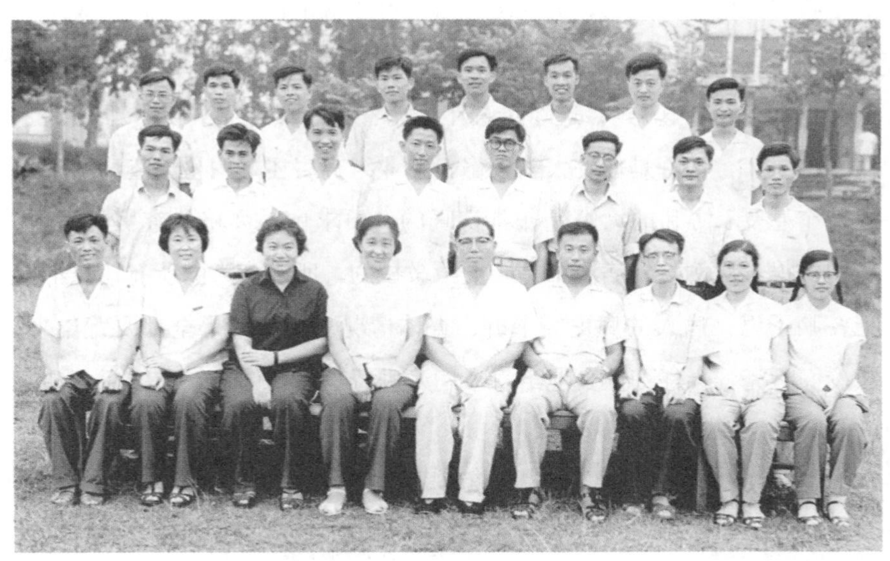

▲1964 年，中山医学院领导与赴协和实习同学留影，后排左二为张尤局

中山医学院念了几年书以后，发现有好多教授是从协和去的，例如放射科的谢志光①教授、病理科的秦光煜②教授等，我逐渐了解到中国有一个很出名的医院叫北京协和医院。所以后来学校从600个学生里挑20个来协和实习，我能被选上，也是很高兴。

李：做实习大夫期间，有什么印象深刻的事吗？

张：在协和实习的这一年，我们得到了非常好的锻炼、培养、教育。

那时是24小时负责制，你管的病人24小时内有什么事情都会叫你。我们住在护士楼，一个房间住8个人，一个晚上不是叫他就是叫你，不过大家都年轻，忙完回去以后马上睡觉，照样睡得着。

血、尿、便三大常规要自己做，晚上收的病人，第二天主治大夫查房前就必须把三大常规做出来。平时管的病人，必须定期复查血、尿、便常规，也都是自己做。

我们还要写大病历，大病历必须写得非常工整。有一个同学晚上实在是困了，大病历写“歪”了，第二天主治大夫查房的时候拿着尺子告诉他“水平线在这儿”，这意味着什么呢？这个实习大夫得重新写。

这一年，不管是住院大夫查房，专业组查房还是内科大查房，都给我一个感受：协和的大夫是非常认真的，要求也很严格。查房的时候，我们要报告病例，但病历本是要交给教授的，所以病人的所有信息都要记在脑子里，病人的病史、主诉、查体情况、化验结果全都要背出来。教授们听完，会仔细认真地给每个病人进行全面查体，查完之后会和主

① 谢志光（1899—1967年），广东东莞人，著名临床放射学家和医学教育家，中国放射学的创建、奠基人，曾任北京协和医院放射科主任。

② 秦光煜（1902—1969年），江苏无锡人，著名病理学家，曾与胡正详、刘永教授合著专著《病理学》。

治大夫一起进行详细分析，非常细致，一旦发现你在哪个步骤上有疏忽，一定会指出来，问你为什么漏了，为什么没做某项检查。这些点点滴滴中就体现着协和的精神。

李：您正式参加工作是什么时候？在哪个科室工作？

张：1964 年 8 月底，我正式报到。但报到以后，根据国家规定，必须先下乡一年，参加“四清”运动，我去了河北省赵县朱家庄村。我们是和当地“四清”工作组人员混编分组，3 个人组成一个小组，进驻一个生产队，和农民同吃同住。前半年搞“四清”，后半年我们医科院去的同志集中到某大队参加劳动，这样下乡锻炼了一年。从河北回来以后，我才开始在病房工作，所以实际上正式工作是从 1965 年的夏天开始的。

刚开始不定组，就是在内科心肾组、传染组、血液组、呼吸组和消化组这几个组里轮转，3 个月轮一次，要轮一年。我去的第一个病房是 7 号楼 0 层的内科心肾病房，当时心肾组的组长是方圻教授。

轮转完成以后，“文化大革命”开始了，其间没有（职称）晋升了。所以我就一直在门诊、病房来回轮转，当了好多年住院大夫。直到 1974年下半年我们才正式定组，我和林耀广①大夫、李龙芸②大夫被分到了呼吸组。

深入西北参加医疗队

李：您有参加医疗队的经历吗？

---

① 林耀广，1938 年生，广东潮州人，北京协和医院呼吸与危重症医学科教授。

② 李龙芸，1940 年生，江苏无锡人，北京协和医院呼吸与危重症医学科教授。

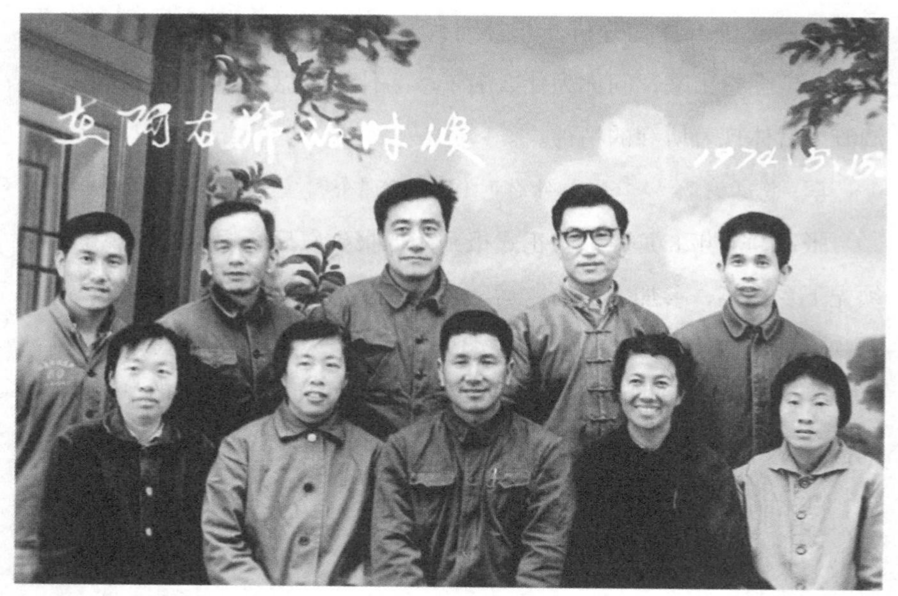

▲1974 年，医疗队队员与阿拉善右旗医院医务人员合影，二排右一为张尤局

张：1973 年 6 月，我的小儿子刚出生十几天，我就参加了卫生部组织的西北医疗队。这个医疗队总部设在甘肃的武威，下面又分为好几个小分队，我所在的那个小分队一共由 17 位同志组成，其中协和去了 10 个人，我们去的地方是内蒙古阿拉善右旗。这个旗人口不多，旗所在地的居民还不到 2000 人，旁边是巴丹吉林沙漠，自然条件比较差，没什么草原和山，牧民的生活条件很艰苦。

根据总部规定，我们有 6 个月在旗医院工作，有 4 个月在乡卫生院工作，还有 1 个月是去找蒙古包进行巡回医疗。

李：当地的医疗卫生条件怎么样？主要开展了哪些工作？

张：我们去巡回医疗的时候，都是骑骆驼。我和协和的一个男护士还有当地的一个向导一组，3 人骑 3 匹骆驼，走一天才能找到一个蒙古包，一个蒙古包里一般是一到两个人。我们去干什么呢？帮他们看看病，宣传一下卫生知识。

我们的生活用水，就靠骆驼背着的铜壶里的水。那点水只能够用来做饭和日常饮用，什么漱口、洗脸都不能用，因为就那么点水呀。每天晚上我们和牧民挤在一个蒙古包里，把从外头捡来的干草、骆驼粪烧了取暖，也不需要脱衣服睡觉，穿着国家发的那种很厚的羊皮袄躺着就睡了，卫生条件很一般，晚上还有跳蚤在身边窜来窜去。我们就这样在沙漠、戈壁滩里转了一个月。

这一年里，我体会最深的还是当地缺医少药的问题。我们曾经在沙漠边缘的气象站碰见一对夫妇，他们本来有两个孩子，一个男孩一个女孩。但女孩得了流行性脑膜炎，我们还没赶到那个地方，女孩就病故了。其实这个病，在城里应该能救的，太可惜了，那个女孩才十二三岁。我们发现是流行性脑膜炎后，赶紧也对男孩进行治疗，离得最近的

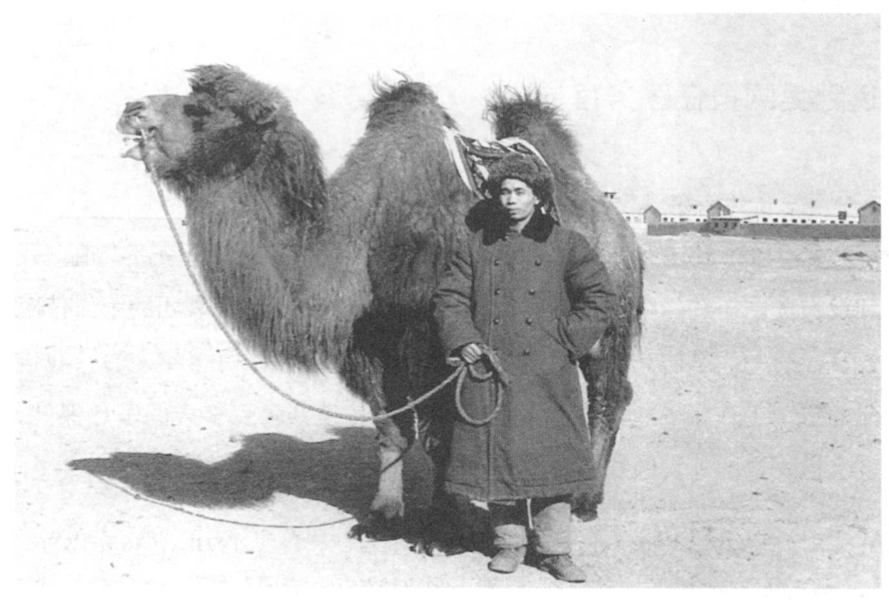

▲1974 年，张尤局在阿拉善右旗与主要交通工具骆驼合影

乡医院条件不行，我们就把男孩送到医疗队的总部武威去抢救，后来把这个男孩救回来了。

城里的医生，就应该送医送药到农村去！因为农村实在太缺乏医疗条件和医疗人才了。要改善偏远地区人民的生活水平，一是要靠国家发展，二是要培养人才，把医疗卫生工作沉到下面去。

李：回到北京后，您还关注着阿拉善右旗的发展吗？

张：回来以后再没去过了，但是我后来在北京接待过来自旗医院的大夫。他们带病人到北京来看病，知道协和的大夫在这里，大家一起聊了聊。

那是改革开放以后了，听他们说，当地已经有了很大的变化，部队给老百姓打了深井，可以喝地下水，改善了大家的饮水条件。而且分配去的医生也比原来多了，医疗条件比原来强了，有很大的变化，有的病人还可以送到附近的兰州去看病。

远赴美国担任医务官

李：请谈谈您在联合国代表团的工作经历。

张：1976 年 5 月，经协和医院推荐、卫生部审批、外交部派遣，我到设在美国纽约的中国常驻联合国代表团工作。我是代表团的第二任医务官，第一任是协和的毕增祺[①]教授，他在那边工作了 4 年左右，我接他的班，工作了 5 年。我主要负责代表团各组共一百多人的医疗保健，也承担少量的外宾医疗任务。

① 毕增祺（1925—2023 年），北京协和医院肾内科教授，1971—1976 年作为首届中国常驻联合国代表团成员之一，赴美国纽约承担代表团医疗保健和联系美国友好医生工作。

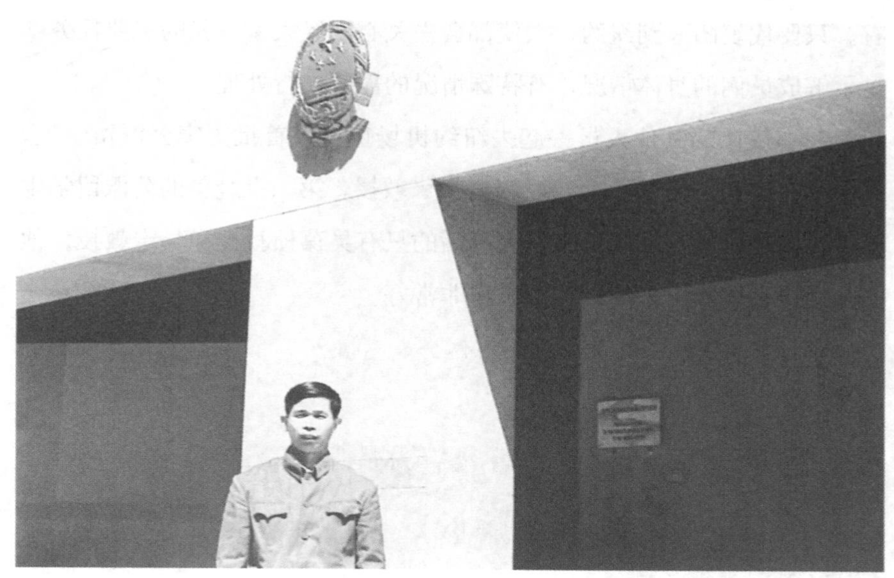

▲1976 年，张尤局在中国常驻联合国代表团门前留影

李：接到任务后，您的内心是什么感受？

张：我完全服从组织的安排。我这个人呢，从念书到工作，都很认真。而且我的信念就是对党要忠诚，要热爱中国共产党，要热爱自己的祖国，要全心全意为人民服务。我明白，我的生命、我的经历都是党和人民给我的。

李：请您谈一谈在联合国代表团工作期间的所见所闻。

张：我去的前几年，也就是 1976 年到 1978 年，中美还没有正式建交。随着国家改革开放的推进，我们在美国也感受到了政治气候的变化。美国派来使馆门口站岗的警卫有的时候会同我们打招呼了，这在以前是不可能的事情。

变化最明显的是邓小平同志访问美国以后，有大量国内的代表团纷纷访问美国，部一级的、省一级的，还有各个单位的，几乎每个礼拜都有。只要代表团一到纽约，大使都会去关心问候大家，我的主要任务就是了解成员们的身体情况，有特殊情况的需要进行处理。

我和使馆的其他人员一起去纽约机场接待过首批国家公派留学生，其中就有协和的吴葆桢[①]教授和吴宁[②]教授。第一批赴美的公派留学生不少，但在机场直接用英文发表讲话的只有吴葆桢教授和吴宁教授，他们是老协和培养出来的，英语讲得非常好。

李：这5年的工作中您有哪些体会或感悟？

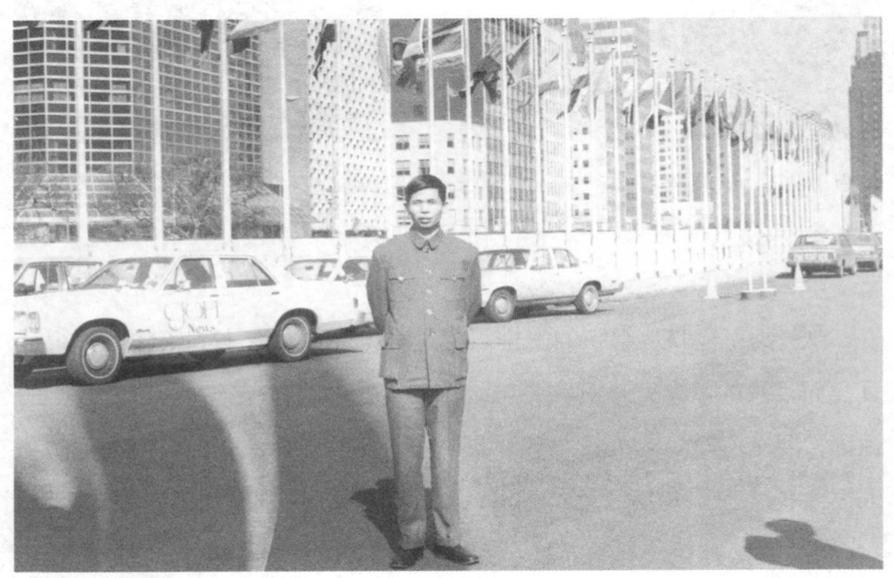

▲20世纪70年代，张尤局在美国纽约的联合国大厦前留影

---

① 吴葆桢（1930—1992年），安徽歙县人，著名妇产科学家，北京协和医院妇产科教授。

② 吴宁（1931—2012年），福建福州人，著名心内科专家，北京协和医院心内科教授。

张：这 5 年多的时间里，我遇到三任大使，有黄华①同志、陈楚②同志和凌青③同志，同许多外交战线上的同志一起工作，我也学到了不少东西，有很多体会。

第一，在外交战线上一定要忠于党、忠于祖国、忠于人民。在联合国代表团工作，一言一行都代表着中华人民共和国，每办一件事、说一句话，都要想到自己是中华人民共和国的一员，要站在国家的立场上、站在党的立场上来看问题。

第二，外事无小事，要严格遵守外事纪律。千万不要觉得这个工作琐碎，其实每一件事情都涉及外交。比如我们有规定，出去一定要二人同行。我在纽约是有处方权的，每次出去买药，都会先在使馆里登记，订好车辆，再和司机一起去，这就是纪律。

第三，一定要全心全意为人民服务。在代表团工作，既当医生又当护士，还要做一些化验（三大常规、血沉），不管来看病的是大使，是司机，还是服务员，都要一视同仁对待。而且工作要认真，“严谨、求精、勤奋、奉献”的协和精神一定要贯彻，要在实际工作中体现出来，这是我最深刻的一个体会。

李：联合国的工作结束后，您曾到美国纽约州立大学下州医学中心学习，是怎么争取到这个机会的？

张：我在美国期间，医科院的黄家驷院长和吴阶平院长曾经到访美

---

① 黄华（1913—2010 年），河北磁县人，中国外交家，1971—1976 年任常驻联合国代表团大使。曾任国务院副总理、国务委员、第六届全国人民代表大会常务委员会副委员长、中共中央顾问委员会常务委员、外交部部长、宋庆龄基金会主席。

② 陈楚（1917—1999 年），山东荣成人，1977—1980 年任常驻联合国代表团大使。曾任国务院副秘书长，中央外事工作领导小组秘书长。

③ 凌青（1923—2010 年），福建福州人，1980—1985 年任常驻联合国代表团大使。

国，与美国中华医学基金会（CMB）签订合作协议，大使叫我陪同两位院长一同前往。他们谈完之后，也询问了解我这5年来在美国的工作情况，都觉得5年对临床大夫来说时间有点长，应该是两年轮转一次比较合适。

那会儿国家开始大力支持到美国留学，我正好在纽约，也想再进修一下，我就同两位院长说了我的想法，他们与美国中华医学基金会进行了沟通，对方表示可以给予我一些帮助。后来外交部那边也批准了。于是1981年5月我开始在美国纽约州立大学下州医学中心进修，学习了半年呼吸重症监护的内容。

因为我不需要路费、置装费等费用，只需要进修学习的费用，美国中华医学基金会资助了我1500美金，足够我用了。

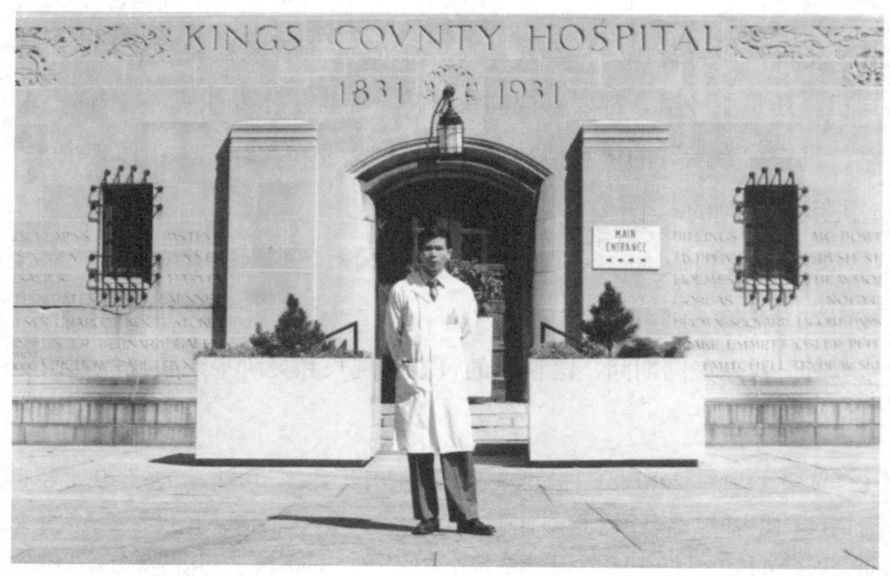

▲1981年，张尤局在美国纽约州立大学下州医学中心留影

为民服务初心永不变

李：回国后再次回到医院工作适应吗？面临哪些新的选择？

张：我是 1981 年 11 月回国的，按规定休息了 3 个月。1982 年初，我回内科报到。因为我在外面待了那么长的时间，没有做过总住院医师，所以补了 3 个月的总住院医师工作。我认为这是很有必要的，因为协和的人才培养，是一步一步进行的，总住院医师和住院医师的工作相比，无论是任务、工作量、要处理的问题都是不一样的。我虽然只做了 3 个月的总住院医师，但这段训练确实对我帮助很大。

在我做完总住院医师之后，按理说应该是要回呼吸内科的。但医院突然安排我到外宾干部医疗科去当副主任。我本来还想继续做业务工

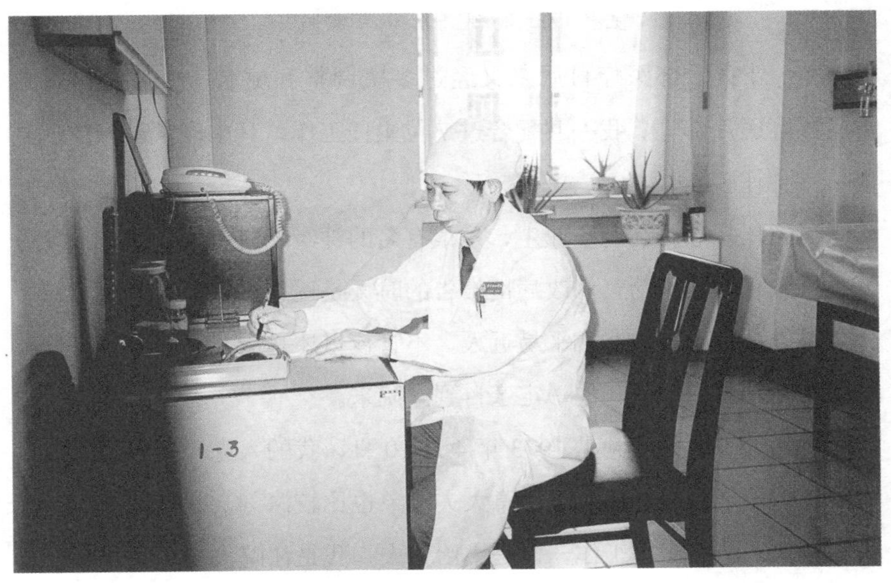

▲张尤局在外宾门诊

作，把水平再提高一些，但组织说得很清楚，因为工作需要，我得从事行政工作。我想我还是服从组织分配，就接受了。

李：在新的岗位，您主要负责哪部分工作？

张：我担任外宾干部医疗科副主任的前几年，主任是冯传宜教授，他同时还担任协和医院副院长和医院外事办公室主任，比较忙，所以外宾干部医疗科的所有事务几乎都是我来落实。主要就是收治病人、安排床位、抢救病人，有时需要协调专家教授会诊和参加抢救等。那个时候是比较繁忙的，大家也没有手机，只有寻呼机，听见寻呼机响了，再找座机回电话。

后来陈敏章同志当了院长，他跟我说，你除了做好外宾干部医疗科副主任的工作以外，还可以看内科的门诊，参加内科大查房，参加呼吸内科一周一次的查房。所以我有机会参与到医疗业务中，接触有名的专家教授，参加会诊、出门诊，我从中也学到了很多东西。

李：请谈谈您在工作中接触到的协和专家教授。

张：外宾干部医疗科后来又经过多次调整和更名，变成特需医疗部、国际医疗部等。我一共配合过 7 位主任工作，其中印象最深的就是冯传宜主任。

冯主任是老协和的毕业生，是很有名的神经外科专家，他工作十分认真细致、一丝不苟，修改病情报告的时候是逐字逐句地改，要求每个标点符号都得对。他非常平易近人，不管夜里还是周末，只要我有处理不了的问题去请示他，他一定亲自到医院来。

我加入中国共产党是 1973 年 4 月 20 日，我的入党介绍人是陈敏章大夫和戴玉华大夫。我对陈敏章大夫印象也比较深刻，20 世纪 70 年代，我和他在一个病房里工作，他是主治大夫，我是住院大夫。我当时就觉得，这个大夫工作非常认真，随叫随到，以病人为重。过去主治大夫一般早晨查一次房就可以了，下午查房由总值班大夫去。但陈大夫不是这样，他总是上午来看一次病人，下午下班后还要再去看一次病人。

陈敏章大夫对工作要求也很严格，包括病历书写、病情分析、对病人的服务态度等，各方面要求都很严。但是平日里对同志们又会给予耐心的帮助，没有架子，所以很多时候大家工作上有事都愿意向他请教。即使他后来当了卫生部部长，我们见到他也还是叫他陈大夫。

我一直很感谢陈大夫，他既是我的入党介绍人，又在我当外宾干部医疗科副主任的时候告诉我如何做好工作且不要丢了业务工作，他是我的指路人，他对我后来的工作帮助很大。

李：您从事临床工作数十年，有哪些心得体会可以和我们分享？

张：要当好临床医生，除了有比较扎实的医学基础理论和丰富的临床经验以外，还要有良好的医德医风，我认为要有四个“心”。

要有爱心，全心全意为人民服务、为病人服务，把服务对象当作我

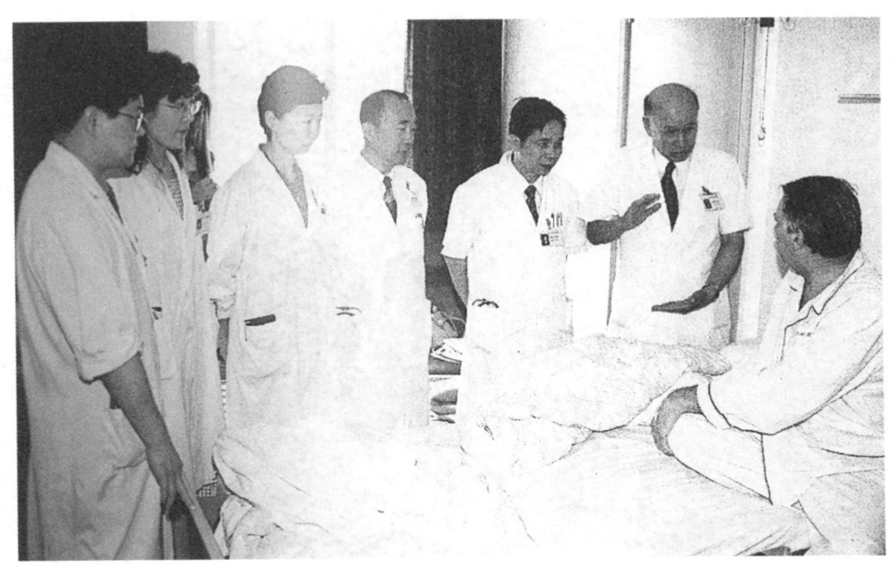

▲张尤局（右三）与同事在特需医疗部查房

们的亲人。我看的病人中，有身经百战的老战士，有爬雪山过草地的老红军，还有指挥千军万马的将军，他们在战争年代出生入死，为革命抛头颅洒热血，我们应该要充满爱心地对待他们。

要细心，我们的服务对象有些年纪比较大，很多时候他们的病情自己是说不清楚的，对他们诊断治疗必须细心一些。我记得看过一位老同志，八十多岁了，有天早上来找我说觉得自己那天没劲儿，一点力量都没有。我经过详细的检查以后，发现他血压正常，心肺没问题，肝脾也没问题，心电图正常，我不放心，给他做了一个含心肌酶谱的急诊生化，结果发现心肌酶谱很不正常，收进医院以后诊断为急性下壁心梗。像这样的情况，就需要你很细心地去考虑问题。

要有耐心，很多老同志行动不方便，病史也回答不上来，作为医生，除了问他本人，还要问他的家属、保姆或者是护理人员，进一步了解病情。从问病史到进行体格检查需要很长时间，而且开完药后还要慢

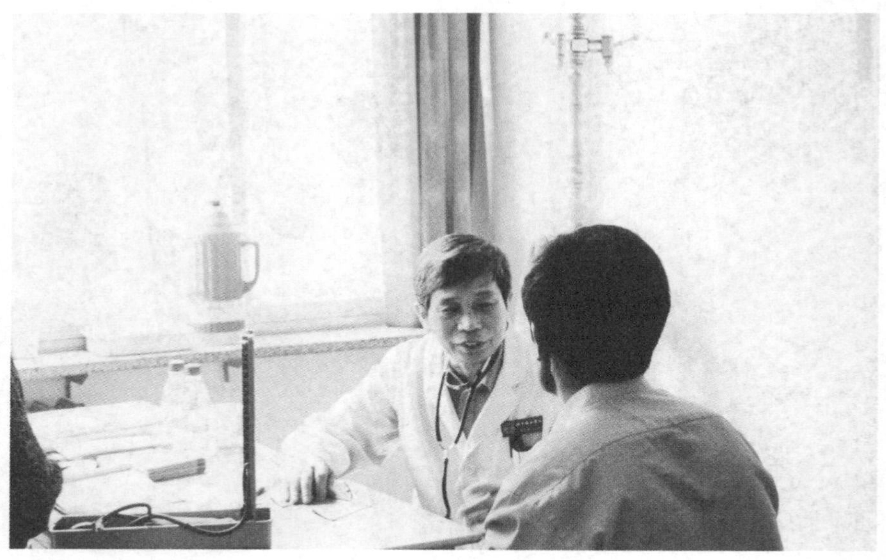

▲张尤局在门诊出诊

慢向他解释，必须要有耐心。曾经有个老病人挂了我的号，他一进门就告诉我"今天不看病也不拿药，就是同你聊天来了"，我陪他聊了半个小时，聊他的身体情况、生活情况，其实就是消除他的思想顾虑。我们看病人，如果只花几分钟，怎么能把情况了解透彻呢？不可能的。

要有责任心，而且是很充分的、很强的责任心。病人把健康交付给你，把生命相托给你，一个医生要承担这样的重任，就必须有高度的责任心。我每天结束工作后，脑子里都一定要像放电影一样回想一下今天看过的病人，哪个病人是什么病，做了什么检查，每个检查有什么问题，我跟他交代清楚没有，开的药怎么用说清楚没有，有没有遗漏的地方。

李：协和对您最大的影响是什么？

张：协和对我的影响，还是协和精神那 8 个字："严谨、求精、勤奋、奉献"。一切为了人民，全心全意为病人服务。协和的教授前辈们是这样做的，也是这样教育我们的，应该要传承下去。

李：您有什么爱好？退休之后的生活是怎么安排的？

张：我是 2003 年底办的退休手续，退休后还出了 15 年的门诊，直到 2019 年 1 月不再出门诊。我现在身体还可以，没有什么大的问题，我夫人身体差一点，所以我现在陪她住到养护中心了。

我喜欢看新闻，可以了解党的建设、国民经济发展情况和国际形势，中央电视台的新闻我是必看的，我白天经常把电视调到中央电视台新闻频道；还有就是看看报纸，家里有《环球时报》和《生命时报》，阅览室也还有好多报纸，我都看的。

李：您对百年协和有什么祝福？对协和的年轻人有哪些嘱托？

张：希望"严谨、求精、勤奋、奉献"的协和精神能够一直传承下去，发扬光大；希望协和医院能为国家培养更多一流的医疗人才，更好

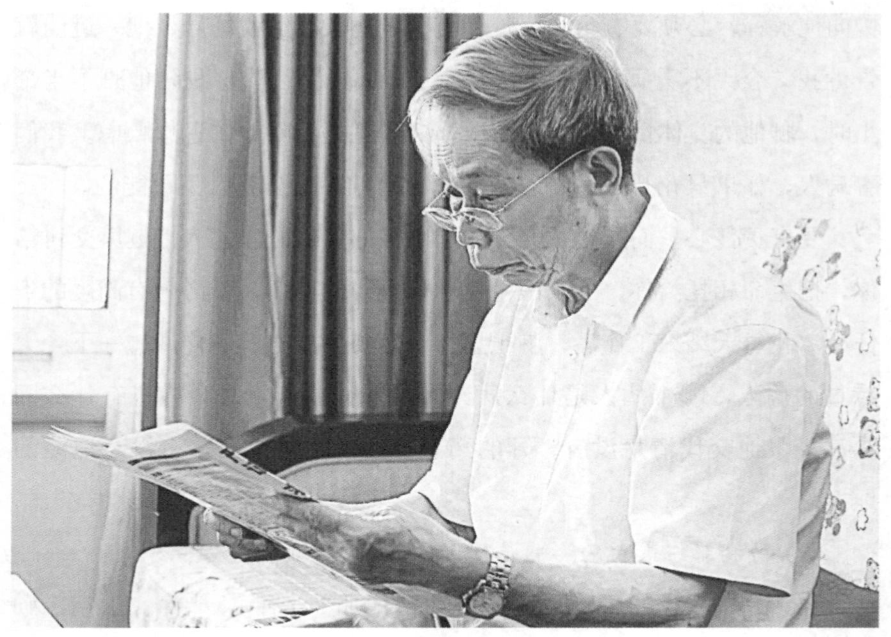

▲2019 年，张尤局在家中翻阅《北京协和医院院报》

地为人民服务；更希望协和人能在习近平新时代中国特色社会主义思想的指引下，为推动健康中国建设，实现中华民族伟大复兴贡献更多力量。我相信，新百年的协和会更加辉煌！

（本文内容节选自张尤局教授 2 次访谈记录，文中部分图片由张尤局提供。）

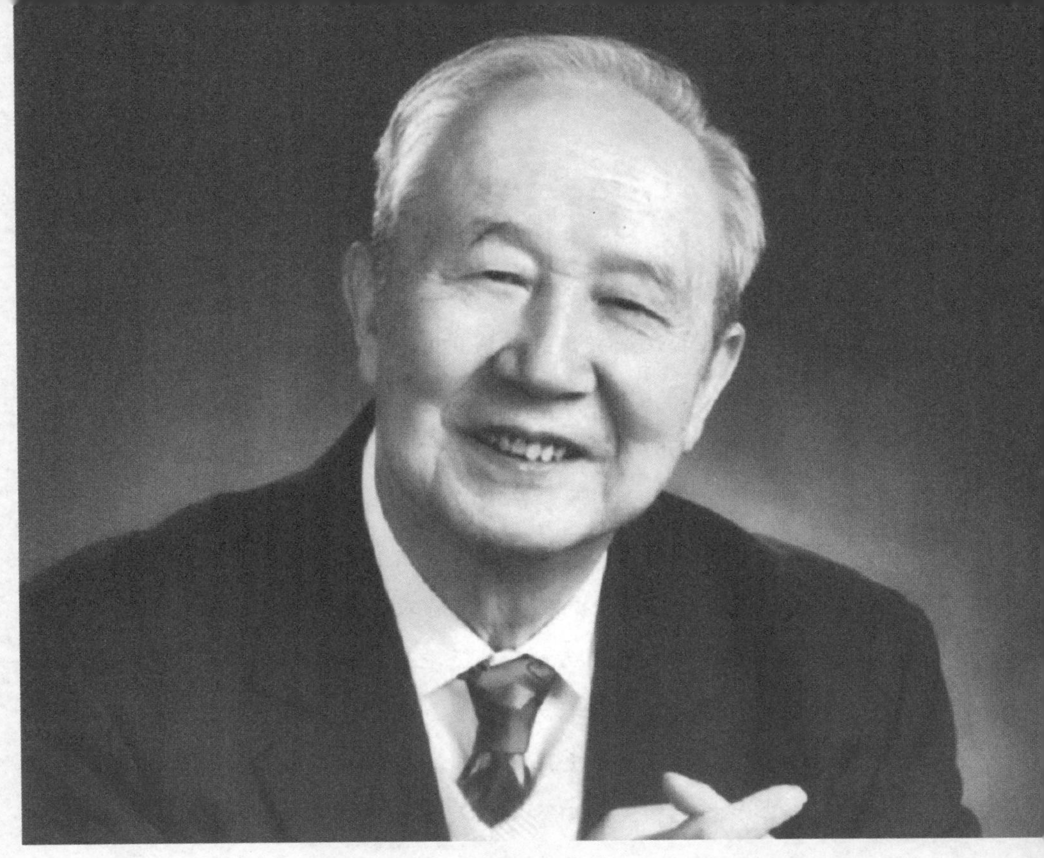

沿着先贤足迹开拓消化病学事业

编者按：在生命的黄昏时分，潘国宗教授因病痛已不堪承受采访之辛劳，但所幸仍头脑清明、思维敏捷。他倾注数年心血，几易其稿，以自述之笔，深情勾勒出他所敬仰的恩师张孝骞治学育人的风采，描绘了他在协和工作奋斗的艰辛历程和取得的累累硕果。鉴于本文中所蕴含的珍贵历史价值，本书刊登这篇特殊的口述历史。

潘国宗（1930年8月6日—2023年8月28日），出生于上海，祖籍浙江绍兴，著名消化病学专家，北京协和医院内科学教授。1949年考入燕京大学生物系医预科，1952年转入北京协和医学院，1957年毕业后进入北京协和医院工作。1962年考取著名内科学家张孝骞教授的首批研究生。1980—1982年赴美国国立卫生研究院消化病研究所访学。曾任北京协和医院内科消化专业组组长、临床消化病研究室负责人。

对消化系统疾病尤其是炎症性肠病、肠易激综合征、消化性溃疡等的诊治具有丰富的临床经验。国内首先提出克罗恩病的诊断标准，国际上首次证实痢疾感染在肠易激综合征发病中的作用及其发病机制。科研成果“胃肠激素及其受体研究的临床意义”获1991年卫生部科技进步奖二等奖，“胃肠动力疾病的临床研究”获1992年卫生部科技进步奖三等奖，“胃肠激素及其受体的基础和临床研究”获1992年卫生部科技进步奖二等奖和1993年国家科技进步奖二等奖，“肠易激综合征的研究”获2005年中华医学科技奖二等奖和2006年北京市科技进步奖二等奖。

曾任中华医学会理事、中华医学会消化病学分会第五届主任委员及第六届名誉主任委员、世界胃肠病学组织理事、美国胃肠病学会荣誉国际会员。曾任《中华消化杂志》副主编和顾问、《临床消化病杂志》主编、《中华医学杂志（英文版）》、《胃肠病学》等杂志编委。编著专业书籍十余部，主编的《现代胃肠病学》获1995年全国优秀科技图书一等奖和1996年卫生部科学技术进步一等奖，主译的《胃肠急症学》获2001年第十届全国优秀科技图书三等奖。2009年获北京协和医院杰出贡献奖。

感恩协和

享誉中外的北京协和医院有着优良的传统和作风，“严谨、求精、勤奋、奉献”的协和精神培育了一代又一代协和人。

张孝骞教授创建了北京协和医院内科胃肠组，胃肠组的建设和发展浸透着他的心血。著名消化病专家文士域①教授、陈敏章教授先后担任过胃肠组组长。史济招②、潘其英③、戴希真④等消化名家都曾在胃肠组工作过。

1957 年我从北京协和医学院毕业，分配到北京协和医院；1962 年做完总住院医师，成为内科张孝骞主任的研究生；1965 年研究生毕业，成为内科胃肠组医生；一直工作到 2016 年年初。

几十年来，是协和培育了我，做一名协和人，我感到幸福。2020

---

① 文士域（1911—1970 年），湖南湘乡人，著名消化病学专家，曾任北京协和医院消化专业组组长。

② 史济招（1918—2009 年），江苏溧阳人，中西医结合专家，1961 年任北京协和医院中医科首任主任。

③ 潘其英（1928—2017 年），著名消化病学专家，曾在北京协和医院工作，后调入北京医院任消化内科主任。

④ 戴希真，1930 年出生，著名消化病学专家，曾在北京协和医院工作，后调入中日友好医院任消化内科主任。

中国协和医学院内科胃肠系进修生结业留影 57.7.

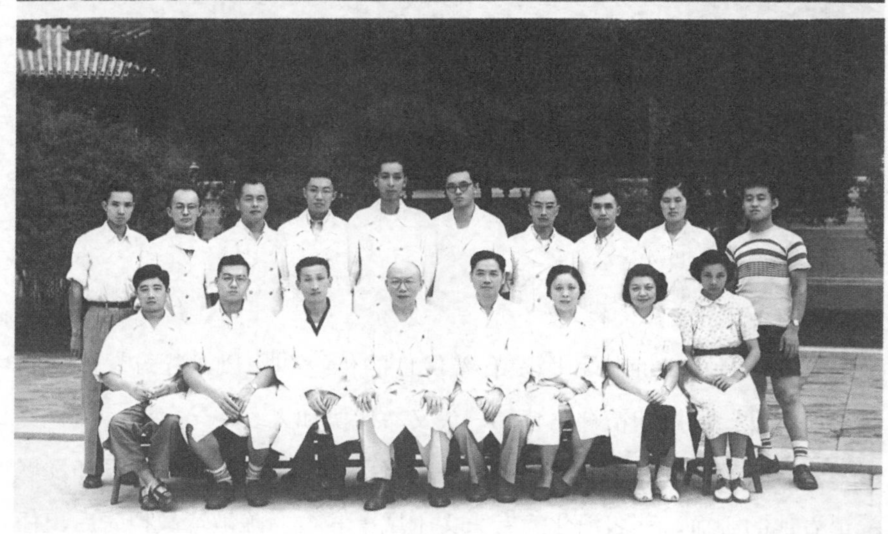

▲1957 年 7 月，内科胃肠组医师与进修生合影，前排左三至左五：邓家栋、张孝骞、文士域

年，年届九十的我，在家人协助下，完成了这篇口述历史。

一、我在内科做住院医师、总住院医师

张主任认为临床医师不仅要从书本上学，更要在工作实践中学，要把书本知识正确地应用于实践。

住院医师阶段是取得临床经验的好时期。我在做住院医师时，要管病房，24 小时值班制；诊治病人时特别要注意问诊、体检和实验检查。每日工作忙、任务重，在接受医院“三基”、“三严”训练中，基本功日渐扎实，专业水平日渐提高，责任心越来越强。

做总住院医师，要管理、协调住院医师的工作；负责收病人住院；努力当好主治医师、教授和科主任的助手。在这个阶段，我获得思想品

德、行政能力、医生业务等各方面的培养和锻炼。我的临床基本功也更加扎实。

我边实践，边总结，写了有关如何诊治急性腹痛、消化道出血、肠梗阻、黄疸、肝硬化腹水等疾病的心得体会，对这些疾病的特点有了更深入的了解。

我在做总住院医师时，亲身经历了内科张孝骞主任到皮肤科会诊，正确诊断一例皮肤科罕见病的过程。这件事对我做人、做学问都产生了深远影响。

1962 年 3 月 29 日，我院皮肤科收入一位 25 岁的外地男性患者：有右眼隆突、副鼻窦炎、肺部感染、肾脏病变及皮肤小血疱等症状。

皮肤科请了医院各科先后会诊，但诊断不明。当时各科找内科会诊时一般先通过总住院医师，我先后请内科血液组及呼吸组等专业组的专家到皮肤科会诊，仍诊断不明。

这期间在北京参加皮肤病学术会议的其他医院专家也曾到我院皮肤科给这名患者会诊，还是诊断不明。

5 月 15 日，我请张孝骞主任到皮肤科会诊，张主任听取我和皮肤科医师对病人病情的汇报后，亲自给患者做了系统的检查，完整收集了患者资料，我记录下他的会诊意见。张主任查阅文献后，次日对该病的病理特征、临床特点、实验室检查、病程、鉴别诊断及治疗，一一做了全面介绍，对患者所患疾病提出“韦格纳肉芽肿这一可能性”，并提出“进一步请病理科考虑病理检查是否可以符合此种可能性。愿随诊”。当时我在此患者病历上记录下张主任的会诊意见。5 月 30 日患者去世，病理解剖结果为“韦格纳肉芽肿”，证实张主任对患者病情诊断的正确。

这件事后，我一直在想：张主任是内科专家，为什么能正确诊断皮肤科患者所患的罕见病、疑难病？为什么他观察力那么强，记忆力那么超常，能很快找到和患者病情产生有机联系的国外医学文献？为什么他经过归类对比、发现关键、透过现象看本质，及时对患者病情予以正确诊断，解决了各科专家都没有解决的难题？

我一直在寻找答案，在研究生学习的过程中，在阅读张主任所发表文章的过程中，在临床实践和临床科研的过程中，我逐渐找到答案：张主任对人民健康高度负责；他知识渊博、经验丰富；他基本功过得硬，功夫不负有心人，功到自然成；他具有科学的临床思维；具有临床医生正确的思想方法和工作作风。

张主任于《在临床工作中学习和应用〈实践论〉和〈矛盾论〉的体会》①一文中写道："首先要学好临床基本功，要锻炼观察能力，养成全面观点，掌握临床思维方法。只有基本功过得硬，才能真正深入临床实践，不断在工作中提高。经验告诉我们，基本功越多做，越熟练，对临床工作的思想感情越浓厚，就为更深入的临床实践和临床学习准备了必要的条件。"

他在《漫谈临床思维》②一文中讲："什么是临床思维呢？临床思维就是对疾病现象进行调查、分析、综合、判断和推理等一系列的思维行动，以认识疾病的本质。它既是重要的诊断方法，也适用于疾病的治疗。"

他在《临床医生要讲究思想方法的修养》③一文中讲："临床医生正确的思想方法和工作作风是什么？我认为可以用'勤于实践、反复验证'八个字来概括。'勤于实践'就是深入病房、门诊观察病人，'反复

① 本文发表在《中华医学杂志》1965 年第 51 卷第 2 期。

② 本文发表在《医学与哲学》1984 年第 2 期。

③ 本文发表在《医学与哲学》1982 年第 1 期。

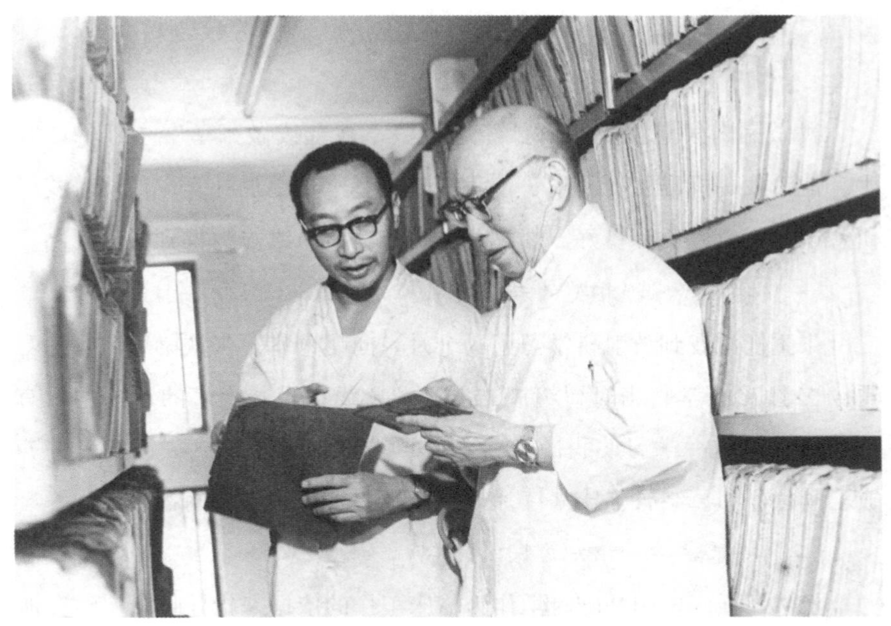

▲张孝骞（右）与病案科马家润（左）在病案室查阅病历

验证’就是把收集的资料加以综合，并和书本、文献上讲的结合起来思考运用。”

张主任在《医务工作者的职业道德》① 一文中讲：“我虽从医 60 多年，至今不敢忘‘戒’‘慎’‘恐’‘惧’四个字。医务人员应力求在医疗实践中做到周密、细致、可靠，尽量避免错误，要抱着对人民健康负责的精神，认真对待每一个病例。”

张主任是这样说的，也是这样做的。他说到的，他都做到了。他无论做人还是做学问，都是我学习的榜样！九层之台，起于累土；千里之行，始于足下。

---

① 本文发表在《健康报》1982 年 11 月 24 日。

二、我做张主任的研究生

我做完内科总住院医师，经过考核，被选拔做张孝骞主任的研究生。他对我高标准、严要求，使我的临床基本功更加扎实。他培养我科研意识、科研素质和良好习惯，我的临床科研思维能力得到显著提高。

（一）要求我掌握相关的专业技术

张主任派我到放射科学习了 3 个月，向胡懋华、张铁梁等名师学习胃肠 X 线诊断学。当时胃镜尚未普及，X 线在胃肠疾病的诊断中具有重要意义。这一学习使我懂得 X 线诊断方法，懂得怎么去读片，并养成了读片习惯。结合临床来读片，更能及时发现病人的问题。

（二）要求我学好相关的基础医学

张主任强调要用基础医学作为临床工作的依据来指导临床实践，他认为学好基础医学才能从事复杂的医学研究和医疗工作。在我学完协和医大研究生课程后，张主任为我联系到当时的北京医学院[①]生理教研组王志均[②]教授处接受消化生理学训练。王志均教授是消化生理学方面的权威，他领导的胃肠激素研究课题当时在国际、国内均处于领先地位。我通过参加王教授的一个科研子课题，亲身体验了一项高水平的研究从选题、设计、实验到论文发表，是怎样走过来的，从中受到科研思路的严格训练，这种训练在课堂上是得不到的。我在王教授那里学到的基础医学知识是当时最新的，最前沿的。这些学习上的收获为我以后从事临床医学科研打下重要的、扎实的基础。

---

① 现北京大学医学部。

② 王志均（1910—2000 年），山西昔阳人，生理学家，医学教育家，中国科学院学部委员（院士）。

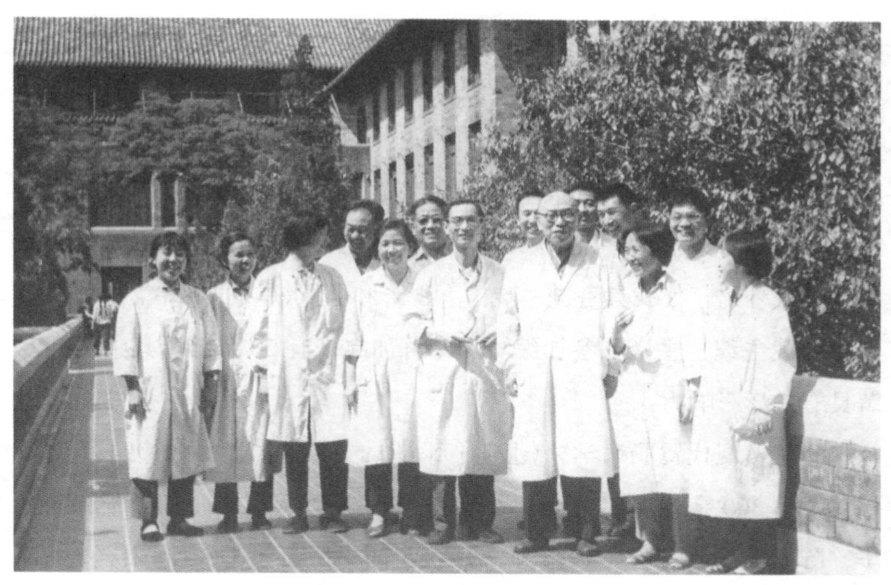

▲内科胃肠组医师合影，前排右二至右四：陆星华、张孝骞、陈敏章，后排右一麦灿荣，后排右四潘国宗

（三）要求我认真通读两本英文经典专著

为给选题做准备，张主任要求我认真通读两部具有权威性的经典著作：巴布金（Babkin）的《胃液分泌生理》和阿尔维拉兹（Alveraz）的《胃肠运动》。张主任要求我写读书笔记，我必须尽快提高自学能力，才能在有限的时间里、有效地从浩如烟海的文字中吸收对自己最有益的学术营养。

我学会用“浓缩法”把书“由厚读薄”，边读边思考，写读书笔记是精读的过程，用写“内容提要”等方法从连篇累牍的文字中抓住最有用、最核心的部分，可以更准确理解文章的精神实质，留下更深刻的印象。它和写“读书摘要”、写“论文摘要”及“临床病例摘要”的做法相通，对我做研究生课题、做临床医师都有积极的意义。

我学会用“演绎法”把书“由薄读厚”。有时对特别感兴趣的问题，还要查阅文尾的索引，对文中的论点和论据做进一步反复考证和扩展。

当年我做了数万字的读书笔记和文献综述，有时为写好其中一篇，要反复修改多次。这些资料虽未发表，但起到练笔的作用。读英文原著，学好外语，使我具备进一步扩大视野和拓宽领域的条件。以后数十年中，我主编、主译和参加编写的专著加起来有20余部，其中两部专著具有广泛影响力：

一是《现代胃肠病学》（上册、下册），由科学出版社1994年出版（200章，300余万字）；主编：潘国宗、曹世植，副主编：刘彤华、陆星华、陈元方、陈寿坡。1995年7月获新闻出版署第七届全国优秀科技图书一等奖，1996年12月获卫生部科技进步奖一等奖。

二是《中华医学百科全书（消化病学）》，由中国协和医科大学出版社2015年出版（110万字，条目数：626个，国家出版基金项目）；主编：潘国宗，副主编：樊代明、钱家鸣、庄辉、于中麟、萧树东、林三仁。

这两部著作是大家齐心协力、精益求精，共同完成的。

我的起步是从做研究生时写读书笔记开始的。每当忆及当年张主任对我的严格培养，心中充满感激之情。感谢他使我在写作过程中不断增强克服困难的勇气、决心和能力。

（四）悉心指导我做科研、选课题

1. 培养我的临床思维能力

他先让我认真读经典专著、然后到水平高的科研单位进修，还向我推荐一篇新的有关胃酸分泌的论文，让我认真阅读。完成了这些之后，他才建议我选择“加大组胺胃酸分泌试验”做我的研究生课题，并问我

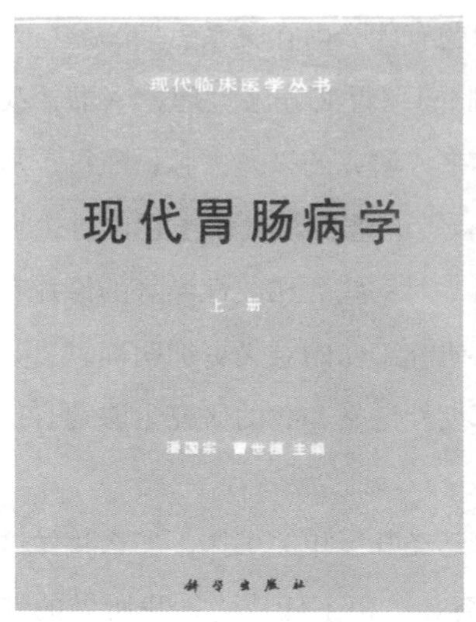

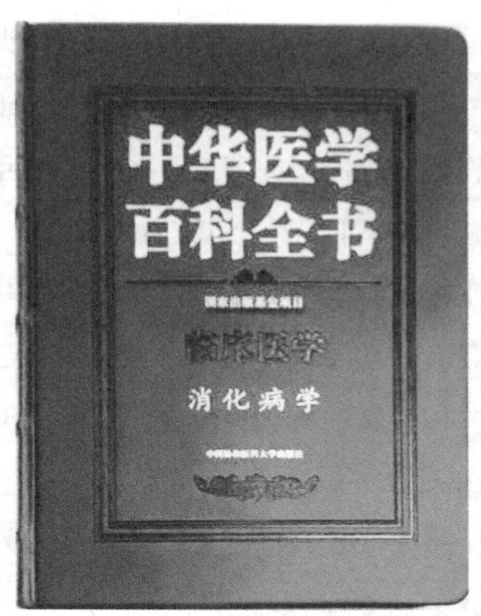

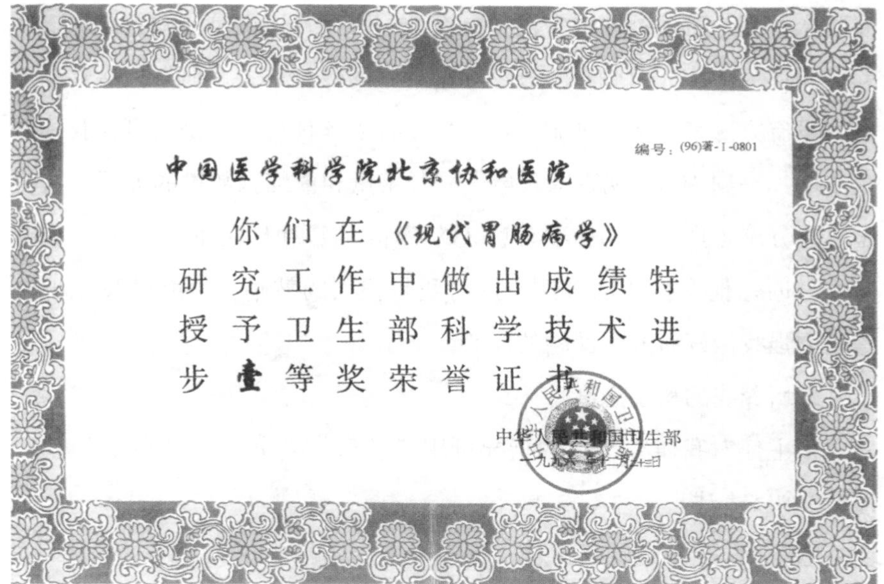

编号：(96)著-I-0801

中国医学科学院北京协和医院

你们在《现代胃肠病学》研究工作中做出成绩特授予卫生部科学技术进步壹等奖荣誉证书

中华人民共和国卫生部

一九九六年十二月二十三日

▲潘国宗主编的《现代胃肠病学》和《中华医学百科全书（消化病学）》及前者获奖证书

怎么看。他要求我进行独立思考，于是我想：

（1）读经典专著和我的研究生课题有什么内在关系？

我的体会是，通读巴布金（Babkin）《胃液分泌生理》一书让我清楚胃酸分泌的研究背景，了解近百年来该研究的来龙去脉，懂得了从历史跨度去看问题："组胺胃酸分泌试验"的进步意义在于它比过去胃酸分泌的试验准确，能测定胃液的酸量，对一些酸相关性疾病的诊疗有参考意义。学习该经典专著使我对自己研究工作的意义更加明确。

（2）新的有关胃酸分泌试验的原创性论文和我的研究生课题有什么内在关系？

阅读这篇原创论文，我得知国外已经开展相关工作，那么我做这个课题的新意又在哪里呢？我并不太清楚。张主任认为，我所做的课题有临床意义，可填补国内空白，具有中国特色，这也是一种新意。

我认为，加大组胺胃酸分泌和壁细胞的数量有关，但过去在临床上一直没有方法来预测壁细胞数量，现在有了这种可能，是否可在我的研究中增加一项内容：观察国人最大酸分泌量和壁细胞数量的关系，这将是对胃分泌生理研究的一项有意义的工作。当我把自己的这个想法说给张主任时，他支持我的看法。这对我是很大的鼓励，他鼓励我积极思考，增强我做好研究生课题的信心。

2. 培养我的科学态度

张主任对我研究工作的指导可用"求新"、"务实"、"科学"、"严谨"8个字表述。

求新：课题一定要有新意。

务实：他认为课题要有临床意义，要有可行性。他主张课题不宜过大，工作应能在研究生期间取得结果。

科学、严谨：张主任在课题的设计和执行上强调科学性和严谨性。

他请潘其英主治医师做我的辅导老师，参与课题的设计和辅导。研究的全过程均体现出科学性和严谨性。

第一，张主任要求我做预备试验，确定方法的可行性和国人的用药剂量。试验的创始者虽已证明引起成人胃酸最大分泌的剂量是每公斤体重注射磷酸组胺0.04mg，但张主任认为那是西方人的剂量，对中国人是否合适，要先做一个剂量反应曲线来验证。也就是说，对同一受试者，要用剂量递增法做若干次试验，以了解国人最大酸分泌的最小剂量。这部分研究比较麻烦，我和潘其英大夫都先拿自身做试验。通过预试验，我懂得了学习别国经验也要适合自己的国情。

第二，张主任强调研究各类病人的胃酸值，必须设立不同性别和年龄的健康人对照组。只有通过足够数量的对照研究才能划定正常和异常

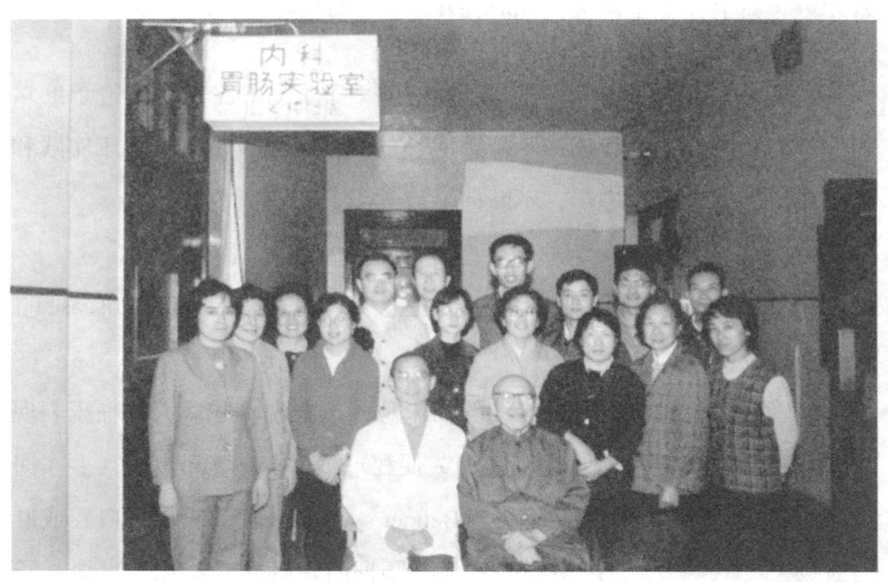

▲内科胃肠组在国内最早建立消化实验室。前排左起：陈敏章、张孝骞，第二排左起：樊娟、陈元方、陆星华、技术员小阮、侯雪、鲁重美、薛友华、毕兆华、温淑豪，第三排左起：周志超、潘国宗、孙钢、蔡强、麦灿荣、陆国钧

之间的界限。所以，我们除了观察各类病人（211 人次）的胃酸值外，还找了许多健康志愿者（52 名）来做胃酸测定。这一工作使我牢固地树立了研究要有对照组的科学观念。

第三，为保证研究全过程中试验的稳定性，对所用实验仪器的误差均进行校正，对滴定胃酸的试剂做了定期标定等。

第四，要求试验数据需经过严格的统计学处理。

第五，要求试验记录详细、完整，并予以长期保存。

1962 年至 1965 年，在我做张主任研究生的 3 年里，他从各个方面悉心培养我，他对我的严格训练让我受益终生。

三、忠诚和热爱医疗事业，努力做一名“严谨、求精、勤奋、奉献”的协和人，努力做一名具有高度责任心、具有扎实临床基本功、具有正确思维方法和工作作风的好医生

我非常感谢北京协和医院领导和前辈们对我在各方面所给予的培养、教育和关怀，为我创造了持续成长的机会，使我得以在临床实践和临床科研过程中不断进步，不断向一流学习，并有所收获。

（一）克罗恩病的研究

20 世纪 60 至 70 年代，我开始注意克罗恩病（Crohn’s disease），它是一种炎症性肠病。

我管病房的时候，通过仔细的临床观察，发现一些病人，临床表现为右下腹痛、排便习惯改变（腹泻或便秘）、呕吐、腹部包块（多在回盲部）等，也有类似白塞综合征（Behcet syndrome）的表现（口腔或肛门溃疡、皮肤病变），最多的并发症是肠梗阻，其次是消化道出血、肠瘘、脓肿和穿孔。

我做研究生时，张主任经常强调总结和分析病例是研究方式之一。

1965 年研究生毕业后，我在临床实践中特别注意记录病例和总结分析病例，从而积累了不少疑难、重症病例，克罗恩病是其中之一。在当时无论诊断或治疗都很困难：病人到底是克罗恩病还是增殖型肠结核？不易诊断。这两种病在临床症状和病理上有很多相似之处，容易混淆；其诊断疑难而复杂，容易误诊。

于是我到图书馆认真查阅国内外文献，结果发现，当时国内文献对克罗恩病仅有个案报道，综述类文章均在重复国外观点；而西方国家由于结核病罕见，不存在对二者的鉴别问题，所以他们制定的诊断标准，不完全适合我国国情。

我开始主动对该病进行病例分析，工作之余，对这些病例仔细剖析。遵照张主任关于研究的科学性需建立对照组的教导，在研究克罗恩病的诊断标准时和容易混淆的肠结核（对照组）进行对比。我做了详细记录，在艰难的情况下进行追踪调查，收集大量病例资料，取得了对诊断和鉴别诊断有价值的论据。找出两者的差异和各自的诊断特点，看有什么规律可循，总结出一些临床鉴别要点。在分析病例的过程中，我发现诊断克罗恩病和肠结核病是一个需要内科胃肠组、外科和病理科等科室互相协作的工作。

我把自己对克罗恩病和肠结核病的鉴别诊断总结资料提交给张孝骞主任和陈敏章副主任，他们对该病很感兴趣，认为值得进一步探讨。1978 年，在张孝骞主任大力支持下，由陈敏章副主任亲自出面组建了北京协和医院克罗恩病研究协作组，其成员包括胃肠组、外科和病理科等科室医师。

相关科室的合作，使我们对克罗恩病和肠结核的观察更系统完整，分析得更深入细致。刘彤华大夫的参与，使得病理方面的工作做得更加细致深入。

我们收集了从1949年9月至1979年9月的60例克罗恩病，对60例中40例的典型克罗恩病和53例肠结核进行了分析：去粗取精、去伪存真、由此及彼、由表及里，把克罗恩病和肠结核这两种疾病的现象综合起来，进行归类对比，了解到这两种疾病在临床和病理方面各自的特殊性，发现了关键之处。由此提出了对国人克罗恩病的诊断标准及其与慢性肠结核的鉴别标准。这项对克罗恩病的系列研究是过去没有的，对中国和亚洲来说是填补了空白，具有开创性、创新性。

1979年改革开放之初，英国著名病理学家莫森（Morson）到我院访问。他是国际上克罗恩病领域的权威，他认为亚洲（特别是中国和印度）是结核病流行地区，难以诊断克罗恩病。当被告知北京协和医院有克罗恩病的标本，他很惊奇。刘彤华大夫拿标本和资料给他看，他同意

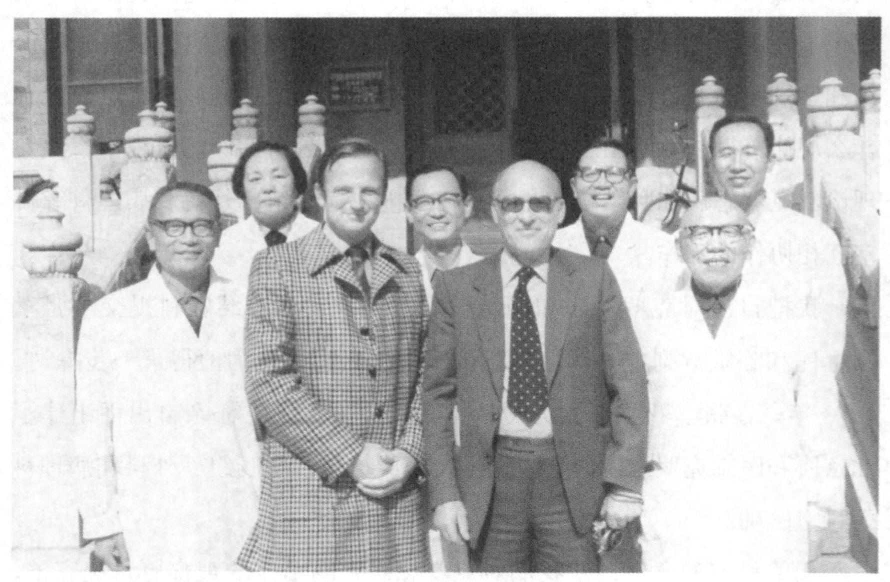

▲1979年10月，英国病理学家来访协和时在医院西门留影。前排左起：冯传宜、彼得·科顿（Peter B. Cotton）、巴兹尔·克里博德·莫森（Basil Clibbord Morson）、张孝骞；后排左起：刘彤华、陈敏章、张铁梁、潘国宗

这些病例的确为克罗恩病。

两年后，美国克罗恩病全国协作组组长辛格尔顿教授来我院访问，我们又向他介绍了我们制定的克罗恩病诊断标准，他同意我院出具的标本和资料是克罗恩病而非肠结核。

至 20 世纪 80 年代，关于这项对克罗恩病的系列研究，我和刘彤华等医师共同发表了 6 篇论文，其中 4 篇中文论文发表在《中华内科杂志》，另外 2 篇外文论文分别发表在《中华医学杂志》（英文版）和法国杂志 *J Chir*（Paris，1981，118：647）上。这些论文发表后得到国内和国际专家的广泛认同。这是我国对克罗恩病诊断标准具有中国特色并与国际接轨的最早的系统性文献。这一成果使克罗恩病在中国的诊断正确率明显提高。

1993 年，中华医学会消化病学分会在太原召开“全国慢性非感染性肠道疾病”学术研讨会，首次制定了中国克罗恩病的诊断标准，并接受北京协和医院的诊断建议，该标准发表在当年的《中华消化杂志》。

20 世纪 90 年代末，克罗恩病成都标准问世，增加了新的内容。2004 年克罗恩病亚太标准发表，同意并参考了中国诊断标准。

（二）胃肠激素及其受体研究

20 世纪 70 年代末到 80 年代初，张主任身体力行、亲自担任胃肠组研究生虞重坚的导师。1982—1991 年，“胃肠激素及其受体的基础和临床研究”课题组在国内外发表相关论文 58 篇，虞重坚、张孝骞、陈敏章、潘国宗等《血清胃泌素测定的临床意义》①一文是 58 篇论文中的第一篇，这其中有张主任的智慧。

1982 年张主任在为《中国消化杂志》第 1 卷第 1 期所写的创刊词

① 本论文发表于《中国医学科学院学报》1982 年第 4 期。

《我国消化病的回顾和前瞻》里讲到，“迎来了科学的春天，我国消化病学出现了崭新的面貌，无论是基础医学或临床医学都日渐取得可喜的研究成果。胃肠激素测定的建立填补了长期的空白，胃肠生理的研究又重新活跃起来。”

20世纪八九十年代，胃肠激素和受体的研究是国内外消化医学界的热点研究课题。张主任对人才培养倾注满腔热情，支持胃肠组的医生们出国学习，回国后更好地开展相关研究工作。

在张主任的支持下，1979年陈寿坡大夫、1980年我和陈元方大夫等先后到美国进修学习，做访问学者。以后胃肠组不断有医生和研究生到美国进修学习。

1980—1982年我在美国国立卫生院（NIH）消化病所学习，学习内容是胃肠激素和受体。

1983年张孝骞主任、陈敏章副主任支持胃肠组把胃肠激素及其受体的基础和临床研究作为学科建设的重要课题来抓。

我们学成回国后建立了多种胃肠激素的放射免疫测定法。

陈寿坡大夫开展了胰多肽的研究。我回国时带回必需的科研用品和试剂，建立了离体腺泡方法，开展了受体的研究。陈元方大夫等完成了血管活性肠肽、促胰液素等测定。从1980年到1992年，胃肠组先后建立了8种胃肠激素的放射免疫测定法，其中6种为国内首先建立；孙钢还建立了一种难度较大的胆囊收缩素的生物测定法。

课题组的同志们共同开展“胃肠激素及其受体的基础和临床研究”工作，主要工作如下：建立胃肠激素的研究方法；胃肠激素的生理、病理生理及其受体生理、药理的研究；胃肠激素及其受体对肿瘤细胞生长的调控；促进国内该领域的发展和国际交流。

1982年至1991年底，课题组共发表论文58篇：在国外权威性杂志

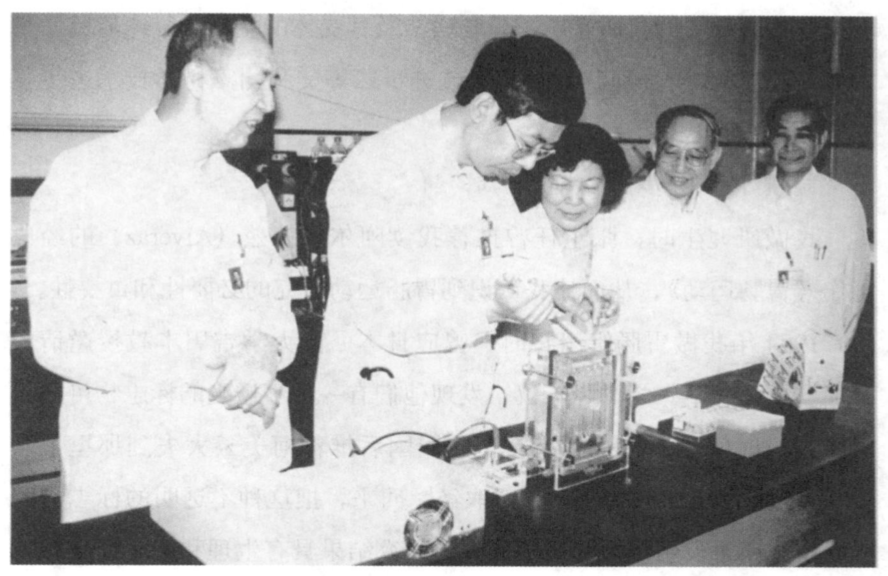

▲课题组成员在进行激素受体实验，左起：潘国宗、孙钢、陈元方、陈寿坡、陆国钧

发表论文 5 篇，在国内一级杂志发表文章 41 篇（其中 35 篇为科研原著论文），在国内其他杂志或书刊中发表论著 12 篇。

1987 年和 1990 年，我院举办两次全国胃肠激素和受体学习班，为全国培养了众多研究胃肠激素及受体的人才。

1988 年，北京协和医院内科胃肠组与北京医科大学消化生理教研室共同举办了“北京国际脑—肠肽学术会议”，与会学者国内近 300 人，国外 120 人。国际权威学者有 20 余人，他们在会上做了学术报告。会议论文共 150 余篇，国内论文占 60%。我院论文共 20 篇，为国内首位。这次国际会议对推动我国胃肠激素事业发展起了很大作用。

1988 年，中华医学会消化病学分会筹建了胃肠激素学组，我担任了第一届胃肠激素学组组长。

胃肠组陈元方、潘国宗、陈寿坡、周志超、孙钢、陆国钧、侯雪、邓捷等共同开展的科研课题“胃肠激素及其受体的基础和临床研究”于1992年、1993年分别获卫生部科技进步二等奖和国家科学技术进步奖二等奖。

（三）胃肠动力和功能性疾病的研究

我做研究生时，张主任曾推荐我读阿尔维拉兹（Alveraz）的经典著作《胃肠运动》，从而让我认识到胃肠运动研究的必要性和重要性。

1984年我做胃肠组组长时，曾应日本弘前大学吉田丰教授邀请去参加“结肠憩室”的国际会议，发现他们有一种不透光的标志物可用于胃肠通过时间测定，受到启发，我回国后推荐柯美云大夫到那里“取经”，柯大夫从日本弘前大学“取经”回来，把这种不透明的标志物改良后作为钡条，用于胃肠运动研究，研究结果具有生理和病理意义。

胃肠动力课题组与多科室协作，建立了多种胃肠动力的检查方法。

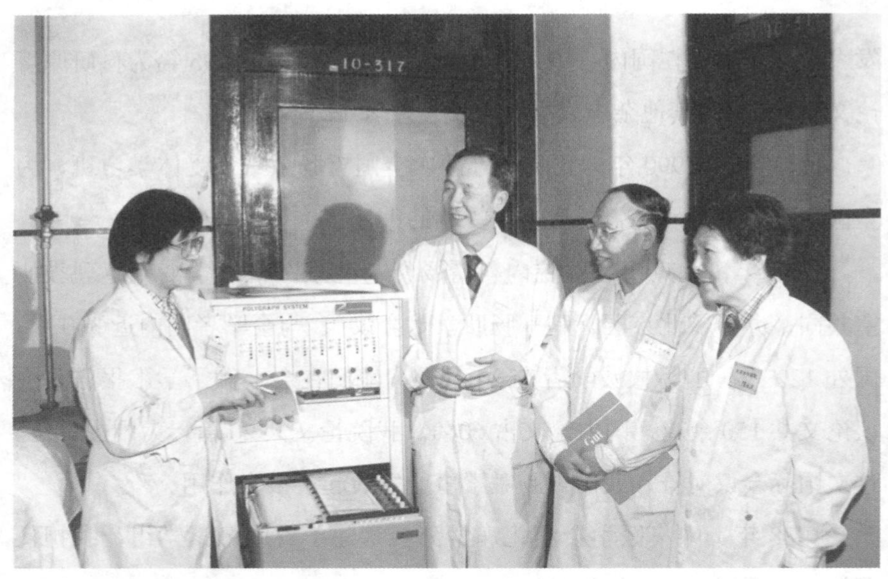

▲课题组成员共同探讨胃肠激素和胃肠运动功能等有关问题，左起：柯美云、潘国宗、陈寿坡、陈元方

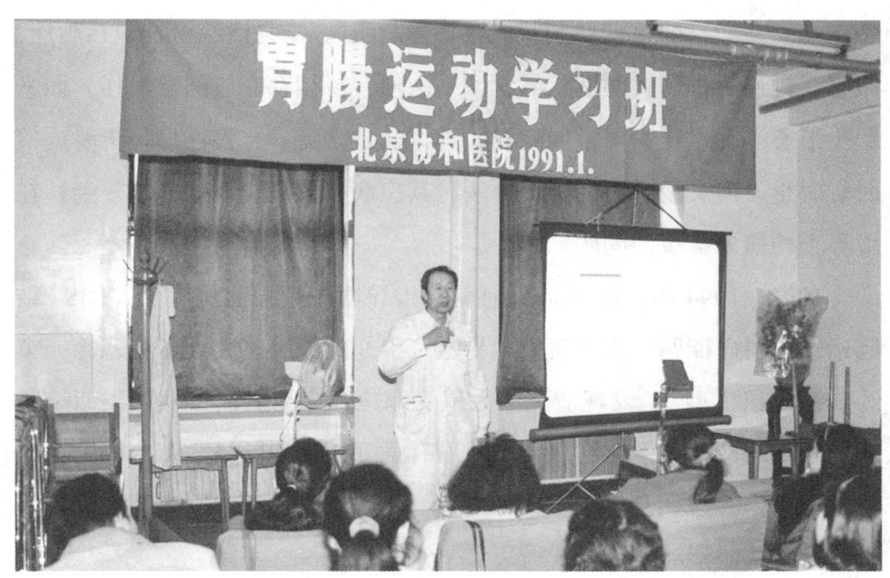

▲潘国宗在胃肠运动学习班授课

据 1992 年底的统计，课题组完成了胃肠通过时间测定、消化道反流检查、消化道压力测定、胃肠电记录等 17 项检查，其中 12 项建立了正常值。

胃肠动力组进一步研究了膳食纤维对结肠通过时间的影响、消化不良综合征的病理生理、贲门失弛缓症和胃食管反流病等。发表胃肠运动论文 25 篇。召开了两次国际会议，扩大了国际影响。

柯美云、潘国宗等开展的科研课题“胃肠动力疾病的临床研究”于 1992 年获卫生部丙级科研成果奖，1994 年“胃肠动力疾病的临床研究—诊断方法、病理生理研究和临床应用”这一项目获国家科技成果完成者证书。

（四）结肠动力和肠易激综合征

肠易激综合征（Irritable Bowel Syndrome，IBS）属于结肠功能紊乱

性疾病。易激指的是“易激惹，容易受刺激”。肠易激综合征包括腹痛、腹胀、排便习惯和大便性状异常、粘液便、持续存在或间歇发作，而又很少形态学和生化学异常的症候。这个病是常见病、慢性病，患者病情时轻时重，但又没有好的解决办法，其患病率较高，发病因素复杂，在世界上均属未解决的问题。

1991—1994年，潘国宗、柯美云指导博士生桂先勇完成“IBS–结肠运动”科研课题。为了研究“易激”引起的原因，建立了“寒冷—束缚应激大鼠模型”。发现清醒的大鼠受寒冷和束缚后，可发生类似结肠功能紊乱的情况，但解剖后大鼠并没有病变。这和肠易激综合征患者的情况很相似，说明环境、气候（寒冷）、精神、心理、过度刺激等，都可激发肠功能紊乱。

肠易激综合征发病因素和发病机制可能有更多、更深层次的原因，

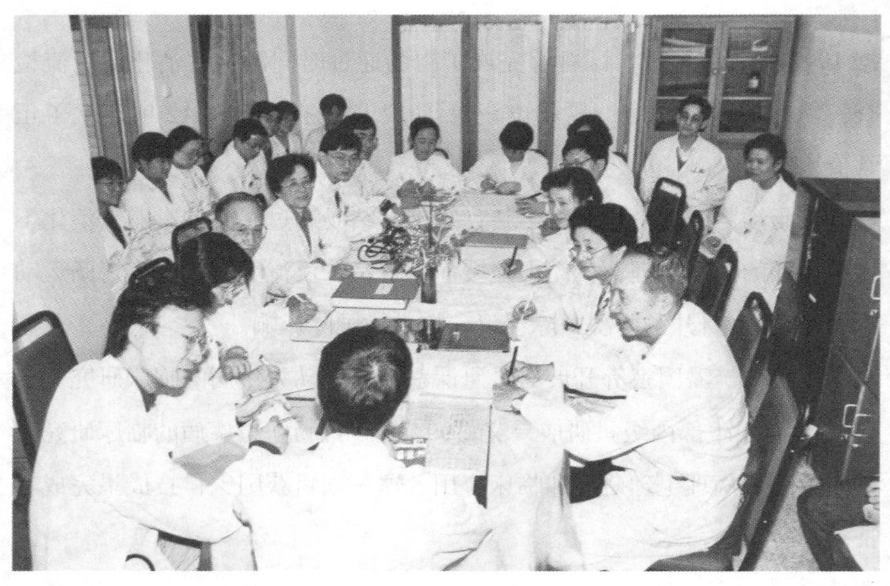

▲消化内科查房，前排左二至左四：柯美云、陈寿坡、鲁重美；前排右一至右四：潘国宗、贝濂、钱家鸣、麦灿荣

这激发了我的好奇心，我决心进一步向未知领域探索。

（五）对肠易激综合征和胃食管反流病的普查

肠易激综合征是常见病，它发病的位置主要由结肠到肛门，但由于它与其他疾病的症状相互交叉和重叠，没有特异性，肠易激综合征一直是困扰医生的难题。

胃食管反流病（Gastroesophageal Reflux Disease，GERD）也是常见病，是指过多的胃、十二指肠内容物反流入食管引起反酸、烧心等症状，并可导致食管炎和口、咽、喉、气道等食管以外的组织损伤，发病的位置由胃到食管。我过去的一位同事曾因严重反流致食物倒灌入气管而窒息，这件事给我留下深刻印象。

肠易激综合征和胃食管反流病两种病在消化道的位置为“一下”、“一上”。为了节省人力、物力，我们把这两种病的普查放在一起做，从一个城市群体的患病率和发病因素进行深入挖掘。

普查具有科学性：普查是对人群流行病学的调查，目的在于了解疾病的患病率、发病因素和各种危险因素。样本量的多少是根据疾病的发病率而决定的。

1995 年，我们援用过去对肠易激综合征常用的诊断标准：Manning 标准或罗马 I 标准。解决了诊断标准后，才对肠易激综合征进行普查。在北京市统计局的支持下，按城区、近郊、远郊、县，农业与非农业人口的比例，确定各区县应调查人数，做了良好的科学设计，采用了分层、多级、整群、随机、抽样入户调查的方式，对肠易激综合征和胃食管反流病进行普查。抽中的目标人群 18—70 岁，性别、年龄等分布具有可比性，常住人口共 2500 人。我们为这次普查付出心血是值得的，普查为肠易激综合征和胃食管反流病的临床科研打下坚实基础。由于北京协和医院口碑好、影响大，人们一听是协和的医生来普查，无不给予帮助，一路都是“绿灯”。对有症状的病人我们进一步诊治。这次普查资料均装订在册、予以保留。

（六）胃食管反流病

根据这次普查的模版，我们请上海长海医院的医生参加，对胃食管反流病作了规模相当、方法相同的研究。

1996年7—9月，我们对北京、上海胃食管反流症状进行了流行病学调查，内容包括1年的患病率、发病因素和危险因素等。方法是对两市18—70岁城乡常住人口5000人，采取整群、分层、随机抽样的问卷调查。以反酸、烧心、反食等症状的程度和频度做积分，作为反流的指标。最高积分为18分，积分达6分表明反流存在。抽取部分反流病人和对照者，用胃镜和24小时pH检测作为精查，校正后测算出患病率。

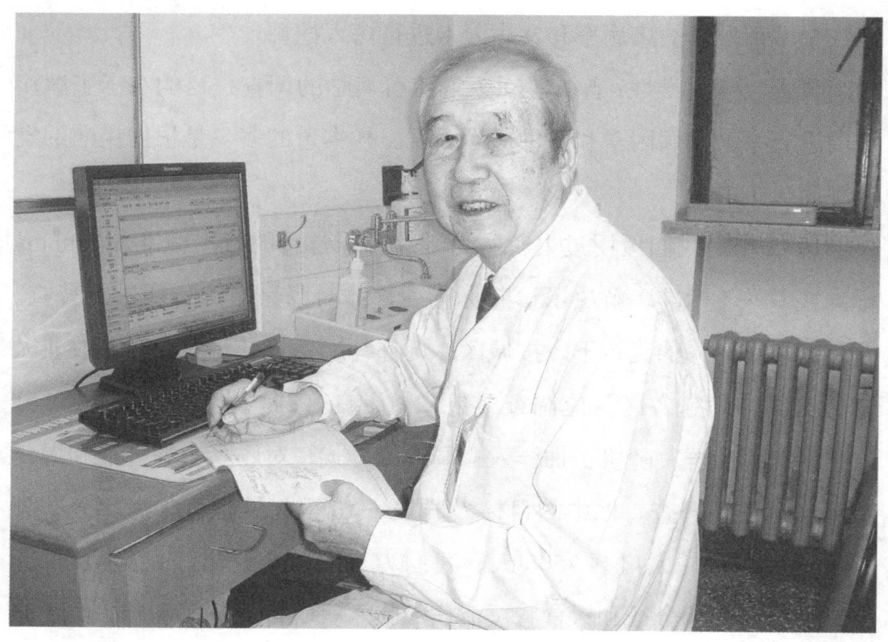

▲潘国宗在出门诊

共 4992 人完成了筛查。据此推测胃食管反流病的患病率为 5.77%；有反流症状者北京多于上海。反流组伴口、咽、喉疾病、哮喘和支气管炎的频率，比对照人群明显为高。饱食、油腻食物、劳累、精神情绪、妊娠、排便困难等因素和反流有密切关系。

这次北京、上海胃食管反流症状流行病调查共发表文章 7 篇，其中原著论文 4 篇，4 篇中有 2 篇为英文。

潘国宗、许国铭、郭慧平、柯美云、韩少梅、李兆申、方秀才、邹多武、鲁素彩、刘靖的论文《北京上海胃食管反流症状的流行病学调查》① 引起广泛关注，引用率高。

（七）肠易激综合征

肠易激综合征的普查结果得出了北京地区成人肠易激综合征的患病率，揭示了两个与肠易激综合征发病可能有关的危险因素：一个是一些病人在发病前有细菌性痢疾感染史；另一个是焦虑、抑郁等精神因素。

发现问题、分析问题、解决问题。1997—2000 年，潘国宗、钱家鸣、方秀才等指导实验室博士生王利华和王伟岸进行科研课题研究。由于这两名研究生的课题建筑在普查基础上，所以科研方向很明确，分别从两个切入口入手：王伟岸研究神经精神因素和肠易激综合征发病的关系；王利华探讨肠道感染与肠易激综合征的关系，她建立了“应激 + 肠道感染的动物模型”。

2000 年后，钱家鸣指导博士生吕红建立了“条件应激大鼠模型”、“慢、急性联合应激大鼠模型”，使内容更加丰富。

“细菌性痢疾是肠易激综合征的致病因素及其发病机制”这一课题

① 该论文中文版发表于《中华消化杂志》1999 年第 4 期；英文版发表于 *Chinese J Digestive Diseases* 2000，1：2—8。

设计突出科学性。为了进一步阐明感染在肠易激综合征发病中的作用，我们选择的患者首先要具备两个条件：① 1998 年 4—10 月在北京协和医院肠道门诊就诊；②患病前没有肠功能紊乱的急性肠炎和细菌性痢疾（以下简称痢疾组）。我们对该组患者进行随访调查，同时将该组病人未患过痢疾的配偶或兄弟姐妹作为对照组进行队列研究。

通过 1—2 年的长期随访，发现痢疾组 295 个病人从细菌性痢疾（235 人粪便中培养出志贺菌，比例为 71.4%）恢复后，肠易激综合征的发生率为 10.2%；明显高于对照组（未感染者）243 人的发生率（0.8%，$P<0.01$）。说明细菌痢疾是感染肠易激综合征的致病因素之一。研究还发现，感染后的肠易激综合征患者肠黏膜炎性介质、免疫细胞（如肥大细胞）和神经元纤维的增多，说明免疫和神经系统在感染后的肠易激综合征具有重要发病机制作用。这是一个有新意的结果。

课题组从 1991 年开始一直到 2004 年，历时 14 年对肠易激综合征进行了系统研究，完成了肠易激综合征的流行病学调查，提出了诊断标准，发现了志贺菌是肠易激综合征的致病因素，证明了该病的神经免疫发病机制等，取得了新的突破。

2004 年 8 月英国著名杂志 *Gut* 刊登了我们的科研论文：Bacillary Dysentery as a Causative Factor of Irritable Bowel Syndrome and its Pathogenesis[①]，译为《肠易激综合征：细菌性痢疾是肠易激综合征的致病因素及其发病机制》（第一作者：王利华，通讯作者：潘国宗）。

Gut 杂志同期刊登了专家柯林斯（S. M. Collins）与芭芭拉（G.Barbara）的评论“东方遇上西方（East meets West）：感染、神经和

① 本论文发表在 *Gut*，2004，53:1096—1101。

1068　　COMMENTARY

Irritable bowel syndrome

East meets West: infection, nerves, and mast cells in the irritable bowel syndrome

S M Collins, G Barbara

The incidence of irritable bowel syndrome following acute gastroenteritis in China is similar to that reported in the UK and North America

The irritable bowel syndrome (IBS) is the most common gastroenterological disorder seen in Western societies where it imposes a major socioeconomic burden.[1] The economic impact of IBS arises, at least in part, from difficulties in diagnosis and treatment, which in turn reflect our limited conceptualisation of this disorder.

authors found an 8.1% incidence of IBS among all patients compared with 0.8% of controls, and an incidence of 10.2% of IBS in those patients (71.4%) who had a documented *Shigella* infection. The authors also found that 22.4% of patients (*v* 7.4% of controls) exhibited functional gastrointestinal symptoms that did not meet the Rome II criteria.

patients have been restricted to the rectosigmoid region and have not found increased mast cell numbers.[4,21] However, previous studies found increased numbers of mast cells in the caecum,[22] terminal ileum,[23] and descending colon[24] of IBS patients although it is not known how many of those patients had a history of gastroenteritis at the onset of IBS. Spiller *et al* found increased numbers of intraepithelial lymphocytes and T lymphocytes, but not mast cells, in the rectosigmoid region of PI-IBS patients[21] and suggested that these histological findings could distinguish between IBS of infective and idiopathic aetiologies.[25] As these studies were conducted on Western patients, it is not known whether the discrepancy in mast cell number in PI-IBS patients observed in the studies from the UK and Beijing reflect differences in patient recruitment, tissue sampling or processing, or an important biological variable related to either the infective agent or differences, for example, in microflora. Further studies are clearly necessary.

▲*Gut* 杂志发表的评论文章

肥大细胞在肠易激综合征中的作用”①。评论指出，“王（指：王利华）和其同事的研究证实并拓展了西方研究的发现，表明了轻度炎症存在于感染后的肠易激综合征患者，这项研究还提供了志贺菌感染与肠易激综合征的首次阳性关联，因为过去研究中所报道的病原体是沙门菌和弯曲杆菌”。

评论还指出，“王和其同事发现在 IBS 患者的回肠和大肠黏膜中发现，肥大细胞和免疫反应性神经的密度增加；这些数据证实了 Barbara 和其同事近年来所发现的类胰蛋白酶阳性肥大细胞和神经之间的紧密相连与肠易激综合征患者腹痛程度之间的关系。这两个在世界上非常不同的地区里，各自独立进行的研究提供了强有力的证据，支持了神经免疫相互作用在肠易激综合征上的影响。中国北京的这组研究，不仅证实并拓展了西方的研究，将感染在肠易激综合征发病中的重要作用，提高到

① 本评论文章发表在 *Gut*，2004，53:1068—1069。

全球的视点，有力地证明了神经免疫机制的相互作用，可调节肠易激综合征的发病”。

从1994—2004年，我们撰写、发表有关肠易激综合征的文章及学术会议报告共63篇，包括原著20篇、综述23篇、学术会议报告20篇，其中英文论著10篇。

课题组做了如下工作：从结肠运动到肠易激综合征，从临床研究到动物实验，从个体检查到群体普查，从感染到功能，从实践到理论。大家勤于实践、反复论证、步步深入、终于寻找到突破口。我们耕耘、我们播种，种子发芽、开花、结果。收获的果实是课题组集体智慧的结晶。潘国宗、钱家鸣、王伟岸、方秀才、王利华、柯美云、桂先勇、吕红等共同开展的科研课题“肠易激综合征的研究”，获得2005年北京市科学技术奖二等奖、中华医学科技奖二等奖。

从1957年我参加工作到2016年年初我离开工作岗位，岁月如梭，几十年过去了。回忆往事，在北京协和医院工作的日日夜夜，都令我难以忘怀。我的每一步成长、每一个收获，是和“严谨、求精、勤奋、奉

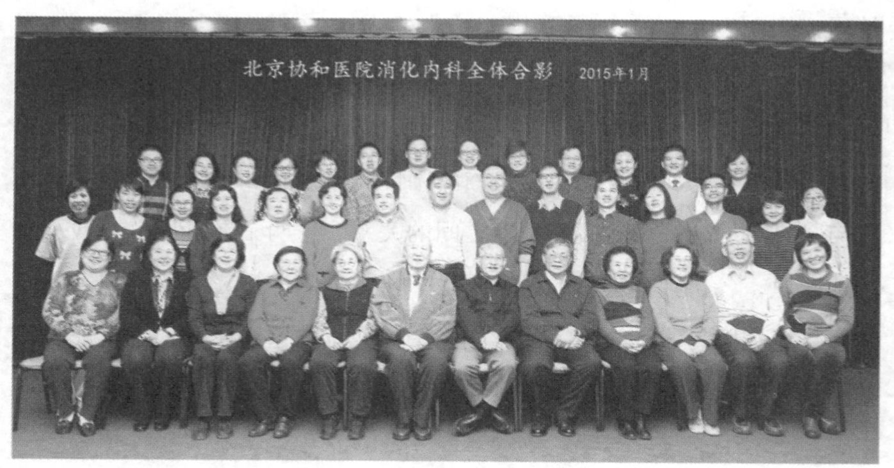

▲2015年北京协和医院消化内科大合影，前排左六为潘国宗

献”的协和精神分不开的；是和北京协和医院各届领导、各级领导对我的培养教育分不开的；是和张孝骞主任及各位前辈对我的培养教育分不开的；是和医院各个科室之间的团结协作分不开的，是和胃肠组（消化内科）同仁们之间的团结协作分不开的。

医者仁心、大爱无疆，人民至上、生命至上。我热爱我终生从事的医生工作，我热爱北京协和医院，是协和培育了我。做一名协和人，我感到幸福，感恩协和！

后　记

时光如白驹过隙。转眼间，距离2021年《协和记忆——老专家口述历史（第一辑）》的出版，已过去三年时间。

三年里，我们深刻体会了岁月的无情。首批采访的老专家中，已有多位前辈永远地离开了我们。尽管项目组拼尽全力与时间赛跑，但总有一些采访，未能如约而至；明明道了“再见”，却再也不见。第一辑中收录的部分文字与影像，成了老前辈留给这个世界最后的念想。

正因如此，我们更加珍惜记录的机会。在这个快速发展的时代，能够记录并珍藏老专家们的经验与智慧，是我们职业生涯的荣耀；用记录架起连接协和的过去与未来的桥梁，是我们义不容辞的责任。

三年间，项目组加快了项目采访、资料整理、成果产出的速度，同时结合实际情况，将更多高龄或更具学科代表性的老前辈及时充实到口述历史项目采访名单里并动态调整采访顺序。截至目前，老专家口述历史文化传承教育项目已采访48位专家，平均年龄90岁，累计采访时长逾10000分钟、实录文稿超过213万字。医院多平台推出的图文访谈录和短视频累计阅读量达千万余次，短片荣获全国卫生健康影像大会纪录短片金奖等多项荣誉，出版书籍《协和记忆——老专家口述历史（第一辑）》获评2021年度“十大医界好书”，项目获评中国卫生健康思想政治工作促进会“一地一品”卫生健康思想政治工作特色品牌案例。

记录历史，是一项既充满挑战又富有诗意的事业。一路前行，确有许多不易，每一份文献的搜集，每一段口述的整理，每一点史实的校对，都如同攀爬陡峭的山峰，需要绵延不绝的耐心和毅力。但当我们终于揭开一段历史的面纱，那份成就感无与伦比；当我们的记录帮助大家更深刻地理解协和精神，那份喜悦难以言表。项目组的每一位成员，都成长于斯，倾情于此。

全国同道、患者和老百姓在医院公众号上发来源源不断的留言，更是给了我们坚持下去的极大动力——“这个采访对话，生动，感人，启迪，受教。”“老专家的情怀，是人民的福音，更是人民的福气。愿这种精神永存！”“这样的口述史太棒了！表现出协和深厚底蕴的由来。”“协和医院在一位位老专家的口述历史中逐渐丰满。”“向协和老前辈学习从医治学之道，学习那种全心全意为患者服务的高尚品质，学习协和专家的团队协作精神。”“好栏目，叙说协和人的奋斗史，展现协和医学的魅力，传承协和医学的精神！”

今天，经过紧锣密鼓的采访、整理、考证、编辑、审校，我们得以将《协和记忆——老专家口述历史（第二辑）》呈现在大家面前。本辑口述历史收录了19篇访谈录和1篇特殊的回忆录，均在原始文稿的基础上，经过了项目组考证整理、科室审校、前辈本人或家属审改，最终由主编审定。每篇访谈录力求做到图文并茂、内容翔实、可读性强。

本辑口述历史的编纂出版得到了医院各级领导一如既往的悉心指导，得到了协和前辈及其家人的鼎力支持，以及医院相关科处室的积极配合。我们同时还收获了许多前辈、同事、同道的宝贵意见和鼓励。在此，向严谨、求精、勤奋、奉献的协和人深表崇高的敬意，向所有关心协和老专家口述历史文化传承教育项目的各界朋友表示衷心感谢。

在梳理历史脉络时，我们虽倾尽全力，但也深知难免会有疏漏。若有不当之处，恳请读者不吝赐教。协和老专家口述历史文化传承教育项目将持续推进，待第三辑内容成熟后，会尽快与大家见面，敬请期待。

项目组

2024 年 12 月

责任编辑：忽晓萌

图书在版编目（CIP）数据

协和记忆 ：老专家口述历史． 第二辑 ／ 北京协和医院编著． 北京 ：人民出版社，2024．12．-- ISBN 978－7－01－027031－9

Ⅰ．R199.2

中国国家版本馆 CIP 数据核字第 2024EM2751 号

协和记忆

XIEHE JIYI

——老专家口述历史

（第二辑）

北京协和医院 编著

人民出版社 出版发行

（100706 北京市东城区隆福寺街 99 号）

北京汇林印务有限公司印刷 新华书店经销

2024 年 12 月第 1 版 2024 年 12 月北京第 1 次印刷

开本：710 毫米 ×1000 毫米 1/16 印张：29.25

字数：360 千字

ISBN 978－7－01－027031－9 定价：89.00 元

邮购地址 100706 北京市东城区隆福寺街 99 号

人民东方图书销售中心 电话（010）65250042 65289539